MCS

健達ぶっく 認知症とともに生きる

メディカル・ケア・サービス編

2万人以上が暮らした

日本一の認知症グループホームの365日

Gakken

まえがき

日本における65歳以上の認知症の人の数は約600万人（2020年現在）と推計され、2025年には約700万人（高齢者の5人に1人、国民の17人に1人）が認知症になると予測されています。

2023年には「共生社会の実現を推進するための認知症基本法」が成立し、認知症の人を含めた国民ひとりひとりがその個性と能力を十分に発揮し、相互に人格と個性を尊重しつつ支え合いながら共生する活力ある社会（＝共生社会）の実現を推進することが定められました。

認知症と診断されると「人生の終わり」と受け止めてしまい、気力・体力とも落ち込んでしまうイメージがありますが、家族や地域、施設のサポートがあれば、今まで同様の暮らしが可能な人が少なくありません。認知機能の低下は歳をとるにつれて誰にでも起きる老化のひとつです。

認知症グループホームは認知症の高齢者が比較的少人数で共同生活を過ごす施設です。認知症の症状に特化したケアが受けられ、ひとりひとりへのケアが手厚いことが特徴です。家庭的な雰囲気で安心して暮らすことができます。

認知症グループホームの運営会社として日本最大のメディカル・ケア・サービス株式会社の認知症グループホーム「愛の家」（全国322事業所・2024年9月現在）では、これまでの認知症の概念を超えて、社会と豊かにつながり、誰もが年齢を重ねることを楽しむ未来を創造します。

本書に収載されたコラムは、教育と医療を通じて「すべての人がこころゆたかに生きることを願う」学研ホールディングスと一緒に、長年に渡り社会貢献・事業を行ってきた岐阜新聞の2023年7月～2024年6月に掲載された「認知症とともに生きる　グループホームの365日」をまとめたものです。

認知症になっても住み慣れた場所で認知症とともに生きる、そんな未来が見えてきます。

メディカル・ケア・サービス株式会社　編集部

タイトルの「日本一の認知症グループホーム」は、利用者アンケートの満足度やおすすめ度（当社調べ）により判断し、比喩的表現として表記しました。
なお、2024年9月1日時点で全国で322棟、6,137室で、グループホームの棟数、居室数ともに日本一となっています。

2万人以上が暮らした日本一の認知症グループホームの365日

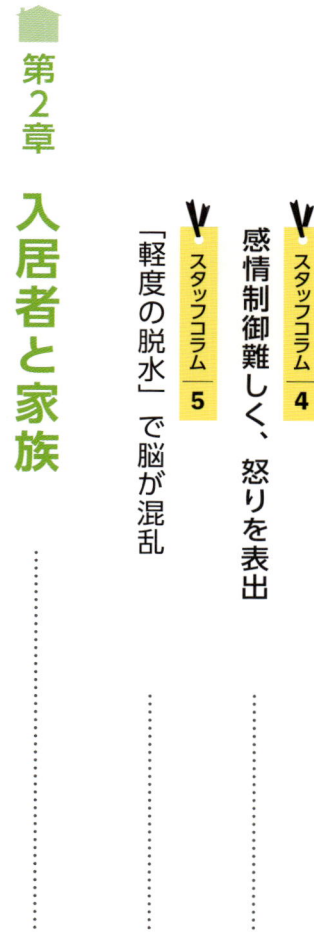

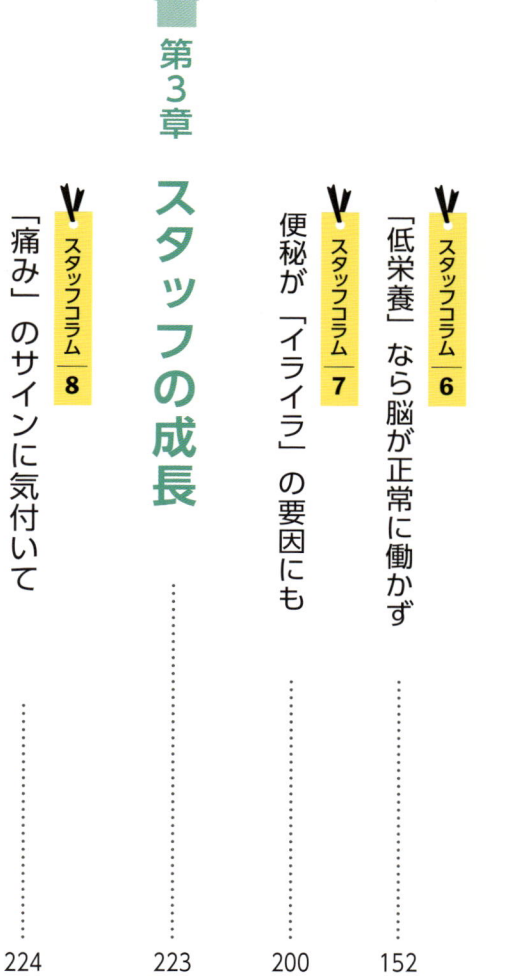

装丁・デザイン・DTP／株式会社鳥子
イラスト（まんが）／たばやん
編集担当／藤原蓉子

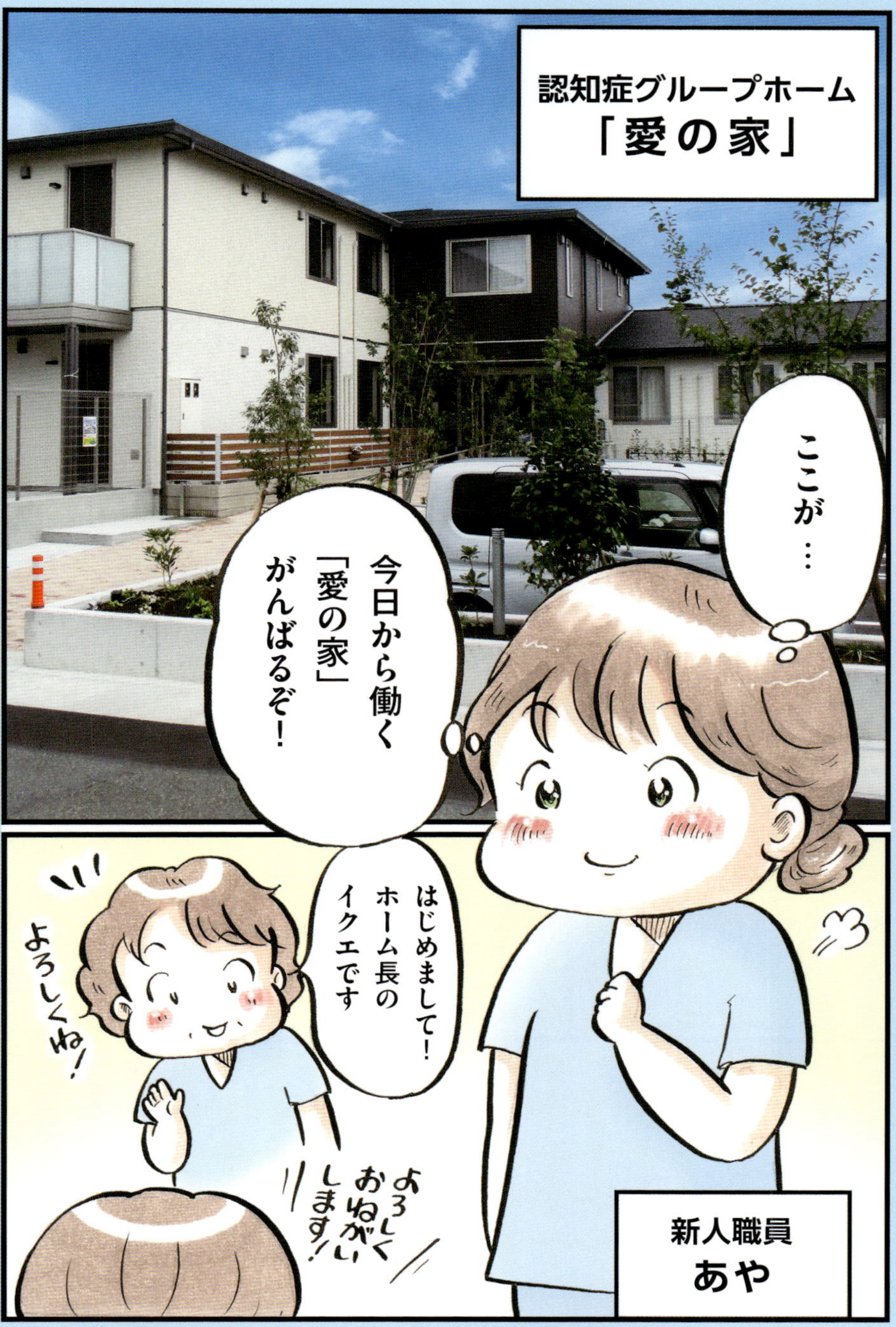
認知症グループホーム
「愛の家」
ここが…
今日から働く
「愛の家」
がんばるぞ！
はじめまして！
ホーム長の
イクエです
よろしくね！
よろしく
おねがい
します！
新人職員
あや

このまんがは認知症グループホーム「愛の家」の実践からヒントを得て、構成したもので、
実際の人物や施設を特定するものではありません。

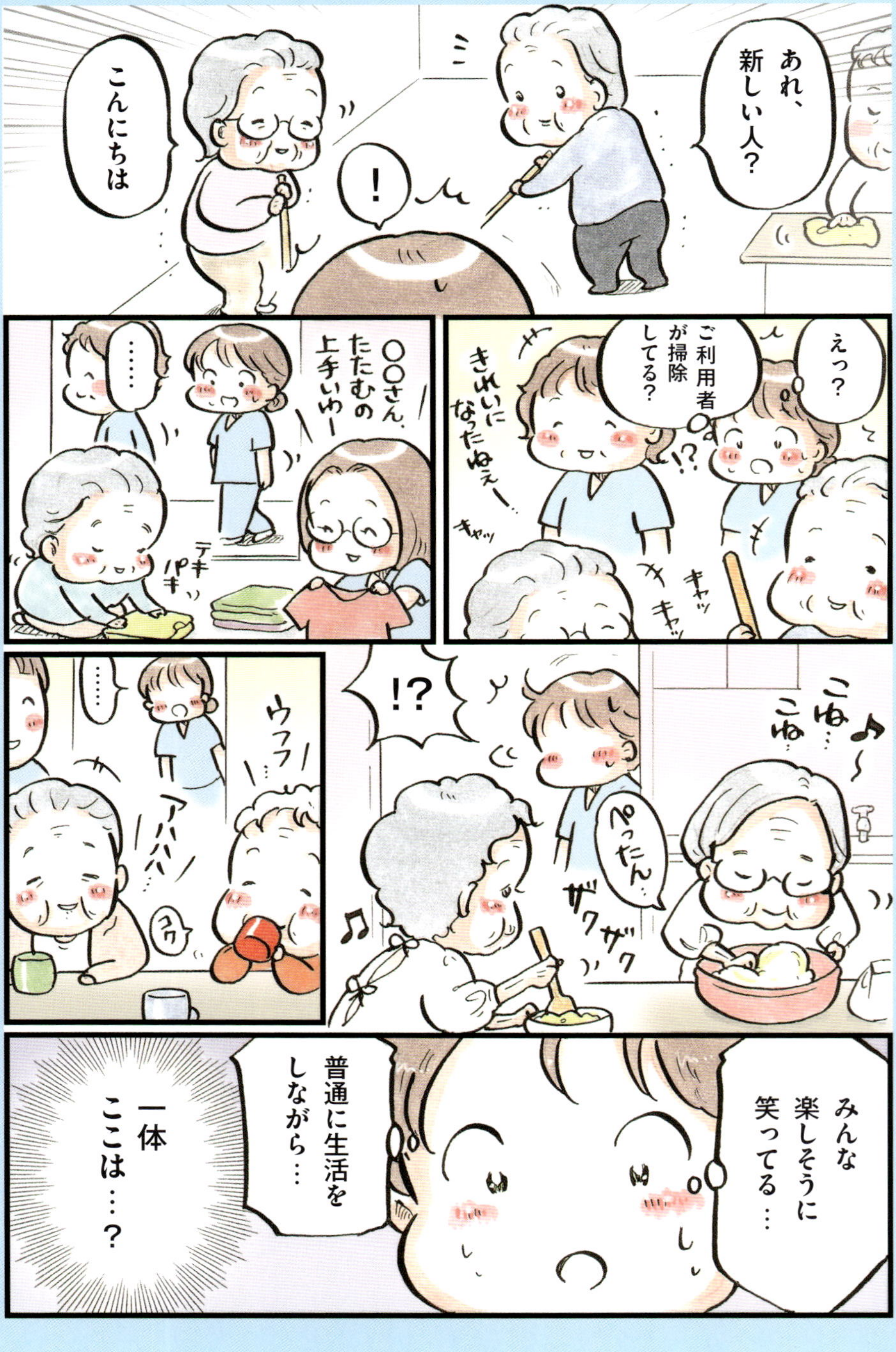
あれ、新しい人？
こんにちは
！
えっ？
ご利用者が掃除してる？
きれいになったねぇ～
キャッ キャッ キャッ
○○さん、たたむの上手いわー
……
テキパキ
!?
こねこね…
ぺったん…
ザクザク
……
ウフフ…
アハハハ…
コク
みんな楽しそうに笑ってる…
普通に生活をしながら…
一体ここは…？

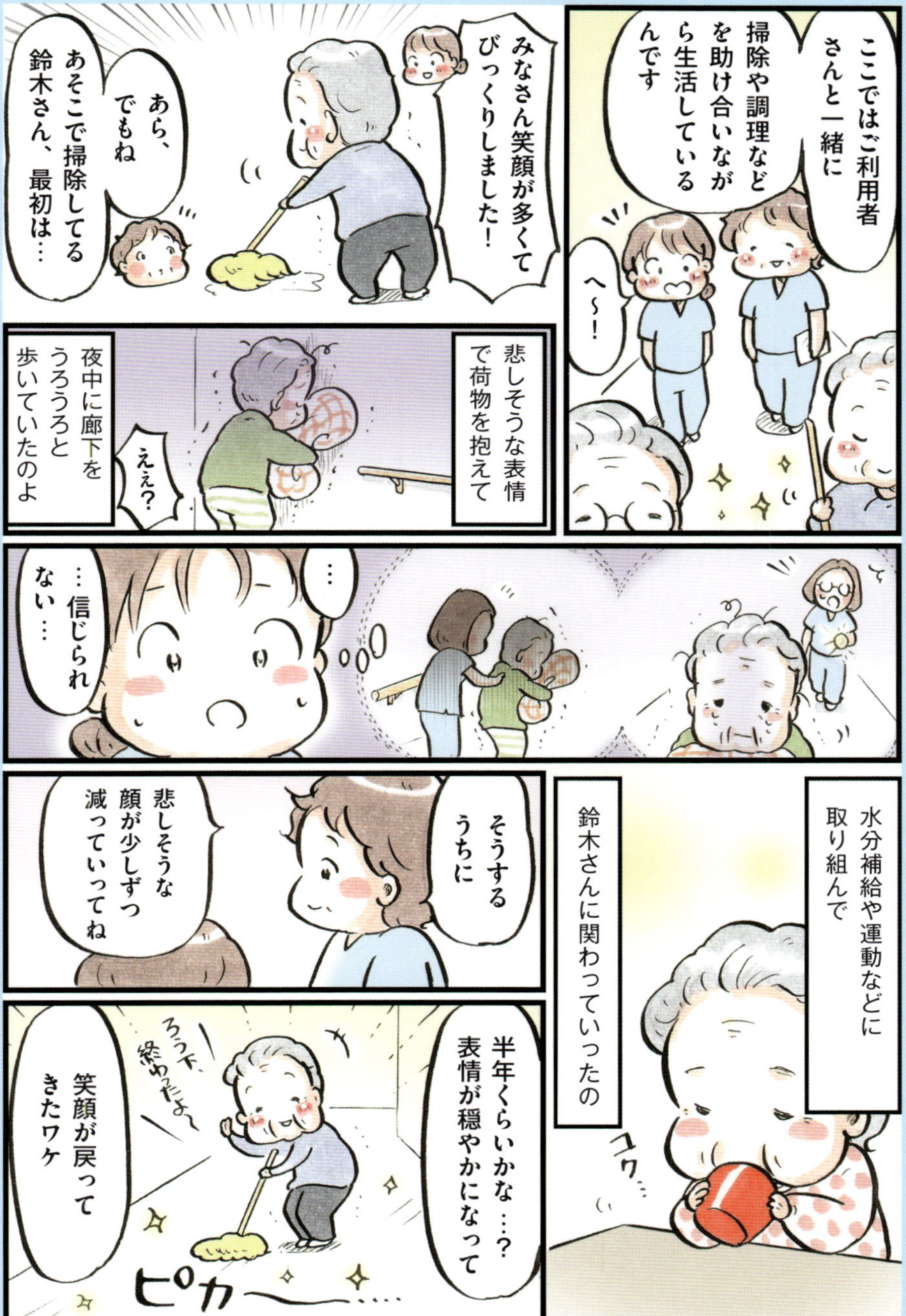
ここではご利用者さんと一緒に掃除や調理などを助け合いながら生活しているんです
へ～！
みなさん笑顔が多くてびっくりしました！
あら、でもね
あそこで掃除してる鈴木さん、最初は…
悲しそうな表情で荷物を抱えて
夜中に廊下をうろうろと歩いていたのよ
ええ？
…
…信じられない…
水分補給や運動などに取り組んで
鈴木さんに関わっていったの
ゴク…
そうするうちに
悲しそうな顔が少しずつ減っていってね
半年くらいかな…？表情が穏やかになって
笑顔が戻ってきたワケ
ろう下、終わったよ～
ピカ～…

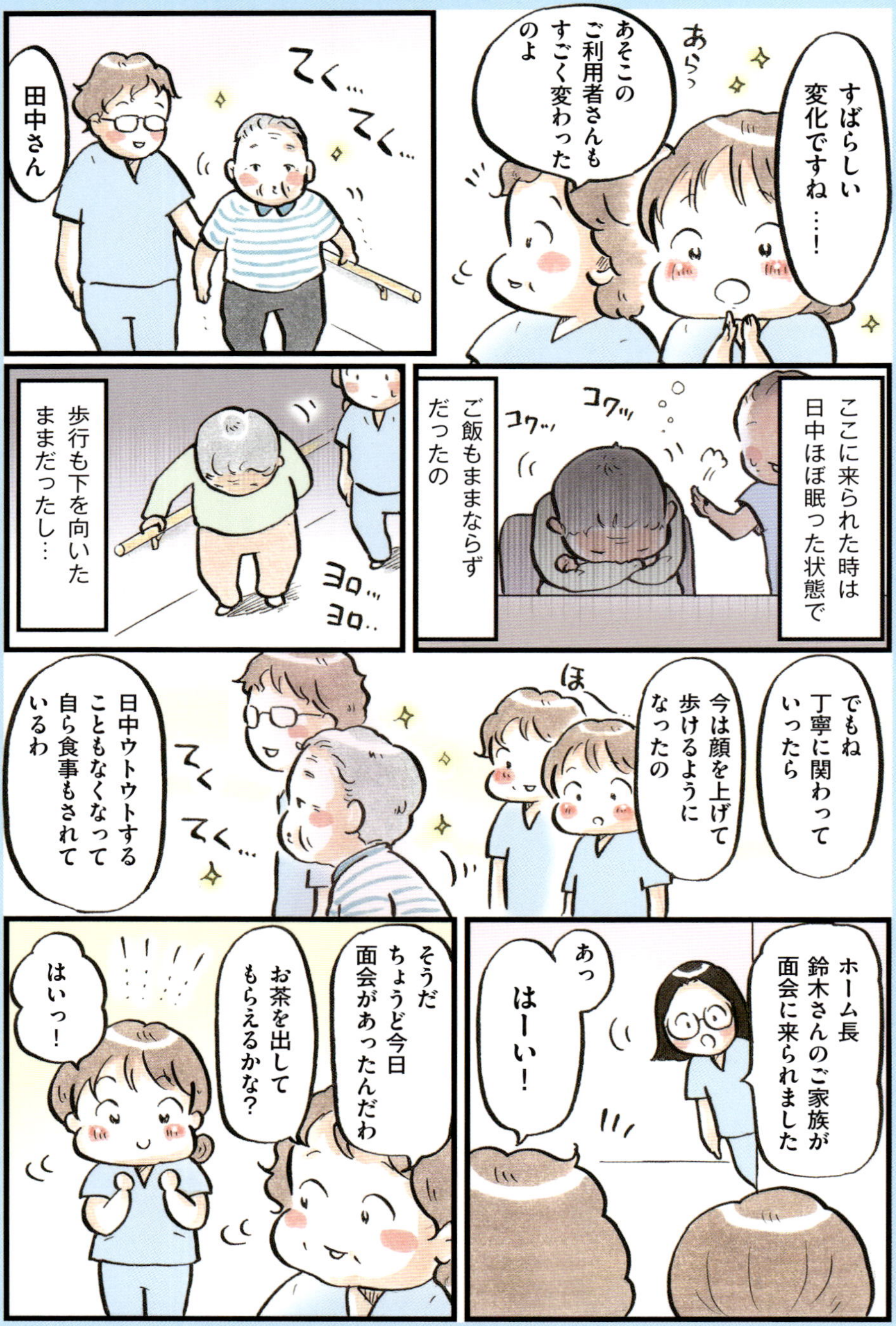
すばらしい変化ですね…！
あらっ
あそこのご利用者さんもすごく変わったのよ
てく…てく…
田中さん
ここに来られた時は日中ほぼ眠った状態で
コクッ
コクッ
ご飯もままならずだったの
歩行も下を向いたままだったし…
ヨロ…ヨロ…
でもね丁寧に関わっていったら
今は顔を上げて歩けるようになったの
ほー
てくてく…
日中ウトウトすることもなくなって自ら食事もされているわ
ホーム長鈴木さんのご家族が面会に来られました
あっ
はーい！
そうだちょうど今日面会があったんだわ
お茶を出してもらえるかな？
はいっ！

サキチャン
…あ…ああ
…お母さん
お母さんだ…
前のような明るいお母さんに戻ったみたい
…嬉しい…
ありがとう…
……!
うっうっ
ぐず
ありがとうございます
ホーム長
私、認知症の方についてあまりわかってなかったかもしれません
もっとここで勉強したいです
よっしゃ!
これからもっと発見や楽しさがあるよ!
よろしくね!
はいっ

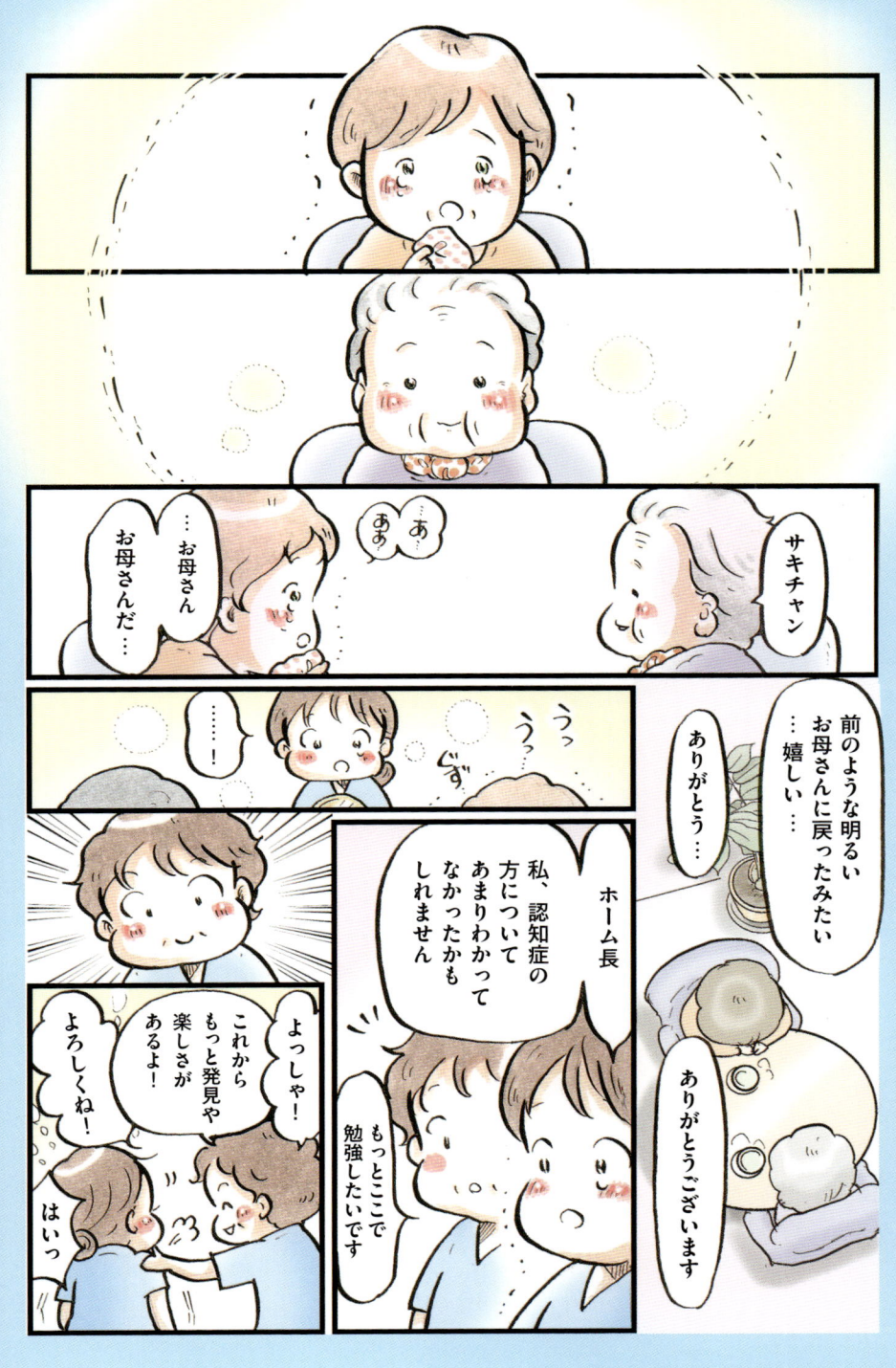

「認知症グループホーム」とは

認知症戦略部　髙橋 綾

「介護」「認知症」について良い印象をお持ちでしょうか。それとも悪い印象でしょうか。

読者の皆さまが本コラムを1本、2本と読み進めていくうちに「介護」「認知症」の印象が良い方向に変化していくことを願っています。

本コラムは

①認知症について学びを深める話

②専門職の解説を含めた認知症グループホーム（認知症対応型共同生活介護＝認知症GH）で実際にあった物語の紹介

の2本立てで「介護」「認知症」について理解を深める内容です。1回目の今回は、あまり聞きなじみのない「認知症グループホーム」について紹介します。

厚生労働省によると、認知症グループホームとは「認知症（急性を除く）の高齢者に対して、共同生活住居で、家庭的な環境と地域住民との交流の下、入浴・排泄《はいせつ》・食事等の介護などの日常生活上の世話と機能訓練を行い、能力に応じ自立した日常生活を営めるようにするもの」とされています。

認知症グループホームでは、5人以上9人以下の「ユニット」と呼ばれる共同生活住居の空間に、利用者3人当たりに1人の介護職員が配置され、利用者それぞれに必要な介護サービスを提供します。認知症と診断された高齢者が、介護保険の介護サービスを受けながら生活する「シェアハウス」のようなイメージです。

入居される方は要介護の原因である生活上の課題があります。**介護職員はただ単にその部分のお世話をするのではなく、それを解消し、より自立した生活を送ることができるよう支援しています。**

介護職員が行う支援内容は「ケアプラン」と呼ばれる計画書によって、事前に本人と家族に説明、同意を得て実施されています。ケアプランは、専門職の「ケアマネジャー」が入居者本人の状態・意向の確認、家族の意向、介護職員、他医療職の意見を踏まえて、作成されます。

次ページからは、実際にあった物語に解説を交えて「認知症グループホーム」での「介護」を紹介します。

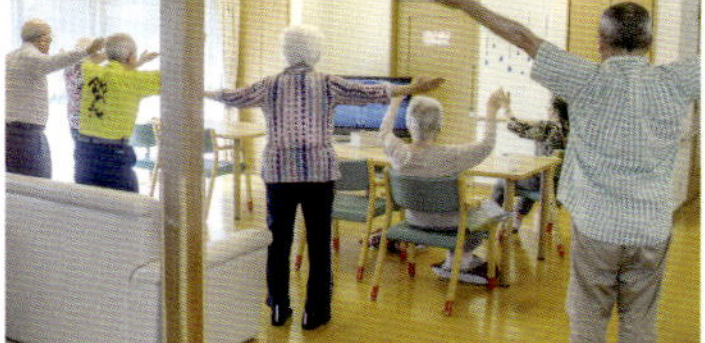

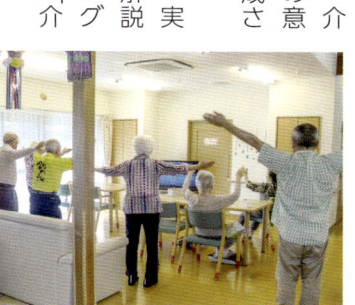

認知症の高齢者が介護サービスを受けながら「シェアハウス」のように生活する認知症グループホーム

第1章 入居者の変化

状態さまざま 理解して克服へ

認知症戦略部　髙橋 綾

読者の皆さんは自分や大事な人が認知症になると考えたことがあるでしょうか。実は２０４０年には65歳以上の約４人に１人は認知症と診断されているとも言われています。これは65歳以上の夫婦が2組いた場合、どちらかの夫婦に認知症の人が１人いる状況です。これは決して他人事ではないですよね？

身近な人が認知症になった時、認知症について何か知っている状態でいるか、いないかでは大きな違いがでてきます。なぜなら、認知症は理解することで克服できる可能性がある状態だからです。本書を読んでくださっている皆さまならそのことがよくお分かりかと思います。**認知症になっても、理解者と支援する人がいれば幸せに自分らしく過ごすことができるのです。**そのために一緒に認知症のことを学んでいきましょう。

2040年、4人に1人が認知症

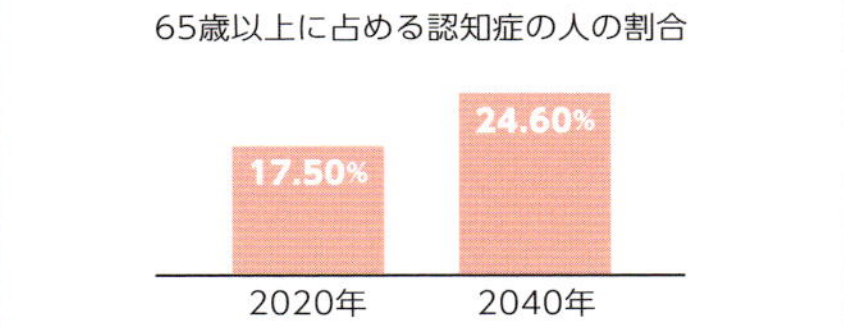

※認知症の診断を受ける人の将来推計
（厚生労働省ホームページを参考に作成）

介護保険法では、認知症とは「アルツハイマー病その他の神経変性疾患、脳血管疾患その他の疾患により日常生活に支障が生じる程度にまで認知機能が低下した状態として政令で定める状態をいう」とされています。

認知症のことを病気と勘違いされている方が多いですが、症状や状態の総称のことを指します。認知症の診断を受けた場合でも原因となる病気などによっても状態が異なります。もちろん有効な治療や関わり方も変わりますので、「認知症」とひとくくりにはできません。

認知症の症状は大きく分けて、認知機能障害（中核症状）と、行動・心理症状（周辺症状）の二つに分かれます。現在の医学では認知機能障害への有効な治療方法は見つかっておらず、状態に応じた言葉かけなどの適切な対応方法が求められます。

同じく行動・心理症状も治療方法がなく、状態に応じた言葉かけが必要です。また行動・心理症状は適していない関わりをすることで増悪することがあります。適切な関わりを学ぶためにも具体的な症状について一緒に学びましょう。

環境が変わっても前向きに生活してほしい

「愛の家グループホーム札幌川沿」（北海道）　佐藤　春美

宮地キヨさん（仮名）96歳は、入居していたグループホームが閉鎖することになり、当グループホームへ入居しました。入居前、家族からは友人が亡くなったことで気落ちし、元気がなく、あまりしゃべることもない状態だと聞いていました。そのため「環境の変化により、状態が悪化するのではないか」と職員は心配していました。

新しいグループホームの生活に早く慣れてもらうために、積極的に職員から話しかけるようにしました。また活気があり、楽しい環境になればと同年代の社交的な方の近くに席を配置しました。本人の様子に合わせて、一人で過ごす時間をつくるなど自分らしい生活を送ってもらえるように配慮しました。その効果もあり、環境の変化に対しての不安は聞かれず、他利用者、職員との関係も良好になりました。また階段を上ったり、運動にも積極的に取り組んだり、とても前向きに生活をしています。以前は同じ話を繰り返すことが多く見られましたが、バリエーションに富んだ会話をするようになり、最初は関わりが少なかった利用者とも会話をするようになっています。家族も「声も大きくなり、よくしゃべるようになった」「表情が良くなっている」と本人の変化に驚き、喜んでいます。

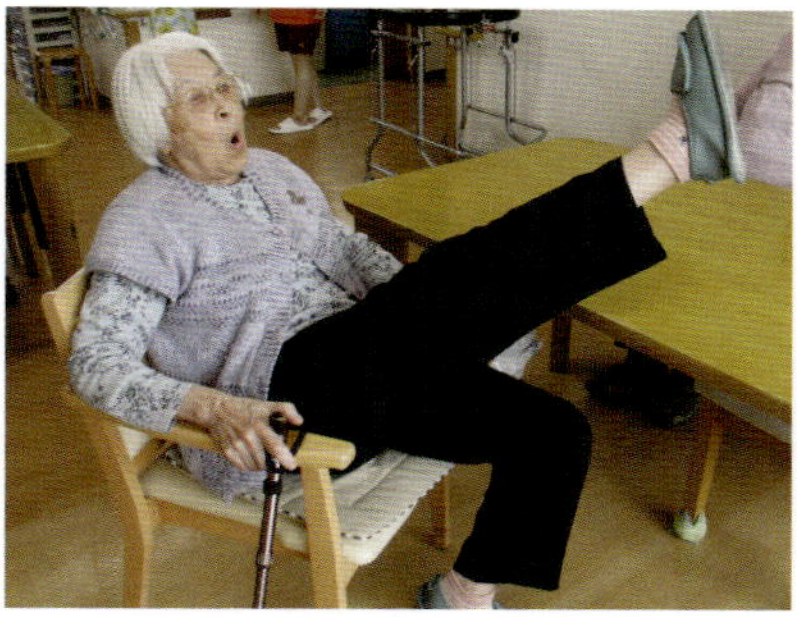

「愛の家グループホーム札幌川沿」で、運動に取り組む宮地キヨさん

急激な環境の変化により脳に過度なストレスがかかることで、認知症の症状は悪化しやすいと言われています。環境の変化に適応するためには、本人になじみのある環境・周囲との関係を築くことが大切です。今回、事前の情報と実際に見た様子から、席の配置や職員の関わり方など、本人がなじみやすい環境と対応を工夫したことが、宮地さんの良い変化につながりました。

栄養改善、笑顔あふれる暮らし

「愛の家グループホーム可児広見」（岐阜県）　ホーム長　原田　高子

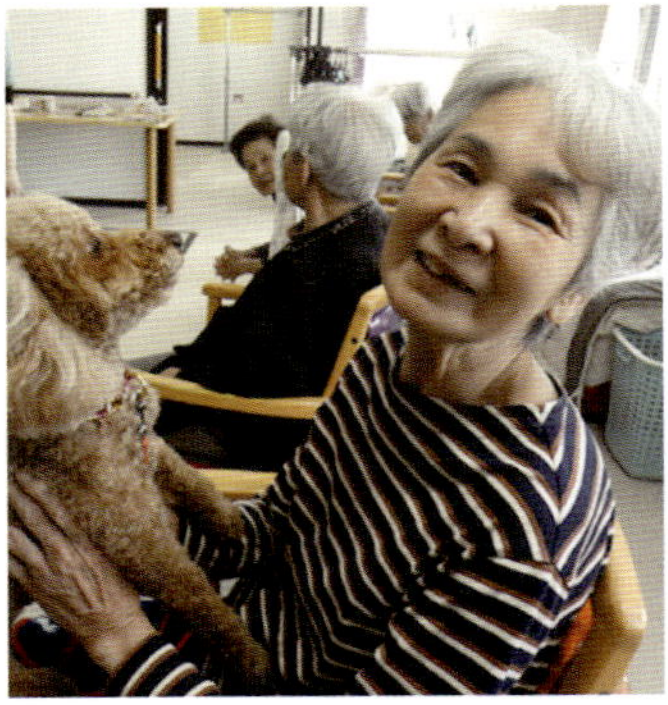
「愛の家グループホーム可児広見」で笑顔が多く生活されている浅井さとみさん

浅井さとみさん（仮名）72歳は、喫茶店を経営しながら1人で暮らしていました。家族の話では人の世話をすることが好きで優しい方だったそうです。数年前より注文された内容と異なるメニューを提供することがたびたび起こり、客から息子夫婦に対して苦情が入るようになりました。それに加え、車で20分ほど離れた息子夫婦の家に向かう途中で迷ってしまい、保護されることが日に日に増えていきました。その状態を心配した息子夫婦が認知症の症状ではないかと心配になって当グループホームに相談した後、入居となりました。入居当初は荷造りをして「家に帰る」と訴えたり、中庭からフェンスを乗り越えようとしたりするなどの行動が見られました。

職員は、本人の訴えの中で「おなかがすいた」という内容が聞かれることや、やせ形の体形であること、夕方や夜間にかけて状態が激しく変動することから、低栄養、水分不足といった身体面の不調からくる「せん妄」を疑い、栄養、水分面のケアに注力しました。普段の食事に加えて栄養補助によって体重は増加、水分摂取量は1日約500mL増加しました。その結果、入居から2カ月足らずで当初みられた訴え・行動はすべてなくなりました。さらに浅井さんは他の利用者の話し相手をする、家事をするなど「誰かのお世話をしたい」という自身の思いを実現しながら、笑顔の多い生活をされています。

高齢者、特に認知症の方はせん妄を引き起こしやすいとされています。せん妄とは脳が混乱し本来の機能を発揮することができない意識障害の状態です。せん妄の原因はさまざまあり、高齢者は低栄養、水分不足といった身体面の不調が原因で引き起こすことが多いです。

プロテイン飲んで足の力改善

「愛の家グループホーム熱海水口」（静岡県） 副ホーム長 浅倉 麻貴子

山口アキ子さん（仮名）は、ベッド横で食事を取るなど寝たきりの状態となり、自宅での生活が難しくなって当グループホームに入居となりました。

入居時は手には力が入るものの足に力が入りにくく、立ち上がっても数秒で膝から崩れるような状態でした。そのため「トイレに行きたい」と言った時には、2人の職員で介助し、1人は前から抱えて立ち上がりの保持、1人はズボンの上げ下ろしをしました。職員は何とか山口さんが自分のタイミングでトイレに行くことができないかと考え、まずは自分で立ち上がった状態を保持できることを目標に情報を整理しました。

山口さんはやせ形で、自宅ではあまり食事を取っておらず、起床して活動することが少ない生活でした。私たちはこれらの情報から栄養不足が原因で筋肉が細くなり、活動する時間が短くなったことで現在の状態になったのではないかと仮説を立て、立ち上がることができるようになるためには、まず栄養不足の解消が必要であると考えました。医師や看護師に相談の上、タンパク質を体内に取り込みやすい、プロテイン飲料を食事以外の時間で飲み始めました。プロテイン飲料を飲み始めてすぐ、身体に力が入りやすくなるなどの効果がみられ、3カ月後には自分の力で立ち上がることができるようになりました。

高齢者は、食事量の低下や栄養を吸収する力が低下することから、低栄養という状態になりやすいといわれています。また低栄養になると、全身の筋肉量が低下し、さらには脳や身体機能の低下が生じます。低栄養は、その状態にあった栄養補給を行うことで改善するといわれています。今回の場合、プロテイン飲料を摂取することで不足していた栄養素を吸収できたことが、回復の要因になったといえます。

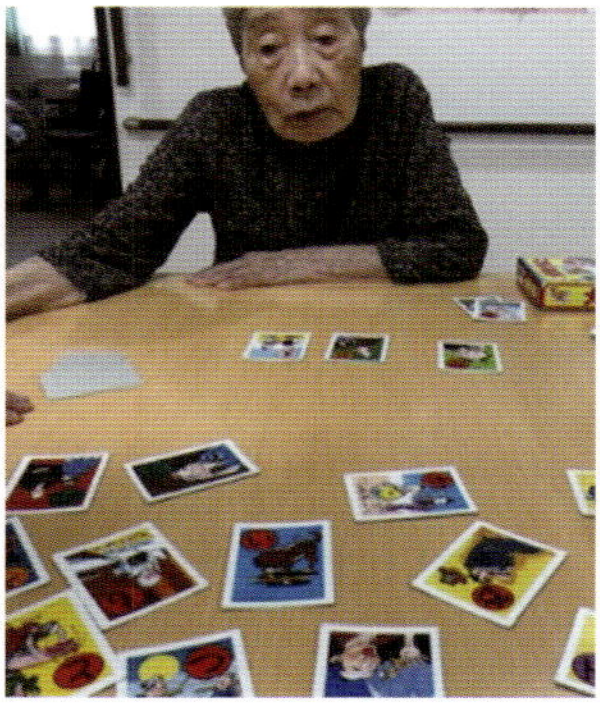

「愛の家グループホーム熱海水口」でかるた遊びをする山口アキ子さん

亡き夫の思い出を胸に

「愛の家グループホーム帯広東12条」（北海道）　ホーム長　鈴木 千晶

　武田勇さん、清子さん夫婦（仮名）はともに認知症の症状がみられるようになりました。同居する娘の明恵さん（仮名）が介護をしていましたが、自宅での介護に限界を感じ、当グループホームに入居することになりました。

　入居直後、清子さんは「なぜ家があるのに、ここにいなきゃならない！」と戸惑い、混乱する様子でした。私はホームの職員全員で「自分たちの居場所」として安心して過ごしもらえるように、リクエストに応じてなじみの食堂へ食事に行くなど、夫婦の思い出の場所への外出の支援に注力しました。

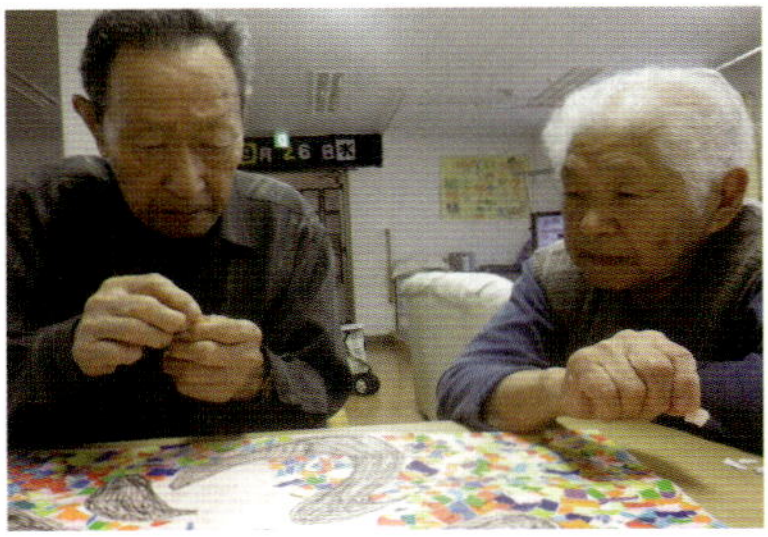

「愛の家グループホーム帯広東 12 条」で暮らしていた武田勇さん、清子さん夫婦

　一つ一つの思い出を重ねるごとに、夫婦ふたりの絆はさらに深まり、私たちとの信頼関係も築くことができました。明恵さんも仲むつまじい両親の様子に安心していました。

　入居から8カ月後、勇さんは急に体調を崩して救急搬送されました。勇さんは救急車に乗る直前、私に向かって「母さんを頼む」と伝え、その後、回復はかなわず病院で亡くなりました。

　清子さんは日々の出来事や私たち職員の名前を思い出すことは難しい状態です。しかし、勇さんが亡くなってから5年たった今でも、勇さんと私と出かけた時のことは覚えています。時に笑い、時に涙を流しながら、一緒に思い出話をすることで、勇さんを近くに感じられるようです。清子さんは「父さんがあんたに私のこと頼んでいったんだよね」「ここが私の居場所だから」と話します。

　認知症の方は、実際にあった出来事の記憶が抜け落ちてしまうことがあります。しかし、その出来事に関連した感情は残り、何年経過しても、その出来事をはっきりと思い出すことができます。日常の関わりでの良い感情を日々積み重ねることで、信頼関係を築くことができ、自分の居場所として思うことができたのだと思います。

「自分でできる」環境を整える

「愛の家グループホームいわき平窪」（福島県）　ホーム長　河内 和夫

96歳の安田ツネさん（仮名）は自宅で1人暮らしをしていましたが、歩けなくなって車いすでの生活となりました。家事や買い物など生活に必要不可欠な動作も難しい状態でした。火の不始末をしてしまうこともあり、遠方に住む家族も心配していました。安田さん本人もこのまま自宅で生活を続けるのは困難と考え、地元の当グループホームを自ら選んで入居しました。

初めての共同生活に、他の利用者とどのように関わってよいか戸惑いがある様子でしたが、職員が間に入ることで他の利用者と会話が生まれ、生活に慣れていきました。自宅での生活では食事や水分を十分に取れていなかったため、低栄養・脱水によって身体の不調が起き、体を動かすことが難しくなっているのではないかと考えました。

そこで、身体の調子を整えることから始めました。他の利用者と一緒に食事を楽しみながら食べることで、食事量も増えていきました。水分も積極的に取れるよう提供し、脱水を防ぐためにも1日平均1500mLを目標に支援しました。少しずつ身体の状態が整うことで、身体を動かしやすくなり、入居2カ月で、車いすからの立ち上がりもスムーズとなり、排泄（はいせつ）・入浴の動作は1人で行うことができるようになりました。「美味しいものを食べたい」という安田さんは、好物の海鮮丼を食べに出かけることを楽しみにしています。

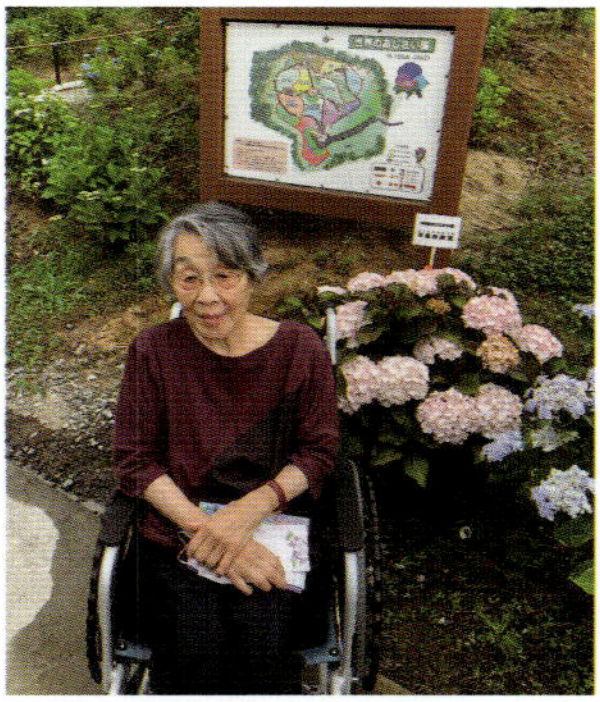
「愛の家グループホームいわき平窪」に入居後も外出を楽しむ安田ツネさん

介護施設への入居は「お世話を受ける」という印象を持つ場合もありますが、必要な環境を整えることで、入居後も自分でできる状態を継続することができます。「できる」という気持ちが「したい」という思いを生み、より豊かな生活を実現することにつながります。

包み込むようなケアで不安軽減

「愛の家グループホーム山梨小原西」（山梨県）ホーム長　丸山　佳美

98歳の佐藤ミチさん（仮名）は、認知症の症状が出始めてからも、宿泊が可能な介護保険サービスを利用しながら、長女と2人で自宅生活をしていました。介護サービス利用時に怒りやすく、他の利用者とトラブルになるなど、夜間に迎えに来るように言われることもありました。

そんな中、長女は体調不良から入院し、佐藤さんは自宅での生活の継続ができなくなり、介護施設への入居を検討しました。しかし佐藤さんは介護を受け入れず、その状態だと施設側もサービスを提供できないということでなかなか施設が決まりませんでした。どうにかしてあげたいという思いから、当グループホームで受け入れることとなりました。

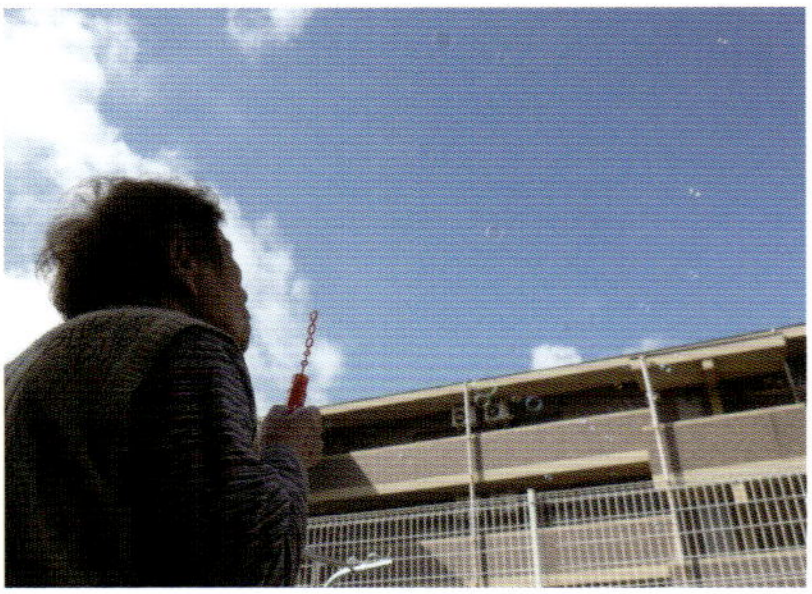

「愛の家グループホーム山梨小原西」の中庭からシャボン玉をする佐藤ミチさん

入居当初「こんなところにいられない、帰る!」と怒ることが多い状態でした。佐藤さんのことを知りたい、安心してもらいたいと思い、話の中に出てくる人や、佐藤さんの好きなものなど、佐藤さんをより知ることができる情報を長女から聞きました。また、手や足、背中を包み込むように触れることにより、不安やストレスを軽減できる手法を日々のケアとして取り入れました。佐藤さんの話を否定することなくよく聞き、本人の安心につながるようにしました。今ではこちらからの話にも耳を傾けるようになり、最初にあったイライラする様子や「帰りたい」の訴えも減っています。

認知症の方は、環境の変化によるストレスを感じやすく、興奮したような様子が見られます。環境変化により受けたストレスは本人が安心できる関わりによって緩和できるといわれています。今回の取り組みで佐藤さんにとって安心できる関わりを多方面から行ったことが変化につながったと考えられます。

「あなたを大切に思っている」

「愛の家グループホーム浜松根洗」（静岡県）　ホーム長　袴田　知代乃

田中フミ子さん（仮名）は高齢者向け住宅に住みながら、通いの介護保険サービスを利用し生活していました。数分前の出来事を覚えていないなどの症状が悪化し、生活に支障がでてきたことで、高齢者向け住宅での生活が困難となり、当グループホームに入居しました。

入居当初「突然連れて来られた」と怒ったり、安心できないからか自室を施錠する様子が見られました。職員はその状況を何とかしたいという思いから、どのようにしたら田中さんに安心してもらえるのか関わり方を検討しました。まず、田中さんが怒った様子の時にはなぜ、そのように思うか話を伺い、その時の気持ちに応えるような言葉をかけました。「話を伺い、その時の気持ちに応えることで安心しているようだ」と話す職員がいる一方で、一部の職員から「本人は出来事を思い出せず、今の関わりで安心できているのか」と不安も聞かれました。

ある日、田中さんが職員と話をした数分後に「今さっき、誰かうれしいことを言った人はいませんでしたか？　何を言われたかも覚えていませんが、心が軽くなりました」と話されました。職員はその言葉を聞き、田中さんは出来事や話した内容を思い出せずとも、自分たちの気持ちは伝わっていたのだと感じ、自信を持って関わりを継続しました。それから徐々に職員や他の利用者と話されるようになり、笑顔も増えていきました。

認知症の方の中には、実際にあった出来事が記憶から抜け落ちてしまう方がいます。しかし、その出来事の際の感情は残っています。職員の「田中さんを大切に思っている」という関わりが、田中さんに安心した感情を残し、その後の良い変化につながったのではないでしょうか。

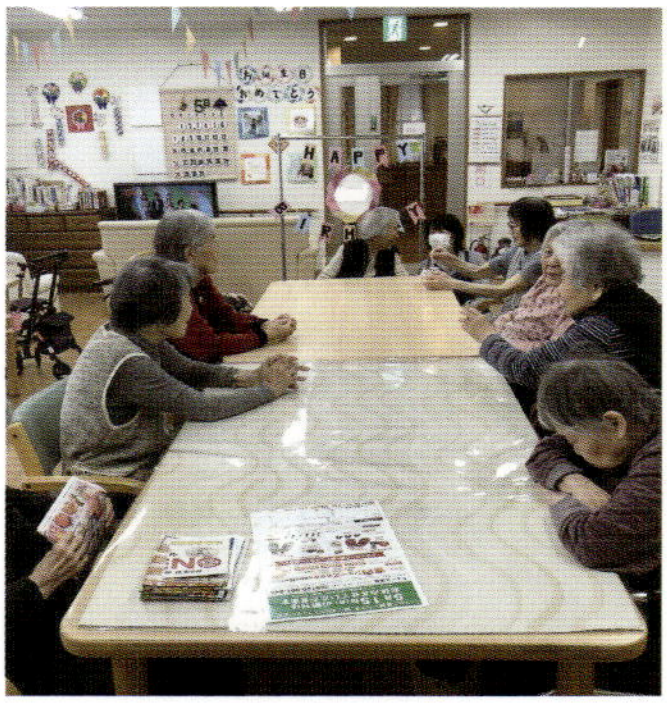

「愛の家グループホーム浜松根洗」のリビングで行われた利用者の誕生日会の様子

利用者の「世界」を否定しない

「愛の家グループホーム甲府中央」（山梨県） 副ホーム長 早川 佑騎

80歳の橋本恒夫さん（仮名）は、会社を経営していましたが、仕事上で物忘れをすることが増えるなど認知面の問題が現れ始めました。日常生活動作は自立していたものの、同居している妻と長男の生活にも影響を及ぼし、一緒に生活することが難しくなり、当グループホームへ入居しました。

入居当初、職員や他の利用者のことを会社の社員と考えており、話がかみ合わず、強い口調や厳しい態度になり、良い関係性を築けていませんでした。「妻はどうしているのか？」「犬にえさをあげたのか？」「会社で扱う部品の仕入れは大丈夫なのか？」などと心配し、事業所の外へ出ようとすることも多く、生活になじめない様子でした。事業所での生活や現状起こっていることをそのまま話そうとすると、混乱が激しくなりました。

職員全体で話し合い、橋本さんが置かれている状況を否定するのではなく「会社生活」という橋本さんの世界観に合わせ、会話を進めることとしました。そのような対応を継続していくとイライラすることや不安の訴えが減少していきました。職員や他の利用者へ強く当たることも減り、今まで話すことがなかった方とも世間話をするなど、事業所での生活に慣れていきました。

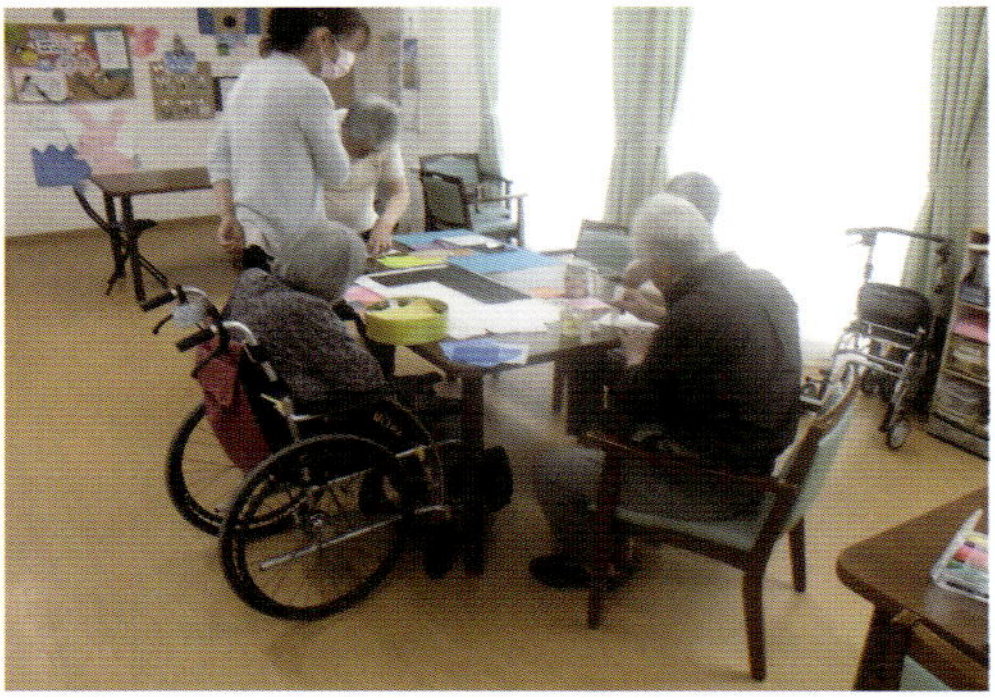

「愛の家グループホーム甲府中央」で展示会に向けて、ペットボトルキャップアートを制作する利用者

認知症になると、その人の古き良き時代に戻り、その時住んでいた場所に帰ろうとしたり、当時の行動をすることがあります。否定せず、その人の世界に付き合うことで落ち着きます。今回は橋本さんの世界に合わせて対応し、話をしていくことで落ち着くようになり、事業所の生活に慣れることができたのだと思います。

体を動かして反応改善

「愛の家グループホーム多治見」（岐阜県）　竹内　由美

75歳の大木幸雄さん（仮名）は、けがで大好きなバドミントンができなくなったことから、無気力な状態となり、徐々に言葉を発することも減っていきました。長女が仕事から帰ってくると、一人でボーっとし、自覚なく排尿したまま座っていることもありました。自宅での生活が難しくなり当グループホームへ入居されました。入居当初、自分がなぜここにいるのか分からず「家に帰りたい」という思いから一日中、落ち着きなく廊下を歩き回っていました。また声をかけても、言葉が出ないのか、なかなか返事がありませんでした。

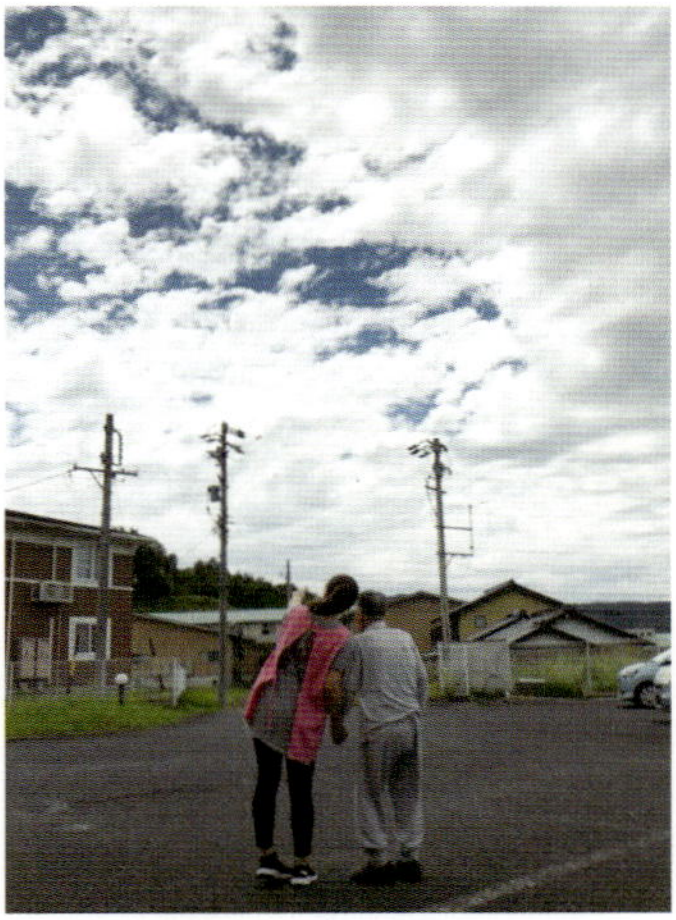

職員の竹内由美さん（左）と散歩する途中で空を眺める大木幸雄さん

体を動かすことが好きということに注目し、散歩をしたり、廊下を歩行しながら会話をするようにしました。言葉が出ないのではなく、出るまでに時間がかかるということも分かり、答えてくれるまでゆっくり待つようにしました。徐々に反応は良くなり、少しずつコミュニケーションが取りやすくなっていきました。副《ふく》鼻《び》腔《くう》炎が悪化し、手術と1週間の入院が必要となった時も「早く退院したい、家ではなくホームへ戻りたい」と言ってくれました。退院後は会話もさらに増え、スタッフと大笑いすることもあります。また、落ち着いて過ごせるようにもなっています。

介護施設では、一人一人に合った個別ケアが大切です。その方の体の状態、心の状態、性格に合わせたケアを行います。今の状態だけではなく、これまでの生活、趣味、好きな物などその方についてさまざまなことを知ることが、ケアのヒントになることも多くあります。もちろん、今を生きているので、これからどう生活したいのかという思いも大事にしています。

失語症のつらさに寄り添う

「愛の家グループホーム伊達保原」（福島県）　ホーム長　三浦 百合子

73歳の小池勝利さん（仮名）は、仕事中に倒れて入院しました。脳出血により失語症《しつごしょう》（聞く・話す・読む・書くという言葉を操る能力に障害がある状態）になりましたが、身体的な問題はほとんどありませんでした。しかし話したいことが頭に浮かんでもうまく言葉を発することができませんでした。電話や来客対応、買い物などコミュニケーションを取ることが難しく、1人暮らしの生活は負担が大きいと病院から判断され、当グループホームに入居しました。

入居当初、伝えたい思いをうまく言葉にできないため、他の利用者とも関わらず食事も自室で食べ、トイレの時だけ出てくるという生活を送っていました。自室から出てくる機会を増やしたいと思い、職員が部屋に行き、筆談を試みたりと積極的に働きかけました。1、2カ月すると、職員と筆談したり、声を出して話そうとしたりするようになりました。そして「食後だけでいいから、たばこを吸いたい」と、何とか伝えてくれました。往診医の承諾が得られると、部屋から出てくることも増え、行事にも参加してくれるようになりました。最近では食事準備や掃除なども積極的に行い、他の利用者へ声をかける姿も見られ、事業所の生活になじんでいます。

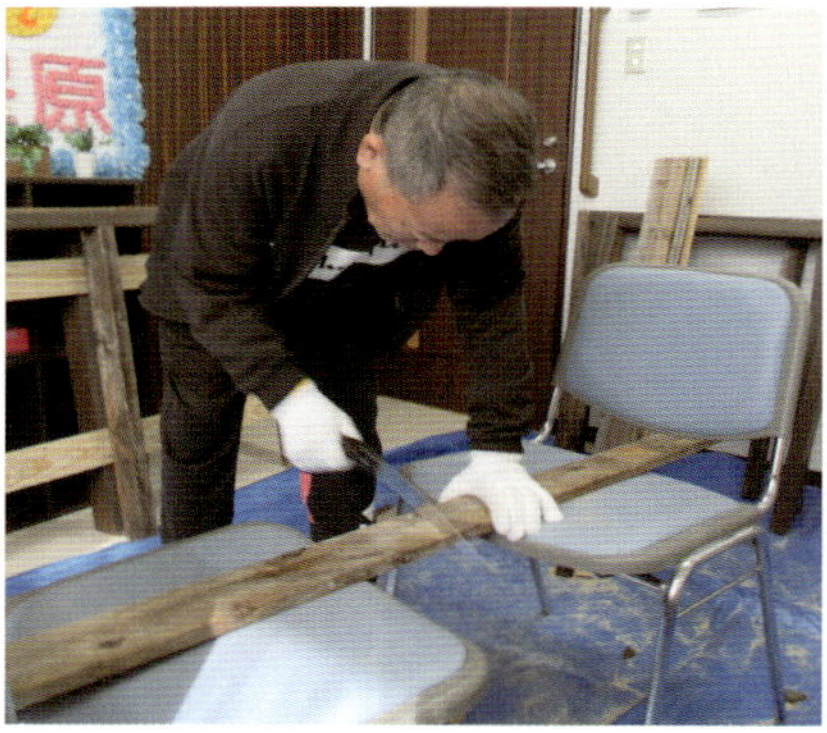

「愛の家グループホーム伊達保原」でＤＩＹを行う小池勝利さん

小池さんは失語症になり、言葉というコミュニケーションツールを容易に使えなくなり「気持ちを伝えられない」「理解されない」という思いから自分の中に閉じこもるようになりました。コミュニケーションは、相手を知ることから始まります。小池さんのことを理解したいという職員の思いにより、小池さんは少しずつ前向きになり、自分らしい生活を送るようになりました。

人生を知りケアに生かす

「愛の家グループホーム沼津我入道」（静岡県）　ホーム長　長島　功

中村たか子さん（仮名）は１人で生活していましたが、徐々に歩行状態が悪化していき、自宅前での転倒をきっかけに近隣の病院に入院しました。入院時には他の病室に入って冷蔵庫を開けるなどのトラブルがあり、認知症の症状が見られたことで１人での生活が難しいとされ、当グループホームに入居しました。

中村さんは入居当初より、夜間に起き出すことが多く不眠が続いていました。職員は環境の変化や身体面の不調が原因で起きる「せん妄」を疑い、水分摂取や運動など体調面へのケアを中心に行いました。しかし入居からしばらくしても変化が見られず、中村さんの状態の整理とケア内容の見直しを行うこととしました。

職員同士で中村さんの夜間の様子を整理して考えました。中村さんが発した「起きないと怒られてしまう」という言葉に着目し、体調面以外の原因がないか、改めて情報収集を行うこととしました。親族の話によると「夫が漁師で早朝に出発するため、夜中に起床し、送り出しをしていた。送り出しに寝坊すると、夫にとても怒られたようだ」ということが分かりました。寝坊せずに起きられるかという不安から中村さんが夜間に起きるのではと考え、職員は「朝になったら、私たちが起こすから大丈夫ですよ」と声をかけるようにしました。そうすると中村さんは安心した様子で、徐々に夜間に起き出すことが減っていきました。

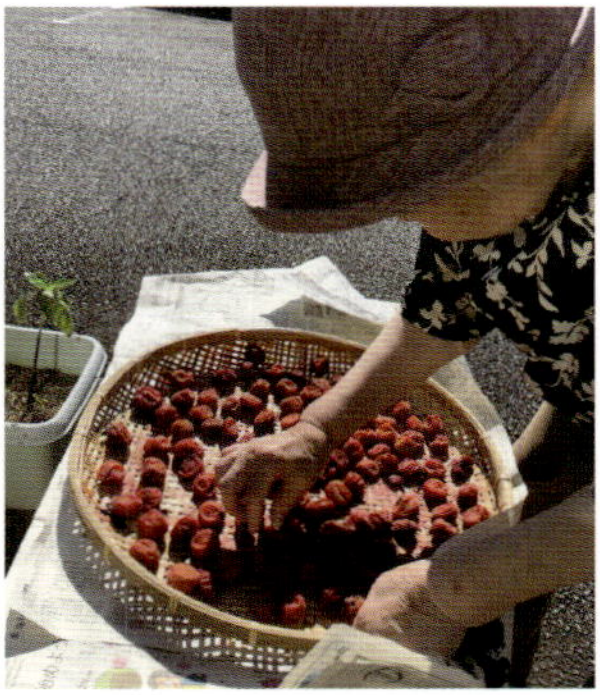

「愛の家グループホーム沼津我入道」の庭で作業をする中村たか子さん

一見、現在の状況だけでは説明ができない行動も、本人の生活歴や、過去の体験を知り、その人の置かれている状況を考えることで、ひもとくことができます。今回の中村さんへの関わり方のように、病気の状態だけではなく、その人の人生を知ることが、安心して暮らすことができるための関わりにつながります。

利用者に必要な情報を伝える

「愛の家グループホーム多賀城笠神」（宮城県）　ホーム長　鎌田 春江

中西モト子さん（仮名）は自宅隣に住んでいる長女の助けと、通いの介護保険サービスを利用しながら生活していました。しかし、夜間に長女に電話をかけるなどの行動が見られ始め、身の回りのことなどで徐々に自宅での生活が難しくなり、当グループホームに入居となりました。

入居当初は「何でここにいるのか」「子どものためにご飯を作らなければいけない」「早く家に帰りたい」と繰り返し、落ち着かない様子でした。その不安からか、長女に毎日のように電話をかけていました。中西さんが落ち着いて過ごすことができるように、どんな時に中西さんが落ち着かないのかを分析して関わり方を見直しました。

職員は中西さんの発言から、記憶障害の影響で自分が現在置かれている状況を理解できず、それによって不安が生じていると考えました。また、家族思いで、特に家族の状況を気にしていたので、不安な様子の時には、なぜここに入居しているのか、家族がどこで何をしているかを伝えるようにしました。関わり方を変更してからは安心して落ち着くこともありましたが、関わる人によっては、言葉の言い回しなどにより不安な状態が続くこともありました。安心できる言葉かけを職員全員が行えるように共有すると、落ち着きがない様子はすぐに見られなくなりました。

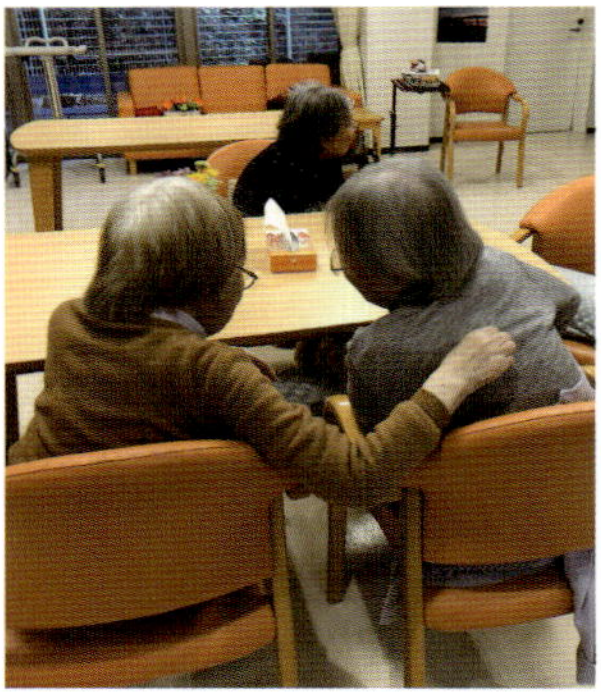

「愛の家グループホーム多賀城笠神」で談笑する利用者

記憶障害があることで「なぜ自分がここにいるのか」「大切な人は何をしているのか」ということが分からず、不安な気持ちになります。関わる私たちがそのことを理解し、何が分からないかに寄り添い、本人に必要な情報を伝えることで利用者の安心につながります。今回、中西さんの状況を理解し、安心できる言葉かけを行ったことが変化につながったのではないでしょうか。

喉の調子を改善、行動に変化

「愛の家グループホーム浜松富塚」（静岡県）　ホーム長　大泉　幸広

松永ユウ子さん（仮名）は介護施設に入居していましたが、喉の不調の訴えが見られ始めた頃から「隣の住人が毒をまいている」という発言が多く聞かれるようになりました。状態が改善されず、入居していた施設での生活が困難となったため当グループホームに転居されました。

前の施設での入居状況を聞き、職員たちは「私たちはうまく関わることができるだろうか」と不安を感じていましたが、一つずつ解決していこうとケア内容を考えることにしました。松永さんの「毒をまいている」という訴えは、喉の不調からくる不快感の表れだと考え、喉の不調を解消していくことを第一に検討しました。既往歴に逆流性食道炎があったため、喉が傷ついて炎症している可能性を考え、主治医に相談しました。また、喉の乾燥が不快感を誘発しているとも考え、事業所の湿度調整、本人の水分摂取量を増やすことで、乾燥しにくい体をつくることをケアとして行いました。飲み物も喉の炎症が治まるように、キンカンを使用したジュースを提供するなどの工夫をしました。

ケアを継続して3カ月ほどたつと「毒をまいている」といった訴えはまったく見られなくなりました。また、松永さんは隣の利用者に気遣いを見せるなど、松永さんらしい生活を送ることができています。

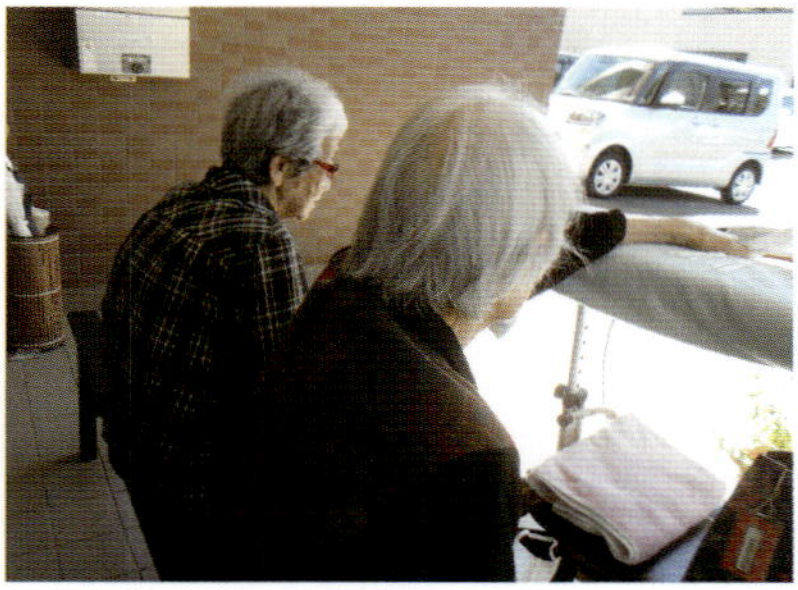

「愛の家グループホーム浜松富塚」で自分らしく過ごしている松永ユウ子さん

私たちは体調を崩したときに「昨日食べ過ぎたからかな」など、記憶を頼りに「今日は食べ過ぎないようにしよう」というように対応しています。しかし記憶障害があると、頼りにする情報がなくなり、不快に感じていることを違う事柄として取り扱うことがあります。今回、松永さんの不調の原因を探り、根本的な原因への対応を行ったことが変化につながりました。

「人の役に立つ」が生きがいに

「愛の家グループホーム帯広若葉」（北海道）　ホーム長　久保田 里香

池田昭二さん（仮名）は、自宅で妻、長女夫婦と暮らしていました。妻が他界した頃より、家電がうまく使えないなどの認知機能の低下が見られるようになりました。車の運転にも心配があり、免許を返納したため、活動範囲も狭まりました。週に2回、介護施設に通所する以外は自宅にこもりきりの生活になり、かかりつけ医の勧めもあり、当グループホームに入居しました。

池田さんは入居後も自分の部屋で一日中過ごして、表情も硬く、無口で他者との関わりを避けている様子でした。本来の池田さんらしさを取り戻し、楽しみを持って生活してもらいたいと思い、関わりのきっかけを探していました。

池田さんは部屋をいつもきれいに整え、自宅から持参した観葉植物の世話を欠かさずに行っていました。職員は池田さんの得意なことをきっかけに他者との関わりを持てるのではないかと考えました。

職員と一緒に部屋を掃除することから始め、そこから廊下、共用スペースへと掃除する範囲を広げていきました。すると、池田さんは「悪いね、ありがとう」「助かるよ」など他の利用者から声をかけられるようになりました。感謝の言葉をかけられるようになったことをきっかけに、リビングにも顔を出すようになり、他の利用者や職員となじみの関係性を築くことができるようなりました。暗かった表情も明るく笑顔になり、家事や身の回りのことをこなしながら、生き生きと生活しています。

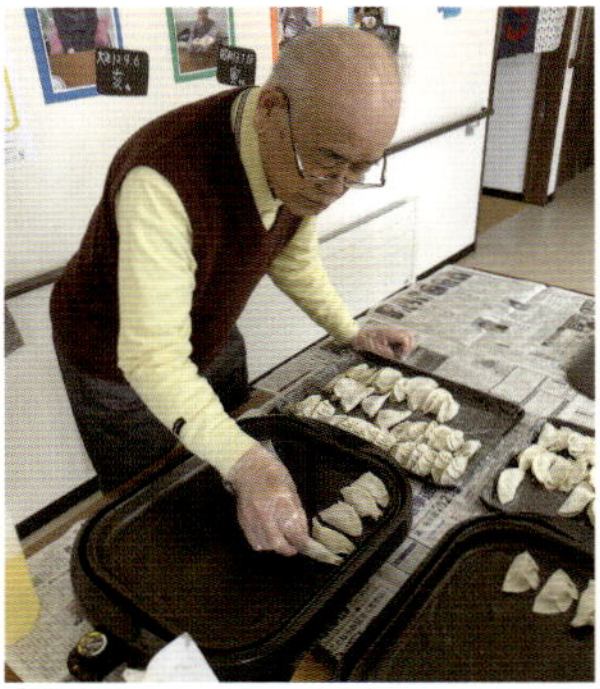
「愛の家グループホーム帯広若葉」でギョーザを焼く池田昭二さん

高齢者はさまざまな喪失体験により、自信や生きがいを失い、心を閉ざしてしまうこともあります。しかし周囲の支援者がその人の「できること・得意なこと」に着目し関わることによって、他者とのつながりが生まれ、日々の生活に充実感や生きがいを感じることができるようになります。

心身改善、夫との絆取り戻す

「愛の家グループホーム土岐河合」（岐阜県）　副ホーム長　雨池　茂之

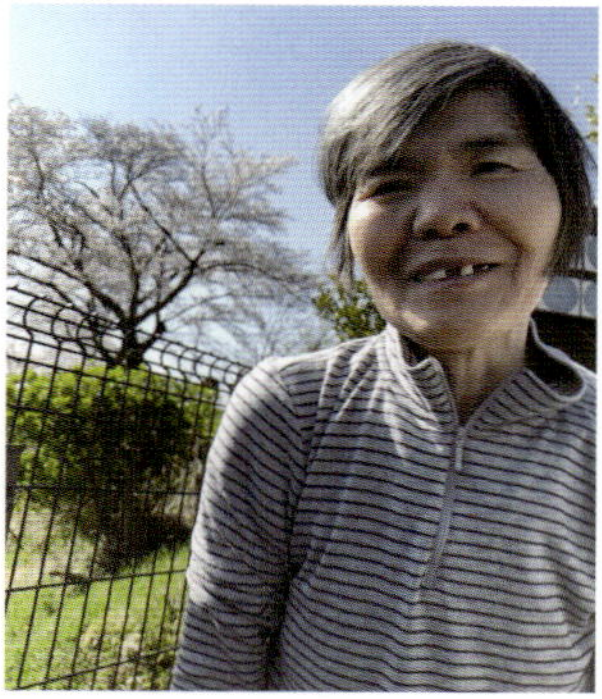
「愛の家グループホーム土岐河合」で過ごす林信子さん

林信子さん（仮名）は夫と2人で暮らしていましたが、認知症の症状が見え始め、食事が取れない、排泄《はいせつ》の失敗があるなど日常生活に支障を来す場面が増えました。元は仲の良い夫婦でしたが、介護の負担からか夫は林さんにかける言葉が時に強い口調になり、林さんは夫に対して萎縮《いしゅく》するようになりました。2人で生活することは困難となり、当グループホームに入居することになりました。

入居当初は表情も険しく、緊張している様子が見られました。特に印象的だったのは、就寝介助で布団をかけようとした際に身体をギュッとこわばらせるような姿勢をとったことです。その様子から強い不安を感じていることが伝わってきました。私たちはこの場所を心から安心できると感じてもらえるように話を聞き、信頼関係を築けるよう関わるようにしました。

また食事も取れていなかったことから、入居時の体重は31キロとかなりのやせ形でした。低栄養状態のため、身体を動かす筋肉量も低下し、日常生活の動作にも支障が出ているようでした。そのため通常の食事に加えて、体をつくるタンパク質、体を動かすためのエネルギーを補いました。

林さんは事業所での生活に慣れ、日常生活の動作を自分で行えることが増えていきました。他の利用者と会話をしたり、好きな歌を口ずさんだりと楽しみを持ちながら過ごすことができています。

夫は林さんの大好きなそば饅頭《まんじゅう》を持って頻繁に面会に来ており、一緒に過ごす時間を楽しんでいます。

夫婦のどちらかが介護を必要とする場合、体力面や精神面など負担が大きくなります。また外出が難しくなることで、ストレスを抱え込んでしまうことがあります。介護サービスを利用することで、お互いの生活を立て直し、元の家族関係を取り戻すことができます。

「動く」を選択、歩行が可能に

「愛の家グループホーム仙台燕沢」（宮城県）　ホーム長　小澤　一正

本郷ユミ子さん（仮名）は胸椎圧迫骨折での入院中に認知症の症状が悪化し、在宅での生活が難しいと判断され、当グループホームに入居となりました。

入居時の体重は32キロとやせ形で栄養状態が悪く、移動は車椅子を使用し、日常生活全般に介助を必要としていました。他の利用者と交流したことで活気が出たのか、入院時よりも食事を食べる量が増加する良い変化が見えました。一方、自ら立ち上がろうとしても姿勢は不安定で、いつ転んでもおかしくない状態でした。家族からは「転倒して骨折するのが怖いのであまり動かないほうがよいのでは」という意見をもらいました。しかし職員は「入居して食事量が増え、栄養状態は徐々に改善しており、それに合わせて立つ練習を増やせば動作は安定します」と家族に説明し、取り組みを開始しました。

職員は本郷さんの体重増加など栄養状態の改善を確認し、付き添いの下で立ち上がる動作やその状態を保持する動作の練習を開始しました。徐々に立ち上がる動作は安定し、立った状態で皿洗いができるようになりました。さらに、歩ける可能性があり、本人の希望に合わせて歩行練習を開始しました。本郷さんは現在、職員の介助付きではありますが、本人の希望した際に歩くことが可能となりました。

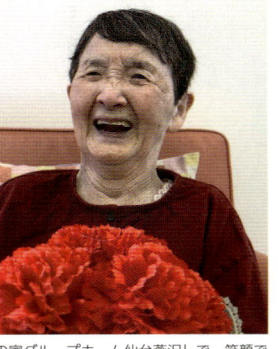

「愛の家グループホーム仙台燕沢」で、笑顔で過ごす本郷ユミ子さん

加齢に伴う下肢の機能低下で、転倒や転落といった事故を起こしやすくなると言われています。介護が必要になった原因として転倒は多いとされていますが、施設入居後に安全のため動かないことを選択すると、活動する機会が減少し、下肢の機能はより低下してしまいます。今回、本郷さんは立ち上がり動作の練習をきっかけに、より活動する選択をしたことが良い変化につながりました。

多角的ケアで生活安定

「愛の家グループホーム伊東南町」（静岡県）　ホーム長　飯山　妙子

中川ミナミさん（仮名）が認知症グループホームに入居したことで、娘のコズエさん（仮名）は「母を介護施設に預けてしまった」という後ろめたい気持ちがあるようでした。その気持ちからか「母は今、どのような状態ですか。何かできることはありますか」と2、3日に1回の頻度で、事業所に電話をかけてきました。また、コズエさんはミナミさんからの電話で「もう帰りたい」と話すのを聞き、本当に入居させたことは良かったのか、と考えるようになり、職員にその悩みを伝えました。職員は、コズエさんの不安が解消できるように関わろうと考え、取り組みを検討しました。

職員はまず、ミナミさんが事業所で安心して落ち着いて過ごすことができなければ、コズエさんの悩みは解消できないと考えました。ミナミさんの不安の原因について、体調、環境、コミュニケーションと多角的に分析し、それぞれの課題に対して適したケアを実施しました。

入居から1カ月ほどたち、ミナミさんは落ち着いて過ごされるようになり、コズエさんにも「ここは過ごしやすくて、とてもよくやってくれているよ」と話すようになりました。コズエさんは「こんなに早く落ち着くなんて思わなかった」と驚いた様子でした。現在、電話の頻度は2週間に1回程度に減っています。

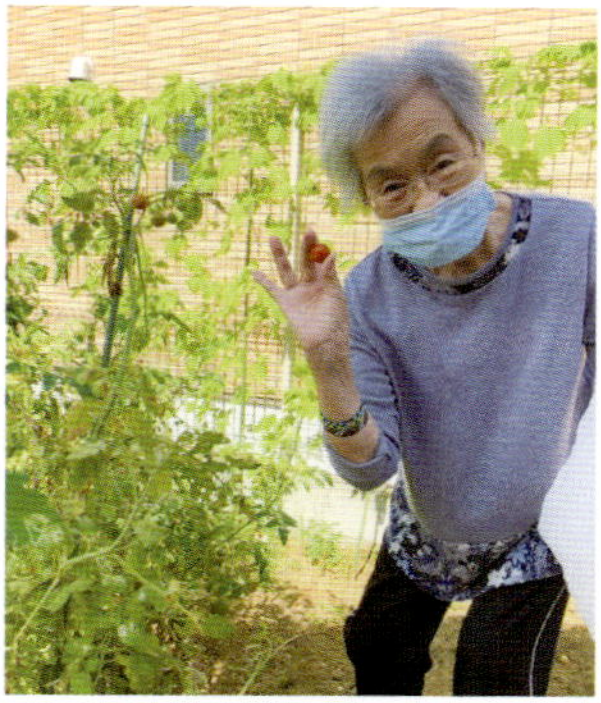

「愛の家グループホーム伊東南町」で元気で楽しく過ごす中川ミナミさん

認知症の方で新しい環境に慣れず落ち着かない人は、環境に慣れるまでおおむね6カ月程度の時間を要すると言われています。しかし、今回は1カ月程度と短期間で落ち着きを取り戻しました。認知症グループホームは認知症ケアに精通した専門家たちが関わります。私たちは生活に支障が出ている原因を分析し、根拠に基づいた対応をすることで、今回のように短時間で課題を解消します。

家事や裁縫できる環境づくり

「愛の家グループホーム新潟坂井」（新潟県）　高野　直樹

90歳の田島ハルさん（仮名）はサービス付き高齢者向け住宅で暮らしていました。日常生活は自立していましたが、大好きな裁縫《さいほう》も、まち針を落として危険があるからと管理人から注意を受け、自由に行えませんでした。徐々に夜間不眠となり、歩き回り、他の利用者の部屋に入室してしまうようになりました。他の利用者とのトラブルが目立つようになり、当グループホームへ入居することになりました。

入居当初から「田島さんは日常生活が自立しているため、自分がしたいことを行い充実した生活を送って欲しい」と職員間で話し合いました。田島さんが自ら動きたくなるような環境をつくっていくと「これまでも自分でしていたし、職員さんが大変そうだから」と洗濯物を干したり、畳んだり、食事時の盛り付けや食器洗いなどを進んで行ってくれました。

また、大好きな裁縫も楽しみながらしてほしいと、まち針やはさみの扱いを確認し、裁縫ができる環境をつくりました。リビングで使用しているクッションのカバーや布巾、雑巾を見ると、自ら裁縫に取りかかってくれました。時には洋服のほつれ直しなども進んで行い、他の利用者にも感謝されています。田島さんが進んで家事をして裁縫を楽しみながら行う姿に感化され、他の利用者も自分がしたいことをするようになっています。田島さんは日中の活動量が多いからか夜間はぐっすり眠ることができています。

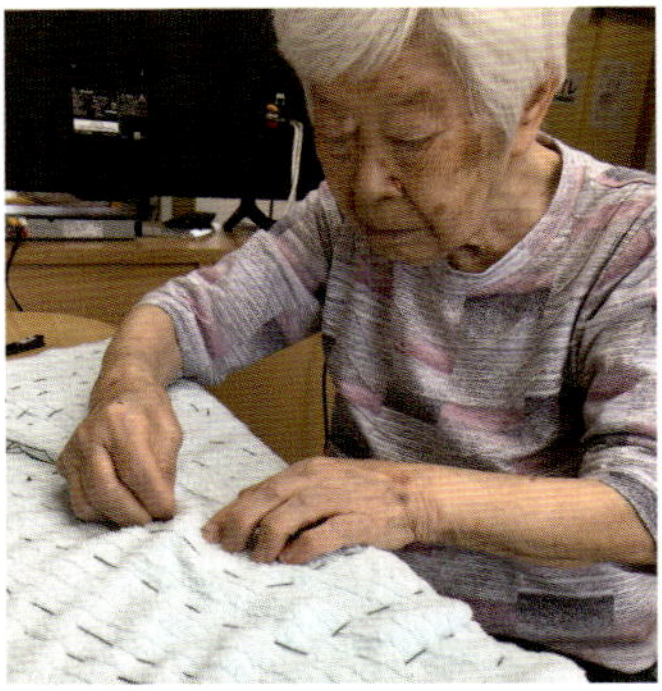
「愛の家グループホーム新潟坂井」で裁縫を楽しむ田島ハルさん

役割を持つことで、自分らしく生活することができます。職員は田島さんがしたいことや得意なことを把握し、動きやすい環境をつくりました。田島さんはできることを行い、自分の役割を見つけることで、自分らしい生活を過ごすことができるようになりました。

「よく食べ、眠る」が元気のもと

「愛の家グループホーム岡谷幸町」（長野県）　平出 千晶

朝の日課の体操で、中心で元気に号令をかけているのは大野アキ子さん（仮名）です。よく笑い、近所の商店へ職員と買い物にも行ってくれる大野さんは、入居した当時は別人のようでした。元々、大野さんは自宅で長女の介護を受けて生活していました。夜は眠れずに家の中を歩き回ったり、持続的な吐き気のために食事がほとんど食べられない状態で、在宅での生活が困難となり、当グループホームに入居しました。

入居時の体重は32キロで痩せ形、顔色が青白く疲れやすい状態でした。そのため日中は部屋にこもりがちで、夜は眠れない様子でした。職員は「疲れや不眠は、吐き気により食事が十分に取れないことで栄養状態が悪いからではないか？」と考え、吐き気への対応を医療職に相談しました。検査の結果、内臓に異常がないため内服薬の副作用が疑われ、医師が内服薬を変更すると、徐々に吐き気が減りました。

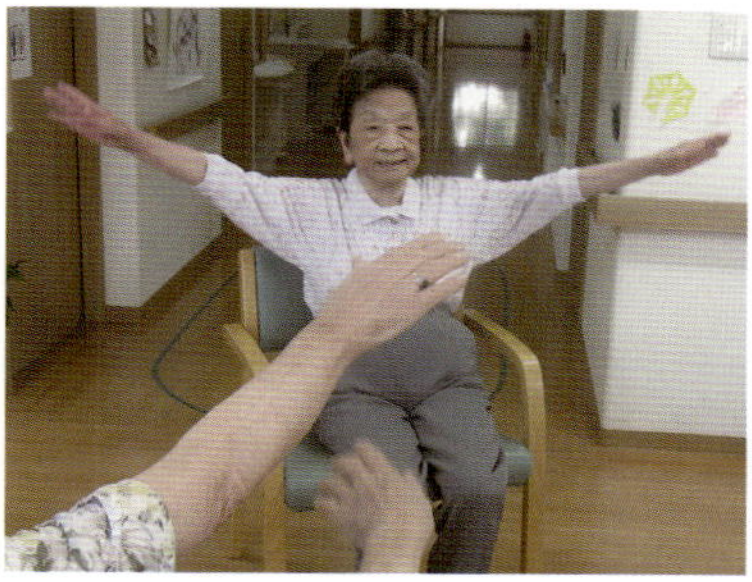

「愛の家グループホーム岡谷幸町」で利用者の中心になっている大野アキ子さん

それから職員は、大野さんが食べやすい味付けや形状を工夫した食事を作り、少量でも栄養価の高い食材を使った手作りのおやつも用意しました。すると、大野さんの食欲が回復して栄養状態が良くなったからか、顔色が良くなり、疲れやすさも解消して部屋から出てくる機会が増えました。

半年後、食事は7割食べられるようになり、体重が増えました。夜もトイレに起きる程度で、よく眠れるようになりました。元気になられたことを親族も喜んでいます。

食事の摂取量が減ると、身体を動かすエネルギーや筋肉・内臓をつくるタンパク質などの栄養が不足して、活動量や意欲が低下します。そのことで生活のリズムも乱れ、夜に眠れなくなることが多くあります。今回は栄養状態を改善することで、これらを整え、元気になることができました。

利用者にとって程よい距離感

「愛の家グループホームいわき下荒川」（福島県）　屋中 祐子

池田ナツさん（仮名）は認知症の症状が見られるようになり、小規模多機能居宅介護（自宅で生活しながら、通い・訪問・泊まりを組み合わせられるサービス）を利用していました。通いで来る見慣れない利用者を見かけると落ち着かなくなるなど、生活になじむことができませんでした。より安心できる環境で「自由な生活がしたい」という本人の思いをかなえるため、少人数で共同生活ができる当グループホームに入居しました。

入居当初、職員にはすぐ慣れましたが、他の利用者に対しては険しい表情を見せていました。特にテーブル席で向かい合わせに座った方には、興奮してテーブルを叩くなどの行動もありました。この様子から他者と対面することが池田さんにとっての不安やストレスになっており、興奮するなどの症状につながっているのではないかと考え、落ち着いて過ごせる環境をつくることにしました。

1人用のテーブルを用意し、キッチンのそばに設置しました。他の利用者から少し離れた場所で過ごすことで、周囲を気にすることなく落ち着いて過ごすことができるようになりました。また、キッチンのそばにしたことで、調理をする職員と顔を合わせて話す機会が増え、信頼関係を築くことができました。今では笑顔も見られ、気の合う利用者もできて会話を楽しんでいます。家族も初めは「1人の席は寂しいのでは？」と心配することもありましたが、池田さんの変化を見て「母にとって、とても良かった」と安心しています。

認知症の方は空間認識がうまくできなくなることがあり、近くの人やものに対して恐怖を感じることがあります。今回のように周囲の人と程よい距離を確保したり、周囲の視線を遮るものを設置することで、安心することができます。

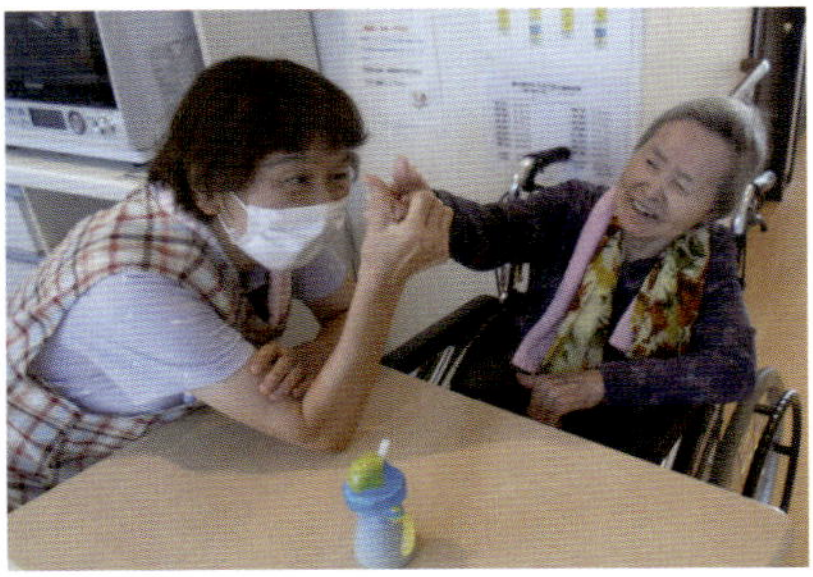

指相撲をしながら笑う屋中祐子さん（左）と池田ナツさん

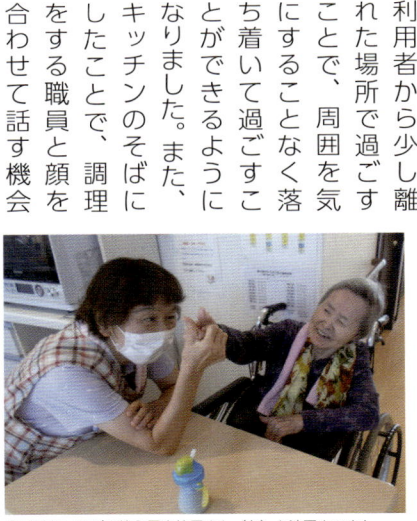

適切な水分摂取で体調改善

「愛の家グループホーム上越源」（新潟県）　副ホーム長　山岸　和稔

池田信子さん（仮名）は、7年前に当グループホームに入居しました。元々とても活発な方で、入居当初は日常生活の動作も自分でこなしていました。しかし時間の経過とともに、少しずつ歩く、食べる、などの生活動作が難しくなり、日中も居眠りし、言葉を話さなくなってしまいました。また便秘にも悩まされており、下剤を服用しても排便が困難な状態でした。

状態の改善を図るために、体調を整えるケアについて、専門職と連携しながら行いました。池田さんは、水分量が不足していることによって脳や体の働きが低下し、それにより活動量と身体機能が低下するという悪循環になっているのではないかと見立てました。体調を整えるために水分と運動のケアに取り組みました。取り組み当初は、1日の水分摂取量の目標は1500mLでした。池田さんの体重などから1800～2000mLを適正量とし、摂取できるよう支援を見直しました。歩行については、職員が手を引いて歩いていましたが、自分で体を支え、歩く力を取り戻すためにも歩行器を使用して訓練を行うようにしました。

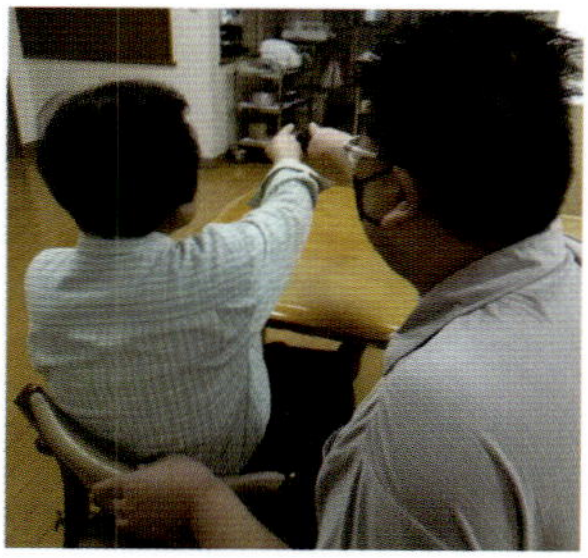
「愛の家グループホーム上越源」で利用者と関わる山岸和稔副ホーム長

取り組みを継続していたある日、池田さんは自ら言葉を発するようになりました。職員の関わりに対して「うれしい！」「何やってるの？」など笑顔で返したのです。それだけでなく、介助が必要だった食事も自分で食べようとするようになりました。また水分・運動の取り組みにより便秘も解消し、下剤などを服用する必要がなくなりました。

体の水分量の1％が失われることで、脳の働きが低下し「イライラする」「ウトウトする」「ボーっとする」「落ち着かない」などの症状が現れます。池田さんの場合、適正な水分量を摂取したことで、脳の働きが改善し、体の活動性の向上にもつながりました。

食事形態見直し　歩けるまでに

「愛の家グループホーム長野上松」（長野県）　ホーム長　小林　春子

　堺保夫さん（仮名）は長女と同居していましたが、入浴や介助に強い拒否があり、地域の相談窓口の勧めで入院し、その後に当グループホームへ入居しました。堺さんは、病院で転倒してから車椅子生活になり、移動時に介助が必要な状態となりました。また「空腹だ」「物がなくなった」などと一日中訴えていました。尿もれもひどく、動くたびにぽたぽたと尿が出ている状態でした。

　堺さんは体重49・8キロとやせ形で、空腹感が強いことから食事を見直しました。病院から、食事はおかゆでおかずは刻んでの提供、アイスを食べていたと申し送りがありました。しかし、堺さんは会話ができ、お茶をむせることなく飲めていたため、おかゆを米飯、おかずも刻まず提供することに変更しました。その後、米飯を130gから150gへと増量しました。病院から、時々発熱するという申し送りもあったため、こまめに水分提供を行い、毎日2000mLほど摂取してもらうと、発熱が起きることなく状態は安定しました。

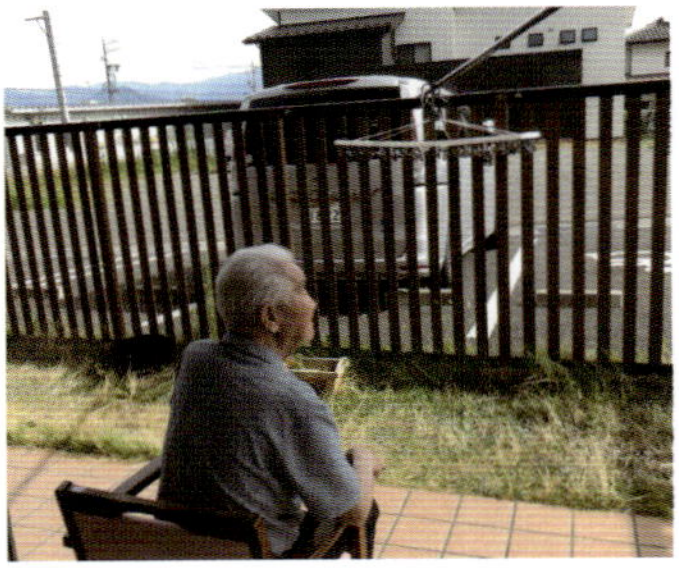

「愛の家グループホーム長野上松」で日光浴をする堺保夫さん

　自身で立てることを確認し、歩行訓練を始めました。初めは手すりを使って20m程度を介助を受けながらの歩行でした。歩行訓練、集団体操などを継続すると少しずつ歩行距離は延びていきました。入居から1年たった今、空腹の訴えもなく体重は56キロ、見守りなく歩行できるようになり、尿もれはなくなりました。午前中は新聞を読み、体操を実施し、入浴も職員の声かけで入り、自分のリズムで生活できています。

　食事形態は常食が基本です。おかゆ、ミキサー食などになると摂取カロリーは通常と比べ60％程度に減少します。食べやすくするためにと食事形態を柔らかくすると体力の低下につながります。今回、堺さんは食事形態を見直し、栄養を改善し運動につなげることで自分らしい生活につながりました。

本来の外向的な性格引き出す

「愛の家グループホーム戸田笹目」（埼玉県）　副ホーム長　久高　咲紀

101歳の遠藤ミエさん（仮名）は和歌山県で１人暮らしをしていました。元気に暮らしていたものの、近隣に親族はおらず、家族も頻繁に会いに行けないことから心配があり、埼玉県に住む長女の家から近い当グループホームに入居することになりました。

入居当初は、知り合いがおらず慣れない土地のため、不安な気持ちが強かったようです。

職員とは楽しそうに話していましたが、他の利用者と関わることには消極的で、１人で自分の部屋で過ごしていました。やりたいことや希望を聞いても「特にない」と遠慮がちに話していたため、生活の楽しみになることはないか職員で考えました。

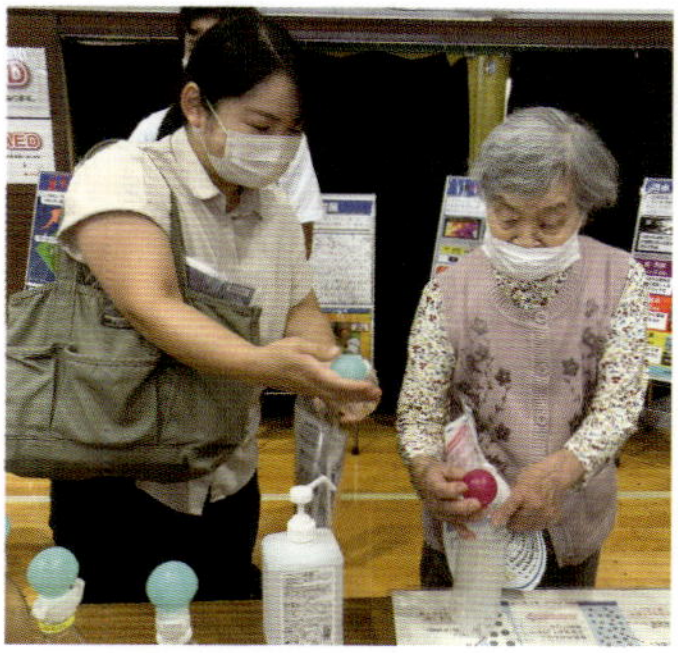

地域の小学校で行われた水害避難訓練に参加する久高咲紀副ホーム長（左）と遠藤ミエさん

遠藤さんは引っ越しの際に持参した荷物が少なかったため、衣類や日用品の買い物に誘うと、今までにないうれしそうな表情を見せました。店員とあいさつを交わし、支払いもそつなくこなすと「自分で選ぶのが楽しい」と話していました。その様子から、遠藤さんは外出し、さまざまな人と関わることを望んでいるのではないかと気付きました。

そこで、以前から交流のあった学童保育に協力を依頼し、夏祭りに他の利用者と共に参加しました。遠藤さんは緊張した様子で、たくさんの子どもたちに驚いていましたが、事業所に帰ってから「楽しかった。また行きましょう」と話しました。これをきっかけに、他の利用者とも会話することが増えていきました。また、近隣の介護事業所のイベントにも参加し、新たなつながりが生まれています。

認知症の方は記憶の障害から不確かな状態であることが多く、そのため自分の思いを積極的に話そうとしないことがあります。しかし、その人の内面には変わらずやりたいことや思いはあり、それを引き出すことも介護の専門職の支援の一つです。

大好きな畑仕事の継続支援

「愛の家グループホーム上越吉川」（新潟県）　副ホーム長　藤村 由美子

　山田敏子さん（仮名）は認知症の症状が現れたことから、長女の明美さん（仮名）家族と同居するようになりました。しかし、同居直後に転倒によって肩を脱臼してしまい、腕が上がらなくなってしまいました。明美さん家族は農業を営んでおり日中は1人で過ごすことになるため、心配がありました。明美さんは山田さんが安心して過ごせる場所を探していました。「ここだったら母の好きな草取りや畑仕事ができる」と、自然豊かな場所で畑もできる当グループホームに入居となりました。

　入居後も、何か仕事や作業をしていると落ち着くものの、仕事が終わると荷物をまとめて玄関に来ては「家に帰る」「娘に電話して」と毎日のように訴えていました。事業所が山田さんにとって居心地の良い場所になってもらいたいと思い、働くことを生きがいにしている山田さんに好きな時に好きなだけ自由に草取りや畑仕事、家事などを継続してもらえるように支援を見直しました。痛めていた肩については専門職と相談し、無理のない範囲で毎日動かすことで、胸までしか上がらなかった腕が頭の上まで上がるようになりました。今年の春には、明美さんがナスの苗を持ってきてくれたことでさらに野菜作りに対する意欲が高まり、日々大きくなる実を見ながら「そろそろ収穫かな？」と楽しみながら育てています。今でも「家で過ごしたい」という気持ちはあるものの、以前のように強く訴えることはありません。他の利用者や職員とともに、事業所で生きがいを持ちながら生活しています。

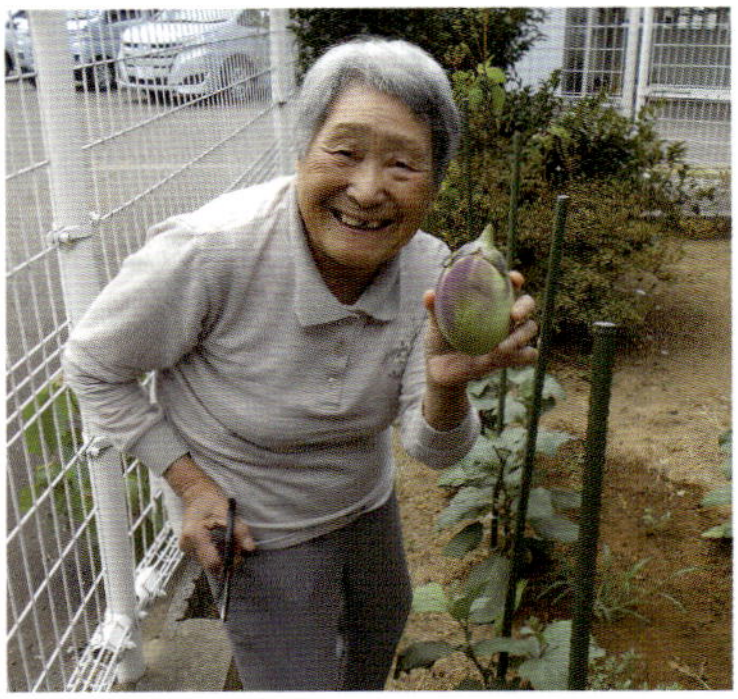

「愛の家グループホーム上越吉川」の畑でナスを収穫する山田敏子さん

　加齢や病気により「できること」が限られてくる中でも、本人の思いを尊重し、それができるよう周囲が手助けすることで、やりたいことを実現することができます。

会話や表情、行動変えるヒント

「愛の家グループホーム上尾浅間台」（埼玉県）　ホーム長　徳竹 茂

98歳の佐藤宏造さん（仮名）は妻・里子さん（仮名）と2人で暮らしていました。里子さんが家事の大部分を行い、佐藤さんは里子さんの手を借りながら生活していました。自分の家にいても「北海道（生まれ故郷）の家に帰る」と言い張ることが増え、里子さんは対応に困るようになりました。疲れた表情が増え、不整脈が現れ始めた里子さんのことを長女が心配し、宏造さんを当グループホームへ入居させることとしました。

入居当初から夕方になると激しい帰宅願望、家族への電話の依頼がありました。家に帰るため外に出たいという気持ちに寄り添いたいと思い、私は毎日午後4時半ごろから佐藤さんと出かけるようになりました。佐藤さんは線路沿いを歩きながら、旧日本軍の通信部隊にいた時の話、得意なスキーの話などさまざまな話をしてくれました。話しながら「今、南に向かっているから家の方角と違うかもしれない」と伝えると、方角に敏感な様子で歩く方向を変えてくれることも分かりました。また歩いて暗くなってくると帰宅願望が収まることも分かりました。

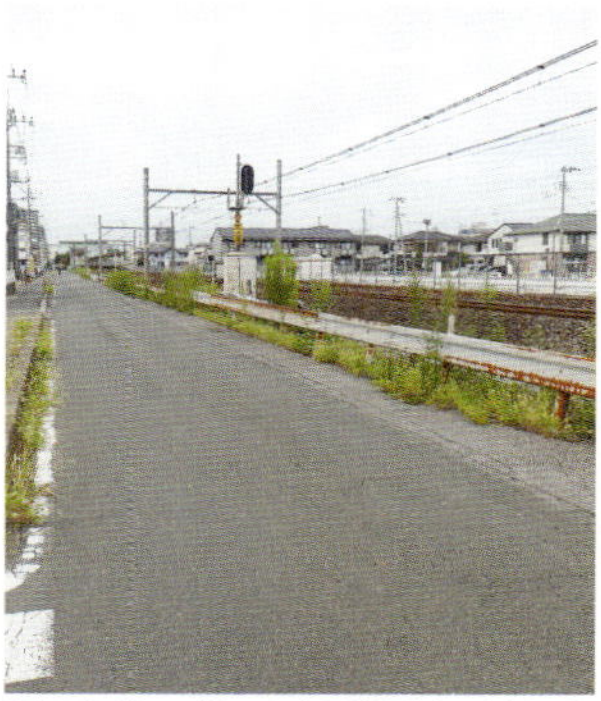

「愛の家グループホーム上尾浅間台」の近く、佐藤宏造さんと歩いた北上尾に続く線路沿いの道

その後、職員が代わる代わる出かけるようになり、どんな言葉でどんなタイミングで帰宅願望が収まるか、どういう声掛けで自室まで入れたのかなどの情報交換をし、佐藤さんの対応の方法を統一していきました。現在、ほとんど帰宅願望はなく、家族への電話依頼もなくなりました。入居時と同様に身の回りのことはほぼ自立し、好きな脳トレをしたりテレビ番組を見たりして自分のペースで過ごせています。

利用者との会話、表情を観察することで行動を変えるヒントが見つかることがあります。今回は方角、日没時間などにより行動が変わることも分かり、職員が感じたことや経験を共有することで統一した対応ができ、佐藤さんの症状も改善しました。

他者とつながり自分らしさ

「愛の家グループホーム川口仲町」（埼玉県）　ホーム長　元木　尚美

89歳の田中初江さん（仮名）は長女と2人で暮らしていました。認知機能の低下がみられ、長女が仕事で不在の時間は特に不安が強くなり、混乱状態になることが多くなりました。自宅での生活が困難となり、当グループホームに入居しました。

入居当初は表情が乏しく、環境の変化からか、ひどく混乱した様子が見られました。時に事業所内の他の利用者の部屋の扉を開けて回るなどの行動が見られることもありました。田中さん自身のつらく不安な状態を改善し「ここにいてよかった」と思えるよう支援していきたいと思いました。

できることを生かし、やりたいことをしながら生活することで、田中さんの笑顔を取り戻せるのではないかと考えました。食器洗いや洗濯物干しなどの日々の家事活動を職員と共に行い、その場面で他の利用者とも関わりを持てるようにしました。少しずつ会話も増え、職員や他の利用者と関係性を築くことができるようになっていきました。それをきっかけに他の活動にも参加するようになりました。「次は何やったらいい？」と自らの役割のように家事を行っています。周囲への気遣いもあり、他の利用者が混乱している様子があると、その方のそばに行き、話し相手になるなど、自ら他の人への働きかけをしています。また近隣の夏祭りに参加した際には、地域の方に交じって盆踊りを楽しんでいました。田中さんは他者とのつながりの中で、自分らしさを取り戻すことができました。

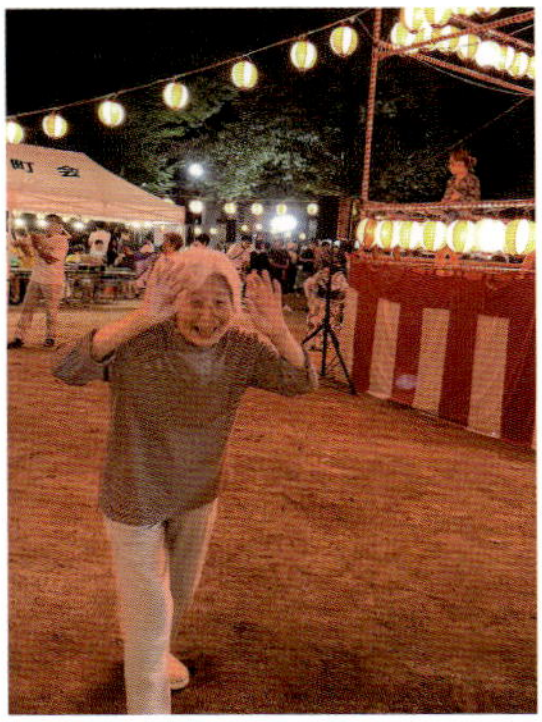

地域の夏祭りで盆踊りを踊る田中初江さん

他者とつながりたい、他者へ貢献したいという思いは、誰しもが持っています。認知機能の低下や心身の状態により、それを発揮する機会が奪われてしまうことがあります。田中さんは必要な支援を受けることで、その機会をもう一度取り戻すことができました。

過去に泥棒被害…不安を除く

「愛の家グループホーム新座東」（埼玉県）ホーム長　藤浪　麻里子

　岡田千恵子さん（仮名）は訪問や通いなどの介護サービスを受けながら1人暮らしをしていました。認知機能の低下により、大切なものが見当たらないが原因が分からず「誰かに盗まれたに違いない」と思い込んで警察を呼ぶこともありました。真夏でもエアコンをつけずに過ごしたり、何枚も重ね着するなどの体調面の心配もあり、当グループホームに入居となりました。

　入居時は何枚もの服を重ねて着るだけでなく、目覚まし時計や湯飲み茶わんなど身の回りのあらゆるものを服の中に詰め込み、肩から提げたバッグをひと時も離すことなく抱えていました。最後にいつ着替えや入浴をしたのかさえ分からないような状態でした。そこで、散髪をきっかけにして「髪の毛がついてしまったので」と入浴に誘いました。すると岡田さんも納得し、入居後初めての入浴をすることができました。「気持ちいいね」と話し、入浴自体が嫌ではない様子でしたが、再び入浴の誘いに応じることはありませんでした。

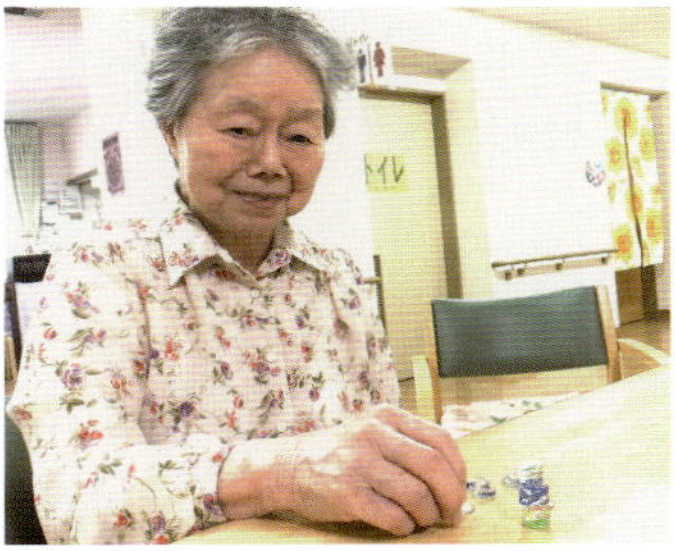

「愛の家グループホーム新座東」でおはじきをする岡田千恵子さん

　自身の持ち物への執着が強いことについて改めて家族に尋ねると、前に自宅に泥棒に入られたことがあり、その心配から自分のものを肌身離さず持つようになったことが分かりました。そこで職員は時間をかけて信頼関係を築き、安心できる場所だと感じてもらえるよう関わりました。その後、岡田さんの貴重品などは事業所の金庫で預かることを提案しました。初めは気にする様子があったものの、事業所で預かっていることをしっかり伝えると安心してもらえるようになりました。そのような対応の積み重ねによって、今では着替えや入浴ができるようになりました。

　一見、理解しがたい認知症の方の行動でも、本人の状態、過去の出来事、将来への不安など心の動きをひもとくことで、支援の糸口が見つかります。

利用者を孤立させない環境に

「愛の家グループホーム伊那山寺」（長野県）　有賀　美代子

93歳の高津しまさん（仮名）は自宅で脳梗塞《のうこうそく》により倒れ入院し、言語障害の症状が残った状態で自宅へ戻りました。物忘れ、意欲低下もみられ以前と同様の自立した生活を送ることが難しく、長男夫婦も介助の時間を十分に取ることができないため、当グループホームへ入居となりました。

脳梗塞の後遺症により発語が不明瞭で、相手に伝わりづらいためか、自ら話すことが少なく、他の利用者と交流もせず孤立しているような状態でした。そのため高津さんが事業所の生活に慣れるにはどうしたらよいのかを職員で考えました。まずは高津さんとの会話ではゆっくりと、分かりやすい単語や短文で伝えることにしました。返事がしやすいような問いかけを行うようにと職員間で対応も統一しました。また他の利用者との関わりを増やすことで、事業所での生活に楽しみを見つけてほしいと考えました。そこで、人の話をよく聞いて面倒見の良い田中良子さん（仮名）を食事で隣の席にしたり、レクリエーションをするときの席を近付けたりして、2人で話す機会を増やしました。

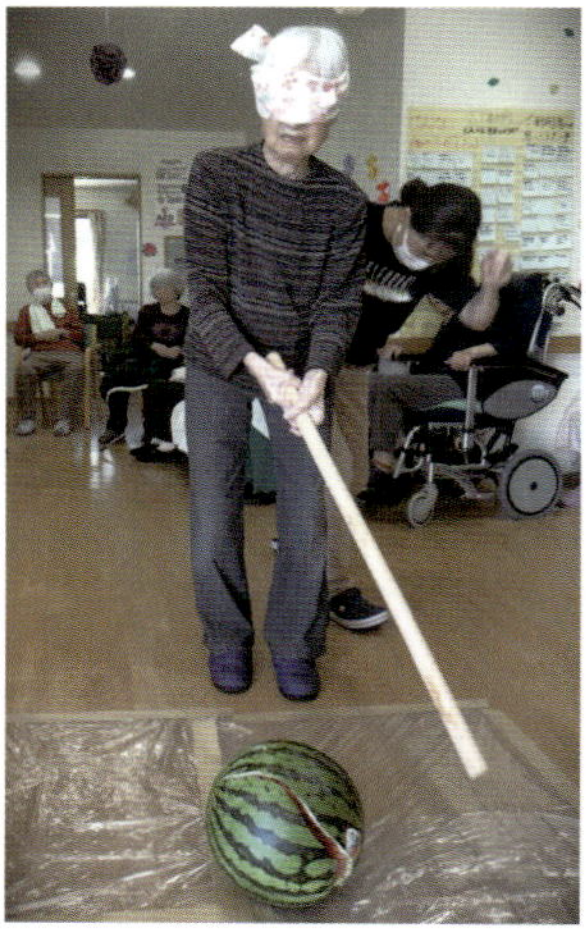

「愛の家グループホーム伊那山寺」でスイカ割りを楽しむ高津しまさん

職員が考えた通り、田中さんは高津さんのことを気にかけ、高津さんの話をじっくりと聞いてくれて、高津さんも少しずつ自分の気持ちを伝えるようになっていきました。今では職員や他の利用者と笑顔で会話をすることも増えています。

自分の思いを伝え、相手に伝わることでコミュニケーションが始まります。話しにくい、理解されないと感じることで、会話を避けてしまうことがあります。今回、高津さんの思いを理解しようとし、話しやすい環境をつくったことで、高津さんが自ら会話を楽しめるようになりました。

できることを増やして自信

「愛の家グループホーム中川新家」（愛知県）ホーム長　松田　みどり

74歳の小林克己さん（仮名）は、1人暮らしをしていましたが、2年前に突然、食事の支度やペットボトルの開け方、排せつ方法まで分からなくなってしまいました。家族が心配して受診・検査させた結果、進行性難病である大脳皮質基底核変性症（筋肉が硬くなり、身体が動かしづらくなることで、歩行障害が現れたりする）と診断され、入院しました。入院中から会話も成立せず、身の回りのこともできなくなり、自宅へ戻ることは難しいとの判断により当グループホームに入居となりました。

入居当初の小林さんは、歯磨きなどの整容や入浴、トイレ動作なども介助が必要な状態で、会話のやりとりもうまくできず、混乱している様子でした。自分ができないことがあると「ダメだなぁ、ごめん」と言い、落ち込んでいました。まずは体が動かしづらくならないように、運動や体調を整えるケアに取り組みました。毎日の階段昇降や散歩に加え、小林さんができることに着目しました。時間がかかっても声掛けをしながら自分で行えることは行ってもらうようにし、現在は入浴時の洗髪・洗身や更衣、整容動作など、身支度は自分で行えるようになりました。すると、自信もついてきて、表情が明るくなりました。

できないことが少しずつ増えると、病気や認知症の悪化の影響と考えがちですが、できないことが増え、気分が落ち込み、考えられない、動けないという場合もあります。今回、小林さんができることに着目し、職員が本人のペースを崩さずケアを行ったことで、できる事が少しずつ増え、本人の自信を取り戻すことができました。

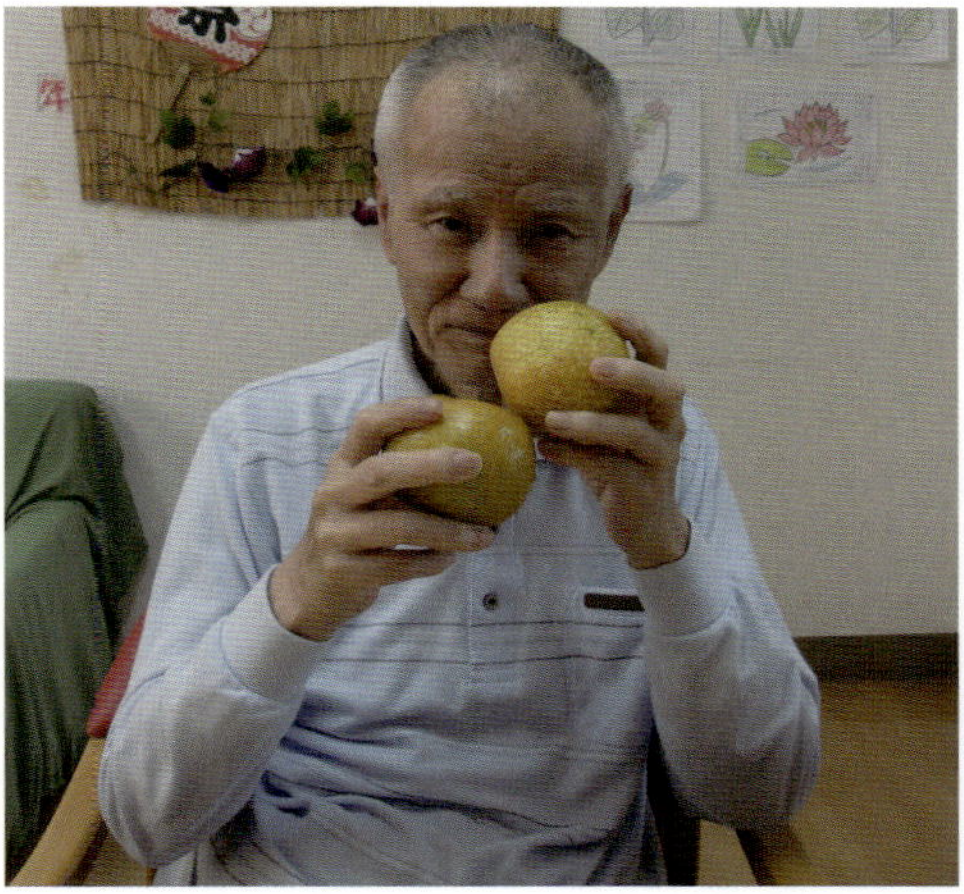

「愛の家グループホーム中川新家」で、家族から届いたナシに笑顔を見せる小林克己さん

「一人で散歩を」思いかなえる

「愛の家グループホーム弥富」（愛知県）ホーム長　三輪　雅志

望月ユウ子さん（仮名）は、55歳の時に脳出血で倒れ、感情のコントロールが難しいことや記憶障害などの後遺症があり、自宅での生活が難しくなったため、当グループホームに入居となりました。入居当初は毎日「どうしてここにいなければいけないの。歩いて帰る」と、興奮しながら扉を乱暴に開け、外に出て行くことがありました。しかし職員が付き添うことで落ち着かれました。その様子から職員は、望月さんは自由に外出したいという思いが実現できず感情のコントロールが難しくなるのではないかと考えました。そのため、家族同意の下、望月さんが一人で自由に外出ができるように支援することになりました。

まず、職員と望月さんで散歩コースを決めて、付き添いで安全に移動できることを確認しました。そして、望月さんが何かあった際に、地域の人から連絡をもらうことができるようにお願いして回りました。地域の人の協力を得られると確認できたため、散歩コースで職員が見守りをする距離を減らしていきました。見守りする距離が減るにつれ、望月さんの表情が徐々に明るくなり、笑顔が多くみられるようになりました。入居から数年たった現在、望月さんは地域の人が見守る中、一人で散歩に出かけることができています。他にも家族との外出や、初孫を自分で抱くことなど、自分の思いを実現しています。

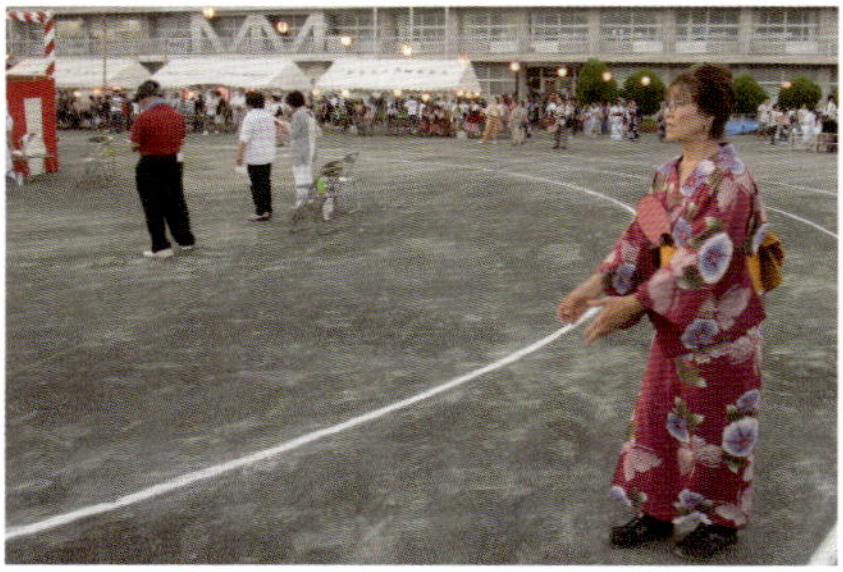
「愛の家グループホーム弥富」の近くの学校で祭りに参加する望月ユウ子さん

認知症の人の中には、生活の中で満たされなかった思いが症状として現れることがあります。この症状の改善には、利用者と関わる介護職員が「何を求めているのか」「何が満たされていないか」を専門職として気付き、実現できるような支援が必要です。今回、望月さんの思いに気付き、実現するための支援を行ったことが良い変化につながりました。

体が覚えていたギョーザ作り

「愛の家グループホーム常滑大谷」（愛知県）　副ホーム長　蟹江　清美

田中マリコさん（仮名）は、通いと泊まりの介護保険サービスを利用しながら娘さんと自宅で生活していました。しかし、夜中に起き上がり「もう帰る」と落ち着きのない状態となって、娘さんが迎えに行くことが増えたため、自宅での生活が難しくなり、当グループホームに入居となりました。

入居後も、以前から内服していた睡眠薬を複数使用していましたが、夜間落ち着かない様子が続いていました。職員は、田中さんの過去の生活に解決のヒントがあると考え、娘さんに話を聞くことにしました。娘さんは「母は料理が好きだったが、5年もキッチンに立っていないためもうできないと思う」と話されました。しかし、職員は料理を行うことで田中さんに良い変化があると考え、得意のギョーザ作りを、材料を選ぶところから一緒に行うこととしました。職員が考えた通り、田中さんは野菜を切る、あんを作る、包む、と工程が進むにつれて表情が明るくなっていきました。

それから毎日、田中さんは他の利用者も交えて料理をするようになりました。すると、入居当初見られていた不安そうな表情はなくなり、むしろ明るい表情で過ごされています。また、最初は職員から声を掛けて料理をしていましたが、現在は田中さんから「何か手伝えることはない？」と進んで取り組まれています。さらに、睡眠薬を使用することがなくなり、ぐっすり眠ることができるようにもなりました。

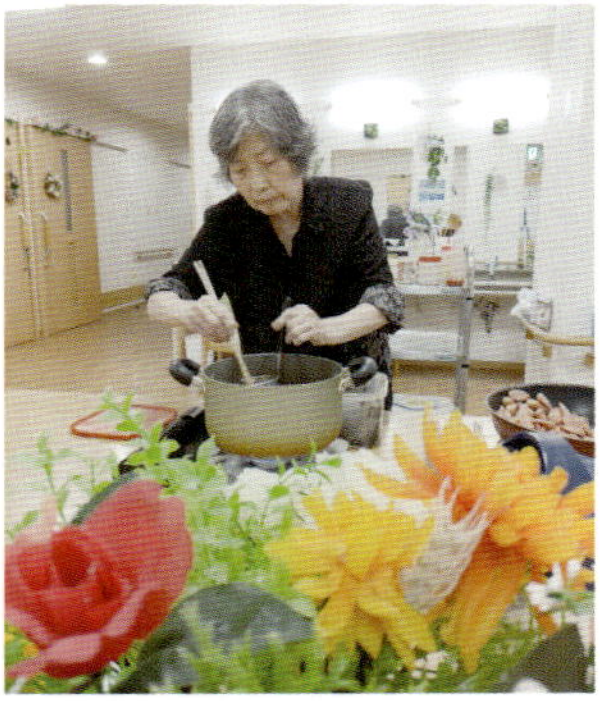
「愛の家グループホーム常滑大谷」で進んで料理をする田中マリコさん

認知症の方は、言葉の意味や出来事の記憶を思い出す、もしくは覚えることが難しくなることがありますが、繰り返し行われてきた技は体で覚えていることが多いです。今回、生活史をひもといたことで、田中さんは得意だったギョーザ作りをして、料理に関する技を思い出していきました。

活動参加で生活の意欲向上

「愛の家グループホームさいたま松本」（埼玉県）　ホーム長　松本　英二

74歳の飯田忠さん（仮名）は、99歳の母と2人で暮らしていました。飯田さんは、買い物の際に支払いをせずに店を出てしまうなど日常生活に支障が出たことから、精神科病院への入院を経て、当グループホームに入居しました。

入居当初は落ち着きがなく、周囲をキョロキョロと見渡し「自分は一体どこにいるのだろう?」と不安そうな様子が見られました。声を出すのみで言葉を話すことができない状態でしたが、職員の言葉は理解していました。職員から積極的に話しかけるようにすると、少しずつ打ち解けて、自分を助けてくれる存在として理解してもらえたようでした。

飯田さんは昔、大工の仕事をしており、体力もあることから、体を動かすことに誘ってみました。掃除やごみ捨てなどを職員と毎日行うようにすると、そのうちに自ら進んでしてくれるようになりました。使わなくなった家具の解体では、生き生きと手際良く作業していました。また、にぎやかなことも好きなようで、職員が和太鼓の演奏を披露すると、立ち上がってリズムに合わせて体を動かす様子も見られました。

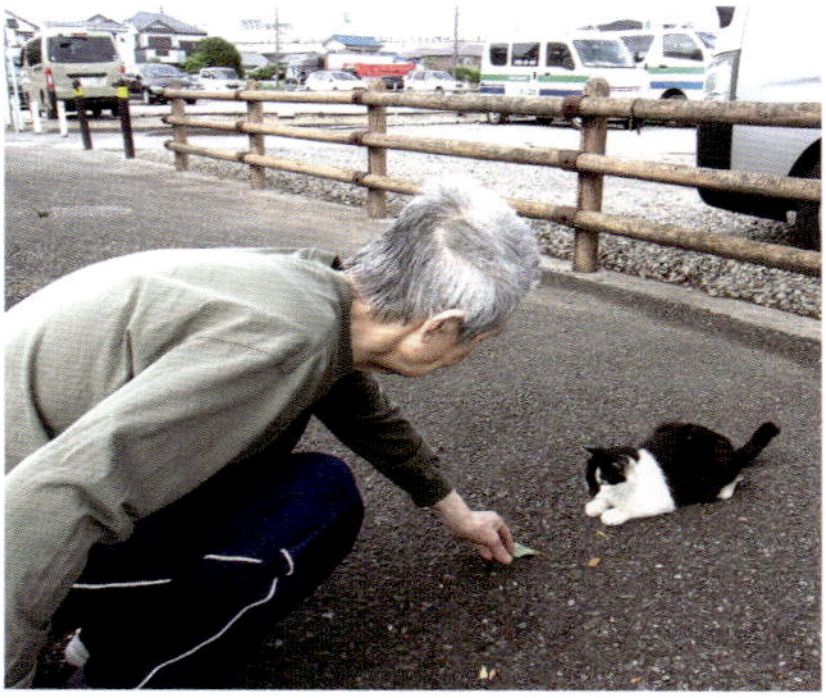

「愛の家グループホームさいたま松本」に入居している飯田忠さん

さまざまな活動に参加することによって、飯田さんの笑顔は増えていきました。入居当初は「ん、ん」などと声を発するだけでしたが、今では発音は明瞭でないものの単語を話そうとするようになり、朝には「おはよう」とあいさつを返してくれることもあります。

日々の関わりを通して安心感や居心地の良さを提供することで、生活に対する意欲は向上していきます。飯田さんの場合、さまざまな活動に職員と取り組んだことが生活をより豊かにしたのではないでしょうか。

入居14年 安心感ある関わり継続

「愛の家グループホーム岩槻城北」（埼玉県） ホーム長 木村 慎一朗

倉本春子さん（仮名）は14年前、81歳の時に当グループホームに入居しました。短期記憶の低下が顕著に見られ、ついさっきの出来事も忘れてしまうことが多く、火の不始末などの心配もあり、自宅での生活が難しくなってのことでした。

元々は気立てが良く、人当たりの良い方でしたが、当初は入居していることに納得がいかず、不満からいら立ちを見せることが多くありました。「帰りたい」「銀行の通帳を確認したい」などと何度も職員に話しており、職員が説明するといったんは納得し安心するものの、振り返って歩き出すと聞いたことを忘れてしまい、もう一度確認するということを繰り返していました。認知機能の低下や環境の変化による不安が強い様子が見られたため、本人に寄り添い、何度も何度も話を聴き、安心できる関わりを続けました。

倉本さんはたばこを吸う習慣があったため、1日に数回、喫煙する際には職員が付き添いました。その際に対話を重ねることで安心感や信頼が得られるようにしました。短期記憶の低下の部分は変化はありませんが、穏やかに話をするようになり、にこやかな笑顔を見せてくれるようになりました。事業所の夏祭りではきれいな所作で盆踊りを披露してくれることもありました。

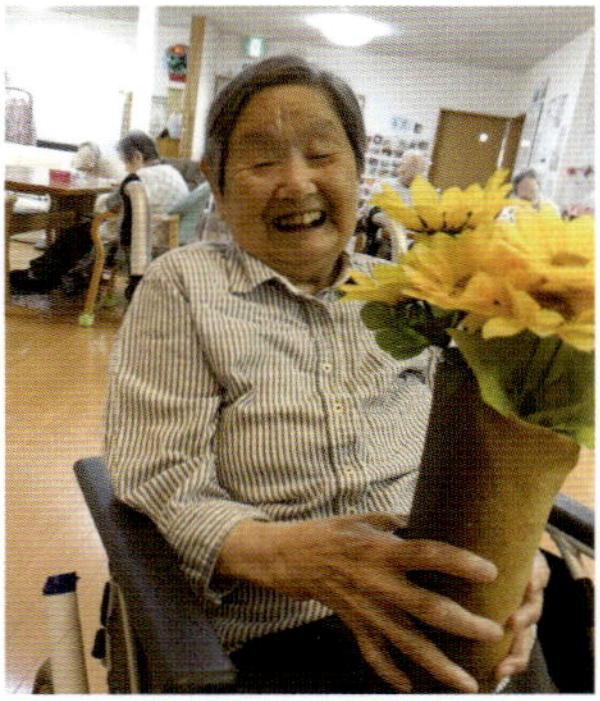

「愛の家グループホーム岩槻城北」で過ごす倉本春子さん

入居から14年たち、95歳になった倉本さんは、言葉が出づらくなるようになりましたが、言葉にならない思いに寄り添う支援によって、自分らしい生活を継続することができています。

短期記憶など認知機能の低下は本人にとって、とても不安なことです。その不安が解消されない状態が続くと、混乱したり、いら立ったり、さまざまな言動に派生していきます。原因となる不安を一つ一つを解消する関わりがあることで、安心を感じながら生活することができます。

生活を変えず自分らしく

「愛の家グループホーム名古屋北久手」（愛知県）　ホーム長　吉川　理香

福原とし子さん（仮名）は夫が亡くなってから1人暮らしをしていました。近隣に住む2人の息子の家族とは関係が良く、義理の娘たちは交代で介護のために訪れ、福原さんを支援していました。家族は福原さんが火を使用することに不安を覚えるようになり、福原さんもまた1人暮らしが不安になったため、家族と共に当グループホームに相談に来ました。家族からは「笑顔を大切にして、今できることを続けてほしい。施設の方には能力を落とさないような支援をしてほしい」と希望がありました。本人も事業所での生活をイメージすることができたようで、納得の上での入居となりました。

家族からの希望で、家での生活と同様に「布団で寝る」「火を使わない家事を行う」ことを中心に、役割を持って生活を始めました。施設での生活に慣れるにつれ、ゆっくりではありますが、洗濯、食器拭き、食事の盛り付けなど、家事動作の全般をできるようになりました。日々の家事を通して他の利用者・職員と会話する機会も増えています。自ら家事を行う中で、他の利用者や職員から「ありがとう」と言われるたびに素敵な笑顔で応えてくれます。よく動いているためか身体的にも精神的にも変化なく、穏やかに生活し、その様子を家族も喜んでいます。

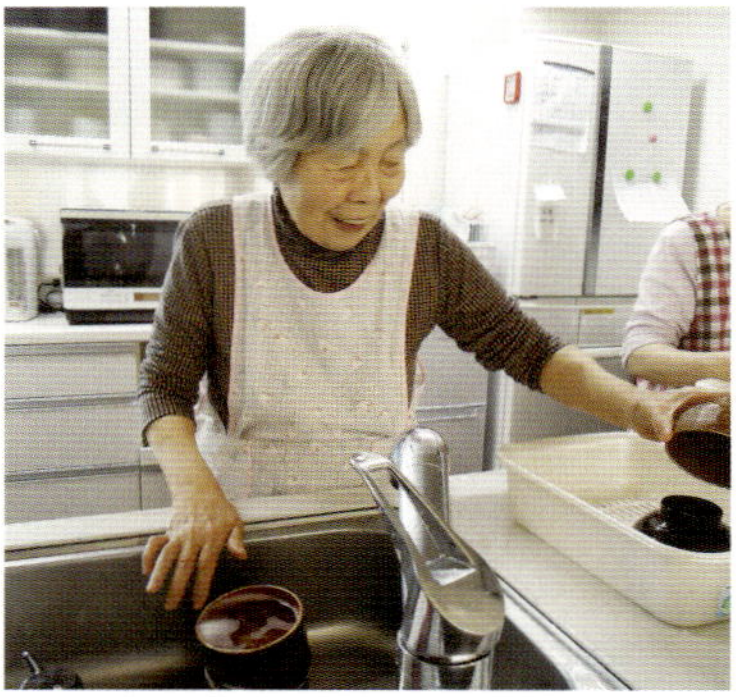
「愛の家グループホーム名古屋北久手」で食器洗いに取り組む福原とし子さん

介護施設などに入居すると、環境が変わって今までの生活習慣を継続することが難しくなることがあります。環境の変化により認知機能や体力の低下が見られたり、表情も暗く気持ちが落ち込んでしまう場合もあります。今回、福原さんに対して自宅での生活習慣や動作を継続できるような支援をしたことで、入居後も心身の調子を大きく変えることなく、笑顔で生活し続けることができました。

やりたいことを諦めない

「愛の家グループホーム各務原前洞新町」（岐阜県）　ホーム長　藤井　由美子

77歳の芳賀勇さん（仮名）は妻、長男と暮らしていました。大声で怒り出す、落ち着かないなどの症状が現れるようになりました。家族は、芳賀さんの変容を理解できず、精神科を受診して入院となりました。芳賀さんは認知症の診断を受け、当グループホームへの入居が決まりました。

芳賀さんは、好きなものを中心に食べる生活を長年続けてきたため、栄養状態が悪く、貧血も見られました。歩く時はふらつきがあり、トイレ動作は介助が必要な状態でした。思いもうまく伝えられず、職員に対していら立つ様子もありました。

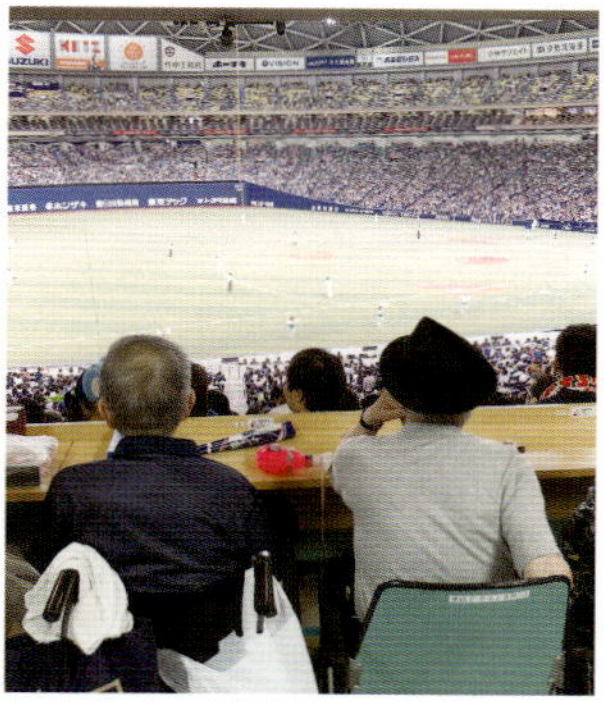
ナゴヤドームで野球観戦をする芳賀勇さんら「愛の家グループホーム各務原前洞新町」の利用者

芳賀さんが気持ちよく生活できるように、身体の状態を整えるケアから開始しました。好き嫌いなく食事を食べることや、積極的に歩行することを促し、排せつは動作を確認しながら繰り返し実施しました。聞き直さない、反復して言いたいことを確認する、ゆっくりと話すなど会話をしやすい環境をつくりました。

すると貧血は改善し、歩行も安定、慣れている環境では自分でトイレへ行くことができるようになり、少しずつ自信を取り戻しています。職員との距離感は縮まり、希望を言ってくれるようになり、ナゴヤドームに野球観戦に行くこともできました。芳賀さんの変容に戸惑い、面会をちゅうちょしていた家族でしたが、事業所職員の対応により、芳賀さんに起こっていることや認知症の病態について理解を深め、関係が改善。面会で楽しい時間を過ごせるようになっています。

介護者は、認知症の症状による体の変化を理解できないため、適切な対応ができず症状を悪化させてしまうことがあります。事業所の職員が目の前の利用者を観察し、必要な援助を行うことで、以前の生活に戻ったり、症状の悪化を食い止めることができます。

大好きな塗り絵に集中

「愛の家グループホーム中川吉津」（愛知県）　ホーム長　川口 元洋

81歳の吉沢はつ子さん（仮名）は、近隣に住む娘さんの支援を受けながら1人暮らしをしていました。外出すると家に戻れなかったり、娘さんが泊まらない日には近隣を歩き回って警察に保護されるようになり、当グループホームに入居しました。

入居直後から荷物をまとめて帰る準備をし、外出するタイミングを常にうかがっているような様子でした。職員に対しても険しい表情で会話もできず、昼夜問わず動き回っていました。落ち着く時間を提供したいと、吉沢さんが興味のあることや一緒にできる活動を見つけることから始めました。

知っている曲が流れると音楽を口ずさみ、落ち着く様子が見られました。面会にきた友人から、吉沢さんが塗り絵やお花、バレーボールなどさまざまなサークルに所属していたことを聞きました。翌日から事業所内でできる塗り絵を開始しました。塗り方が分からず聞きに来る時もありますが、少しずつ集中して行えるようになり「塗り絵がしたいです」「色鉛筆がありません」と自らの意思で行うようになっています。

また、吉沢さんとのコミュニケーションに困る中、外国人職員からの単語や短文での声掛けで会話する時が一番スムーズなのを見て、吉沢さんには同様に声を掛けるようにしようと職員間で話し合いました。少しずつ職員へ向ける表情も柔らかくなり、自分から「何か私ができることはありませんか？」と言ってくれることも増え、食器拭きやモップかけは自ら行うようになっています。

帰宅欲求は新しい環境になじむことのできなかった当事者のつらさを表していることがあります。今回、環境や関わる人になじみ、興味や関心のある活動をすることで、事業所を自身の居場所として認識し、自分らしい生活を送ることができるようになりました。

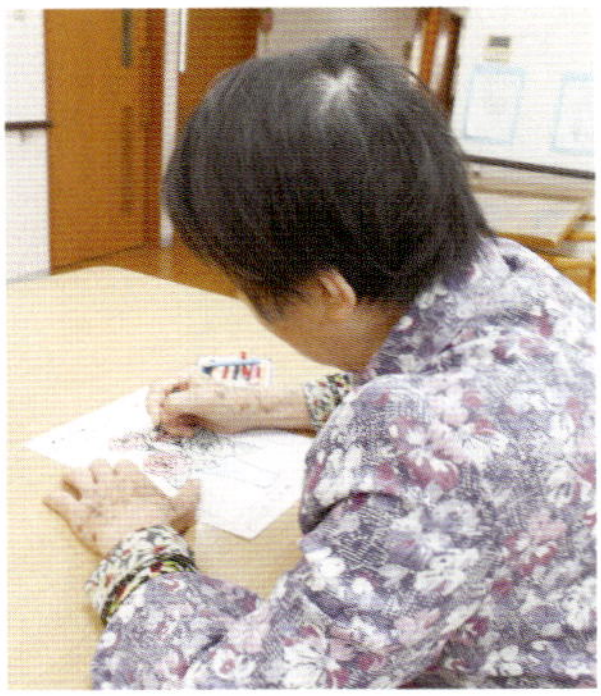

「愛の家グループホーム中川吉津」で塗り絵をする吉沢はつ子さん

何を行うかしっかり伝える

「愛の家グループホーム川口東内野」（埼玉県）ホーム長　原田　尚志

83歳の永瀬ゆきさん（仮名）は、1人暮らしをしながら日中は通いの介護保険サービスを利用して生活をしていました。しかし次第に意思疎通が難しくなり、入浴できないことが増え、家族が1人での生活を心配し、当グループホームに入居しました。

入居後も意思疎通が難しく、職員の声掛けでトイレや浴室に向かう途中で表情が固くなり、不安な様子でその場から離れてしまっていました。本人の様子をよく見ると、移動中は不安そうな表情をするものの、浴室やトイレに着き、実際にその場を見ると、何をする場所なのかということを理解しているようでした。その様子を職員で情報共有しました。その中で「これから何をするのか」が永瀬さんに伝わっておらず、不安になり、表情が固くなっているのではないかと考えました。

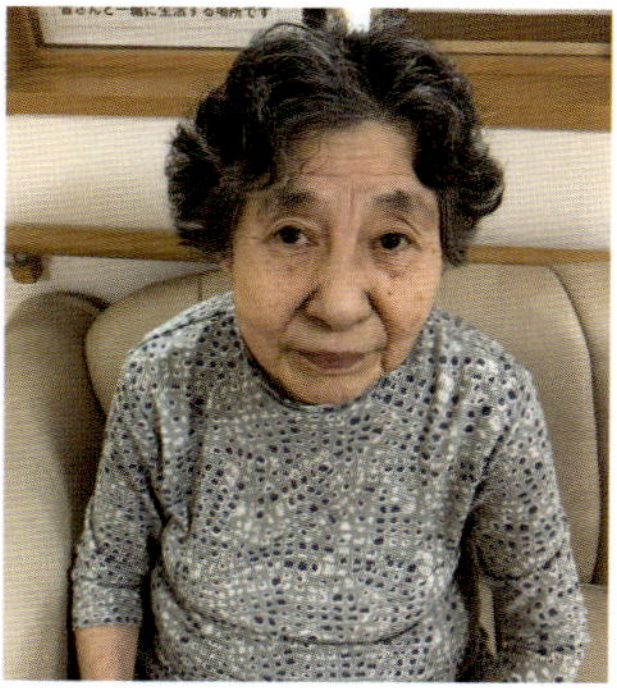
「愛の家グループホーム川口東内野」に入居する永瀬ゆきさん

そこで、トイレや浴室の前を通りかかる時に声を掛けて、一緒に場所を見て「これから何をするのか」が分かるように工夫しました。すると徐々にスムーズに案内できることが増え、嫌がる様子も減りました。職員はケアを受け入れてくれた時の声掛けの工夫を職員間で統一し、継続しています。その結果、永瀬さんがニコッと笑顔を見せることが増えました。家族は、永瀬さんの様子を見て、入浴ができ、穏やかに生活できるようになったと喜んでくれています。

認知症の症状には、言語の理解が難しくなることで、介護する側は伝えているつもりでも介護される側が「何をされるのか分からない」という不安を感じることがあります。本人が安心して過ごすためには、介護者がそのことを理解し、本人に伝わるように言語だけではなく実際にその場所を見てもらうなど、伝わる手段を考える必要があります。

「本人の世界」に合わせて支援

「愛の家グループホーム多度」（三重県）副ホーム長　川内 利秋

80歳の松本なつさん（仮名）は、息子家族と同居していましたが、家族が準備した食事を食べていないことが増え、徐々に生活の中で物忘れの症状が出てきました。家族が日中1人で過ごすことを心配し、当グループホームに入居しました。

入居後は繰り返し家族に電話をして落ち着かない様子でしたが「ここへ仕事に来ている」と話し、家事を手伝ってくれることもありました。特に洗濯物を干すことを「私の仕事」と話し、自分の物だけでなく、事業所や他の利用者の物も干してくれました。そのため職員は「私の仕事」と話す松本さんの世界に合わせて、やりたいことができるよう関わり方を工夫しました。

まず、洗濯物を干すだけでなく、洗濯物を取り込んで畳むまでをお願いしました。物干し台は建物と離れた場所に設置していましたが、松本さんのペースで動けるようにリビングから見える場所へ移動し、いつでも物干し台に行けるようにしました。また、洗濯ばさみやハンガーに目印を付け、誰の物か分かるようにしました。松本さんは職員や他の利用者と「自分の仕事」を通して交流も増えました。「今日干す分は？」と職員に声を掛け、洗濯物を毎日干して、乾くと取り込み、畳んで他の利用者に渡してくれています。今では落ち着いて生活し、家族が面会に来ると「また来てね」と笑顔で見送っています。

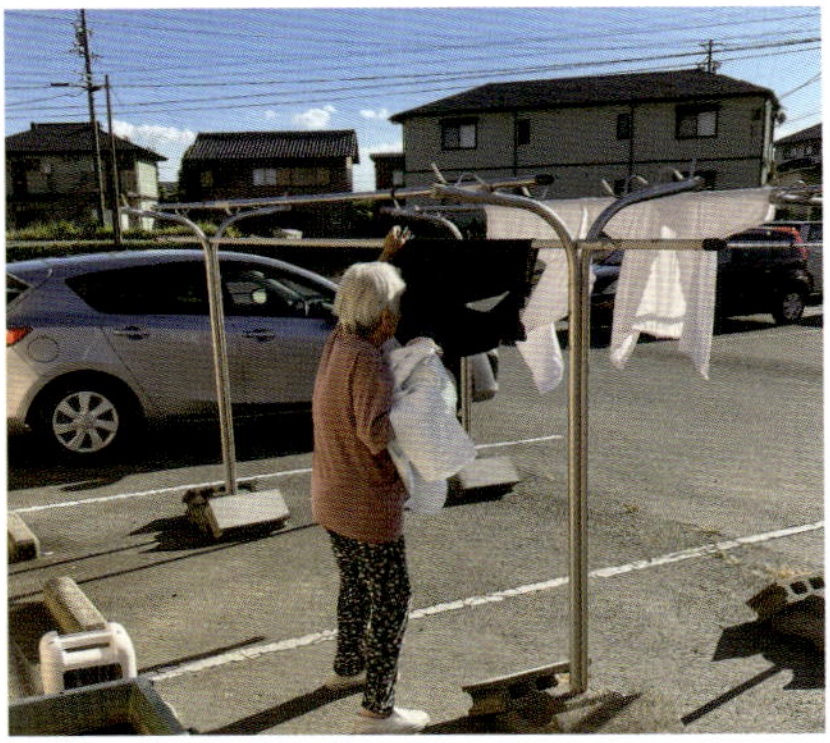

洗濯物を取り込む松本なつさん

本人が認識している世界は私たちと異なることがあり、それを否定してしまうと症状は悪化します。穏やかに過ごすためには、本人が認識している世界を崩さずに生活を送ることができるような支援が必要です。今回「ここに仕事へ来ている」という松本さんの世界を大切にして支援したことで前向きに生活できるようになりました。

元気に活動して夜は安眠

「愛の家グループホーム大宮指扇」（埼玉県）　副ホーム長　曽篠　幸一

平シズ子さん（仮名）は日常生活を自立で行える方が多い介護施設で生活していましたが、新型コロナウイルスの流行などで外出ができない日々が続くと、徐々に口数が少なくなりました。夜間眠れず頻繁に荷物の出し入れを行ったり、自室が分からず玄関に立ち尽くす行動が増えていきました。長女は、変化した母の行動で施設に迷惑をかけていたと泣きながら相談に来ました。長女の安心のためにも、当グループホームへの入居となりました。

入居時に職員は長女から自宅や施設での生活の様子を聞き、平さんが元気になることが必要だと考えました。まずは生活のリズムを整えるため日中に積極的に声を掛け、平さんに洗濯物を畳むことや食器洗いをお願いしました。長女から散歩が趣味だったとの話を聞き、他の利用者と共に散歩にも連れ出しました。すると、平さんは職員と会話しながら家事を行うようになり、次第に仲の良くなった他の利用者とも笑顔でおしゃべりをするようになりました。夜も決まった時間にお休みの声掛けをすることで就寝の準備をされ、日中の活動量が多いからかぐっすり眠ることができるようになりました。

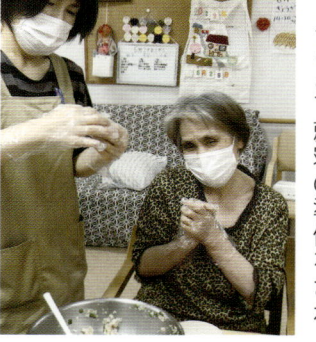

「愛の家グループホーム大宮指扇」で職員と食事の準備をする平シズ子さん（右）

職員は平さんの小さな変化も見逃さずにこまめに長女に連絡し、写真を送りました。笑顔の増えた平さんに長女も大変喜んでいます。

高齢者は日中の活動量が減少することによって、体内時計に関わるメラトニンという分泌物の減少や自律神経の乱れにつながり、意欲の低下や不安感の増加、夜に眠れなくなることがあります。外に出ることは日中の活動の機会をつくるだけでなく、自然光を浴びることでメラトニンの生成効果を高めます。そのため、生活のリズムが整い、夜によく眠れるようになります。

信頼関係築き部屋を整頓

「愛の家グループホーム大宮吉野町」（埼玉県）副ホーム長　尾野　秀昭

山田洋子さん（仮名）は自宅で1人暮らしをしていましたが、徐々に「隣の人に物を盗まれた」と訴えるようになって近所の方とトラブルになることが増え、当グループホームに入居することになりました。

入居当初は、自宅から多くの荷物を持ってきたため部屋の中が雑然としていました。また、職員が部屋の掃除や寝具の交換をしようとすると「私の物を盗みに来たのではないか」と疑いの目を向けて近寄らせませんでした。

職員は、まずはどこに何があるかが分かりやすくなるように部屋を整理しようと考えました。そのために山田さんが職員に物を整理してもらってもよいと思える関係づくりに向けて、職員たちは積極的に話しかけたり、丁寧な言葉で応対したりしました。山田さんが「物がなくなった」と言うときは、一緒に探しながら時間をかけて話を聞き、ここが安心できる場所だと感じてもらえるよう関わりました。次第に職員を拒んだり疑うような言動が減り、一緒に部屋の片付けができるようになりました。今では、衣類や寝具のリストを自室に張ることで、職員と一緒に確認ができます。一目で分かりやすい収納をすることで部屋がすっきり整いました。

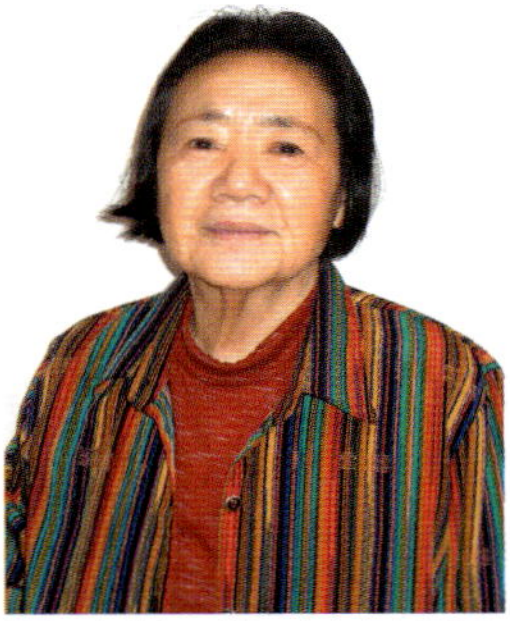

「愛の家グループホーム大宮吉野町」で、穏やかにほほ笑む山田洋子さん

「物を盗まれた」という訴えには、記憶の障害により物を置いた場所を忘れてしまうこと、大事な物が見当たらない不安感、過去の出来事などが影響しています。不安感が周囲の人たちへの不信感となってしまうことで「盗まれた」という言動や、物に触れられることを拒むなどの行動として表出することがあります。認知症の方の不安や心配な気持ちを理解し話を聞くことは、安心感につながります。今回は、職員が丁寧な対応を重ねて信頼関係をつくったことで、訴えが減ったのではないかと考えられます。

「プロの仕事」こなし笑顔戻る

「愛の家グループホーム蓮田黒浜」（埼玉県）ホーム長　佐藤 史子

浜田正利さん（仮名）は、関西地方で1人暮らしをしていましたが、70歳を過ぎてから長女と同居することになり、関東地方へ転居しました。長女が仕事に行っている間に1人になる時間が多く、薬の飲み忘れや近所の人を怒鳴るなどのトラブルが増え、当グループホームに入居となりました。

入居時、浜田さんは周囲をにらみつけ、強い口調で大声を出すなどの行動が目立ちました。職員は入居時に長女から聞いていた生活歴から、浜田さんの行動の裏側に「知らない土地での不安や寂しさ」があるのではないかと考えました。そこで、浜田さんにとって慣れたことをしてもらうことで関わりを増やし、なじみの関係になることを目指しました。

浜田さんは以前、食堂を経営していたことから、食事の後片付けの手伝いをお願いしました。すると、浜田さんは手際よく洗い始めて短時間で終えてしまいました。職員が「さすがはプロですね」と声を掛けると、浜田さんの表情が少し緩みました。

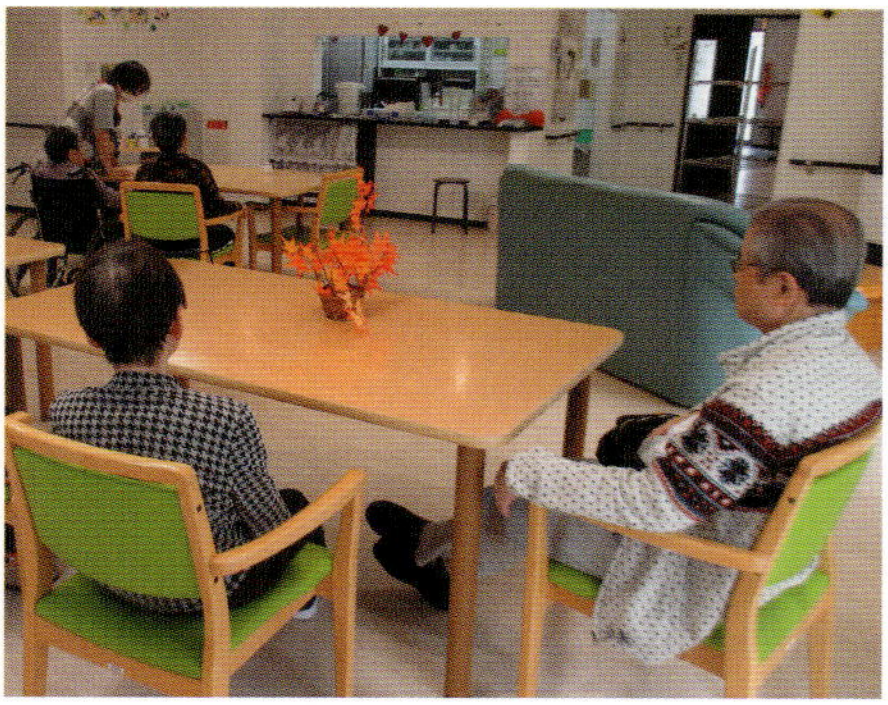

「愛の家グループホーム蓮田黒浜」でゆったり過ごす利用者たち

職員はその変化を見逃さず、徐々に他の家事もお願いして会話の機会を増やしました。次第に浜田さんに笑顔が増え、他の利用者にも声を掛けて冗談を言うようになりました。また、生活のリズムができたことで薬の飲み忘れもなくなりました。

生活環境が変わると、以前とは違う景色に対する戸惑いや記憶の障害により「場所」の認識が低下し「ここがどこか」「なぜここにいるのか」が理解できず混乱し、不安になります。その不安をうまく表現できず、怒りや落ち着きのなさとして表出することがあります。浜田さんの場合は職員がその気持ちを理解し、以前の生活の一部を取り入れる工夫をしたことで、安心感を得られるようになったと考えられます。

「やりたい」をかなえる支援

「愛の家グループホーム美濃」（岐阜県）　ホーム長　赤座　友弥

池田三晃さん（仮名）は、63歳で若年性認知症を発症しました。自宅で生活していたものの、体調を崩したことをきっかけに症状が悪化し、サービス付き高齢者向け住宅に入居しました。怒りっぽくなり、大声を出すなど落ち着かない様子が見られるようになり、当グループホームに転居しました。

「認知症を発症した自分だからこそ、認知症になった本人の気持ちが分かる。だから、その人たちの役に立ちたい」という思いを池田さんが持っていることを、妻の恵子さん（仮名）を通して聞きました。それがかなえられるように支援していきたいと思いました。入居時は落ち着かずに歩き回る様子が見られました。薬の副作用により便秘であったため、滞ることなく排泄《はいせつ》できるように体調面をサポートしました。本人のペースに合わせて関わるようにし、次第に落ち着いた生活をすることができるようになりました。

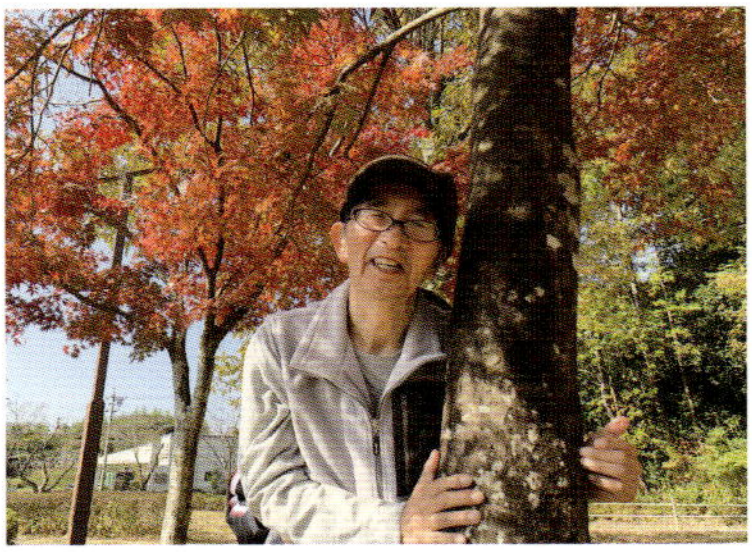
「愛の家グループホーム美濃」に入居している池田三晃さん

以前から参加していた若年性認知症当事者のサークルの活動も継続しており、昨年の4月には仲間と共に登山のイベントにも参加しました。外出から帰ってきた後は疲れているものの、恵子さんは「いつまでこの状態を維持できるのか分からないから、やりたいことができるうちにしてもらいたい」という話があり、私たちも精いっぱい、日々の池田さんの生活をサポートしてきました。

また、同年の7月には池田さんに共鳴した地域の仲間が大学とも協力し、認知症の当事者や家族が語り合うイベントを開くことになりました。池田さんは、当日の体調が万全ではない状態でしたが、うれしそうな表情を浮かべて参加しました。

本人の思いを尊重した支援とは、本人の「やりたいこと」を実現できるように必要な支援を行い、共に歩むことです。日々の生活を支えることは、その可能性を広げ、維持することにもつながっています。

利用者を観察、環境整える

「愛の家グループホーム八潮」（埼玉県）　ホーム長　石崎　葉子

「認知症の症状が悪化し、対応が難しくなってきている」と、73歳の春田史郎さん（仮名）が4カ月入居していた介護施設から家族に電話がありました。「落ち着きなく歩き回る」「発語が少ないためコミュニケーションが取りづらい」「食事はすべて介助で行っている」との説明でした。妻、長男、長女は、春田さんが介護施設に慣れていて穏やかに最期まで過ごせるのでは、と思っていただけに、不安を抱えながら当グループホームに相談し、その後に入居となりました。

春田さんは入居当初、険しい表情でベッドから布団を下ろして床で寝たり、寝つくことができず動き回ったりする様子が見られました。環境に慣れて快適に過ごせることを第一に考え、危険がない限りは、好きなように過ごしてもらいました。

介護施設からの連絡とは異なり、春田さんは食事を介助なく食べられましたが、落ち着かない様子でした。観察すると、キッチンで動いている職員に気を取られているようでした。そのためキッチンに背を向ける席に変更すると、落ち着いて食事ができるようになりました。また、春田さんは発語が少なく、言葉の理解も難しいため、短文でゆっくりと要点だけを話すように職員間で統一し、会話の機会を増やすようにしました。

春田さんは入居1カ月が過ぎると、夜にベッドで眠れて、職員との会話にストレスがない様子で、和らいだ表情で生活できるようになりました。妻は面会時、穏やかに生活している春田さんの姿を見て、安心しています。

認知症の方は、記憶障害に加えて見当識《けんとうしき》障害（人、時間、場所の認識が弱まる）により、新しい環境への適応が難しくなります。不安や混乱により、認知症の症状が強く出ることもありますが、不安な気持ちに寄り添い、環境を整えることで穏やかに生活できるようになります。

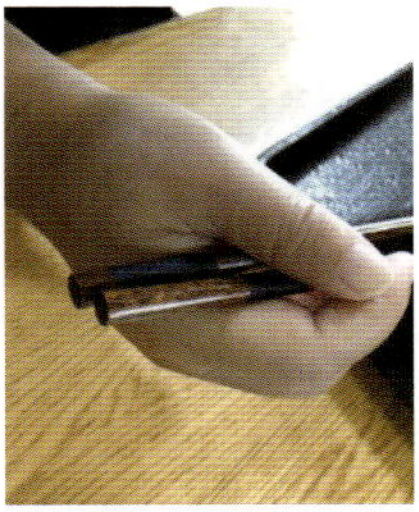

「愛の家グループホーム八潮」利用者の春田史郎さんは、介助なく食事して、箸を使うことができる

そばに人がいる安心感を

「愛の家グループホーム富士宮」（静岡県）副ホーム長　遠藤 尚宏

中村ユウ子さん（仮名）は買い物や受診が一人で難しくなり、次女を中心に家族の助けを借りながら生活していました。しかし、自宅に一人でいると不安からか外に出歩き、迷っているところを警察に保護されることが続きました。そのような状況で自宅での生活は難しいと家族は考え、当グループホームに入居となりました。

入居後も中村さんは落ち着かず、誰かを探すように歩き回っていました。職員が問うと中村さんは「次女はどこにいる?」と話し、次女を探していることが分かりました。職員は、家族に頼んで直接会う機会を設けました。訴えは日に日にエスカレートし、面会ができない日にそれを伝えると、職員に怒った様子で声を荒らげる場面も見られるようになりました。

この状況をどうにかしたいと職員は中村さんが落ち着かない理由がどこにあるかを考え直しました。中村さんは周囲に誰もいない状況で不安になり、次女を探すのではないかと考えました。周囲に人がいる状況をつくるために、会話をすると表情が穏やかになる利用者の近くに席替えし、中村さんが安心できる状況をつくりました。職員も中村さんが安心できるように表情や言葉、行動に目を配りながら日々の関わりを見直しました。

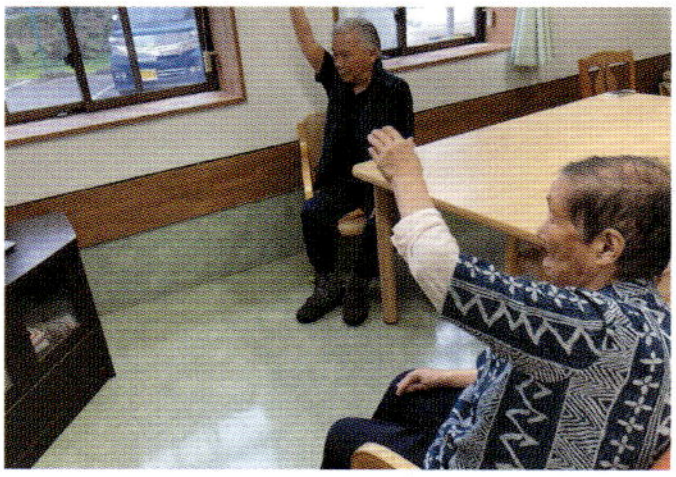
「愛の家グループホーム富士宮」で仲良く体操に励む利用者

入居からしばらくたった現在、中村さんは穏やかな表情で過ごすことができています。また「家族と会いたい」という訴えは、不安で落ち着かないからではなく、穏やかな希望として述べられます。家族との外出も楽しんでいます。

記憶障害がある人は介護施設に入居すると「ここはどこで、なぜここにいるのか」が分からないことで混乱し、不安から親しい人を探すことがあります。しかし、今回の中村さんのように不安が解消し、本人が安心できる関係をつくることでその問題は解決します。

投薬を見直し状態改善

「愛の家グループホーム大台」（三重県）ホーム長　小野　太紀

85歳の岩本芳子さん（仮名）は、入居していたサービス付き高齢者向け住宅で他の利用者の部屋に入ってしまい、口論となるトラブルが増えていました。高ぶる気持ちを落ち着かせるために向精神薬が処方されていましたが、次第に顔はうつむき、体が前に倒れて1人で歩けなくなりました。この様子を家族が心配し、当グループホームへ転居となりました。

入居後も状態は変わらず、薬の副作用による過鎮静（薬が効きすぎて、ボーっとする、いつも眠い、体がだるいなどの状態）ではないかと考え、事業所の往診医に薬の見直しを相談するよう家族に提案しました。家族も「以前のような状態に戻ってほしい」と承諾しました。初回の往診で向精神薬を含め、数種類の薬を医師の判断で中止しました。職員は、岩本さんの変化を見逃さないようこまめに関わる時間をつくりました。薬を止めて1週間、自ら立ち上がるようになって職員が介助をすると数m歩けました。歩いている様子を家族に伝えると、とても喜んでくれました。

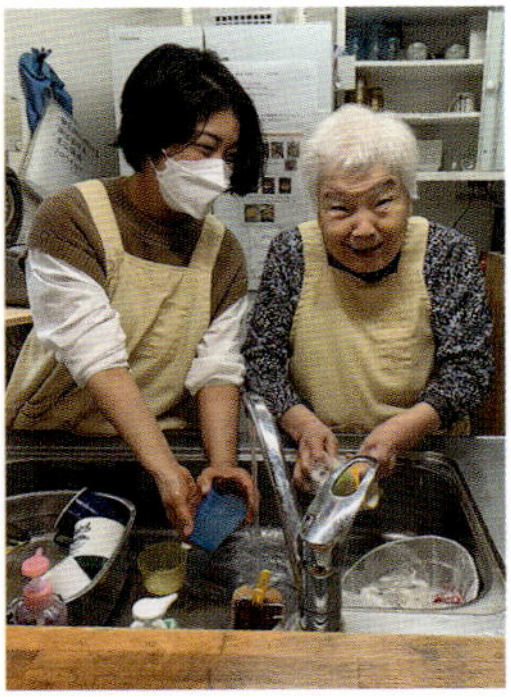

「愛の家グループホーム大台」で職員と食器洗いをする岩本芳子さん（右）

日を追うごとに状態は改善し、うつむいていた顔は上がり、1人で歩ける距離も延びていきました。今では事業所の中を自由に歩いて生活し、他の利用者との口論は時折ありますが、職員が間に入ることで大きなトラブルなく過ごしています。家族は岩本さんが元気になったことを喜び、毎月一緒に外食に行くことを楽しみにしています。

利用者は認知症によって状態をうまく伝えることや訴えることができず、つらく苦しい思いをすることがあります。処方されている薬についても、介護職が薬の本来の効果や副作用を知っていること、利用者の日々の様子や、ささいな変化を見逃さずに医師や家族に伝えることで、適切な支援へとつなげることができます。

症状に合わせ適切な対応を

認知症戦略部　髙橋 綾

認知症の症状には、記憶の障害などの「認知機能障害（中核症状）」と、認知機能障害の悪化や本人の性格、身体状況、生活環境、人間関係などによって左右される「行動・心理症状（周辺症状）」の二つがあります（図）。この状態を緩和・改善するためには、状態を理解した適切な関わり方が必要と言われております。

今回は、認知機能障害について、主に取り上げられる記憶の障害を例に説明していきます。記憶の障害を理解するために、次のような場面を想像してみてください。

あなたが目を覚まし、あたりを見渡すと、自分の部屋かどうか確かでない場所で寝ていることに気付きました。同様に、知り合いかどうか確かでない人が部屋に入ってきて「朝だから着替えましょう」と自分のものかどうか確かでない服を渡します。さあ、あなたはどう感じるでしょうか。「なんで自分がここにいる」など、不確かなことだらけでパニック（混乱）になることでしょう。パニックになり「どうしたらいいかわからない」という状況が続くことで「誰もわかってくれない」と孤独に感じるなど「不安」に支配されていきます。これが記憶の障害がある方の状況です。このような「不確かなこと」が続き「不安」な状態になってしまった場合、どのように関わるとよいでしょうか。

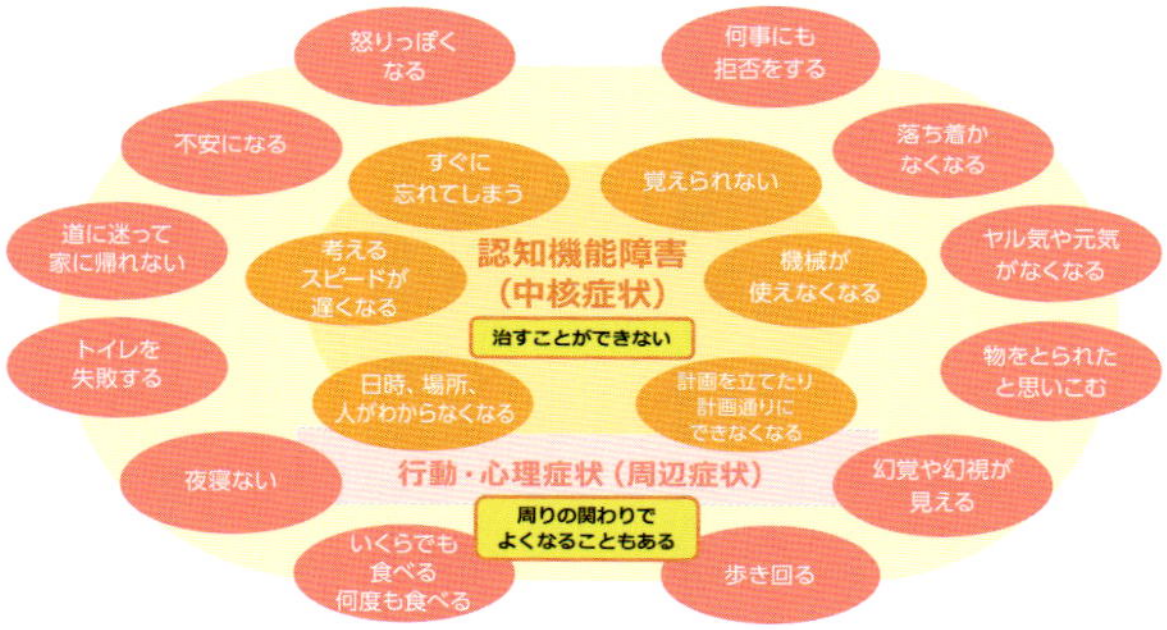

難しいことではなく、**その人にとって「不確かなこと」を「確かなこと」に変えることで「不安」は「安心」に変わります。**先に挙げた例でいえば、自分の部屋・自分の知り合い・自分の服かどうかを目の前の人が伝えてあげればいいのです。それによって「不確かなこと」が「確かなこと」になり、「不安」を「安心」にすることができます。

このような関わり方をしてくれる人がおらず、パニックになってしまった状態が続くと「不安」が増大し、行動・心理症状につながっていきます。

毎日涙… 調理を担って元気に

「愛の家グループホーム一志」（三重県）ホーム長　山川 みどり

88歳の大倉みつさん（仮名）は1人暮らしをしていましたが、入浴をしないことが増え、食事も自分で作らなくなりました。家族が、火の不始末などを心配し、当グループホームへの入居となりました。

入居後、人がいることに安心するのか、入浴もでき、掃除や洗濯などの家事も手伝ってくれました。しかし、1カ月を経過しても毎日「帰りたい」と泣く時間がありました。職員に「なぜここにいないといけないのか」「一人で生活できるのになんで?」と訴えていました。職員は訴えるたびに話を聞き、事業所での生活をどう支援していけばよいか検討しました。

入居後1カ月の様子から、調理を手伝う時は落ち着いて過ごしていたため、切る、炊く、焼く、味付けをするなど、調理全般を職員と毎日行いました。自宅では調理はせずに過ごしていましたが、職員と調理をする時には手際よく、分からない時は他の利用者の動きを見て作業していました。職員と食材の買い出しに出かけ、役割を持ち、活動することで事業所での生活リズムが整いました。泣いて過ごしていた時間が次第に少なくなり、家族は様子が変化したことに「ここにいなかったらどんなことになっていたか」と喜び、今も信頼を寄せてくれています。入居から4年が経過しましたが、入居時と同じ心身の状態で生活しています。年齢を重ねて少し疲れることもありますが元気です。

認知症の方は、これまで行ってきたことができなくなることで、生活に影響が出てくることがあります。介護職は、日々の関わりを通して利用者の得意なこと、わずかな手助けで行えることを見つけ、できることを引き出していきます。また、その人のできることをチームで支援することで利用者の生活も良い方向に変化します。

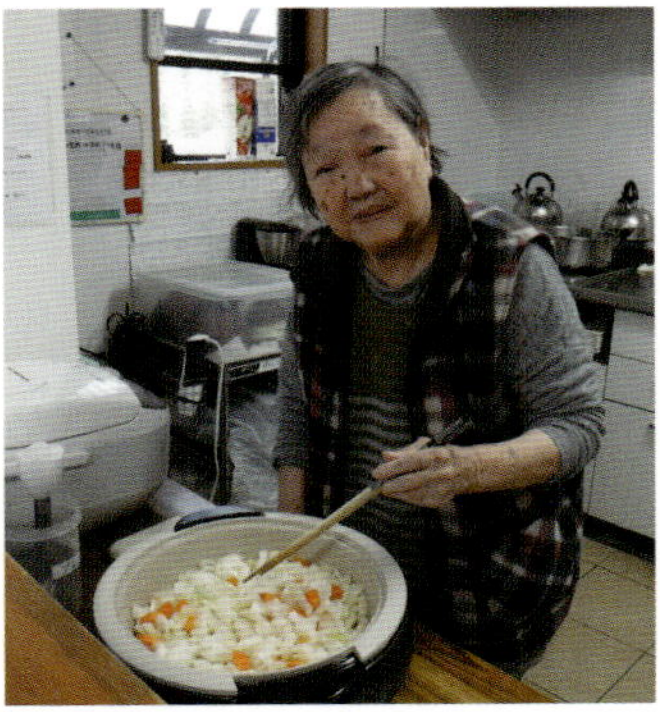

「愛の家グループホーム一志」で調理をする大倉みつさん

「したい」気持ちを取り戻す関わり

「愛の家グループホーム笛吹石和」（山梨県）ホーム長　川本 恵子

私は当グループホームに入居している中西ユウ子さん（仮名）が退院して事業所に帰ってきた姿を見て悲しくなりました。入院の原因となった脳梗塞の発症以前、中西さんは職員に笑顔で自分がしたいことを伝え、他の利用者と共に楽しみながら生活をしていました。しかし退院後は笑顔が少なく、食事や水分摂取も進まない状態で、義歯もはめようとしませんでした。

以前のように中西さんが元気に過ごすことができるよう、関わり方を検討することにしました。脳梗塞によって身体状態が悪化したことで、できないことが増えました。それで意欲が減退したと思われ、意欲を回復するためには「したい」ことが「できた」という経験を積み重ねていく必要があると考えました。中西さんは元々、外出が好きだったので、外出することをきっかけに変化がないか確認することにしました。外出時は表情が柔らかく、屋内にいる時よりも食事や水分を取りやすいと実感したため、週4回ドライブに出かけることにしました。

細かな変化を職員同士で共有し、徐々に回復していることを実感しながら関わりを続けました。退院して3週間ほどたつと自ら義歯をはめるようになり、屋内でも笑顔が見られるようになりました。表情の変化だけでなく、食事や水分を取る量が増え、少しの距離なら歩けるなど、生活に良い影響が出てきました。そして自ら「どこかに連れてって」と話し、以前のように活動する意欲が戻ってきました。

日々の生活の中で「できない」ことが増えると「したい」という活動に対する意欲が減退していきます。今回の中西さんのように日々のちょっとした「したいこと」が「できた」という経験を積み重ねたことで、何かを「したい」気持ちの回復につながります。

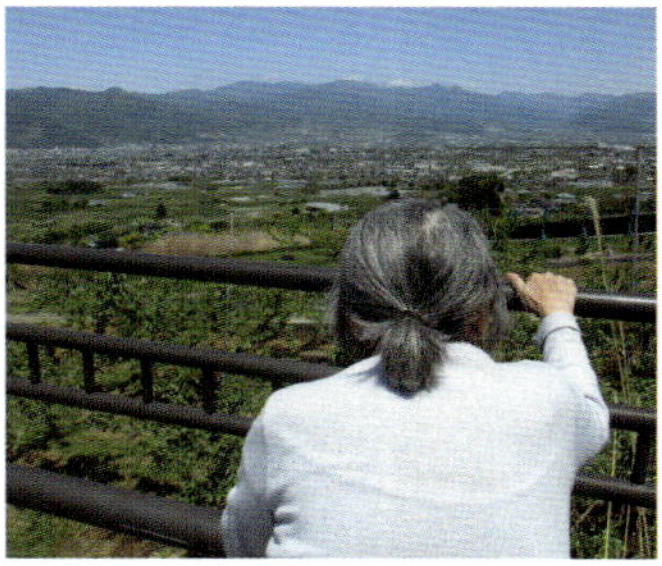

屋外で景色を楽しむ「愛の家グループホーム笛吹石和」の利用者

早期退院を決断、体力回復

「愛の家グループホーム鴻巣」（埼玉県）ホーム長　安田　邦生

岩城ヨルさん（仮名）は親戚の手助けを受けながら一人で生活していましたが、徐々に家事ができなくなり、夜間眠れず家の中を歩き回るなどの行動が増えてきたことから家族が心配し、当グループホームへの入居となりました。

　入居から2年後、岩城さんは事業所になじみ、穏やかに生活されていましたが、転んで足を骨折して入院することになりました。入院中は治療や痛みのためにほとんど動けず、食事もあまり取らず表情は乏しくなりました。家族は「退院後は安心して過ごせていた事業所に任せたい」と思っていました。病院の医療職との話し合いでもまずは体を整えることが大切という点では意見が一致していました。

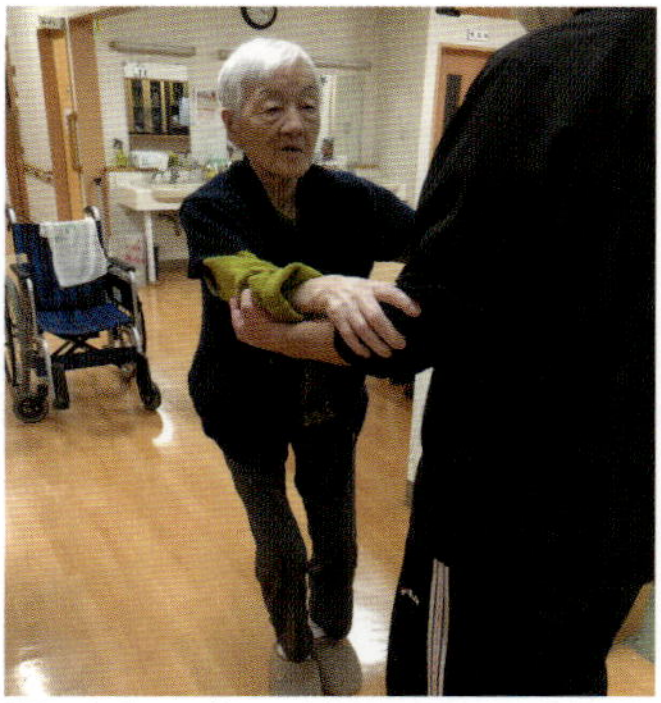
「愛の家グループホーム鴻巣」で職員と歩行練習をする岩城ヨルさん

しかし、病院では多くの患者を見なくてはならず、岩城さんとの関係性をつくることができず、適切なケアが難しい状況でした。

　そこで岩城さんは事業所に戻り、生活を再開することになりました。まずは体力の回復を目指し、食事と水分の摂取量を体に負担がかからないように増やすことから始めました。食事が「楽しいこと」になるように、岩城さんのペースに合わせた介助や食事の内容も工夫しました。同時に日常生活の中で岩城さんが無理なく身体を動かせるよう、介助の仕方も統一して行いました。すると、徐々に岩城さんの表情が明るくなり、食事も半量まで食べられるようになりました。今では足の痛みもなく、職員の介助があれば数ｍほど歩けるようにもなり、家族もとても喜んでいます。

　事業所のメリットは、少人数の利用者に対して一人一人との関係性を築き、その方に合ったケアを行えるところです。今回、早めにグループホームに戻るという判断から、岩城さんの回復につながりました。

骨折にも負けず再び歩く

「愛の家グループホーム熊谷広瀬」（埼玉県）ホーム長　柳瀬 貴史

黒澤朝子さん（仮名）と夫の昭三さん（仮名）は自宅で2人暮らしをしていました。朝子さんに介護が必要となり施設に入居したため、昭三さんは1人暮らしとなりました。朝子さんは施設で足元がふらつき、転倒を繰り返し、ついに脚を骨折して入院となってしまいました。その際に夫婦でそろって生活をしたいという希望から、退院後に当グループホームに昭三さんと共に転居しました。

朝子さんは意思の疎通が図れないことから、病院でリハビリができず、歩けない状態でした。また自力での排尿が困難と診断され、尿を排出するための管を付けており、歩行を妨げる要因になっていました。食事も自身で食べず、介助が必要な状態でした。

家族は「もう一度歩けるようになってほしい」という思いがありました。職員の中には、歩くことでまた骨折してしまうのではないか、と転倒を心配する声がある一方、本人と家族のために何とかサポートしたいという思いがあり、まずは足のストレッチを実施することになりました。

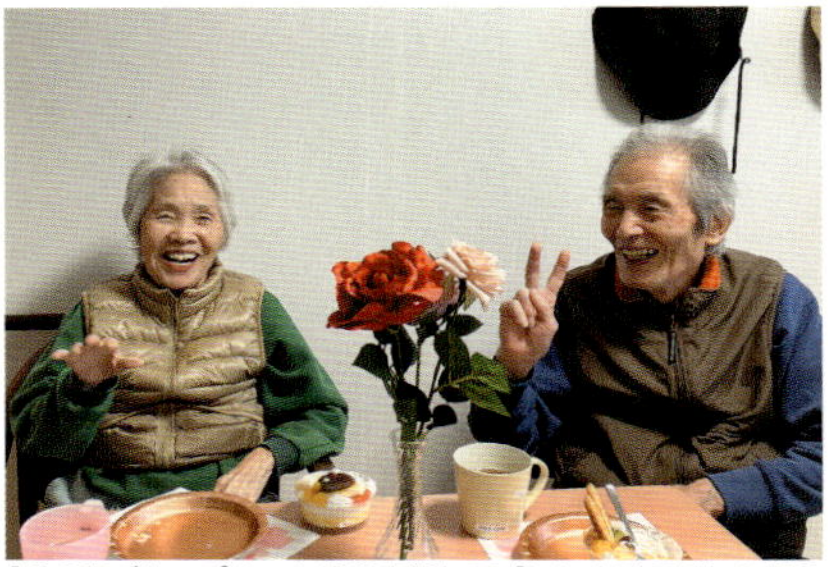
「愛の家グループホーム熊谷広瀬」で「いい夫婦の日」を祝う黒澤朝子さんと昭三さん

朝子さんは昭三さんがそばにいることで気持ちが落ち着き、表情も明るくなりました。職員とのコミュニケーションも少しずつ取れるようになりました。また困難と言われていた自力での排尿もできるようになり、排尿のための管も必要なくなりました。動きやすくなったためか朝子さんは自ら立ち上がろうとする姿が見られました。職員が付き添いながら歩くことを続けると、再び歩けるようになりました。今では食事も自ら食べることができ、当たり前の生活を一つ一つ取り戻しています。

骨折などアクシデントが発生すると、今までしてきた当たり前の生活を諦めてしまうことがあります。しかし、環境を整え、関わりから意欲を引き出すことで、今回のようにもう一度、歩くことができるようになることもあります。

生活環境整え　悪化を抑制

「愛の家グループホーム小平仲町」（東京都）ホーム長　西澤　知子

吉田たか子さん（仮名）は、長男の援助を受けて生活していました。しかし認知症が進み、長男が用意した食事に手を付けなかったり、夜中に長男宅を訪れるようになったりしました。長男は日中は仕事、夜は介護という生活に限界を感じ、吉田さんは当グループホームに入居となりました。

入居後、吉田さんは食欲がなく、夜眠れず大声を出して動き回り、介護抵抗が強い状態でした。それまでの投薬状況を確認すると、現状に適していない薬の処方もありました。医師に日々の様子や変化を伝えるため職員が受診に付き添うと、薬が適正に処方されました。また、吉田さんの好きな食べ物を長男から聞き、バナナやまんじゅうを常備すると、食事が進まない時でもそれらをよく食べ、少しずつ３食の摂取量も増えていきました。

吉田さんが穏やかな時間を過ごすためにはどうすればよいか、職員で話し合いました。吉田さんは大勢の中にいると怒りやすく、静かな環境では話を理解してもらえることや、介助に入る前に説明すると介助を受け入れてもらえることが分かりました。そこで、他の利用者から少し離れたソファーを定位置とし、介助の前には声掛けをするようにしました。現在は体重が増え、よく睡眠でき、介助を受け入れてくれるようになりました。

在宅で介護を行う場合、日中の生活の管理が難しくなります。介護施設では職員が24時間携わることで利用者の状態変化を把握し、必要な声掛けや働きかけができます。そうすることで心身状態は安定し、認知症状の悪化を抑えられます。

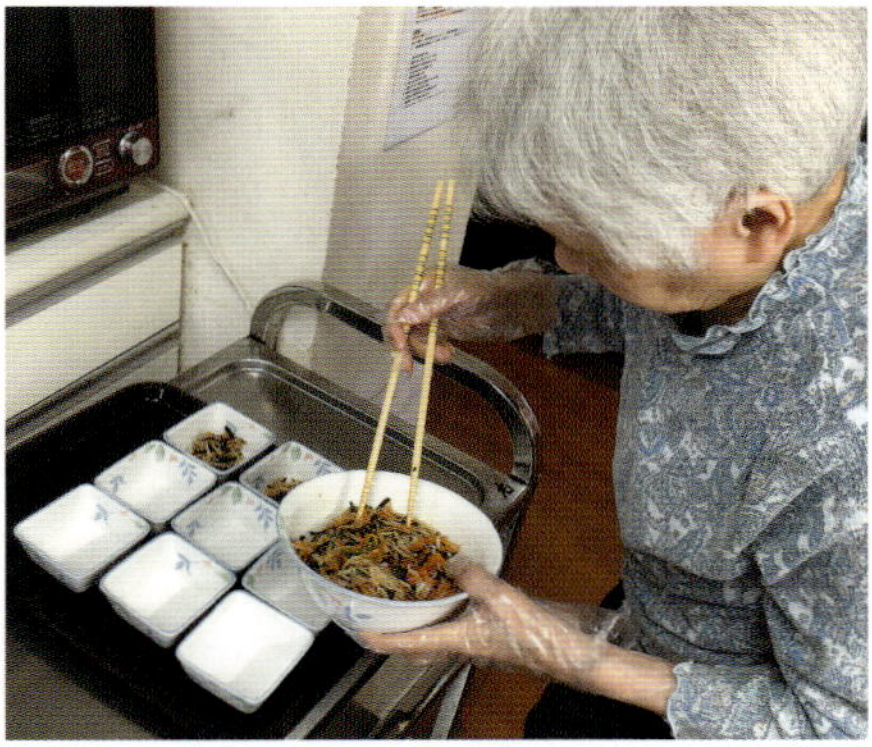

「愛の家グループホーム小平仲町」で食事の盛り付けを行う吉田たか子さん

歩けるようになって笑顔取り戻す

「愛の家グループホーム五ヶ所」（三重県）ホーム長　栗山　恵理子

山田秀子さん（仮名）は3年間、1人で自宅に引きこもり、こたつで横になる生活をしていました。自宅に介護職が訪問する介護サービスを利用していましたが、次第に歩けなくなり室内を四つんばいで移動するようになりました。別居している家族が準備した食品を腐敗《ふはい》させることも増えました。排泄《はいせつ》の失敗も多くみられたことから当グループホームへ入居しました。

山田さんは入居当時、何を聞いても「はい」とのみ答え、笑顔もなく過ごしていました。自宅からこたつを持ち込み、1人で過ごすことを好みましたが、家族は他の利用者と一緒に過ごしてほしいと希望していました。職員は支援方法を考え、何かつかめば床から立ち上がれたため足の運動に取り組み、歩いて生活すること、他の利用者と関わる時間をつくり一緒に過ごすことを目標に計画を立てました。運動や活動の声掛けや支援をしたことで、徐々に下肢の筋力は向上し、押し車を使用して歩行ができるまでに回復しました。

家族は歩けるようなったことを大変喜び、新しい押し車を買ってきてくれました。歩けるようになったことで、寝る場所もこたつではなくベッドへ変更できました。他の利用者と交流できるように席の配置も変えました。共に活動する時間をつくると「はい」しか返答しなかった山田さんが一緒に声を出して笑ったり歌ったりしながらリビングで過ごせるようになりました。今では、自由に歩いて過ごし、自分の思いを職員に伝えてくれています。

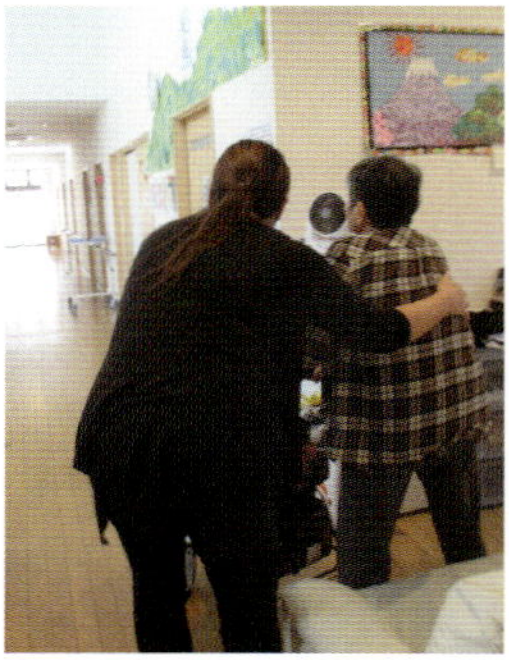

「愛の家グループホーム五ヶ所」で職員と一緒に歩く山田秀子さん（右）

今できることに着目し、活動を支援したことで歩行状態が回復しました。他の利用者と共に過ごすことで自然と笑顔になりました。また、歌を歌えるようになったことで発語の促しにもつながり、本人の思いを他者へ自由に伝えられるようになりました。

「岐阜城」「散歩」通じ距離縮める

「愛の家グループホーム各務原三井町」（岐阜県）　山岸　良江

伊藤忠則さん（仮名）は妻を亡くしてから認知症の症状が見られるようになりました。伊藤さんは届けられた宅配弁当を食べていなかったり、1人での外出時に危険なことが増えていきました。長女は伊藤さんの1人暮らしに不安を感じ、当グループホームへ相談に来て、入居が決まりました。

入居当初、歩き回り、落ち着きがない状態でした。声をかけると怒りだし、介助されるのも嫌がるため、職員は伊藤さんを敬遠しているようでした。伊藤さんと話をするきっかけをつくることを目的に家族から話を聞くことにしました。伊藤さんは野球の監督をしていたため、自分の体にも気を付け、よく歩いていたことが分かりました。孫を岐阜城の近くの保育園まで送るのを日課としていたので、岐阜城がとても好きだということも知りました。散歩の誘いを断ることはなく、雨でも雪でも毎日散歩に行き、歩きたいだけ歩いてもらうと、5キロ程度歩くこともありました。大好きな岐阜城に行き、周囲を自由に歩くこともありました。

最初は話が続きませんでしたが、家族から聞いた話題を持ち出すと、自分から話すことも増え、冗談も言ってくれるようになりました。伊藤さんが怒ることが減ってくると職員からの声かけも増え、さらに伊藤さんとの距離は縮まりました。そして10年以上たった今でも、押し車を押して歩き、落ち着いて穏やかに生活できています。

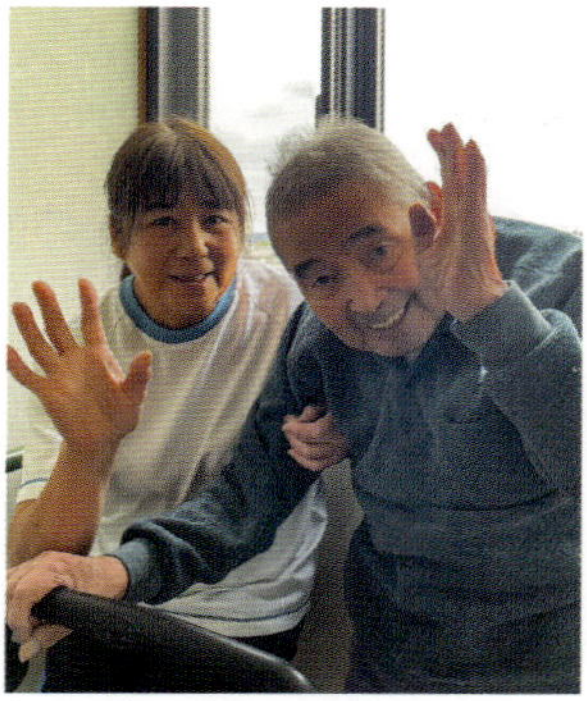
「愛の家グループホーム各務原三井町」にて歩行を楽しむ伊藤忠則さん（右）と山岸良江さん

認知症の方は環境の変化が苦手なため、介護施設における職員やその介助を受け入れないことがあります。しかし人間関係を構築するには、接触機会を増やし、信頼してもらわなければなりません。今回、伊藤さんが好きな散歩を通して接触機会を増やすことで、会話が生まれ、伊藤さんとの関係構築ができました。

車椅子移動で体力アップ

「愛の家グループホーム和光中央」（埼玉県）副ホーム長　山田 真理

井坂時治さん（仮名）は、化膿《かのう》性脊椎炎を患い全身の痛みから思うように動くことができず、寝ている時間が増えて食事量も減り、入院となりました。退院時、痛みは抑えられたものの、座位保持もできず、両膝下に感覚がない状態で今後、車椅子移動になると言われました。退院後すぐは食事量は少なく、昼と夜の感覚もない状態で、夜になると大きな声で叫んでいました。

明るく前向きな井坂さんは「みんなでご飯を食べたいね」と、再び事業所で生活することに意欲的でした。食事ごとに車椅子への移乗は大変でしたが、井坂さんの食欲が増すようにと食事時間はフロアでみんなと一緒に食事をすることにしました。足に力が入りませんが、両足は床に接地し、一人が身体を支え、もう一人が両足を支えるようにして移乗をしていました。続けていくと、足を踏ん張る力が出てきて、一人の介助で移乗することができるようになりました。水分や食事の摂取量も少しずつ増え、体重も増えていきました。現在、食事を完食し、水分も1日当たり約500mLは増加しています。

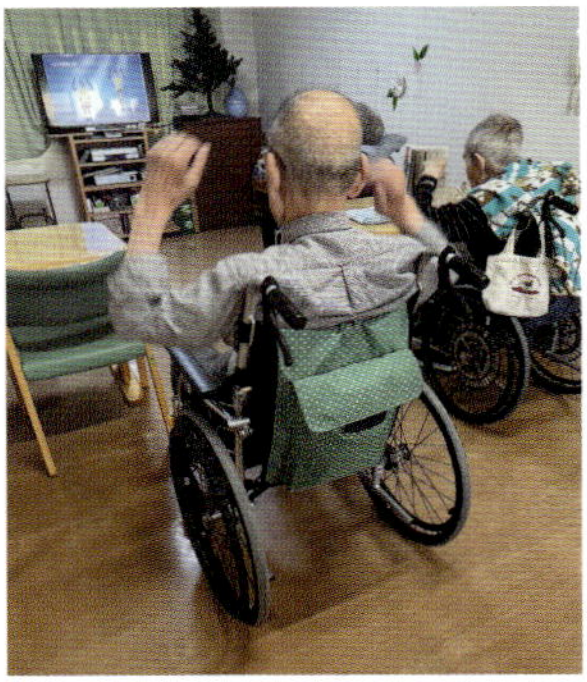

「愛の家グループホーム和光中央」で自ら運動を行う井坂時治さん（手前）

移乗の介助量が減ったことで日中1回はトイレで排泄《はいせつ》するようにし、立ち上がる機会も増やしています。体力もつき、日中はリビングで新聞を読んだり、会話を楽しんだりと座って過ごせています。「自分で移動できるようになりたい」とまずは車椅子を自操する練習も始めました。

運動を学習する上で大切なのは、運動の記憶回路を復活させることです。同じ動きを何度も行うことで関係する神経回路を賦活《ふかつ》し、筋肉の活動につなげることで、その運動ができるようになります。今回、足底を床に接地し立つという動きを続けることで、立位動作の再学習につながり、介助量の軽減や生活の質の向上にもつながりました。

掃除や作業担い状態改善

「愛の家グループホーム飯能川寺」（埼玉県）ホーム長　中島　真由美

沼田彰さん（仮名）は1年前に妻が他界してからは1人で生活していました。認知機能の低下が見られ、他人の土地に入ってしまい、警察から家族に連絡が入ることもありました。長男の健さん（仮名）も遠方に住んでいるため、すぐに駆けつけることができず対応に困っており、当グループホームへの入居となりました。

沼田さんは入居後に「なんでここにいるの?」と不安な様子で、職員は安心できるまで話を聞きました。リビングで過ごす際も、不安にならないよう、職員の近くに座れるようにしました。しばらくすると「大変だね、俺手伝うよ」と声をかけてくれるようになりました。何か役に立ちたいという気持ちがあるのではないかと思い、掃除や作業をお願いしてみると「しょうがねえな、貸してみ!」と自ら動いてくれました。

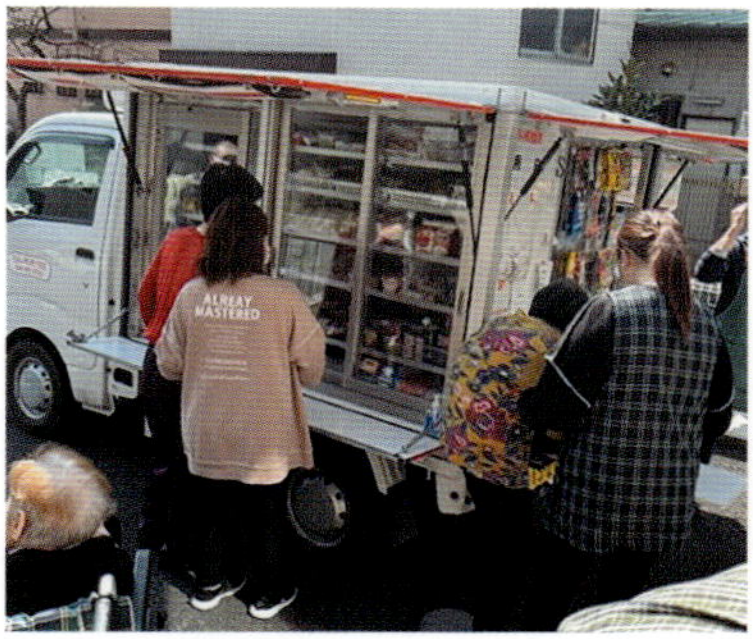

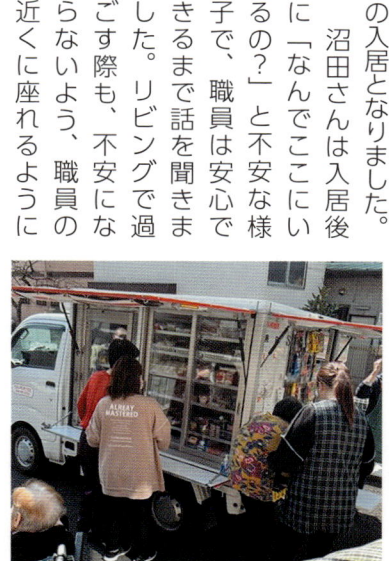

移動販売車で買い物をする「愛の家グループホーム飯能川寺」の利用者

痩せて、体力の低下が見られたため、バランスの良い食事や適正量の水分摂取をできるようサポートしました。

入居１カ月がたつと体重は増え、顔色が良くなりました。健さんにはメールで写真なども添えて様子を伝え、ビデオ通話で面会も行いました。表情が明るくなった沼田さんを見て、ほっとしていました。健さん夫婦が送ってくれた生まれたばかりの子どもの写真を、沼田さんは笑顔で眺めていました。まだ入居1カ月であり、生活で落ち着いた一面はあるものの、課題はあります。今後は他の利用者とも関わりを持ち、より安心して豊かに生活できるよう支援していきます。

認知機能が低下することで、自分の置かれた状況を認識・理解することができず、何をすればよいか分からなくなることがあります。適切な支援があることで、安心して自らの持つ力を発揮することができます。

春のツクシ採り　恒例行事に

「愛の家グループホーム安城今本町」（愛知県）ホーム長　稲垣　弘子

大鳥雄二さん（仮名）はサービス付き高齢者向け住宅（高齢者単身・夫婦世帯が居住できる賃貸などの住まい）で生活していましたが、外に出ると部屋に戻れなくなったり、衣服の着脱やトイレの使用方法が分からず混乱するなどの行動が増えました。その都度、連絡が入った次女に負担感が増し、当グループホームへの入居となりました。

入居前に大鳥さんの普段の生活の様子などを知るため、本人と次女との面談をしました。その際に、大鳥さんがもともと「外で自然に触れることが好きだった」という話を聞きました。入居時の大鳥さんは不安な様子で事業所内を歩き回ることがありましたが、職員は大鳥さんに好きなことをしてもらうことで、良い変化につながるのではないかと考えました。

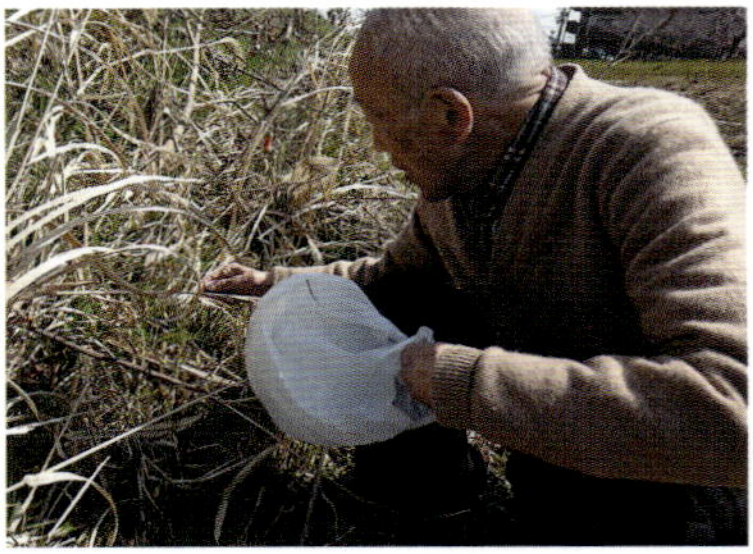

近所の土手でツクシを採取する大鳥雄二さん

日中に近所への散歩を運動の一つとして取り入れると、大鳥さんは徐々に落ち着きました。植物園や大きな公園へも行くようになり、外出時の様子は折に触れて次女に知らせていました。ある時、次女が「父は春にツクシ採りをしていたが、何年もできていない」と話していました。そこで職員は、ツクシが自生している場所を探し一緒に行くことにしました。大鳥さんはツクシを見つけると表情が輝き、土手の斜面もうまく歩いて採取しました。次女にその様子を知らせると大変喜んでくれました。それから、ツクシ採りは大鳥さんの恒例行事となり「毎年ツクシを採るために体力を強化する」と目標を掲げ、日々の運動も増やしています。

介護の専門職は、利用者の「好きなこと」や今までの習慣をきっかけにケアを考え、本来の姿を取り戻すことで、少しずつ「できたこと」を増やしていきます。その経験の積み重ねから「やってみたい」という希望とその実現につながりました。

夫婦それぞれのケアで回復

「愛の家グループホーム豊田高岡」（愛知県）ホーム長　長尾 淳平

釘崎功さん（仮名）と久子さん（仮名）夫婦は、隣に住む長男夫婦に助けられて２人で生活していました。次第に功さんは夜眠れずに家中を歩き続けたり、外に出てしまうなどの行動が見られ、久子さんは口数が減って自室にこもることが多くなりました。長男は「夫婦一緒にいさせたい」と自宅で介護を続けていました。しかし、徐々に介護負担が大きくなった長男夫婦は、当グループホームに相談に来ました。長男より、「ふたりとも心配だが、父の介護の負担の方がより強い」との話から、まずは功さんが入居することになりました。

入居時は落ち着かずに歩き回ることがありましたが、職員は功さんが農業を営んでいたことを聞き、事業所の中庭の整備を一緒に行っていきました。慣れた作業で体を動かすこともあり、功さんの行動が徐々に落ち着き、夜も眠れるようになりました。１カ月後、久子さんが入居しました。入居時は表情が乏しい状態でした。職員は久子さんが手先を使う作業が好きだと聞きました。洗濯物干しや料理の盛り付けを提案すると本人の役割となり、会話が増えました。するとも、自ら話をすると、自ら話を始め、笑顔が見られるようになりました。

功さんと久子さんは異なるフロアで生活していますが、お互いに心地よい距離感で関わることができています。今では折に触れて功さんが久子さんの部屋を訪れて談笑したり、長男の面会時には夫婦そろって出かけるなど、穏やかに過ごしています。

介護の専門職は、利用者おのおのの状態に合わせた関わりを選択し支援していきます。状態が回復していくことで、心身共にその人が持つ姿に近付くことができます。今回は職員が家族の思いと利用者の状態を理解し、功さん、久子さんそれぞれに適した関わりを行うことで本来の状態を取り戻し、家族の関係を改善できました。

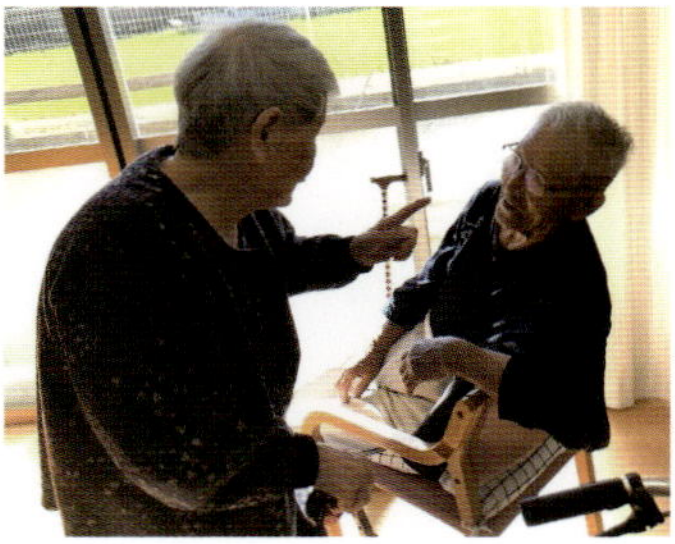

「愛の家グループホーム豊田高岡」で談笑する釘崎久子さんと功さん

他者とつながり活気取り戻す

「愛の家グループホーム鶴ケ島三ツ木」（埼玉県）ホーム長　下村 竜太

池田ハルさん（仮名）は1人暮らしをしていましたが、物忘れなどがみられるようになってから外出することが減って人との交流もなくなり、自宅で過ごすことが増えていきました。家族はその様子を心配したため、8年前に当グループホームへの入居となりました。

すぐに新しい環境に慣れ、他の利用者や職員とも関係性を築けたことで、レクリエーションや行事に誘うと、リビングで他の利用者と共に楽しむ様子が見られました。しかし数年後、体調の変化もあって動くことがおっくうになっているようで、活動に誘っても断ることが増え、居室で過ごすようになりました。行事には参加するものの、日常生活ではトイレや食事などの生活動作以外はベッドで横になって過ごすようになりました。家族が面会に来た際も、問いかけには答えるものの、覇気《はき》がない様子で家族も心配していました。

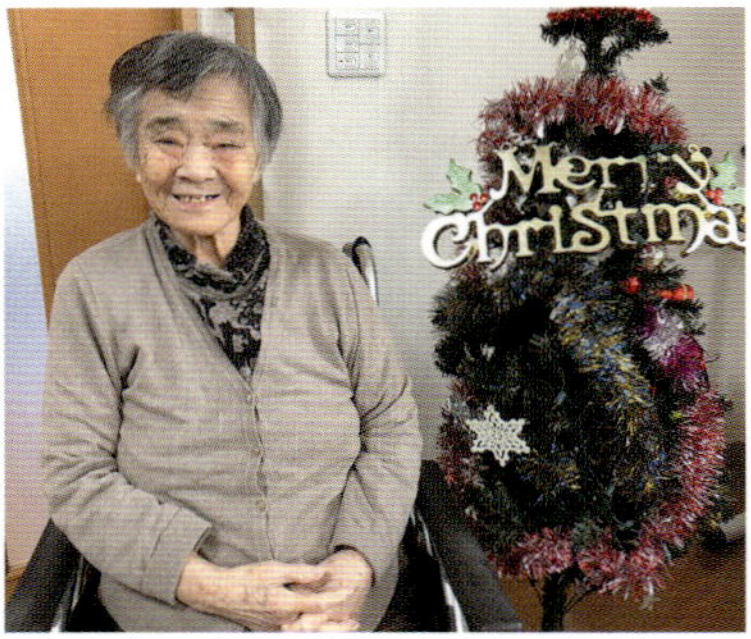

「愛の家グループホーム鶴ケ島三ツ木」で暮らす池田ハルさん

ある日、池田さんは足元がふらつき転倒して骨折、入院しました。退院後は骨折の影響で車椅子生活となりました。職員は、このままではますます池田さんの活動が少なくなってしまうと考え、ほかの利用者と関わる時間を持ちました。リビングで過ごす時間を楽しいと感じてもらえるように誘い方や席の配置を工夫しました。おしゃべりが好きな利用者と席を近くにすることで、自然に会話が弾みました。次第にレクリエーションなど他者と関わりながら過ごす時間が増え、表情が明るくなった本人の様子を見て家族も喜んでいました。

他者との関わりを持つことは、日々の良い刺激にもなり、楽しみをもたらしますが、心身の変化によりそれを継続することは難しいこともあります。介護者がその環境を整え、一緒に関わることでその機会を取り戻すことができます。

「食べたい」「行きたい」かなえる

「愛の家グループホーム岡崎本宿」（愛知県）　ホーム長　横山 高志

　堀清子さん（仮名）は認知症を発症した後も自宅で長女と暮らしていました。長女は堀さんの状態を少しでも和らげたいとの思いから、通いの介護サービスを利用し、人と交流してほしいと考えました。しかし、堀さんは自分の気持ちをうまく言葉にできず、希望が伝わらないと思い、それを拒否しました。長女の負担感が増え、一緒に生活することが難しくなり、当グループホームに入居することになりました。

　入居後、堀さんは表情が厳しく、職員や他の利用者の言動に乱暴な言葉や大声で応じることがあり、いつもイライラしていました。職員は堀さんの表情や発言から「不安や不満があるが、うまく言えないのではないか」と考え、堀さんが話をしやすいように、じっくりと聞き丁寧な対応を心がけました。ある時、職員との話の中で、堀さんが自宅近くの食堂でよく食べた「エビフライの定食をまた食べたい」と言いました。職員は、堀さんと相談しながら予定を立てて一緒に食べに行きました。それから徐々に、堀さんから「行きたいお店がある」などの希望が聞かれるようになり、外出の機会が増えました。すると、堀さんの表情や言動が穏やかになり、職員だけでなく仲の良い利用者ができ、若い頃の話をしながら大きく笑ったり、優しい言葉をかけたりするようになりました。

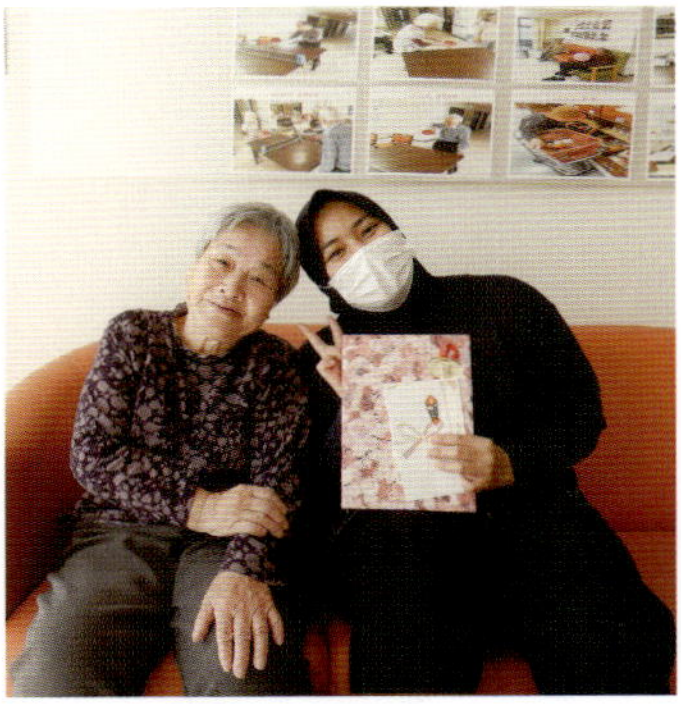

「愛の家グループホーム岡崎本宿」のリビングでくつろぐ堀清子さん（左）と職員

　認知症の方は自分の気持ちをうまく言葉にできなかったり、希望が伝わらなかった経験を重ねると自分から言い出しにくくなることがあります。記憶障害で行動や会話は忘れても、その時の感情は残ります。今回は職員が堀さんの希望をくみ取り、実現に向けて行動することで信頼関係を築き、安心して過ごせるようになったことが変化につながりました。

掃除や草取り　役割担い改善

「愛の家グループホーム秋田桜」（秋田県）　伊藤　愛

　1人暮らしの水川なつさん（仮名）は体調を崩したため、リハビリ目的で介護施設（半年程度の期間でリハビリをする介護施設）に入居しました。状態は改善しましたが1人暮らしに戻ることを家族が心配し、当グループホームへ転居してきました。

　水川さんは慣れていた介護施設から転居したことに納得できず、毎日朝や夕方になると事務所に来て「元の場所へ帰りたい」「なぜここにいなければならないのか」と話し「この年で友達なんかできないんだ」と泣いていました。1時間ほど自分の思いを話し、職員は思いを聞き、落ち着くまで一緒に過ごしました。水川さんの不安な気持ちを解消して事業所での生活に慣れるように、職員はできる限り声を掛け、話しやすい環境をつくりました。

　水川さんはじっとしていることが苦手で「何もすることがないとボケる」と話していました。水川さんのやりたいことを一緒に始めました。以前、清掃の仕事をしていたので自分の部屋の掃除は声を掛けるとすぐ行ってくれました。その後、食事の準備や洗濯物畳み、屋外の草取りなど「いいよ。私の仕事だから大丈夫」とどんどん動いてくれるようになりました。この生活を続けていくと、笑い声が出て、表情が和らいでいき「帰りたい」という訴えもなくなりました。今では「ここが私の居場所」と話し、他の利用者とも関係性を築いてムードメーカーになっています。

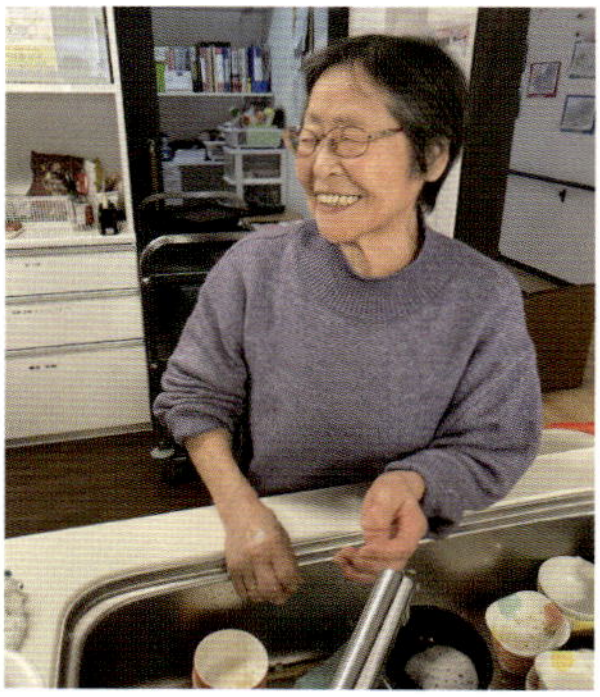

「愛の家グループホーム秋田桜」で家事作業をする笑顔の水川なつさん

　高齢者は喪失体験がメンタルヘルスの不調につながることがあります。今回、慣れ親しんだ環境から離れ、環境の変化や友人との別れにより不安が増大しました。新しい環境でも安心できる関係性をつくり、自らが「やりたい」と思う役割を見つけ、それを支援することで不安は解消し、自分らしく生活できるようになります。

本人の思いを大切に関わる

「愛の家グループホーム狭山」（埼玉県）　松嶋 裕子

　前田清子さん（仮名）とは、夫の栄治さん（仮名）が当グループホームに入居してからのお付き合いになります。栄治さんの入居後は自宅で1人暮らしをしていましたが、自宅での生活が困難となり、一緒に入居することになりました。

　清子さんは「夫の世話をするためにここにいる」と考えており、私たち職員もこれまで利用者の家族として関わってきた清子さんへの関わり方を模索していました。「自分でやるからいいです」と、職員の支援を受け入れたくない意思が見られたため、見守ることを基本としました。支援が必要と思われるタイミングで「何か手伝うことはありますか」と声を掛け本人のペースに合わせた関わりをしました。数カ月たった頃から、困ったことがあると自ら職員を頼ってくれるようになりました。体を動かすことが好きな清子さんは毎日の体操や体を動かす活動、行事に積極的に参加し、笑顔が多く見られるようになりました。

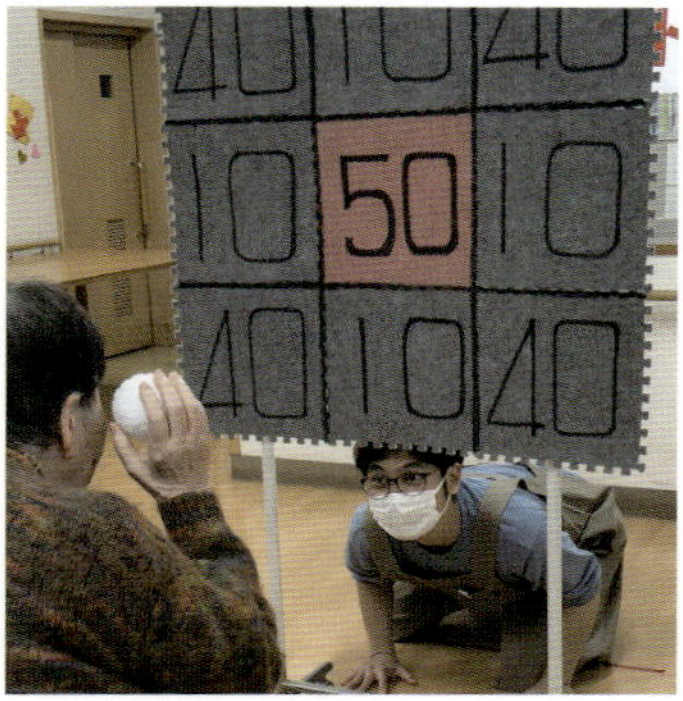

「愛の家グループホーム狭山」でストラックアウトを楽しむ利用者と職員

　夫婦で穏やかな生活を送っていましたが、今年に入り、栄治さんが体調を崩し、入院しました。栄治さんはその後の回復がかなわず亡くなってしまいました。私は清子さんがこれを受け止めきれるのか？　栄治さんがいないなら家に帰ると言うのではないか？　と心配しました。しかし、清子さんは栄治さんと対面し、別れを受け入れていました。今では清子さんは「私はここにいると幸せね、ずっといたいの」と話してくれています。

　介護を受けるとき、恥ずかしさや情けない、申し訳ないという思いを持ったり、他者が関わることで思い通りにならないもどかしさを感じることもあります。今回は本人の思いを受け止め、本人を尊重する関わりをしたことが本人にとって心地よい居場所づくりにつながりました。

体重を増やし 心が前向きに

「愛の家グループホーム尼崎武庫之荘」（兵庫県） 副ホーム長 清水 康介

1人暮らしの板倉和代さん（仮名）は、ささいなことに不安を感じるようになり、長女は板倉さんが安心できるよう電話を毎朝かけるようにしました。しかし長女の仕事中にも1日50回ほど電話をかけてくるようになりました。ある日、朝の電話がつながらず長女が板倉さん宅を訪問すると、板倉さんは電話の前で倒れており、入院となりました。

1人暮らしを心配した長女が当グループホームに相談に来て、入居となりました。

板倉さんは自宅で食事を取ったり、取らなかったりで、入居時の体重はわずか35キロでした。

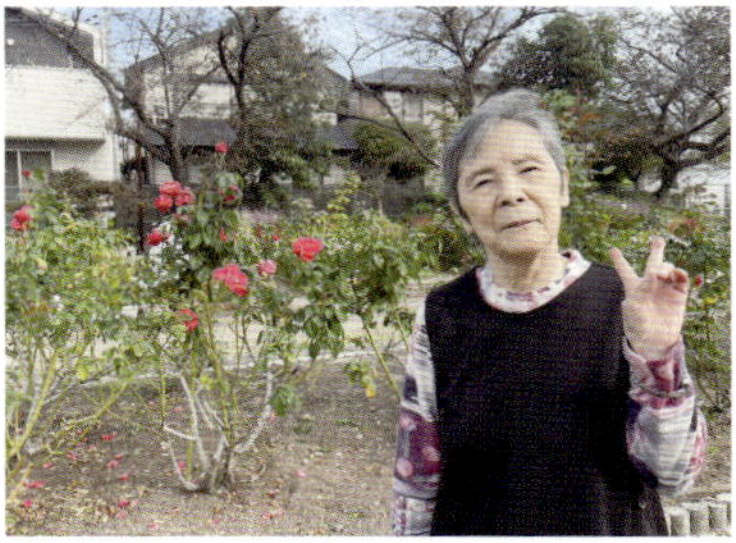

「愛の家グループホーム尼崎武庫之荘」近くの公園を訪れた板倉和代さん

そこで、やりたいことができる体、安心できる環境をつくりたいと考えました。板倉さんが3食しっかりと取り、かつ補食を取れるようにすると顔色は良くなり、体重は45キロまで増えました。また職員は板倉さんが不安にならないように声掛けをし、1人になる時間を減らすようにしました。すると事業所のレクリエーションや散歩なども積極的に参加するようになり、職員・他の利用者との関わる時間も増えていきました。

「喫茶店に行きたい」と喫茶店に行ったり「時間あるから会いに来て」と友人に電話をしたりと、自分のやりたいことを行うようになっていきました。長女にする電話も「ごはんがおいしかった」「バナナが食べたいから買ってきて」などとポジティブな内容になり、長女は「前は電話がかかってくるのがつらかったけど、今はかかってくるのが楽しみ」と喜んでいます。

認知症になると自分でしたことを忘れてしまったり、いつもできていたことができなくなったりすることで強い不安を感じ、身近な人に助けを求めるようになることがあります。いつも声を掛けられる状態をつくることで安心し、自分の思いを伝えられるようになります。

「自分の居場所」安心感を与える

「愛の家グループホーム野市」（高知県）　ホーム長　坂本　恭子

吉野光子さん（仮名）は夫と2人暮らしをしていました。仲が良く認知症と診断されてからも夫の支援で生活していましたが、介助が大変になってきたこともあり、当グループホームに入居しました。

入居当初、不安な表情で毎日「帰りたい」と何度も事務所に来て、職員が話を聞いていました。職員が出勤する車を見ては「迎えが来た」と思って他の利用者に話すと「いつ迎えが来るの？」「全然帰らないじゃない」と言われてしまい、さらに不安となり、表情は硬く笑顔も少ない日々が続きました。

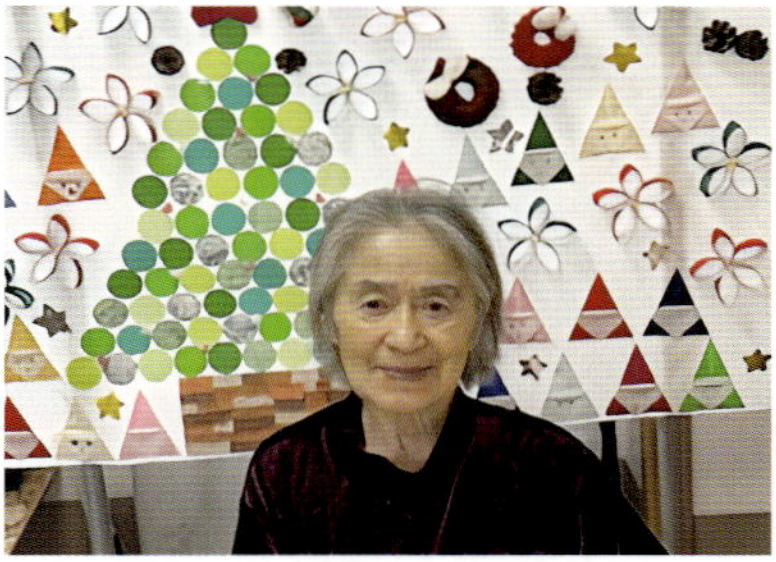

「愛の家グループホーム野市」で過ごす吉野光子さん

まずは職員との関係づくりを行い、事業所での生活に慣れて「ここが自分の居場所」と思って安心して過ごせるように関わりました。洗濯物を畳んだり、家族に発行する事業所の手紙を一緒に折ったりと、吉野さんが得意な作業をお願いしました。職員の外出時は吉野さんにも声を掛けて市役所や買い物に出かけ、気分転換にドライブもしました。関わる頻度が増えたことで、職員や他の利用者の顔、自分の部屋、リビングの席を覚え、表情が和らぐようになりました。不安が減ったことで他の利用者へ声を掛けることが増え、入居から半年ほどで「家に帰りたい」と話すことはほとんどなくなりました。今では不安な表情はなく、外の洗濯物を気にして職員に声を掛けたり、他の利用者の様子を伝えてくれたりと気配りしてくれるまでになりました。大好きな夫との面会では手をつないで過ごし、夫が帰る際も手を振って笑顔で見送っています。

認知症では記憶障害により、自分の知っている場所でないことで「なぜここにいるのか」と戸惑い不安が強くなります。本人が不安にならないように関わる頻度を増やし、得意な活動を支援することによって不安を感じる時間が減少し、安心して過ごせることにつながります。

「仕事」で意欲高め「対価」で自信

「愛の家グループホーム高松成合」（香川県）ホーム長　松山　俊明

大倉松代さん（仮名）は買い物の際にお金を支払わない、店員に怒るなどのトラブルが続き、1人暮らしが難しいと息子が判断し、当グループホームに入居となりました。

入居当初、大倉さんは「家に帰りたい」との訴えが強く、玄関が開くと外へ向かい、廊下や居室の窓を開けて「助けてください！」と叫んでいました。職員は大倉さんの様子を分析し、何もすることがないと「帰ります」と玄関に向かうことが分かりました。また会話の端々で「仕事をしたい」という言葉が聞かれたため、事業所でできる「仕事」を提案し行うことにしました。食器洗いやゴミ捨てなどの家事、敷地内の草取りなど、昔の話や好きなことを聞きながら職員と一緒に行いました。大倉さんとの会話を職員同士で共有すると、自宅にいる時はマッサージが得意だったことが分かり、日常的に行えるように職員や希望する他の利用者に提案しました。

また、何かに取り組んだ対価として、ホーム内で使える「通貨」を渡し「仕事」として本人が認識できるように工夫しました。大倉さんは、ためたホーム内通貨で好きなお菓子に交換した後、より一層、意欲的に取り組むようになりました。入居して1年半が経過しましたが、今でも家族の顔を見れば不安からか「帰ろうかな」という言葉が聞かれます。しかし、その際は職員が「ここには大倉さんが必要です！」と伝えると、安心した様子で過ごしています。

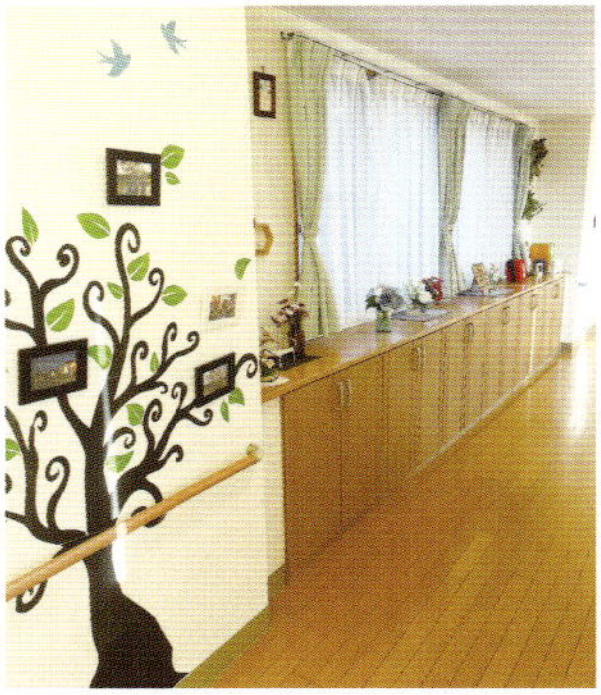
「愛の家グループホーム高松成合」の屋内

「仕事をしたい」という思いを引き出し、本人が自信を持って取り組める活動を行い、対価を得たり感謝してもらうことは「自分はここにいても良い」と思うことや自信につながります。職員がチームとなって支援方法を振り返り支援することも、本人の得意な活動をさらに引き出すことになります。

腸の状態改善、心も穏やかに

「愛の家グループホーム中西郷」（岐阜県）　ホーム長　五十嵐 和枝

関利子さん（仮名）は、地域の支援サービスや後見人に助けられながら1人暮らしをしていましたが、独り言が多くなり、受診予定日以外でも頻繁に病院に行くなどの行動が目立ってきたことから、当グループホームへ入居することになりました。

入居当初、関さんは、常にイライラと厳しい表情で「病院へ行く、薬が欲しい」と強い口調で訴え、強引に外に出ようとすることもありました。関さんは入居前から便秘症で便秘薬を処方されていましたが、便秘薬の使用量が増え、1日12錠となりました。それでも排便がないときに服用するものとして頓服の便秘薬まで処方されていました。

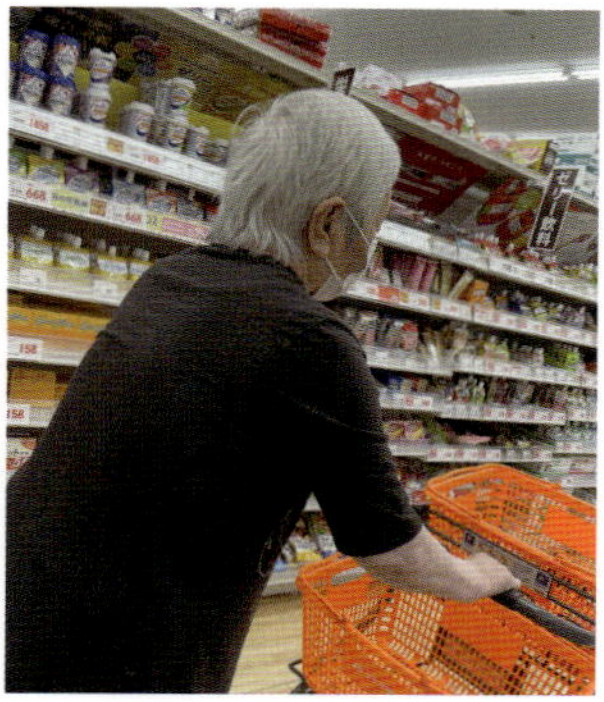
事業所近くのスーパーで職員と買い出しをする関利子さん

職員は「関さんの訴えや行動は、便秘と便秘薬の使用で自然な排便ができないために落ち着かないからではないか」と考えました。職員は便秘解消に効果がある、水分摂取量の増加、食物繊維を補う食品の提供、散歩などをケアに加えました。元々あまり運動が好きではない関さんを散歩に誘うために「外の花を見に行きましょう」などと声の掛け方も工夫すると、一緒に外に出てくれるようになりました。

4カ月が過ぎると、次第に自然な排便が増え、排便に関する訴えは減っていきました。表情や口調も穏やかになり、職員や他の利用者と一緒に買い物に行くことも増えていきました。便秘薬の使用は、1日12錠だったのが3錠にまで減りました。

腸の働きは脳や内臓の働きを調節する自律神経と密接な関わりがあり、腸の状態が良くないと気持ちを興奮させる交感神経が優位になり、不安感や緊張が増すことがあります。また、便秘薬の過剰使用は、自然な排泄《はいせつ》タイミングと合わず、常に排泄を意識することから落ち着かなくなることもあります。医療職と相談し、適切な使用に努めることも、症状の改善につながります。

思いを否定せず寄り添う

「愛の家グループホーム仙台実沢」（宮城県）ホーム長　本間 裕之

玉野フミさん（仮名）は、通所の介護サービスを使いながら長男と2人暮らしをしていました。しかし介護サービス利用中に「家に帰りたい」という訴えが多くなり、長男が対応することも増えていきました。このままでは自宅での生活が難しくなるため、当グループホームに入居することになりました。

入居後も「家に帰りたい」という訴えは続き、職員との会話や食事に集中することさえ難しいような状態でした。しかし、職員はその言葉を否定せずに聞くことに徹し、一緒に外に歩くことにしました。数日、そのように過ごし、担当した職員は玉野さんと話した内容や様子を全職員で共有し、今後の関わりについて整理しました。玉野さんは大切な長男のために夕ご飯を作りたいから帰りたいと話していました。また、散歩をしながら話を聞いた後は穏やかな表情になり、会話や食事に集中できることも分かりました。他にも地域の人や他の利用者家族が訪問するなど、普段と違うことがあると興奮するようでした。

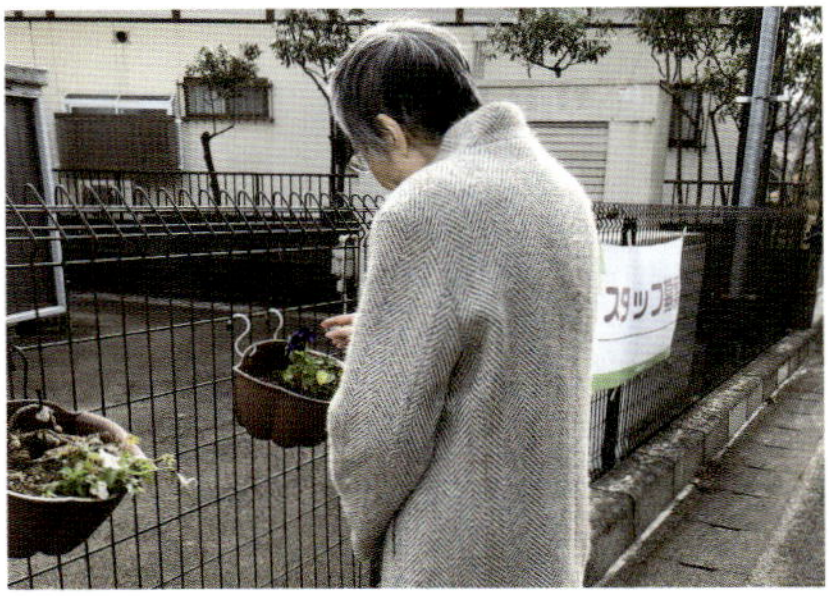
「愛の家グループホーム仙台実沢」の近くで花を眺める利用者

これらを整理して、本人の帰りたい思いに寄り添い、一緒に歩くことを含めてできる限り毎日、同じように過ごせるように関わりました。少しずつ玉野さんは落ち着いて過ごすようになり、今でも「家に帰りたいなあ」と話すこともありますが、入居直後とは違い、穏やかな表情で過ごすことができています。

認知症の人は環境の変化により脳が混乱した状態となりやすく、その状態で声を掛けたりするとより興奮する場合が多いです。今回のように本人の興奮が収まるのを待ち、話を聞くことで落ち着くこともあります。また大きな環境の変化が起きないように、できる限り同じように過ごせるよう生活を工夫することも必要です。

「できた」積み重ね意欲回復

「愛の家グループホーム大和西大寺」（奈良県） 増田 真吾

池口洋子さん（仮名）は、入居直後「帰る！」と興奮した様子が見られましたが、水分摂取など身体面のケアにより改善し、落ち着いて過ごせるようになりました。

職員が「自分らしく過ごせるように何かしたいことはないか」と聞くと、池口さんは「私なんかでは無理や。他の人に迷惑かけるだけ」と返答しました。そこで、どうケアをしたらよいか改めて状態を整理することにしました。池口さんは日々の生活の動きの中では介助を必要としませんでしたが、何かをする際、どこか不安そうな表情でした。認知症の発症以降、今までできていたことが「できない」という経験が多くなり「したい」という意欲が低下しているのだと考えました。

まずは「できた」という体験を少しずつ積み重ねるため、洗濯物畳みや洗濯物干しなどの家事を一緒に行うようにしました。また、その都度「ありがとう」と伝え、できたことを実感できるように関わりました。そのような関わりを続けていく中で、表情も柔らかくなり、さらには「庭の草が気になるから、草むしりしないとね」と自ら話されるようになりました。それ以降、毎日、少しずつ池口さんと職員で草むしりをするようになり「あれもしようかな」と話すようになりました。今では、年始が近くなり職員がわらを用意すると、認知症になる以前に自宅で行っていたようにしめ縄を編んでいます。

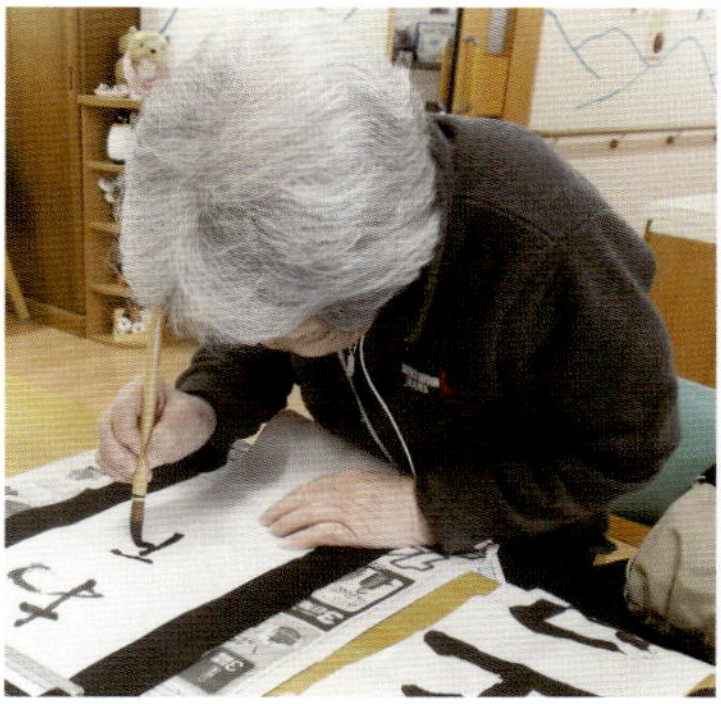
「愛の家グループホーム大和西大寺」で習字を楽しむ池口洋子さん

介護が必要になり誰かに支援を受ける経験が増えていく中で、何かを「したい」という意欲が低下することがあります。今回の池口さんのように、日々の活動の中で「できた」という気持ちの積み重ねが、何かを「したい」という意欲の回復につながります。

ストレス抑え発作をなくす

「愛の家グループホーム川越的場」（埼玉県）　ホーム長　大野 理恵

倉田秀治さん（仮名）は妻が体調を崩し入院したことをきっかけに1人暮らしをしていましたが、昨年7月に熱中症で倒れて入院となり、その後、当グループホームに入居しました。

入居当日、倉田さんは急にけいれんし、床に倒れ込みました。受診するとてんかんの発作であることが分かりました。遠方に住む長男の和樹さん（仮名）は、てんかんの持病は知っていたものの、詳しい状態は把握していませんでした。発作は入居後1カ月で計7回発生し、ケアの側面からできることはないか考えました。

倉田さんはかなり痩せており、全身状態の悪化が発作に影響を与えている可能性を考えました。食事を3割しか食べないため、好きなものを提供して食べる意欲を引き出せるよう支援しました。和樹さんに協力を仰ぐと、倉田さんの好みのものを届けてくれました。そのかいあって、入居2カ月後に8割、今では9割以上を食べられるまで回復し、顔はふっくら、表情も良くなりました。

また、発作の場面を振り返ると、質問に答えようとしている時に起きていることに気付きました。認知機能の低下で混乱が起きやすい上、質問されて答えなければならないという状況がストレスとなり、発作の引き金になっているのではないかと考えました。そこで、質問ではなく提案するようなコミュニケーションに切り替えました。職員だけでなく和樹さんとも情報共有しながら支援を続け、入居2カ月後には発作が全く見られなくなりました。状態が改善したことで和樹さんも安心しました。

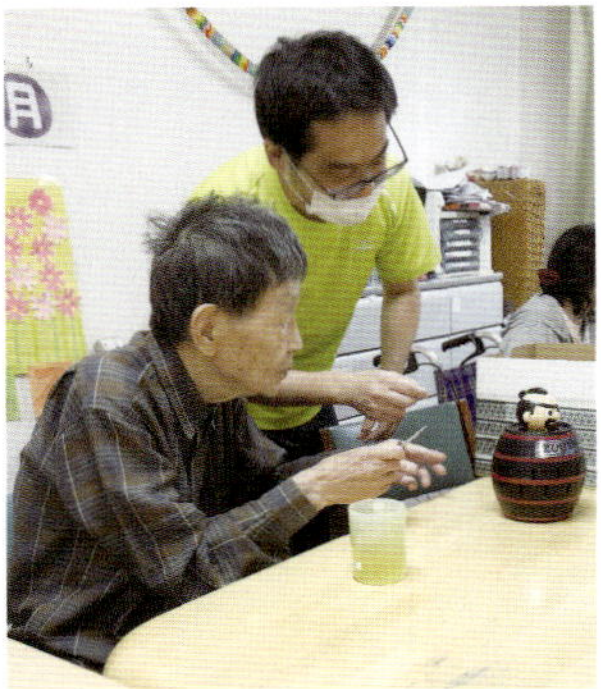

「愛の家グループホーム川越的場」で職員とゲームを楽しむ倉田秀治さん（左）

てんかん発作は、身体的な不調やストレスなどさまざまな要因で起こります。認知機能の低下があると心身の不調に自分で気付けないため、支援者がその人の状況をひもとき、対応することが大切です。

心身両面で活力取り戻す

「愛の家グループホーム松戸小金原」（千葉県）ホーム長　高橋　千穂

秋山信夫さん（仮名）は、妻が体調を崩し入院してから無気力な状態になり、今までしていた家事や食事、服薬、散歩をしなくなり、認知機能の低下がみられるようになりました。ほかの介護施設に入居しましたが閉じこもりがちで、当グループホームに転居することになりました。

当初はかなり痩せた状態で、歩行も不安定でヨタヨタとしていました。４カ月後に秋山さんのひ孫が誕生する予定でしたが、このままでは元気な状態でひ孫に会えないのではないかと家族も心配していました。まずはバランスの良い食事や適正量の水分摂取ができるよう、体調を整えるケアを行いました。また、事業所での活動に職員が誘っても参加しなかったため、ほかの利用者との交流から始めることにしました。秋山さんが持っていた音楽のCDについて話題にしたり、歌を歌ったことをきっかけに、ほかの利用者とも打ち解けることができ、事業所の生活にも慣れていきました。

入居して１カ月半後には、体調が整ったので生活をもっと楽しんでもらいたいと考え、外出に誘いました。お風呂が好きなことが分かったため、スーパー銭湯に誘うと、初めは「いいの？」と遠慮がちに言いながらも、大変喜んでいました。その後はやりたいことも自ら話してくれるようになりました。心身ともに活力を取り戻し、元気な状態でひ孫の誕生を家族と一緒にお祝いすることができました。要介護状態になってからでも回復できたということに家族は驚き、喜んでいました。

生活環境の変化や精神的なストレスによって、生活への意欲が低下してしまうことがあります。身体的なケアや心に働きかけるような関わりにより「自分ができる」という自信や「したい」という気持ちを取り戻すことができます。

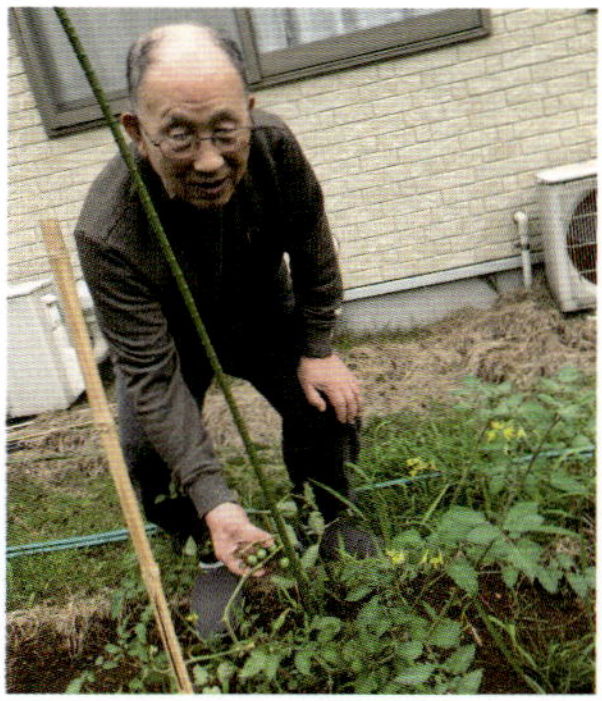
「愛の家グループホーム松戸小金原」で野菜を育てる秋山信夫さん

水分量や栄養改善で笑顔復活

「愛の家グループホーム南行徳」（千葉県）　伊藤　知子

小田恵子さん（仮名）は認知機能の低下がみられるようになり、7年前に当グループホームに入居しました。場所の見当がつかなくなり、他の利用者の居室に入ろうとするなどの行動はありましたが、身の回りのことは、自分でできる状態でした。

小田さんは笑顔が素敵な方でしたが、入居して4年後には、1日中ボーっとして言葉も少なくなり、昼間にウトウトと居眠りするようになりました。歩行も不安定で、職員が手を引いて歩いても途中で足が前に出なくなり、その場でしゃがみこんでしまうこともありました。以前のような小田さんの様子を取り戻したいと考え、ケアを見直しました。

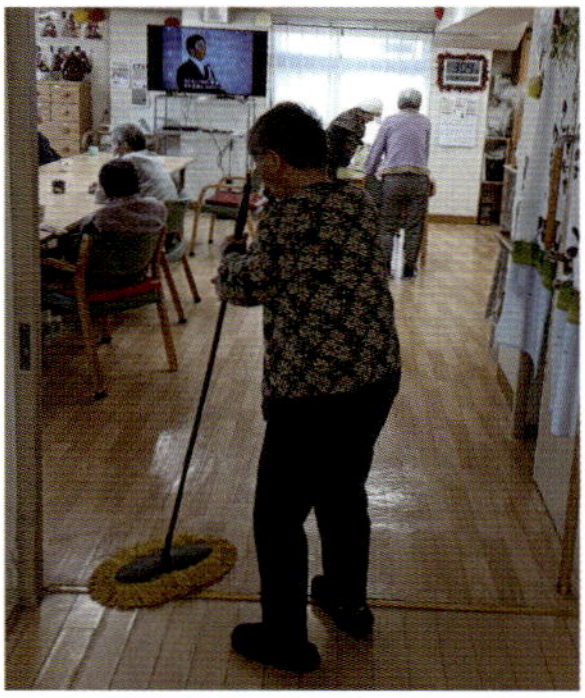

「愛の家グループホーム南行徳」でモップがけをする小田恵子さん

水分摂取量が少なくなっており、それにより脳の働きが低下している可能性を考え、提供方法を工夫し、本人に無理なく水分摂取をしてもらえるように促しました。また食事の摂取量も少なく、3割程度しか食べられず、低栄養の状態となり全身状態が悪化しているのではないかと考え、本人にとって食べやすい食事形態になるよう工夫をしました。ケアを見直すことにより、食事も全量を自分で食べられるようになり、会話も少しずつ増えました。歩行器を使って歩く練習を継続することで、以前のように歩くことができるようになりました。今では職員と冗談を言って笑い合うこともあり、素敵な笑顔を取り戻しています。

ボーっとする、ウトウトするなどの症状は、水分量の不足や栄養状態の悪化によって起きることがあります。このような場合、本人に合った量の水分や栄養を摂取することで改善できます。本人は何が原因でその状況が起きているか把握できず、何をすればよいのか分からないため、周囲の人が本人の状態をよく見てサポートすることが重要です。

食事形態など工夫、歩けるように

「愛の家グループホームことづか」（岐阜県）ホーム長　田中　雅子

野澤忠さん（仮名）は長男と2人暮らしをしていましたが、日中は1人で過ごすことが多く、タバコの火の不始末などが増えてきたことから近くに住む次女が心配し、当グループホームへの入居となりました。

入居2年後に新型コロナウイルスに感染して入院しました。肺炎を併発してほとんど動けず、水分も食事も取れなくなってしまいました。症状が落ち着くと、病院は野澤さんの状態からほかの病院に転院することを勧めましたが、家族は「退院後は、安心して過ごせていた事業所に帰らせたい」と思っていました。家族、病院、事業所で話し合った結果、事業所に戻って生活を再開することになりました。

自力ではベッドから起き上がることもできず、水分摂取もできない野澤さんを見て職員は「入院前の野澤さんの姿を取り戻したい」と強く思いました。通常の食事を食べられない状態だったので、栄養分の多い水分を取ることから始めました。栄養補助飲料を凍らせて小さなかけらに砕《くだ》くなど、野澤さんが摂取しやすい方法を考え、提供しました。食事では、医療職と相談して形態をゼリー状にするなど工夫をすると、次第に食べられる量が多くなっていきました。1カ月後にはほぼ通常の食事ができるようになり、野澤さんは自分の足で立ち、ゆっくりと歩けるまで回復しました。その姿に、野澤さんの家族は涙を流しながら喜んでいました。

体を動かすためにはエネルギーが必要です。そのためには食事などからエネルギーを摂取するわけですが「食べる」という行為自体で口や手、内臓を動かします。したがって、この行為そのものにもエネルギーが使われます。利用者一人一人が必要なエネルギー量を摂取するために、食事形態や食べやすい食材の選択をするなど、ケアの工夫が必要となります。

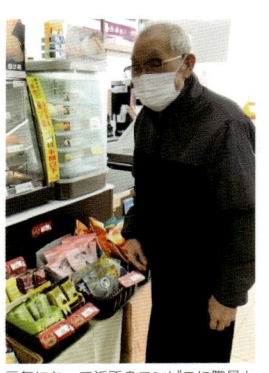

元気になって近所のコンビニに職員と買い物に訪れた野澤忠さん

笑顔で家族との会話楽しむ

「愛の家グループホーム印西木下」（千葉県）副ホーム長　加瀬　拓也

　吉野恒子さん（仮名）は入居当初から夜間眠れず、落ち着きなく「家に帰りたい」と話す日が続きました。負けん気の強い性格で、他の利用者とトラブルになることもありましたがその都度、職員が介入して落ち着いて生活していました。

　日常生活も自分でできることが多く、家事の手伝いも進んで行い、歩いて生活していましたが、入居から数年経過した頃、以前にも増して夜間眠れない日々が続いたため医療機関を受診しました。検査をした結果、てんかんと診断され、薬が処方されました。内服を開始すると午前中から昼にかけてウトウト眠ってしまい、起きることができなくなりました。朝食を取ることもままならず、会話もしにくい状況になりました。

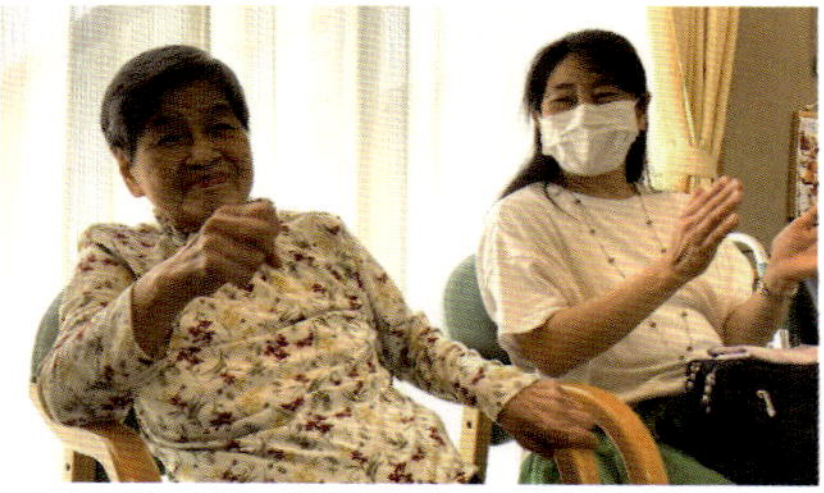

「愛の家グループホーム印西木下」で、家族と笑顔で面会する吉野恒子さん（左）

　家族は定期的に面会に来ていましたが、吉野さんが眠ってしまい会話のできない日もありました。職員は家族が面会で会話できるように午後に来ることを提案しました。職員も関わる時間を考え、生活リズムを整えながら日々のケアをしました。その後、受診の際に事業所での生活の様子を伝えると血液検査の結果と照らし合わせ、医師の判断で薬を調整しました。調整後、吉野さんの様子が変化しました。昼までウトウトしなくなり、朝食も食べられるようになりました。また表情は豊かになり、自身の昔話を話し始めるなど本来の吉野さんの姿が見られるようになりました。面会時、家族とも笑顔で話すことができるようになり、会話を楽しんでいます。

　薬の副作用が出ていても、認知症の方は表れているつらい症状を医師に伝えられないことがあります。介護職は利用者の「代弁者」として、生活場面での様子を医師に伝えるために利用者の様子を観察することが大切です。

栄養と運動で改善 また歩く

「愛の家グループホームさいたま山久保」（埼玉県）ホーム長 岩井 祥一

上松春子さん（仮名）は、地域の介護サービスを利用しながら1人で生活していました。自宅が急勾配の階段を上がった2階にあったため、何度も階段を滑り落ちたことから、引きこもるようになりました。食事もあまり取らなくなり、市の担当者が当グループホームへ相談し、入居となりました。

入居時、上松さんの体重は36キロでやせ形、顔色が青白く表情も乏しい状態でした。歩こうとしても、椅子から立ち上がると足元がふらついて転びそうになることがあり、職員の介助が必要でした。

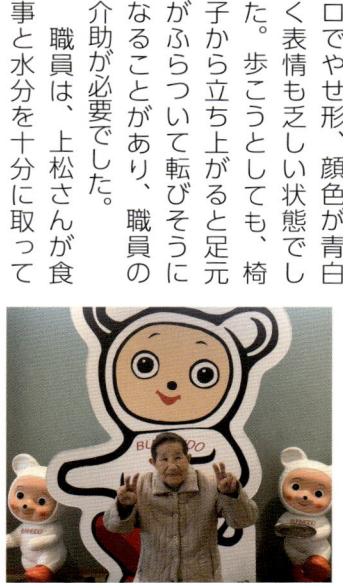

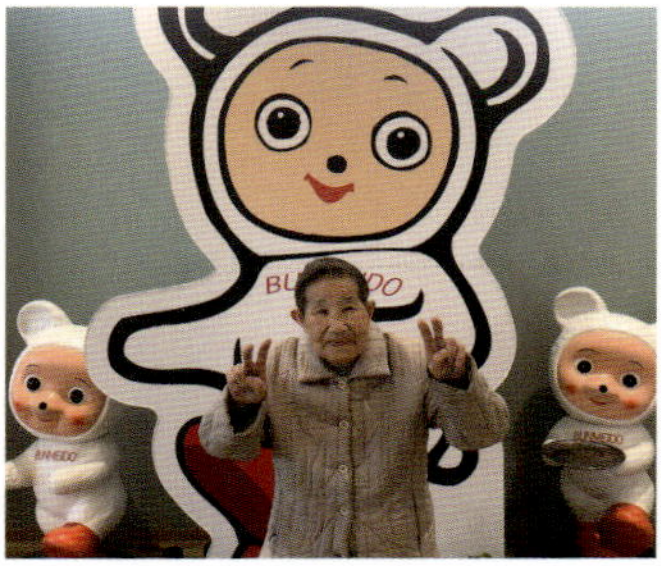
気に入ったキャラクターの前で笑顔を見せる上松春子さん

職員は、上松さんが食事と水分を十分に取って体力を回復できれば筋肉もつき、安定した歩行ができるのではないかと考えました。毎日の食事に加え、水分も栄養補助ができるものを取り入れました。また、運動も椅子に座って手足を動かす簡単な体操から始め、運動以外でも体を動かせるようにしました。洗濯物を畳んだり、食器を整えたりするなどの家事もお願いし、職員と一緒に行いました。

1カ月後、上松さんはバランスを崩さず立ち上がれるようになり、歩行時のふらつきも少なくなりました。

職員は上松さんの状態に合わせて徐々に運動を増やし、外に散歩に行くようにもなりました。今では体重が40キロに増え、顔色も良く表情も明るくなりました。他のフロアに歩いていき、利用者と交流したり、職員と近くのスーパーに買い出しに行ったりもしています。

高齢者は食事の摂取が少なくなると、体を動かすエネルギーや筋肉の基となるタンパク質が不足し、筋肉も減少することから疲れやすくなります。そのため、活動に対する意欲もなくなり、さらに動かなくなるという悪循環に陥ります。十分な栄養を取ることは筋肉を作り活動を促すだけでなく、意欲の向上や身体状態の維持につながります。

毎朝の「訓示」変化のきっかけ

「愛の家グループホーム三条上須頃」（新潟県）　ホーム長　椛澤　淳子

新田明さん（仮名）は、会社を経営しながら自宅で生活していましたが、物忘れをしたり、妻と2人の娘に強い言葉で怒鳴ったりするようになりました。言葉だけでなく、手を上げることも増えていきました。次第に仕事にも支障が出るようになり、家族も疲弊してしまったことから地域の相談窓口に相談し、当グループホームに入居となりました。

入居時の新田さんは、いつも厳しい表情をしており、他の利用者が歩いていると「早く座らせろ」と職員に怒鳴ったり、話しかけると威嚇するような仕草をすることもありました。職員は「新田さんの言動や行動は『ここが自分の会社』だと思っているのではないか？」と考え、まずは新田さんになじみのあることを一緒に行い、安心してもらおうと思いました。新田さんは入居前、毎日会社で社員の前であいさつをしていたことから、職員が事務室で毎朝行う朝礼に参加し、「訓示」をしてもらうようにお願いしました。また、職員は新田さんの仕事の話を聞き、新田さんの世界観に合わせた対応を心がけました。すると、新田さんは初め、緊張した表情も見られましたが、続けるうちに堂々とした姿勢で「今日も一日、よろしく！」と職員に満足そうにほほ笑むようになりました。1年が経過すると、職員や他の利用者に強い言葉を使うことがなくなり、穏やかに話をし、一緒に外出をするようにもなりました。

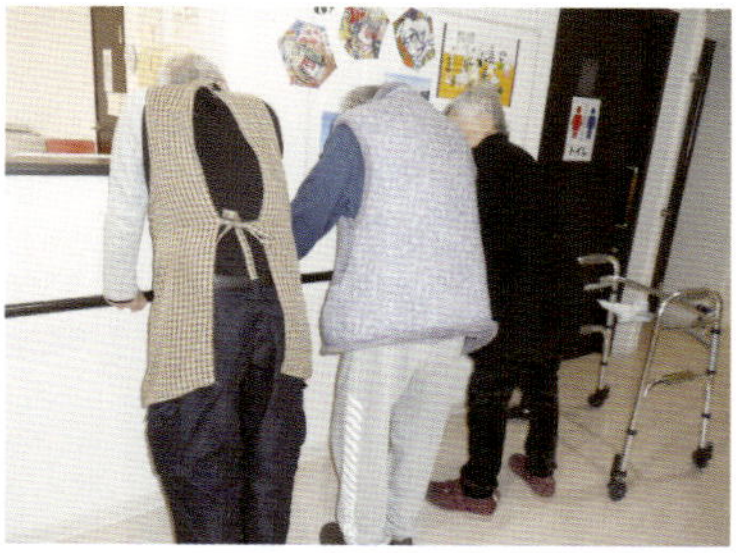

「愛の家グループホーム三条上須頃」の廊下で談笑しながら体操をする利用者

認知症の方は、記憶の障害により「自分が今どのような状況なのか」が分からなくなってしまうことがあります。そのため、自分の世界観とずれができてしまい、怒りや落ち着きのなさとして表出することがあります。今回は、職員が新田さんの「会社という世界観」に合わせる工夫をしたことで信頼関係を築き、安心して過ごせるようになりました。

利用者に安心与える支援

「愛の家グループホーム南与野」（埼玉県）　市川　寿美

　松下誠さん（仮名）は妻と２人暮らしをしていましたが、物忘れや認知機能の低下がみられるようになり、自分の置かれた状況を理解できず混乱し、妻の姿を見ても認識できないこともありました。妻の体調悪化をきっかけに、当グループホームに入居となりました。

　入居当初は環境の変化もあり、落ち着かない様子で歩き回り、夜も不安からか眠れずにゆっくり休めない状態が続きました。しっかり睡眠が取れていないこともあり、歩行も不安定で転倒の危険もありました。松下さんの不安を安心に変えられるよう支援を行いました。本人の安心につながる対応や言葉掛けについて情報を共有し、職員全員で統一した関わりができるようにしました。また松下さんは以前デザイナーの仕事をしており、自身で描いた絵画やデッサンなどの作品を作っていたことから、これらの作品が松下さんにとって自分の居場所であると感じられる手掛かりになるのではないかと考え、松下さんの気に入った作品を居室と共有スペースに展示しました。作品を見た他の利用者から「素敵ね」と声を掛けられると、松下さんはうれしそうにほほ笑んでいました。また毎日の繰り返しからさまざまな面で関わりを持つようになり、落ち着かない様子は少しずつなくなり、今では夜ゆっくり休めるようになりました。しっかり睡眠を取ることで、日中により活動的になることができました。歩行が安定し、散歩も楽しめるようになり、好きな絵も継続することができています。

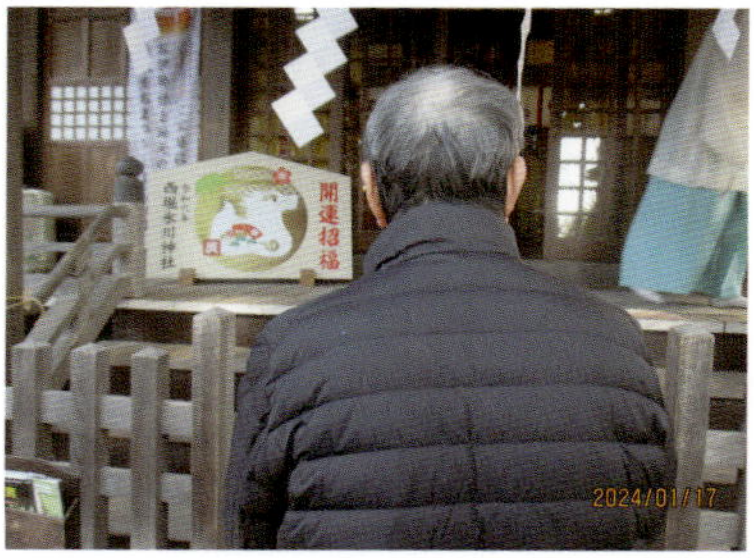

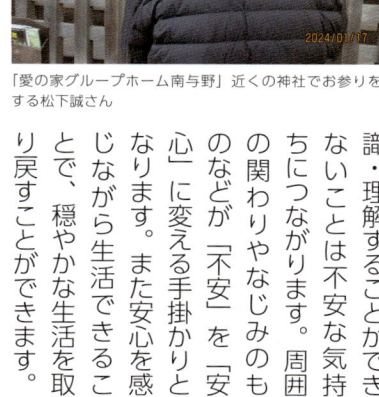

「愛の家グループホーム南与野」近くの神社でお参りをする松下誠さん

　周囲の人や物、場所について認識・理解することができないことは不安な気持ちにつながります。周囲の関わりやなじみのものなどが「不安」を「安心」に変える手掛かりとなります。また安心を感じながら生活できることで、穏やかな生活を取り戻すことができます。

不安解消で幻視・幻聴が減少

「愛の家グループホーム市川国分」（千葉県）　竹内　浩明

須藤明子さん（仮名）は共に暮らしていた夫が亡くなり、夜間に幻視・幻聴（実際には存在しない感覚・知覚を体験すること）を訴えるようになりました。歩行が不安定なため転倒リスクが高く、自宅での1人暮らしは難しくなり、当グループホームへ入居となりました。

入居当初は、夜間の幻視・幻聴の訴えが多く、不安そうに自分の部屋から出てきて、トイレへ5、6回行く姿が見られました。また夜間の歩行はもちろん、日中の歩行でも頭を下げて歩行をし、ふらつきが多い状態でした。まずは、夜間の不安を解消したいと考え、須藤さんの不安を聞くことにしました。須藤さんが部屋から出てきた時、職員から声を掛けて話を聞くと、須藤さんの表情は和らぎ、落ち着いて部屋に戻っていきました。マンツーマンで須藤さんの話を聞くようにすると、少しずつ幻視・幻聴の訴えが減り、トイレに出てくる回数も1、2回に減少し、まとまった睡眠を取ることができるようになりました。

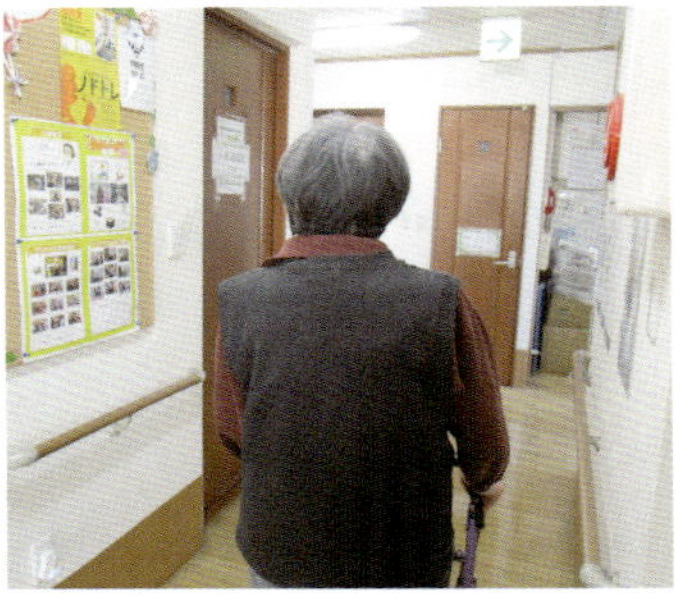
「愛の家グループホーム市川国分」で自主的に歩行をする須藤明子さん

その後は毎日、歩行機会をつくり、頭を上げて歩行するように声掛けもしました。今では歩行を自らの日課として捉え、自主的に歩行する姿も見られています。そして須藤さんは、2023年11月に開催されたイベントプロジェクト「オレンジスマイルいちかわ」で「Run伴《らんとも》」（認知症の人、家族、地域住民が一緒に行うタスキリレー）に家族と共に参加しました。長男夫婦は、須藤さんがふらつきなく、以前より速く歩けるようになったことに驚いていました。

認知症になると神経の障害により視覚・聴覚などの五感や空間認知能力に異常が生じ、幻視・幻聴が起こることがあります。これらは不安を感じやすい環境だと悪化していきます。今回不安を取り除くような関わりにより幻視・幻聴を減少させ、生活を整えることができました。

利用者と共につくる安心

「愛の家グループホーム松戸常盤平」（千葉県）　副ホーム長　仲田　聖

そのような中で新しく入居したのが秋葉さんでした。入居当日、自分の置かれた状況や物事への理解や把握が難しくなることで不安を感じ、混乱してしまうため、秋葉さんがどのような状況にいるか、周囲の状況や空間について理解できるような声掛けを行いました。新しい生活に慣れるには時間がかかると考えていましたが、翌日の朝になると、にっこりほほ笑んで他の利用者と談笑する姿がありました。自然に利用者の輪に入り、新しい生活になじんでいたのです。すでに入居している利用者も、秋葉さん同様に普段から安心できる関わりをしていることで、穏やかに過ごすことができていました。それにより入居している利用者が新しい利用者を温かく受け入れ、話しかけるなど、自ら関わりを持ってくれていました。一人一人が心地良く過ごす姿そのものが安心につながったのだと思います。

認知機能の低下により、状況や物事への理解が難しくなり、不安から混乱を引き起こしてしまうことがあります。理解できるような関わりや心地良い環境を整えることで、不安を安心に変えることができます。

秋葉よし子さん（仮名）は体調を崩し、入退院を繰り返し、体調を整えることと、リハビリを目的に介護施設に入居しました。なぜ自分がここにいるのかが分からず、混乱し、食事や入浴なども「知らない！」「うるさい！」と職員の支援を受け入れないことが多くありました。秋葉さんが安心して生活できるように当グループホームに転居しました。

当事業所は昨年９月に開設したばかりの事業所です。利用者が進んで行動できるよう制限しない環境づくりのため、自由に事業所内を行き来し、心地よく過ごせるようにしています。開設し半年ほどですが、他の利用者と交流したり、好きなことをするなどそれぞれに過ごしています。

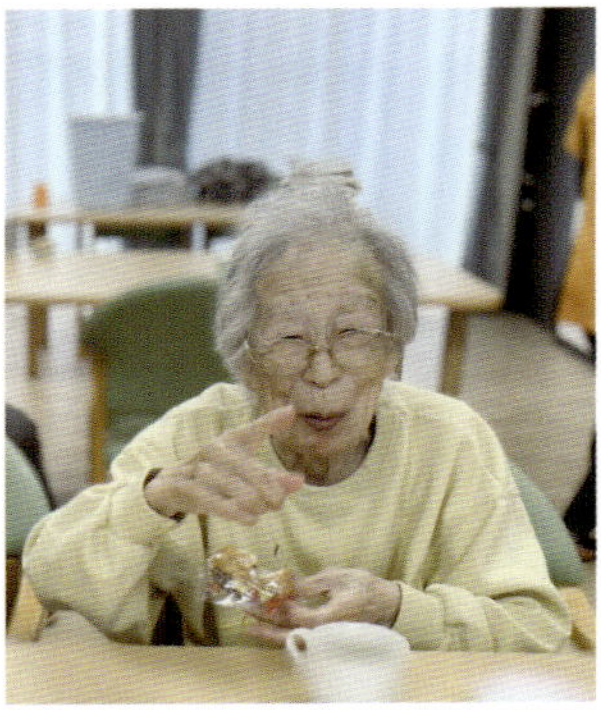
「愛の家グループホーム松戸常盤平」で過ごす秋葉よし子さん

利用者のプラス面を発揮させる

「愛の家グループホーム京都桂」（京都府）　ホーム長　谷口　賢

櫻やよいさん（仮名）はサービス付き高齢者住宅で生活していましたが、自分の思いが強いこともあり、入居者ともめることが多く見られました。他者の介入が必要となったため、当事業所への入居が決まりました。

入居時からとても活動的で、影響力が強いのですが、こだわりも強く、怒りっぽい場面が目立っていました。中途半端を許さない気質があり、他の利用者のやり方や態度などで怒り出し、多くの利用者とトラブルになる場面がありました。しかし、かるたや坊主めくりなどをする時は声を掛けてみんなで楽しみ、体操する時にも多くの人に声を掛けるため、体操に積極的でない方も参加してくれました。

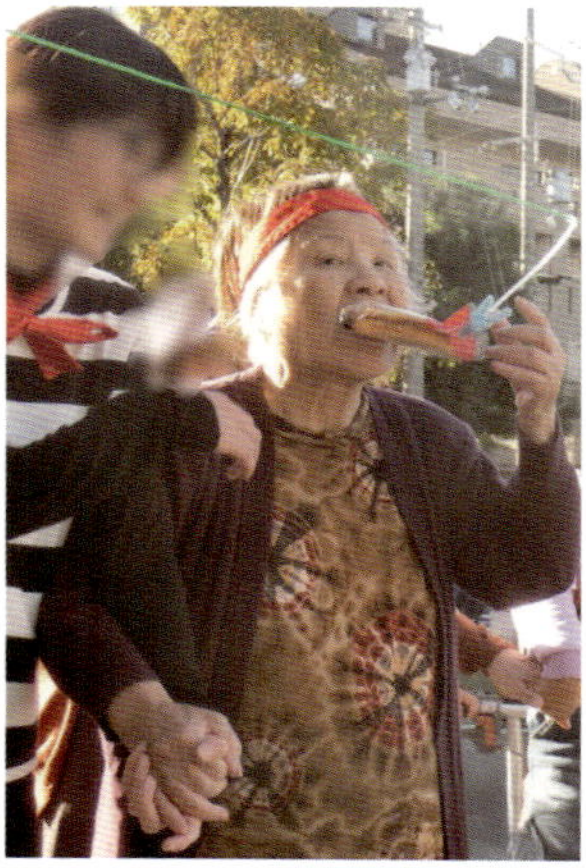

「愛の家グループホーム京都桂」の運動会でパン食い競走に参加する櫻やよいさん

職員は櫻さんの怒りっぽい面よりもみんなを活動に巻き込む力や明るい雰囲気に変えることができるムードメーカー的な力に注目していきました。櫻さんがプラス面を発揮できるための声掛けを行っていきながら、他の利用者との距離感に注意していくようにしました。「職員が言っても集まらないから、櫻さんがみんなに声を掛けてよ」とお願いすると、「分かった！やるでー!!」と以前以上に張り切ってみんなに声を掛けたり、活動を促してくれたりするようになりました。櫻さんのペースで進められるように周りの利用者との間に入り、人の配置や進め方などの調整を職員がすると、他の利用者とのトラブルも避けられることが分かりました。

高齢者施設での集団生活では、他の利用者や職員との関係づくりが大事です。その方の症状や性格などを観察し、その方のマイナス面に対処するのではなく、プラス面を集団生活で発揮できるように調整することで、他の利用者との関係性が良くなることがあります。

「なじみ」になることから始める

「愛の家グループホーム岐阜正法寺」（岐阜県）　ホーム長　片岡 恵美子

牧秀子さん（仮名）は、日付が覚えられないなどの物忘れが増えていましたが、後見人の手助けと地域のサービスを利用しながら1人で猫と生活していました。住んでいる賃貸住宅が取り壊されることになり、後見人と相談の上、当グループホームに入居となりました。

入居前に職員が牧さんの自宅に行き事業所の見学に誘うと、「猫がいるから」などの理由でかたくなに外出を拒みました。職員は牧さんの言動の裏に「知らない場所や人に対する不安」があるのではないかと考えました。別の利用者のケースでも、日中短時間の滞在から始め、環境に慣れてから入居に至った方もいました。後見人と相談し、日中だけ事業所で過ごして夜は自宅に帰るという方法で、事業所や職員になじんでもらおうと計画しました。

牧さんは、最初は事業所で朝食を取ると「帰る」と言い、外に出ようとしたり、送迎の車中で大声を出すこともありました。そんなときは途中の喫茶店で好きなものを食べてもらって話を聞くなど、丁寧に対応しました。2週間後、経過を見て、牧さんが事業所の環境に慣れたのではと考えた職員が「今日は泊まっていきませんか？」と誘うと、あっさりと承諾し、その夜から当事業所で生活を始めました。最初は不安な様子もありましたが、今は事業所に慣れて穏やかに生活しています。また、牧さんの猫は地域の保護団体が引き受けることになり、世話の心配もなくなりました。

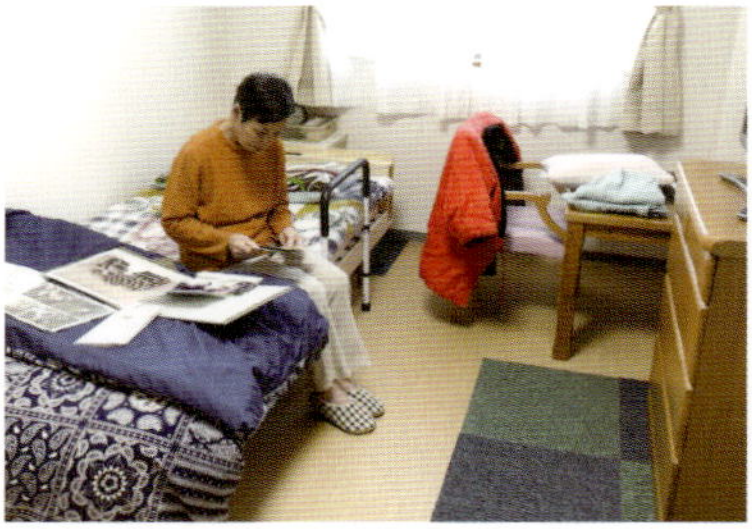

「愛の家グループホーム岐阜正法寺」の自室で懐かしい写真を見ながらくつろぐ牧秀子さん

認知症の方は慣れた環境から離れて新しい場所や人と関わることにストレスを感じ、混乱することがあります。その場合、気持ちを上手く表現できずに強い言動や行動として表出します。介護職が時間をかけて丁寧に対応することで信頼関係を築くことができ、新しい場所でも安心感を得られるようになります。

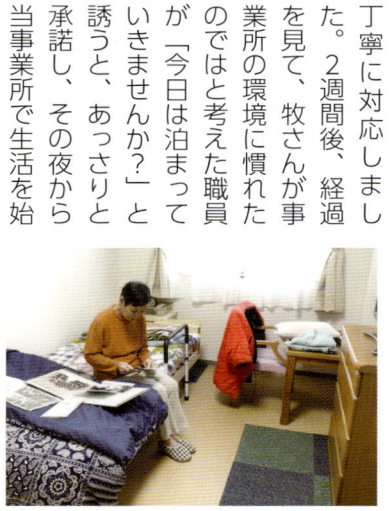

つらい気持ちに寄り添う

「愛の家グループホーム越谷相模」（埼玉県）　ホーム長　岩下　雪絵

林田みさとさん（仮名）は夫の忠行さん（仮名）の面会のため、当事業所によく訪問していました。忠行さんが亡くなった後、林田さんは体調を崩して入院し、その後に認知症状が現れてきました。在宅生活が難しくなり、当事業所に入居することになりました。

入居後も、忠行さんが亡くなったことで気分が落ち込み、居室にこもりがちでした。我慢している様子が強く、気持ちを打ち明けませんでした。そのため、全体会議で自分たちの経験も交えながら、林田さんのつらい気持ちを癒やす方法を考えました。具体的には①一人でいたい気持ちに寄り添い、無理やりフロアに出るように誘わない②一方的に話をせず、話を聞くことから始める③他の利用者とのコミュニケーションが増えるように橋渡しをする④気分転換が図れる取り組みを職員間で統一する―を実践しました。

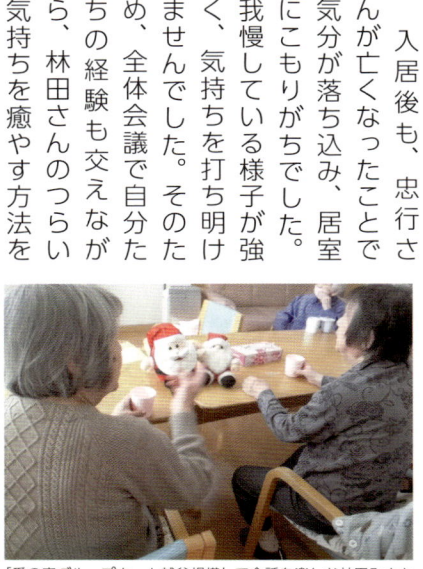

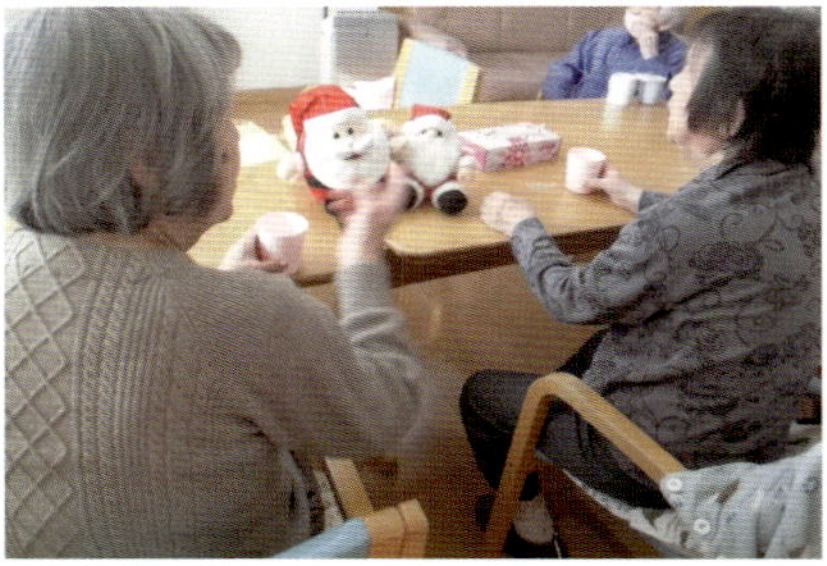
「愛の家グループホーム越谷相模」で会話を楽しむ林田みさとさんと利用者たち

林田さんが居室にいる時は、様子を確認するため声掛けをする機会を増やしました。話が合いそうな利用者の隣に席を設け、職員も一緒に入って会話の機会をつくりました。家族は頻繁に面会や外出をして、気分転換を図ってくれました。職員は体操、手伝い、散歩と関わる機会を増やし、その中での何気ない会話を大切にしました。接触機会が増えるにつれ、自分の思いを話すようになり、忠行さんへの寂しい気持ちや悲しい気持ちを打ち明けてくれるようになりました。今では事業所での生活にも慣れ、居室から出てフロアで他の利用者と過ごす時間も増えています。

つらい気持ちを打ち明けるには、相手との強い信頼関係が必要です。林田さんは、職員の元気になってもらいたいという気持ちを感じ、気持ちを吐露することができるようになり、事業所の生活にも慣れていきました。

不安を安心に変える関わり

「愛の家グループホームみずなみ」（岐阜県）ホーム長　尾崎 政浩

池内昭代さん（仮名）はサービス付き高齢者住宅で暮らしていましたが、環境になじめず、不安なことがあるとすぐに長男の彰さん（仮名）に電話をかけていました。毎日の電話が彰さんにとって負担となっていたこともあり、日常生活全般の支援が受けられる当グループホームに転居することになりました。

入居当初は落ち着かない様子が見られました。手持ち無沙汰になると「帰る」と玄関まで行ったり、携帯電話で彰さんに電話をかけたりしていました。池内さんが安心して過ごすにはどうすればよいか、そして彰さんの負担も軽減するためには何ができるかを職員と考えました。池内さんは夜、部屋で1人きりになると不安な気持ちが高まり、涙を流すこともあったため、職員は寄り添いながら、話を傾聴しました。話を最後まで聴くことで、安心して休んでもらえるようになりました。日中の活動については、好みの活動を通して他の利用者と関係がつくれるよう職員が間に入り、居心地の良い場所になるように支援しました。彰さんにもその都度、池内さんの様子を電話で伝えました。

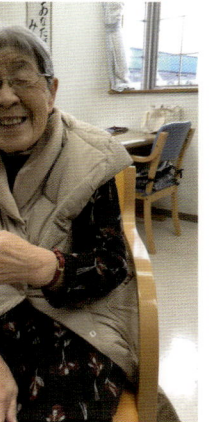

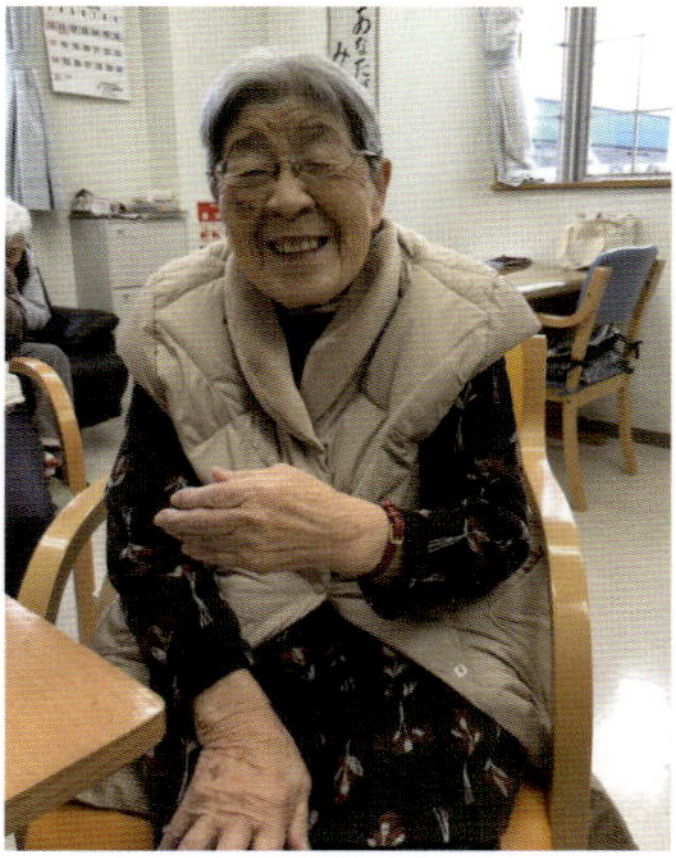

「愛の家グループホームみずなみ」で暮らす池内昭代さん

入居2カ月がたつと、「この場所にいてよい」と安心できるようになったからか、生活は落ち着き、電話の頻度も月に2、3回ほどになりました。今では得意の裁縫で布巾を仕立てたり、気の合う利用者と一緒に歌を歌うなど、笑顔が多く見られるようになっています。

認知機能の低下により、状況を理解することが難しくなるため「この場所にいてよいのか」など不安を感じやすくなります。日々の関わりの中で、不安を安心に変えるような関わりをすることによって、「ここにいてよいのだ」という安心感が得られます。

栄養改善、意欲と活力を生む

「愛の家グループホーム明石大久保町茜」（兵庫県）　ホーム長　森　直子

辻サト子さん（仮名）は親戚の手助けを受けながら1人暮らしをしていました。物忘れが増え、部屋にこもりがちになり、食事も不規則になってきたため、甥が心配し、当グループホームへ入居となりました。

入居後、辻さんは事業所になじんで穏やかに生活していましたが2年後、強い腰痛を訴えると、「骨粗しょう症による腰椎骨折」で入院となりました。入院中は治療や痛みのためにあまり動けず、食事を取らなくなり、口数も減りました。甥は「退院後は慣れ親しんだ事業所で過ごしてほしい」と思っていました。そこで、病院の医療職と甥が話し合い、事業所での生活を再開することになりました。

職員は「辻さんの元気な姿を取り戻したい」と強く思いました。まずは食事のケアを医療職と相談し、高栄養のゼリーを摂ってもらうことから始めました。徐々に通常の食事に近づけるため、食べやすいよう形状を工夫しました。辻さんが好きなようかんを提供したり、「これ、とってもおいしいですよ」と声を掛けるなど、明るい雰囲気づくりに努めました。同時に、日常生活の中で辻さんが自力で動くことができるよう、職員の間で介助の方法を統一して行いました。

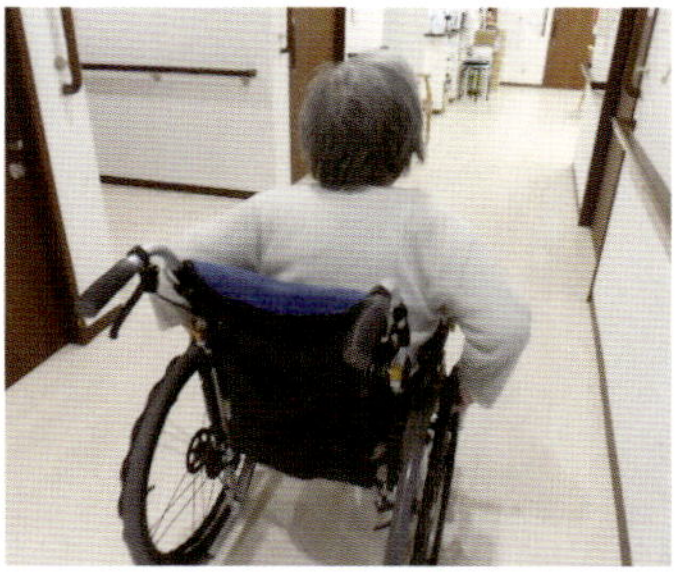
「愛の家グループホーム明石大久保町茜」の廊下で車椅子を操作し移動する辻サト子さん

すると、辻さんの表情が良くなり、食事の量も増えていきました。痛みが落ち着いてくると自分でできる動作も増えていきました。今では笑顔で職員や他の利用者と会話し、自分で車椅子を操作してフロアを行き来できるようになりました。

高齢者の食事は、栄養を摂取し体力を維持するためだけでなく、意欲や活力を生み出すためにも必要です。そのため介護者には、利用者が食事に興味を持ち「食べたい」という気持ちを引き出していく関わり、関係性をつくることも大事になります。

笑顔で自分らしさ取り戻す

「愛の家グループホーム富田林佐備」（大阪府）　ホーム長　境家　真美

中山恵美子さん（仮名）は同じ地域にある他の介護施設に入居していました。他の利用者と交流せず、表情もなく引きこもりがちでした。心配した家族の希望で、利用者が少人数で手厚いケアを受けることができる当事業所に入居することになりました。家族は「昔はもっと元気で明るかった」と話していました。家族から聞いた「元気で明るい」中山さんに戻ることができるように支援方法を考えました。

入居前の情報を整理し、中山さんの状態は人との交流が減って感情を表出する機会が少なくなったことが原因だと考えました。まず職員が中山さんと関わる機会を多くすることから始めました。職員一人一人が「1日1回、中山さんを笑顔にする」ことを目標に関わるようにしました。職員間で中山さんが笑顔になった関わりを共有しつつ、それぞれが中山さんの笑顔を引き出すように工夫しました。最初は会話で関わり、徐々に体操や散歩、家事など、身体を動かす活動も増えていきました。

その結果、中山さんは笑顔を絶やさなくなり、家事の手伝いなども積極的にしてくれるようになりました。そして昨年行われたイベント「RUN《らん》伴《とも》」（今まで認知症の人と接点がなかった地域住民と、認知症の人や家族、医療福祉関係者がたすきをつなぎ、日本全国を縦断するイベント）では、ランナーとして楽しそうに走っていました。中山さんは家族も驚くくらい元気になり、今日も楽しく笑顔で過ごしています。

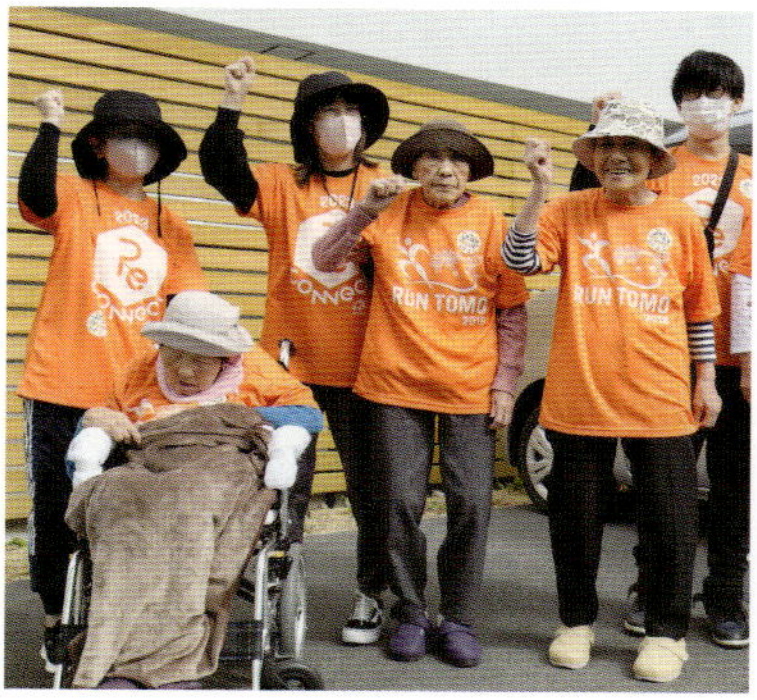

「RUN伴」のイベントに参加した「愛の家グループホーム富田林佐備」の利用者と職員

笑顔は、その人の脳が活性化され、前向きな感情が沸き上がっているサインです。笑顔が増えることで「何かをしたい」という感情が表出しやすくなります。今回、中山さんの笑顔を指標に職員が関わったことが良い変化につながりました。

自発的な動きにつなげるケア

「愛の家グループホーム千葉黒砂台」（千葉県）　中島　圭太

真田正美さん（仮名）は夫が他界後、犬と暮らしていましたが、次第に自宅に閉じこもることが多くなっていきました。また深夜に犬の散歩に出かけたり、お風呂に入れなくなるなど、真田さんの変化を家族が心配し、当グループホームへ入居となりました。

真田さんは入居当初、環境の変化で身構えていたのか、職員や他の利用者とも話をせず、警戒している様子でした。入居前から人との接触が少なく、部屋にいることが多かったということを家族から聞いていたため、無理強いすることなくコミュニケーションの輪に入ってもらうにはどうすればよいかを考えました。

まずは、真田さんが事業所での生活に解け込むため、部屋にいる時間を少なくし、仲の良い利用者ができるように働きかけました。真田さんが部屋にいる時には顔色や声色などに注意しながら、こまめに声掛けをし、リビングに出てきた時は事業所に長くいる利用者と話す機会をつくるようにしました。真田さんは、少しずつ部屋から出てくる機会が増え、話しかけてもらえば、会話を楽しむ姿が見られるようになっていきました。

その後は生活の中で役割を持てるようにと、仲の良い利用者と一緒に食器拭きをしてもらうようにしました。今ではテーブル拭き、洗面台の掃除などを自ら行い、他の利用者や職員へも自ら声を掛け、冗談なども交えて楽しそうに会話をするようになっています。

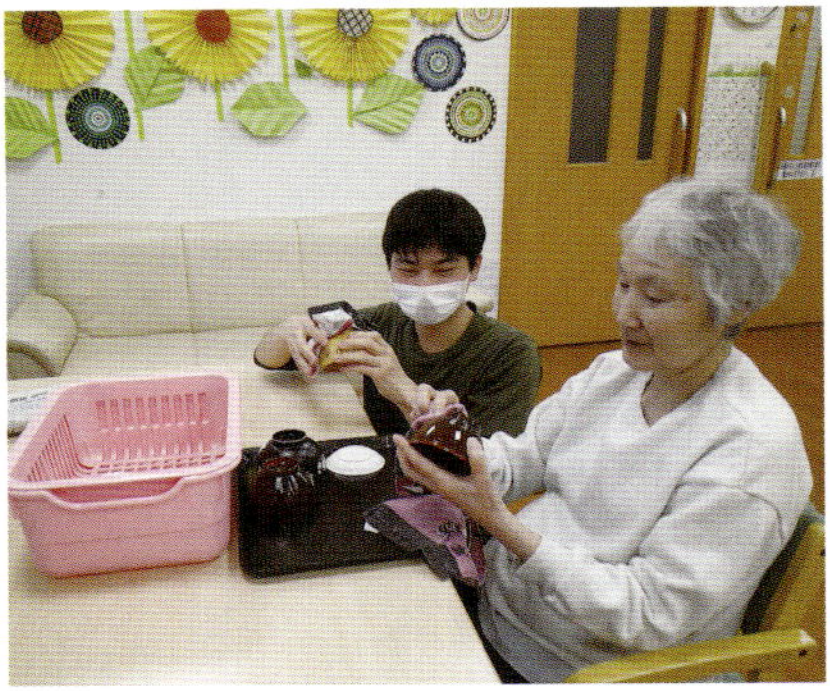

「愛の家グループホーム千葉黒砂台」で食器拭きをする真田正美さん（右）と職員の中島圭太さん

認知症の初期症状に、意欲や自発性の低下があり、家に閉じこもりがちになったり、できないことが増えたりします。コミュニケーションの機会を増やすことや、活動性を高める働きかけをすることで自発的な動きにつながります。

適切に排泄、穏やかな生活に

「愛の家グループホーム川越小ケ谷」（埼玉県） ホーム長 内田 輝子

林千鶴子さん（仮名）は、地域の支援サービスを利用しながら1人暮らしをしていましたが、部屋を片づけられず、食事も不規則になりました。便秘症で便秘薬を使用しており1日に何度もトイレに行き、トイレで長時間過ごすようになったことを長男が心配し、当グループホームへの入居となりました。

入居当初、林さんは「トイレに行く」と毎日大声で訴えました。便秘薬が1日3回処方されていましたが、うまく排泄《はいせつ》できずつらい表情を見せることがありました。また、いったんトイレに入ると長時間出て来ず、職員が何度も声を掛けてリビングに戻ってもらう状況でした。

職員は、林さんの訴えや行動は「腹部の不快感で落ち着かないことと、排泄のタイミングが分からず不安だからトイレにこもるのではないか」と考えました。便秘解消に効果がある水分摂取量の増加、林さんが好きな乳酸菌飲料の提供、体操などをケアに加えました。栄養士とも相談し、栄養補助食品も取り入れました。また、林さんが安心して過ごせるよう、頻繁に話しかけ、林さんの好きな歌を他の利用者も交えて歌いながら運動するなど、丁寧に関わりました。半年が過ぎると、次第に苦痛なく排泄ができるようになりました。トイレに長時間こもることもなくなりました。医療職と相談し便秘薬の処方も1日1回に減りました。苦痛なく排泄ができるようになり、林さんは表情や口調も穏やかに生活できるようになりました。

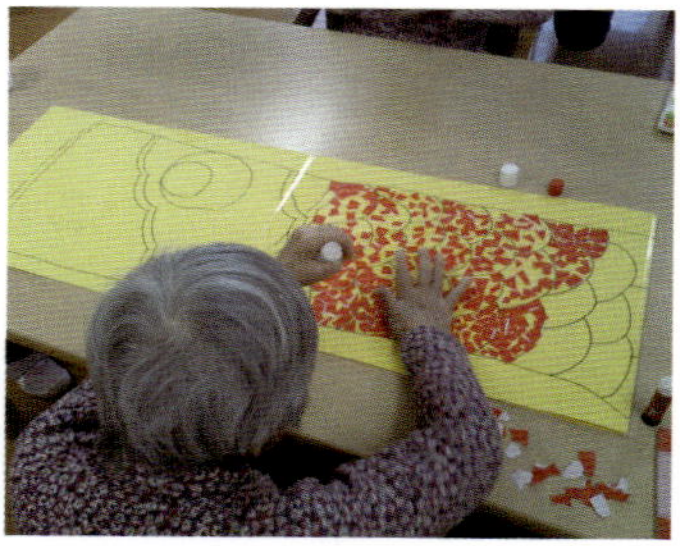
「愛の家グループホーム川越小ケ谷」で作品作りに取り組む林千鶴子さん

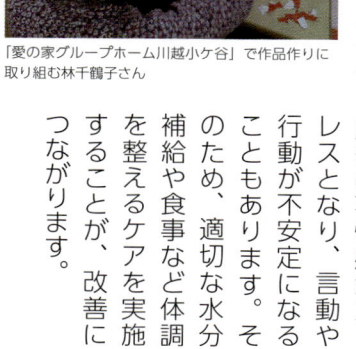

高齢者は加齢による大腸の働きの低下や、栄養・水分の摂取不足が要因で便秘になりやすいと言われています。腹部の不快感がストレスとなり、言動や行動が不安定になることもあります。そのため、適切な水分補給や食事など体調を整えるケアを実施することが、改善につながります。

脱水症状改善、言葉取り戻す

「愛の家グループホームすのまた」（岐阜県）　杉原　由有子

横山桜さん（仮名）はアルコール依存症が原因で入院され治療を受けていましたが、急な意識消失や発話の困難さがみられました。発話は「うーん」と単語程度しか聞き取れず、何を思っているか周囲もくみ取ることが難しい状態でした。精神的にも不安定で自分の身体を傷つけることもあったため、この状態では自宅生活が難しいと家族が判断し、当グループホームに入居となりました。

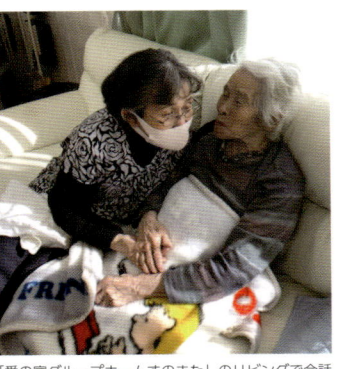

「愛の家グループホームすのまた」のリビングで会話を楽しむ横山桜さん（右）と職員の杉原由有子さん

入居後は職員の細やかな関わりもあり精神的に安定し、表情も良くなりました。しかし、依然として言葉は単語程度で、職員は横山さんが何を思っているのか、何を求めているのか、それに応えることができているかについて不安に思っていました。その不安を抱えながら、何とか横山さんが思いを発することができる方法がないか探しました。

そんな時にこのように発話ができない原因の一つが身体不調、特に脱水からくる脳の働きの低下の可能性であることを知りました。職員は「横山さんの思いを聞き、それに応えていきたい」と、本人に無理のないように徐々に1日の水分摂取量が増えるように関わりました。そして1日の水分摂取量が増えていくと、今までのように単語ではなく、「おなかがすいた」というような文章で思いを伝えてくるようになりました。その姿に家族も喜び、面会時には横山さんとの会話を楽しんでいます。

発話は脳にある記憶の引き出しから言葉を取り出し、脳から指令を出し、それに合わせて口が動くことで成り立ちます。脱水などの身体不調から脳の働きが低下すると、発話が難しくなることがあります。横山さんは、身体不調を改善することで脳の働きが活性化され、言語機能を回復することができました。

「誰かの役に立つ」生きがい

「愛の家グループホーム大阪城東中央」（大阪府）　副ホーム長　遠枝　明日美

　太田英子さん（仮名）は1人暮らしでしたが、自宅の片付けが難しくなり、長男の均さん（仮名）に自宅に来てもらい支援を受けていました。その後、内服薬を飲み間違えたり、服用を忘れてしまうなど、日常的なサポートが必要となり、当グループホームに入居しました。

　入居当初、太田さんはリビングの隅にあるソファに座り、表情が乏しい様子でした。以前の太田さんの生活を均さんに聞くと、定年まで病院で洋裁の仕事をしており、それが生きがいだったと教えてくれました。「もう一度生きがいを取り戻してほしい」という均さんの願いをかなえられるようケアに当たりました。まずは安心できる場所だと思ってもらえるよう、共通の話題から他の利用者との関係性が築けるようにサポートしました。

　また、仕事でもみんなから頼りにされていた太田さんは「誰かのために何かしてあげたい」という思いがあるのではないかと考え、太田さんの持つ強みを発揮できるよう、得意の裁縫で雑巾を仕立ててもらいました。料理やおやつ作りなどにも誘いました。ケーキを作った際には、他の利用者や職員から喜んでもらえ、太田さんもうれしかったようです。そういった生活を積み重ねることで、太田さんは生き生きとして、周囲の利用者や職員に思いやりや気遣いを持って接し、生活しています。太田さんは「私がおらな、ここは回らへん！」と笑いながら話しています。

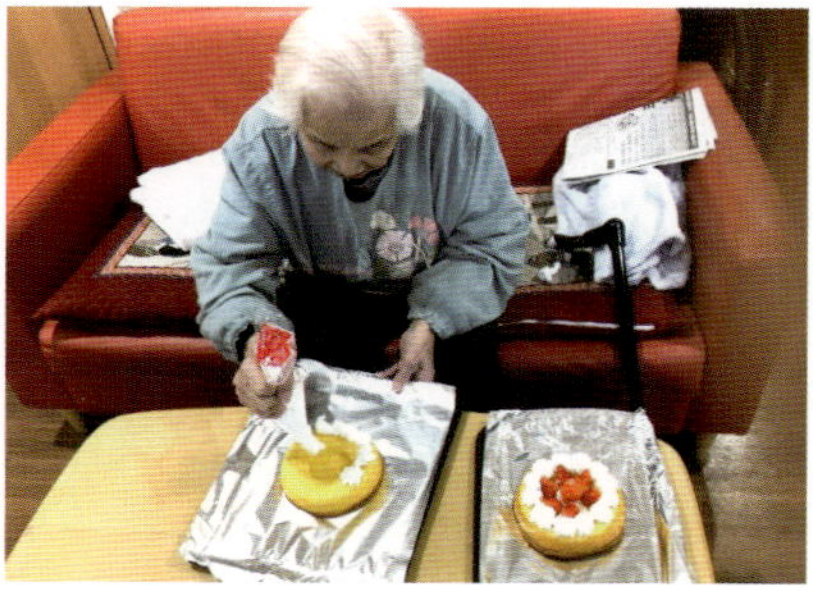

「愛の家グループホーム大阪城東中央」でケーキを作る太田英子さん

　定年退職や健康状態などにより、今までしてきた社会的な役割を喪失する場合があります。新しい役割を見つけることでやりがいや意義を持ったり、新たな人間関係を深めて自分の居場所を感じたりすることができます。

利用者の意思を尊重するケア

「愛の家グループホーム大阪都島中通」（大阪府）　森井　真由美

横井巧さん（仮名）は、当グループホームに入居していた妻・文代さん（仮名）と面会するため、近所の自宅から飼っている柴犬を連れて毎日、事業所に来ていました。しかし、文代さんが亡くなったことで、事業所と横井さんの交流は途絶えていました。ある日、横井さんが突然、「ここで飯を食わせてくれるか」と事業所を訪れたことをきっかけに、通いと泊まりの可能な併設する事業所の利用が始まりました。その中で、自宅ではあまり食事や水分を取らず、生活リズムが崩れていることが分かり、本人の希望もあって当グループホームに入居となりました。

入居してから横井さんは自室で寝ていることが多く、足元がおぼつかない様子となり、職員は「このままでは体が弱り、したいことができなくなってしまう」と心配しました。横井さんは寝ることが好きなため、自然な流れで活動機会が増える方法を中心にケア内容を検討しました。横井さんに「したいこと」「したくないこと」を選んでもらい「したい」と言ったことを行うようにしました。それをノートで共有しながら、したくないことは提案しないように職員間で統一して関わりました。そうした中で「したい」ことに誘うとリビングに出る機会が増え、歩く機会も増えました。気付くと進んで歩く練習をするなど、活動が自然と増えていきました。

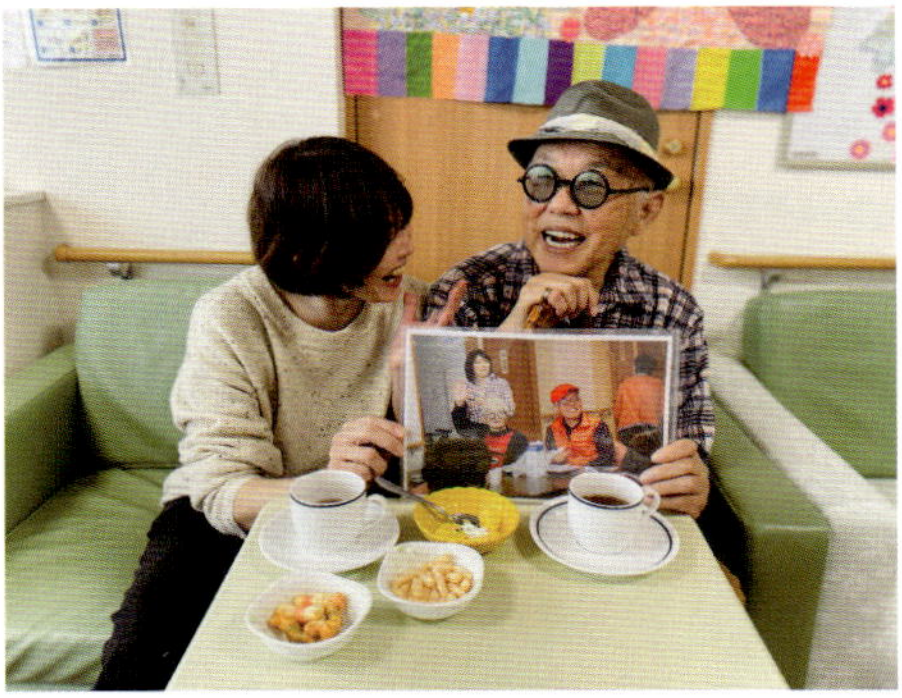
「愛の家グループホーム大阪都島中通」のリビングで職員と入居時の妻の写真を持つ横井巧さん（右）

したくないことや難易度の高いことを続けていると、「したくない」という気持ちが強くなり、かえって状態が悪化することがあります。今回のように本人に無理のないことを続け、「したい」と思うことを優先的に取り組むことが活動機会の増加には必要です。

体調が改善、飲酒や喫煙OK

「愛の家グループホーム筥松」（福岡県）　ホーム長　吉田　味令

和田儀一さん（仮名）はサービス付き高齢者向け住宅で暮らしていました。食事に偏りがあるだけでなく、禁止されているたばこを部屋で吸ったり、人に迷惑をかけるなどの行動が多く見られ、退去を迫られました。和田さんの子どもたちが当グループホームに見学に来て、入居が決まりました。

入居時、和田さんは「みんなに捨てられた」という気持ちが強く、暗い表情で生活をしていました。和田さんらしく生活をしてほしいと考え、入居前は禁止されていたたばこについて、居室ではなく決めた場所であれば吸えること、大好きな酒も体の状態によっては飲めることを伝えました。和田さんは1日40錠もの薬を服薬していました。医師から「健康になり、減薬できればアルコールも飲んでいい」と言われました。健康になり、大好きなアルコールを飲めるようになるために食事をしっかり取り、体を動かすようにしました。また、「誰かのためになりたい」という気持ちが強く、当事業所の庭の草むしりを自らやってくれました。

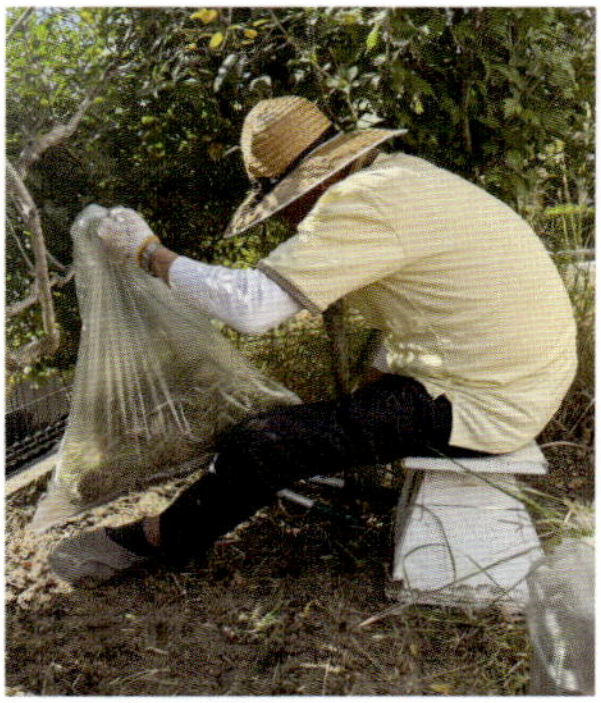

「愛の家グループホーム筥松」の庭の草むしりをする和田儀一さん

その後に体調が整い、薬も順調に減って半分程度になりました。大好きな酒はまずはノンアルコールのビールやワインから始めました。この晩酌タイムは午後9時ごろから職員と和やかに始まります。職員に昔の話やこれから自分がやりたいことなどをうれしそうに話してくれます。寒い時でも、たばこを吸う時は決められた場所で吸い、事業所の職員や他の利用者との関係を崩さないように決まりを守りながら、自分らしい生活を続けています。

グループホームでの生活は、住み慣れた地域で自宅にいた時と同様の生活を継続できるというメリットがあります。体の状態や場所に制約がある場合もありますが、アルコール摂取や喫煙なども認められ、その方らしい、ストレスの少ない生活を送ることができます。

感情制御難しく、怒りを表出

認知症戦略部　髙橋 綾

今回は認知機能障害の悪化や身体状況などによって左右される「行動・心理症状（周辺症状）」の一つで、よく取り上げられる「怒りっぽくなる」を例に解説していきます。

皆さんは最近、誰かに怒ったことはありますか。怒った人は、なぜ怒ったのでしょうか。理由もなく怒った人はいないのではないでしょうか。「ここで怒ってはいけない」と我慢した人もいたかもしれません。

認知症の方は脳の前頭葉が障害されることがあり、感情の制御が難しくなります。例えば「怒り」という感情の制御が難しくなると、自分にとって不快な言葉や出来事があると我慢できなくなるため「前はあのようなことで怒らなかったのに」と思われ「怒りっぽくなった」と捉えられます。

しかし、本人にとって「怒り」をもたらす原因が増えたわけではなく、我慢して見えていなかった「怒り」が見えるようになっただけです。そのため本人が穏やかに生活するためには周囲の人は**「怒りっぽくなった」ことを問題にせず、「怒った原因は何か」を考える**必要があります。

例えば、「怒った」という状況をみたときに、関わる人の言葉の表現・表情、周囲との関係など、本人にとって不快なことが必ずあります。解決するためには不快な言葉や状況を、心地よいと感じることに変化させることです。

ただ、「怒りっぽくなる」原因は脳の障害以外にも、睡眠不足や脱水などの体調不良によることも多いです。私たちは「昨日、眠れていなかったから、今日は早めに寝よう」と対処することができますが、認知症の方は記憶障害などによってできないことが多いです。本人は自覚できないため、普段の生活をよく知る人がよくある原因を知り、その可能性を考える必要があるのです。

怒りが見えるまでの流れ

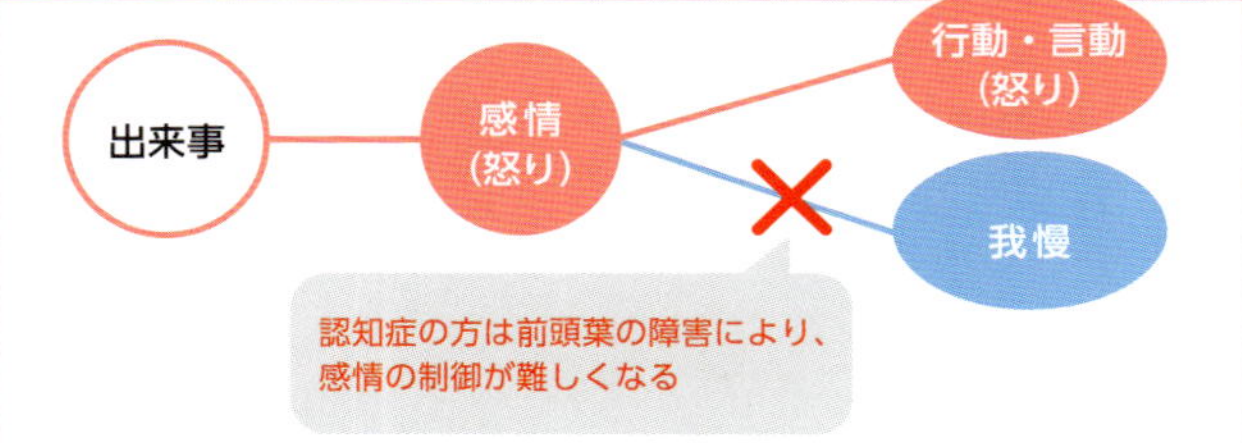

「怒りっぽい」人への対応
- 怒る原因が増えたわけではなく、我慢して見えていなかった怒りが見えるようになった
- 我慢できないことが問題ではなく、怒りの感情を引き起こす出来事を問題として考える

自宅と同じような生活を

「愛の家グループホーム日野万願寺」（東京都）　井元　ゆかり

　当グループホームは10年前にオープンし、その第1号の入居者が戸田やす子さん（仮名）です。戸田さんは夫が亡くなった後、1人暮らしをしていました。介護サービスを利用していましたが、認知症は少しずつ進みました。戸田さんの様子を見に来ていた長男は、火の始末を心配し、このままの生活は難しいと考え、入居が決まりました。

　入居当初は、自宅に帰りたい気持ちや自分以外に入居者がいない状況から「家に帰ります」と荷物をまとめ、上着を着て玄関に向かう毎日でした。戸田さんの不安な気持ちを少しでも和らげたいと、職員は否定することなく、飽きるまで一緒に歩き続けました。入居者が一人、また一人と増えてくると、少しずつ他の利用者と家族や故郷などについての会話を楽しむようになりました。

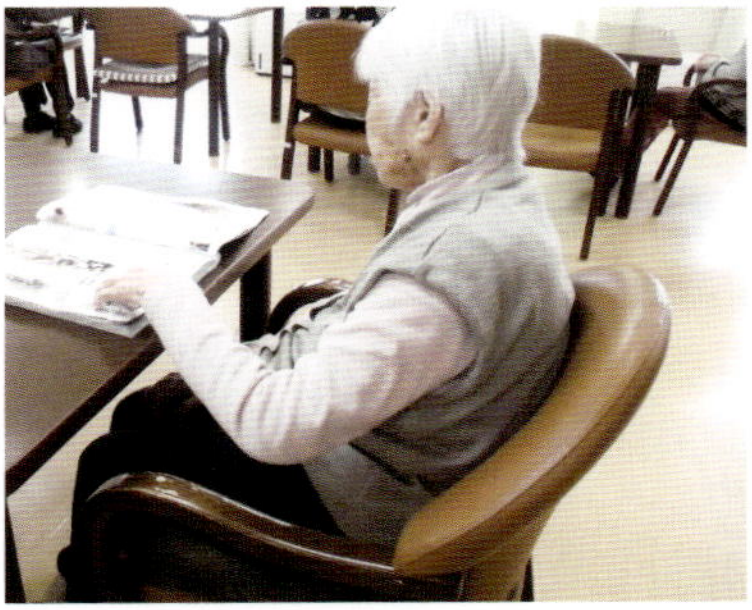

「愛の家グループホーム日野万願寺」で雑誌を眺める戸田やす子さん

　また、戸田さんの部屋を自宅のようにくつろげる環境にしたいと考え、思い入れのある鏡台やいつも弾いていた大正琴などを自宅から持ってきました。鏡台を部屋に置くと、すぐに鏡台の引き出しに大事なものを入れる姿が見られました。大正琴を職員と共に練習するなど趣味の時間をつくることもできました。そして大正琴の演奏を披露する機会を設けると、職員や他の利用者に褒められ、とてもうれしそうにしていました。今では、自宅に帰りたいと言うことは少なく、事業所を安心できる場所と思って生活できています。そして戸田さんは96歳になりましたが、今でも変わることなく歩き続けています。

　グループホームにおいても、自分の大事なものやなじみのあるものを身近に置き、自宅で生活するように過ごすことができます。趣味活動を継続し、コミュニケーション機会が多い環境で生活することで、心身状態の安定を図れます。

心地よい関わり積み重ねる

「愛の家グループホーム大分花津留」（大分県）　副ホーム長　杉本　昌史

　井本ユウ子さん（仮名）は記憶障害がありますが、通いの介護サービスを利用し1人暮らしをしていました。しかし、その事業所が閉鎖することになり、子どもたちは、井本さんがその生活を継続することは難しいと考え、入居できる介護施設を探しました。子どもたちが当グループホームのブログを見て興味を持ち、井本さんと見学に来ました。見学後、子どもたちが「これだけ良いところは他にはない、絶対にここがいい!」とすぐに決断して入居となりました。

　井本さんは入居当初、記憶障害の影響からか「なぜここにいるのか」が分からず「自宅に帰りたい」と話をしていました。当事業所が大切にしているのは、利用者に笑顔で接し、思いに寄り添って「何を求めているのか」を観察から読み取り、すぐに応える関わりです。井本さんとの会話から「私は元気で体を動かすのが好きなの」という言葉を聞くと、すぐに食器洗いや掃除などの家事仕事を一緒にできるように関わりました。すぐに井本さんの表情は良くなり、楽しそうに会話をするようになりました。

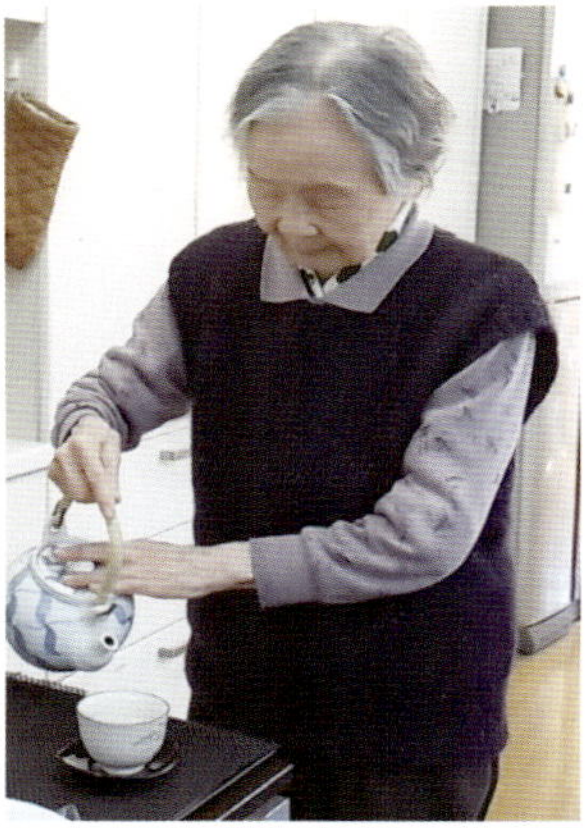
「愛の家グループホーム大分花津留」で役割を持ちながら生活する井本ユウ子さん

　そのことを職員間で共有し、毎日、同じように過ごすことができるようにしました。すると「自宅に帰りたい」とは言わなくなりました。今も井本さんは変わらずに元気に家事仕事を楽しみながら過ごしています。子どもたちには、当事業所の大切にしていることが見学時に伝わっていたようで「やっぱりここで良かった」と、うれしい言葉をもらいました。

　認知症の方は記憶障害の影響から、実際にあった出来事を覚えていないことがありますが、その時に抱いた感情は残っています。そのため、本人が心地よいと感じることを積み重ねることで、今回のようにすぐに安心感を抱くことができます。

一緒に歩いて信頼関係を築く

「愛の家グループホーム江戸川鹿骨」（東京都）　ホーム長　柿間　洋子

三輪カスミさん（仮名）は自宅で1人暮らしをしていました。2人の娘が用意した食事が残っているなど認知機能の低下が顕著に見られていました。散歩が好きで、一日に何度も外に出かけて戻れなくなるようになり、2人の娘は三輪さんにGPS（衛星利用測位システム）をつけました。仕事中も見守り、迷い始めるとその都度、職場から対応を続けました。しかし、離れて生活していたので、三輪さんが1人で生活を継続することは難しいと考え、当グループホームへ入居となりました。

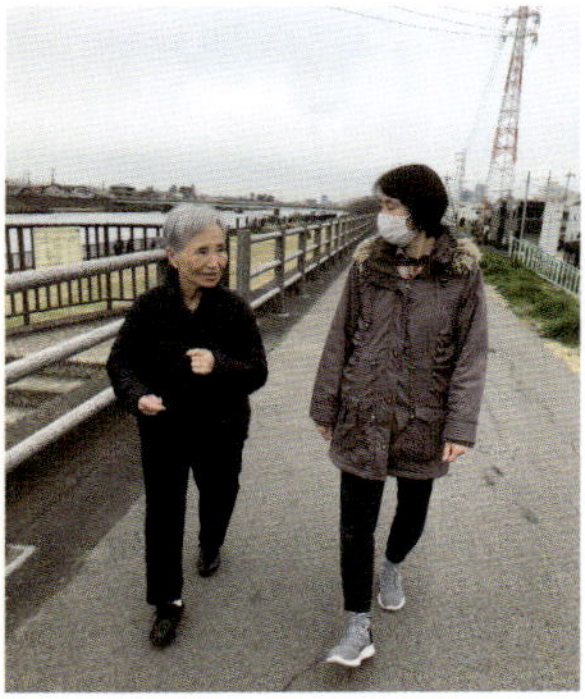

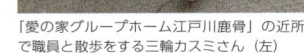

「愛の家グループホーム江戸川鹿骨」の近所で職員と散歩をする三輪カスミさん（左）

入居後、三輪さんは強い口調で、「家に帰る」と言い、厳しい表情で事業所の中を歩き回っていました。職員が声をかけても、会話は続きませんでした。職員は三輪さんの「家に帰りたい」という当たり前の気持ちに寄り添いたいと考え、三輪さんが「家に帰る」と話した時には「一緒に行かせてください」と伝え、一緒に外に出ました。外を歩いても厳しい表情が続くこともありました。そんな時は三輪さんに寄り添い、気持ちが落ち着くまで1時間以上歩きました。

長い散歩を繰り返すうちに、徐々に三輪さんと職員の会話が続くようになりました。今では強い口調や厳しい表情で事業所を歩き回ることもなく、穏やかに過ごすことができています。好きな散歩も継続しています。職員は三輪さんの様子をこまめに娘たちに伝えました。入居時には不安気だった娘たちも三輪さんの変化を大変喜び、面会に来る回数も増えています。

施設に入居すると、生活環境が変わったことでの混乱から不安が強くなり、言動が落ち着かなくなることがあります。今回は三輪さんの「家に帰りたい」という気持ちをくみ取り、寄り添って一緒に行動することで信頼関係を築き、三輪さんの安心感につながったと考えられます。

「自分でできること」を尊重する

「愛の家グループホーム葛飾青戸」（東京都）ホーム長　倉前　春奈

藤田大吾さん（仮名）は妻や長男夫婦と同居していました。1年前に妻が当グループホームに入居後、藤田さんは毎日会いに来ました。昔から言葉遣いに厳しく、何事も人に頼らず自分で行いたい性格でした。徐々に身の回りのことができなくなっても家族の手伝いを拒み、次第に着替えや入浴も行わなくなりました。心配した家族が妻と同じ介護施設への入居を提案し、藤田さんも「妻がいるところなら」と受け入れました。

入居当初、職員の声掛けが気になって毎日怒っていました。職員の手を借りずに自分で行いたい様子で、入浴の見守りなどを必要とせず、1人で入ることを希望しました。職員の声掛けによっては入浴を断ったり、入浴中に何度も状況を確認されて怒ったりしました。職員は藤田さんの気持ちを尊重し「入浴の準備ができましたがどうされますか」と行動を選択してもらう声掛けに変え、入浴中はいつでも介助できる場所から見守ることにしました。

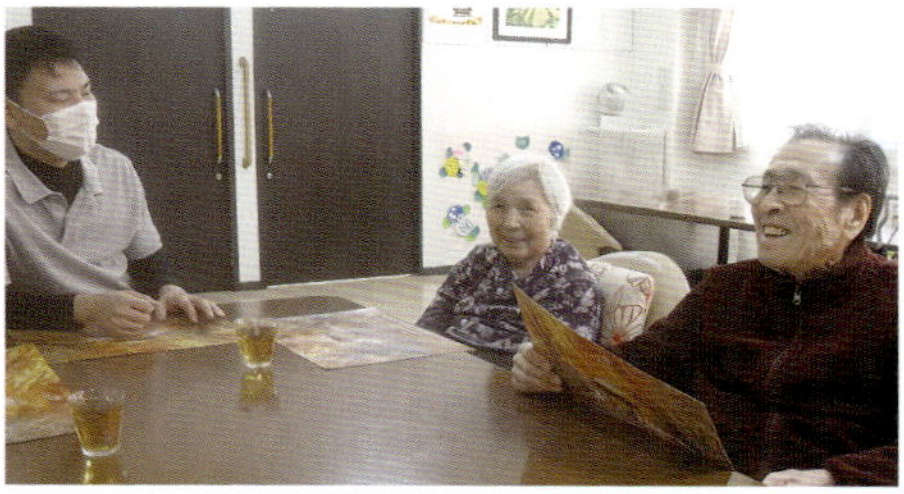
「愛の家グループホーム葛飾青戸」で妻や職員と談笑する藤田大吾さん

歩く際にふらついて転倒していましたが、自主的に運動に取り組む様子があり、そばで見守りました。声掛けや関わり方を変えたことで藤田さんは怒らなくなり、職員と笑顔で会話ができています。今では食事前の号令を担当し、時には「今日も一日良い日になりますように」と付け加えてくれます。同じフロアにいる妻と過ごし、自分のことは自分で行えるよう支援しています。

介護職が大切にすべき考え方として、利用者が「できることは自分で行う」と発言した場合は、身体機能の維持や自信にもつながるため、尊重します。声の掛け方や関わり方を変えることで、意欲的に行動ができる生活に変わり、他の利用者との関係も良くなることが多いです。

観察や生活歴把握で活動の幅

「愛の家グループホーム市原国分寺台」（千葉県）　副ホーム長　本間　慎之介

森内裕子さん（仮名）は60代で認知症を発症し、サービス付き高齢者向け住宅に入居していました。生活全般の介助が必要になったことから、当グループホームに入居しました。

入居当初は職員との会話も理解していましたが、徐々に場所や状況を認識したり、会話を理解したりすることが難しくなっていきました。トイレに行っても何をすればいいか分からなくなるなど、判断ができないことがありました。

職員が森内さんの行動を観察すると、多くの言葉が含まれた表現で話しかけられると理解しづらいことが分かりました。複雑な言葉や表現を避け、できるだけ短い言葉にし、シンプルな表現で伝えるようにしました。また言葉だけでは伝わりづらいことについては絵やジェスチャーを使うようにし、視覚的な手がかりで情報を補足しました。森内さんの日々の行動から、そわそわと落ち着かなくなったときは尿意をもよおしている場合が多く、そのタイミングでトイレの絵を見せると笑顔になり、スムーズにトイレに行くことができました。

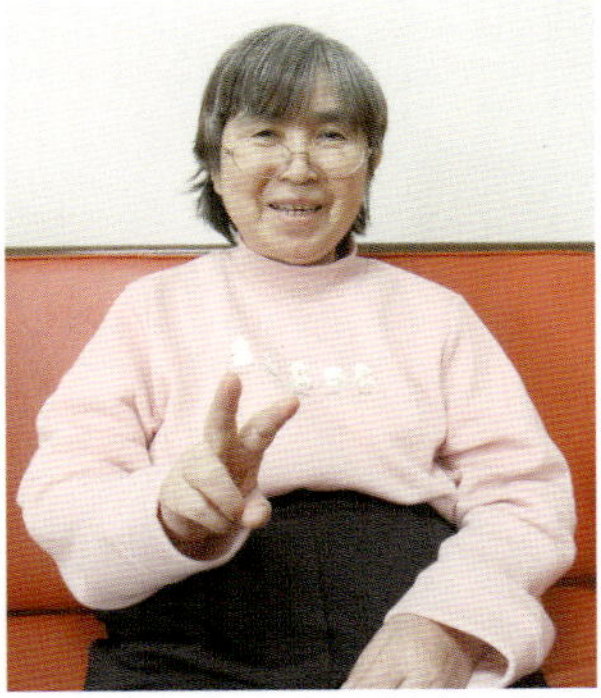

「愛の家グループホーム市原国分寺台」で暮らす森内裕子さん

また森内さんは小学校の先生をしていた経験があることから「先生」と呼び掛けるとにっこりと笑顔になりました。そこで「先生、○○しませんか？」と声を掛けると応じてくれるようになり、今までやらなかった家事や運動などにも参加するようになりました。森内さんに合った働きかけを行うことで活動の幅が広がりました。

認知機能の低下などにより複雑な言葉や表現を理解することが難しくなることがあります。その方の状態や特性に合わせた工夫によって、コミュニケーションを取ることができます。また、生活歴などの背景や性格に合わせたアプローチで、意欲を引き出すこともできます。

「生活の時間軸」を整える

「愛の家グループホーム小平上水南」（東京都）　青木　愛

田所敏郎さん（仮名）は96歳の頃、妻や長男と暮らしていました。認知症が進行し、外出すると家に戻れなくなることが増え、在宅生活が困難となり、当グループホームに入居となりました。

入居当初は、処方されている薬の数が多く、睡眠薬も何種類か服用していました。そのため昼間は眠気が強く、うとうとしており、介助がないと食事が進まない状態でした。しかし夜間になると活発に動き出し、ベッドの上に立ったり、ベッドの柵をまたいで乗り越えたりと、転倒のリスクがあり職員は心配しました。訪問医に相談し、薬の見直しや減薬を行いました。昼間は声掛けを多くし、日光浴や体操、散歩などの活動に誘いました。夜間の落ち着かなさは脱水症状が要因でもあるため、体を動かすタイミングで水分摂取量を増やしました。

すると、少しずつ会話の機会も増え、他の利用者とコミュニケーションを取るようになりました。また、昼間に起きている時間も増え、自分で食事を取ることができ、食事摂取量も増えました。今では、昼は起きて夜にしっかり眠り、夜間に起き出すことはなくなりました。97歳になり、自分でできる身の回りのことを行いながら、活動的に生活しています。

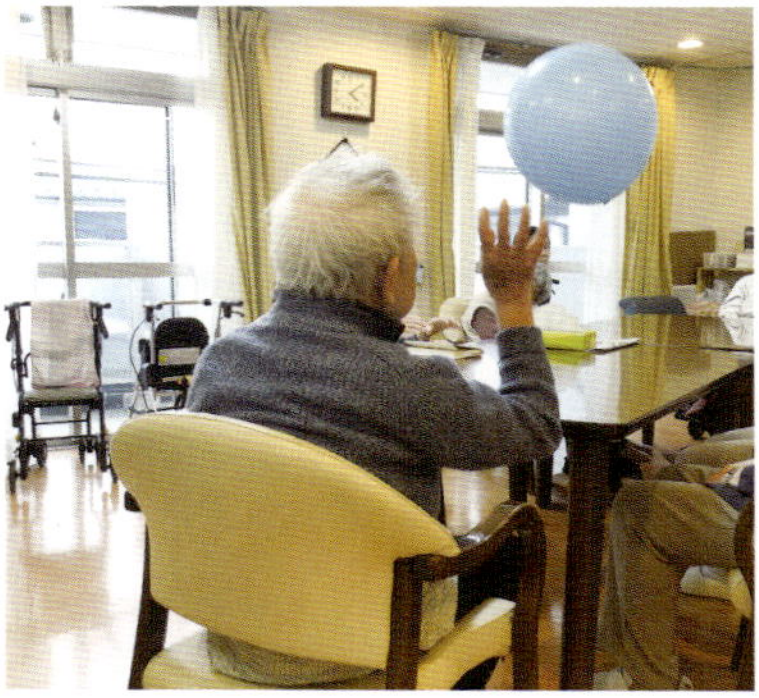
「愛の家グループホーム小平上水南」で風船バレーを楽しむ田所敏郎さん

睡眠薬には、眠りにつきやすくするための睡眠導入剤のほか、睡眠の状態に応じて作用時間が異なるものがあり、その人に合わせて処方されます。服用する時間や薬の作用時間などが状態に合わないことで、起床後まで眠気が残り、活動につなげられないことがあります。今回、利用者の状態を確認し、医療と連携して薬の見直しを行い、昼間の活動につなげるための取り組みを行うことで、生活の時間軸を取り戻すことができました。

家族と協力してケア実践

「愛の家グループホーム岐阜羽島」（岐阜県）　ホーム長　藤掛　大樹

中村怜さん（仮名）は記憶障害の影響から身の回りのことを一人で行うことが難しくなり、親族の勧めから当グループホームに入居となりました。

入居当初は親族宅まで歩いて外出することができていました。しかし胆管炎の発症を繰り返し、入院することが続きました。入院を繰り返す中で身体機能の低下が顕著となり、立つこと・歩くことができない状態になりました。治療を受けて退院しても発熱する日が多く、食事は提供している量の1割にも満たない摂取量になりました。

職員は中村さんの状態が少しでも良くなればと、食事の支援について「好きなものであれば食事を楽しみながら食べる量も増えるのでは」と考えました。家族から中村さんがアイスやプリンが好きなことを聞き準備すると、うれしそうに食べられました。また、一人では寂しさで意欲が出にくいと考え、リビングで他の利用者と関わることができる機会をつくりました。

そうした関わりを続け、徐々に食事の摂取量は9割程ほどに増え、体重も増加しました。家族もその変化を喜び、職員に他にもできることを教えてくれるようになりました。正月には中村さんが好きな数の子を一緒に食べてもらうなど、家族と一緒にケアに当たっています。立つことが難しかった中村さんは現在、安定して立てるようになり、身体的にも良い変化がみられています。

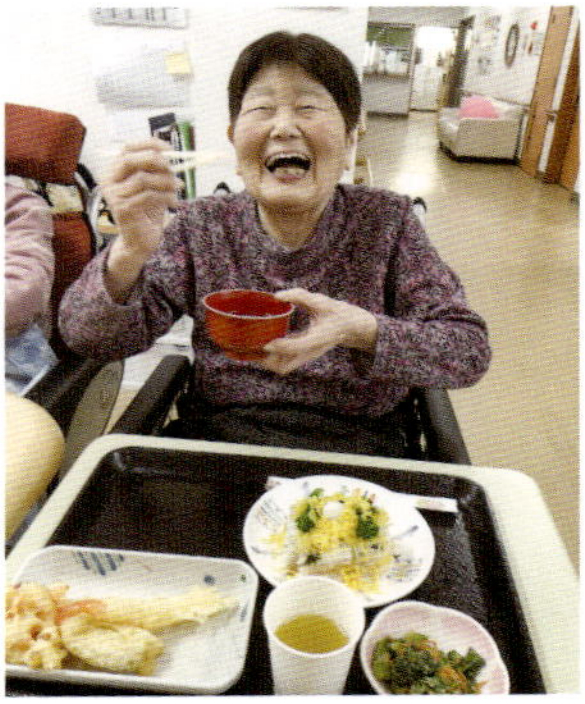

「愛の家グループホーム岐阜羽島」でおいしそうに食事する中村怜さん

身体の不調は精神面に影響を及ぼし、食欲を減退させ、食事摂取量が減少するなどの生活に影響があります。認知症グループホームは本人が好きなものを提供できる環境と、周囲の人とつながっていることを感じることができます。その利点を生かして、中村さんは回復することができました。

共同生活で安心感を得る

「愛の家グループホーム荒川南千住」（東京都）　副ホーム長　米村 拓郎

安藤夏子さん（仮名）は1人暮らしで、人との関わりの薄い生活をしていました。長男は、週3日泊まり込みで様子を確認していましたが、高額な商品を買ってしまったり、何かがあると近くの警察署に駆け込むなどの行動が増えていきました。安藤さんだけでの生活は難しくなり、当グループホームへ入居しました。

入居後、不安そうな様子で「家に帰る」「警察に行きます」と、つえを突きながら事業所内を歩き回っていました。職員は安藤さんの言動の裏側に「何でここにいるのか分からず不安なのではないか」と考えました。

まずは職員の顔を知ってもらって事業所に慣れてもらいたいと、食器拭きや洗濯物畳みなどを一緒に行うなど関わりを増やしました。すると職員の顔を覚え、安藤さんから声を掛けてくれるようになりました。また、気の合いそうな利用者と食事の席を近くしたり、夕食後に話ができる環境をつくることで、事業所内での交流機会も増えていきました。

徐々に安藤さんの言動は落ち着き、体操や歩行練習を積極的に行い、笑顔が多く見られるようになりました。今では、つえを使わなくてもふらつかず歩けるようになっています。長男は「母は自宅にいた頃、他の人との関わりがなく、会話も笑顔もないまま暮らしていましたが、愛の家に来て本当に変わりました。体の調子も良さそうだし、笑顔で、他の利用者と話す姿を見ると安心します」と、安藤さんの変化に驚きながら大変喜んでいます。

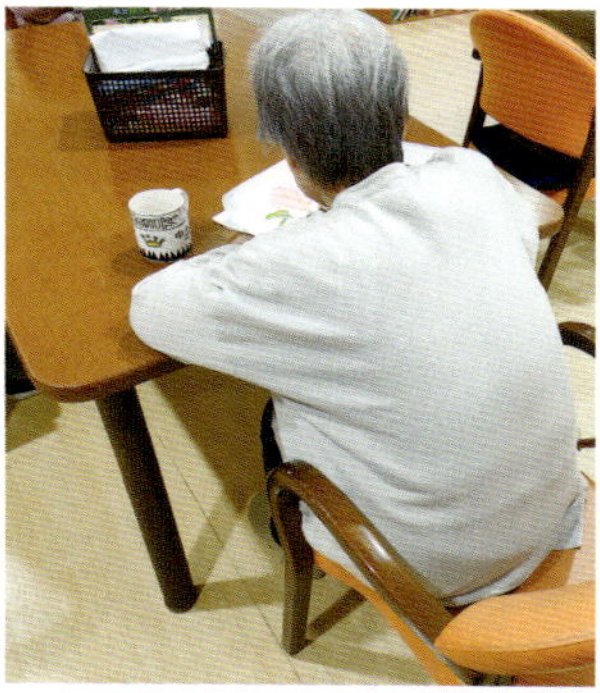
「愛の家グループホーム荒川南千住」で塗り絵をする安藤夏子さん

グループホームは同世代の方と共同生活を行うという利点があります。共同生活の中で、利用者や職員とコミュニケーションを取り、活動をすることで、孤独感を軽減し、不安を安心に変えることができます。

「できる」積み重ね驚きの変化

「愛の家グループホーム堺日置荘北町」（大阪府） 宇根 太郎丸

青木繁さん（仮名）は肺炎を繰り返し体調を崩して入院していました。自ら話さなくなり、食事や歩行などの日常生活動作も困難で、退院と同時に当グループホームに入居しました。

病院から事前に「難聴で自ら話すことも難しく、筆談でのコミュニケーションが必要」と聞いていました。それでも入居後、青木さんは職員の言葉を聞き取って簡単な会話もできることが分かりました。職員が積極的に話しかけると、次第に表情も豊かになり、青木さんから話すことも増えていきました。また短い距離であれば、介助なしで歩けました。

青木さんの状態がもっと良くなるのではないかと思い、さらなる支援を検討しました。入院中に自力での排尿が困難となって尿を排出するための管をつけていたことが、歩行を妨げる要因となっていたので、トイレで用を足すことを目指しました。往診医と連携し、トイレで排尿することができるようになりました。管を外せて歩行もしやすくなったため、リビングから自室まで、職員と歩く練習をしました。毎日繰り返し歩くことで歩行も安定し、今では一人で事業所内を歩くことができるようになりました。職員だけでなく、他の利用者とも笑顔で交流しています。家族は、予想していなかった青木さんのうれしい変化に驚いていました。

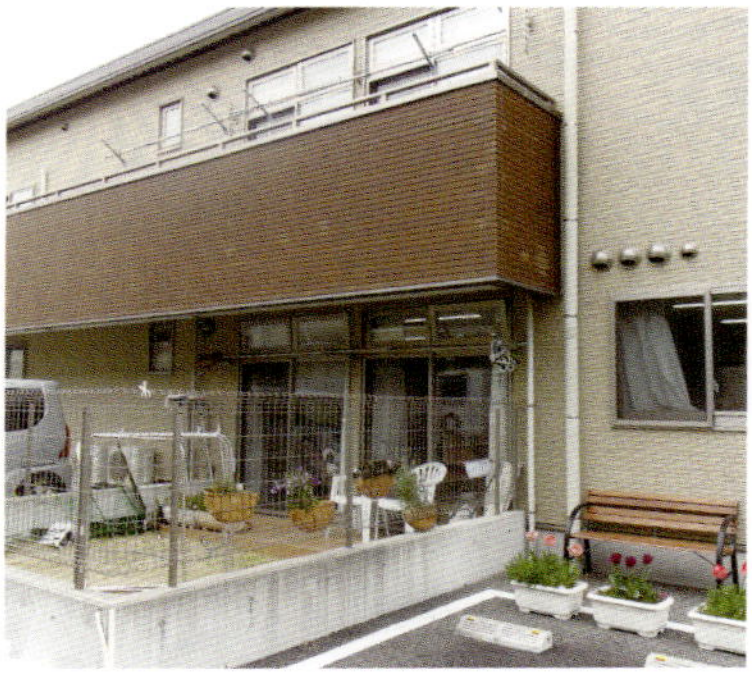
「愛の家グループホーム堺日置荘北町」の外観

今までできていたことができなくなるなど、身体的な能力や機能の喪失を経験することで、意欲や自信をなくし悪循環となることがあります。対話や日々の関わりを通して周囲との信頼関係を築き、歩行や日常生活動作など「できる・できた」という経験を積み重ねることで、自信を回復し、本来持つ力を発揮できるようになります。

外部に関心向け 心の安定に

「愛の家グループホーム練馬早宮」（東京都） ホーム長 半田 龍子

田辺美佐子さん（仮名）は強い不安によって夜に眠れず、呼吸困難になるなど生活に支障が出て、入院を繰り返していました。気になることがあるとすぐに長女の典子さん（仮名）に電話をかけていました。典子さんが仕事中でも10分おきに電話をかけて、興奮し怒りをぶつけることもありました。精神的に落ち着かず自宅での生活が困難になり、当グループホームに入居しました。

入居後も不安や不満を訴え、持参した携帯電話でいつでも典子さんに電話できるようにしていました。典子さんら家族の負担を少しでも軽減できるよう、不安などを訴える際には、私や職員が受け止め、納得・安心するまで話を傾聴しました。また「散歩をしたい」という田辺さんの希望をかなえられるように支援をしました。しかし時に希望のかなわないことがあると感情的になり、強い言葉を他の利用者や私たち職員にぶつけることもありました。

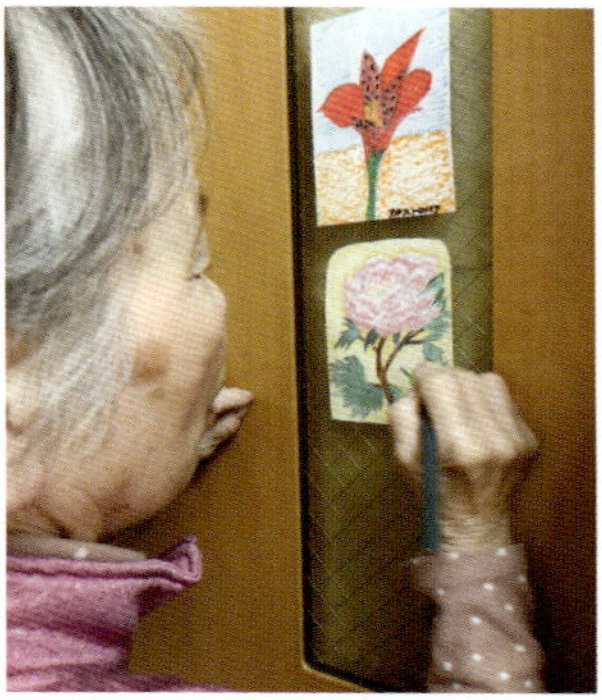

「愛の家グループホーム練馬早宮」で趣味の絵を描く田辺美佐子さん

田辺さんが落ち着いた気持ちで過ごせるよう、支援を考えました。これまでの様子から、屋外での活動が減るとストレスを感じて感情的になってしまうことが分かり、散歩以外でも屋外で活動する機会を増やすようにしました。事業所の庭の手入れや掃除、草取りなどに誘うと、田辺さんは生き生きと取り組んでいました。興味や関心に合わせた「したいこと」を生活に取り入れることで、心の安定を図ることができるようになりました。現在では新たに絵を描くことも始め、楽しみを持ちながら生活しています。

自己や内面への関心が高まると、他者とのつながり不足から孤独感を生じ、感情の制御が難しくなって興奮や怒りを表出することがあります。外出や趣味により外部への関心を増やすことで、心の安定を図ることができます。

「自分で歩く」願いをサポート

「愛の家グループホーム板橋高島平」（東京都）　ホーム長　関谷　秀夫

米沢正子さん（仮名）は、自立度が高い人向けの高齢者住宅に入居していましたが、認知症の発症に伴い自発的に動くことが少なくなるなど、今まで以上に介護が必要な状態となっていきました。このままでは状態が悪くなる一方であると後見人のいとこが考え、認知症ケアを専門とする当グループホームに入居となりました。

入居当日は環境が変わった影響からか戸惑うような様子がみられましたが、翌日には近くの席の方と談笑するなど、落ち着いて過ごされるようになりました。しかし、入居前に動く機会が減っていた影響で、自分の力で立つことや歩くことは難しい状態でした。できることが少しでも増えたらと、歩行練習のために職員が歩行器を用意すると、何とか歩こうと体を動かしました。職員はその姿を見て「自分で歩きたい」という米沢さんの気持ちを感じ「何とかして歩くことができるようになってほしい」と思いました。

歩くことができるように家事仕事で少しでも立つ機会を増やし、数歩でも歩く機会を設けました。

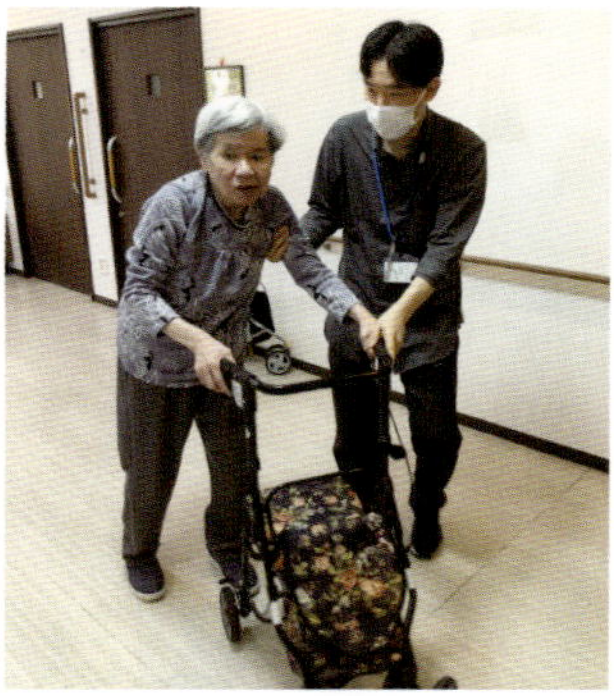

「愛の家グループホーム板橋高島平」で歩行訓練をする米沢正子さん（左）

また体に筋肉がつきやすいように食事に高タンパクの食材を多く取り入れました。そうして1カ月後には15ｍ程度は自分で歩くことができるようになりました。加えて米沢さんが「散歩に行きたい」と希望し、外で散歩をすることが習慣となり、徐々に歩行能力が向上していきました。現在では近所の公園まで笑顔で散歩に出かけています。

認知症の発症に伴って活動する機会が減り、身体機能が低下することがあります。しかし今回の米沢さんのように適切な生活習慣と歩く機会を増やすことで改善することが可能です。身体機能が向上することで、さらに意欲も向上します。

猫背を改善、活気取り戻す

「愛の家グループホーム中原下小田中」（神奈川県）　副ホーム長　市川　里栄子

花田龍子さん（仮名）は、自宅で家族と生活していました。しかし、家族が仕事で不在になる日中は、１人で過ごしており、薬を飲み忘れたり、通院を忘れたりすることもありました。本人も家族も不安を感じており、当グループホームに入居することになりました。

花田さんは背中が丸まった姿勢で、頭も下向きになっており、歩く時も前が見えないため、転倒の危険がありました。背中や首の痛みを訴えており、生活全般に支障が出ていました。この姿勢を改善することで、生活がしやすくなり、できることが増え、意欲も向上するのではないかと考え、支援をしました。歩くときに頭を上げて歩いてもらうようにしたり、両手を上げて上を向く体操を毎日実施しました。痛みがある際には無理ない程度に行ってもらうようにしました。他の利用者とともに実施したことで、継続して行うことができました。

また、花田さんは「誰かの役に立つことがしたい」という思いもあったため、家事への参加もしてもらうようにしました。立って洗濯物を干すことで、自然と丸まった背中を伸ばす姿勢が取れるようになりました。３カ月後には、背中や首の痛みを訴えることもなくなり、次第に姿勢の改善が見られるようになりました。姿勢が良くなるにつれて動きやすくなり、家事もできることが増えました。１人で自由に歩けるようになりました。家族もこの変化に「表情が豊かになり、活気が出てきてうれしい」と話しています。

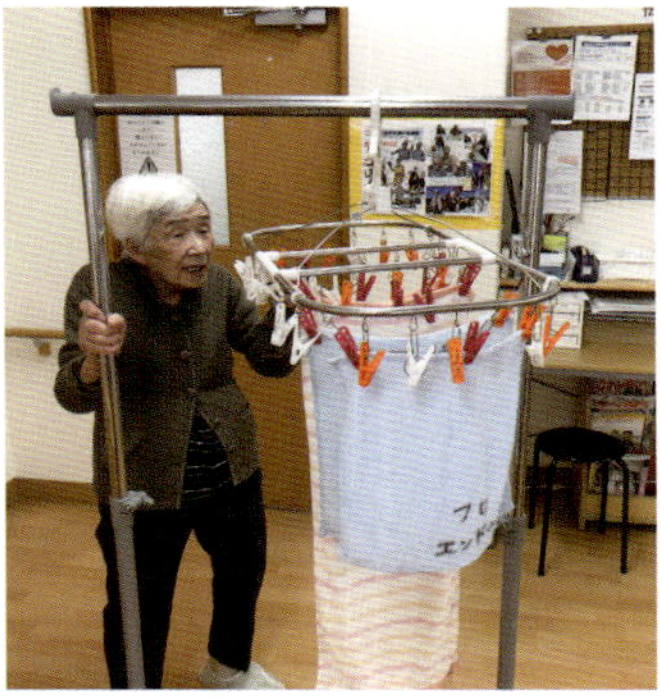

「愛の家グループホーム中原下小田中」で洗濯物を干す花田龍子さん

高齢者は筋力低下などによって猫背になると呼吸しづらくなり、さらに筋肉の動きが悪くなります。活動が制限されたり、痛みがあることで気持ちも落ち込み、身体的にも心理的にも生活に支障をもたらします。

得意の祝い唄で活躍機会

「愛の家グループホーム板橋小茂根」（東京都）　ホーム長　村田　泰子

吉川伸江さん（仮名）は、認知症の状態で1人暮らしをしていました。三味線や民謡が好きで週2回、地域住民と稽古をしていましたが、新型コロナウイルスの流行で活動ができなくなりました。また、短期間に骨折が続き、認知症の症状が進みました。自宅での生活が難しくなり、他の介護施設を経て、当グループホームに入居しました。

職員は、吉川さんが好きな民謡のDVDやCDを集めてリビングで視聴する時間をつくりました。しかし、リビングでは他の利用者の会話が聞こえてくるからか集中できない様子で「ここから出してください」と不安な様子で出口を探していました。このようなことが続き、吉川さんに苦手意識を持つ職員がでてきました。

そこで、吉川さんの得意なことや職員を思いやって話してくれることなどの出来事を中心に記録していきました。すると職員の意識が変わり、吉川さんに関わる機会が増えていき、吉川さんは安心して過ごすことができるようになりました。落ち着いて生活ができるようになったことで、ボランティアの方と一緒に好きな民謡を歌えるようになりました。事業所の中だけでなく、社会とのつながりも持つこともできました。家族から孫の結婚式で「祝い唄」を披露したと聞いていたため、事業所でも他の利用者の誕生会で「祝い唄」を歌ってもらっています。好きなことを通して活躍してもらえる機会となりました。

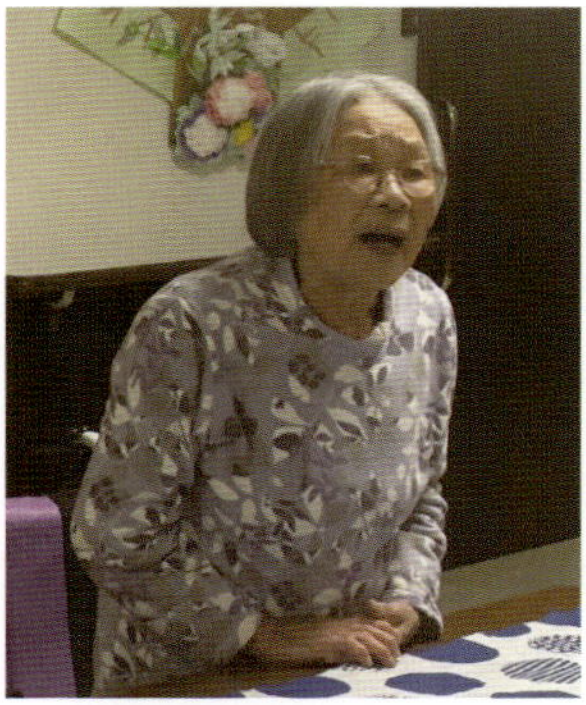
「愛の家グループホーム板橋小茂根」利用者の誕生日会で「祝い唄」を披露する吉川伸江さん

地域とのつながりを持って生活していても、けがや病気がきっかけでつながりが断たれてしまうことがあります。続けていたことができなくなると活動ができずに自信を失います。再び本人が自信を持って取り組める支援をすることで社会とのつながりを再構築でき、生活の幅も広がります。

皮膚の清潔徹底、穏やかに生活

「愛の家グループホーム伊勢原神戸」（神奈川県）　ホーム長　岡田 佐世子

錦野たま子さん（仮名）は、徐々に長男以外の人を信用しなくなっていき、長男の嫁や孫にも強い口調で攻撃するようになりました。また、トイレに間に合わないことが増え、体の清潔保持が難しくなりました。訪問している看護師や医師からも施設への入居を勧められましたが、家族は錦野さんの今の精神状態では施設に入ることは難しいと考えていました。しかし臀部《でんぶ》の皮膚の状態が悪化し、在宅での生活が難しくなり、当グループホームへ入居しました。

家族は、錦野さんが攻撃的になり他の利用者や職員に迷惑をかけることを心配していました。職員は錦野さんの皮膚の状態の改善へ、清潔保持を徹底することにしました。自尊心が高いため、トイレ介助は大変でしたが、理由を説明すると納得してくれました。また踊りの先生をしていた経験からリーダーシップを発揮してほしいと思い、家事手伝いや他の利用者への簡単な援助をお願いしました。臀部の皮膚の状態は良くなり、今は尿もれ改善を目指し体操に励んでいます。

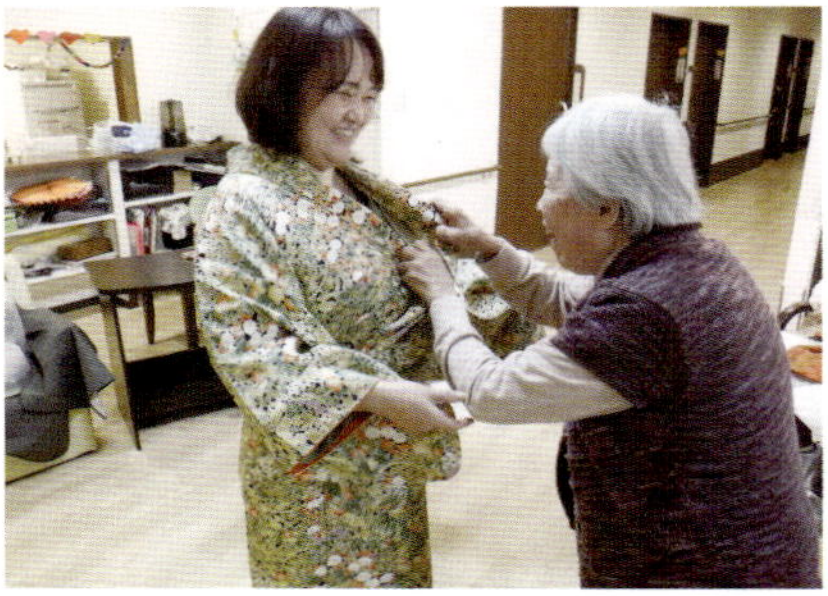

「愛の家グループホーム伊勢原神戸」で着物を着つける錦野たま子さん（右）と岡田佐世子ホーム長

また「私がやることが多いから、私がいないとここはだめなのよ」と事業所の生活に自分の居場所を見つけています。錦野さんの様子を家族へ伝えると、とても喜んでくれました。また面会時、錦野さんの体の状態が改善し、落ち着いて生き生きと生活している姿を見て安心しています。錦野さんと、長男の嫁や孫含め家族全員で良い雰囲気の中、話せるようになりました。

認知症の症状などから介護拒否が強く、施設での生活は困難だと入居を諦めるケースがあります。専門職が関わり、錦野さんに合ったケアを選択することで認知症の症状が緩和し、穏やかな生活につながりました。

「折り紙」再開、気持ち前向き

「愛の家グループホームみずほ」（岐阜県）　髙橋　翔一

瀬々木彩さん（仮名）は当グループホームに入居し、数年になります。入居時から自分がしたいと思う生活を実現してきました。特に折り紙は毎日のように行い、自身の生きがいにもなるように継続している大切な活動でした。好きな時に外出し、地域の人とも関わり幸せそうな姿でした。

しかし、瀬々木さんの生活は新型コロナウイルスの感染拡大に伴い変化していきました。地域の人との交流も減り、体調を崩したことも重なり徐々に元気がなくなりました。事業所内では居室で過ごすことが増え「もうだめだ」と悲観的な発言も聞かれるようになり得意な折り紙をすることもなくなりました。

私は「このままではいけない」と、瀬々木さんが以前のように元気な姿を取り戻せるように関わり方を考えました。まずは居室から出る頻度を少しでも増やそうと、瀬々木さんが使用するものを一緒に買い物に出かけることから始めました。買い物に出かけると瀬々木さんの表情が少し良くなったように見えたため、買い物に出かける際に毎日、職員全員で声を掛けるようにしました。最初は「生活で使用するものを買いに行かなければいけない」との理由で一緒に出かけていましたが、徐々に瀬々木さんから「折り紙、買おうかな」と、したいことが聞かれるようになりました。そして得意な折り紙を再開し近隣の施設で折り紙教室を開いたり、地域のイベントで自分の折り紙をプレゼントしたり、以前の元気な瀬々木さんが戻ってきたのを感じました。

気持ちが後ろ向きになっている時に、その言葉の通りに何もしないことを続けると精神的にも身体的にも徐々に悪化していきます。今回の瀬々木さんの外出のように「しなければいけない」習慣を持つ中で「したい」という前向きな気持ちが回復することがあります。

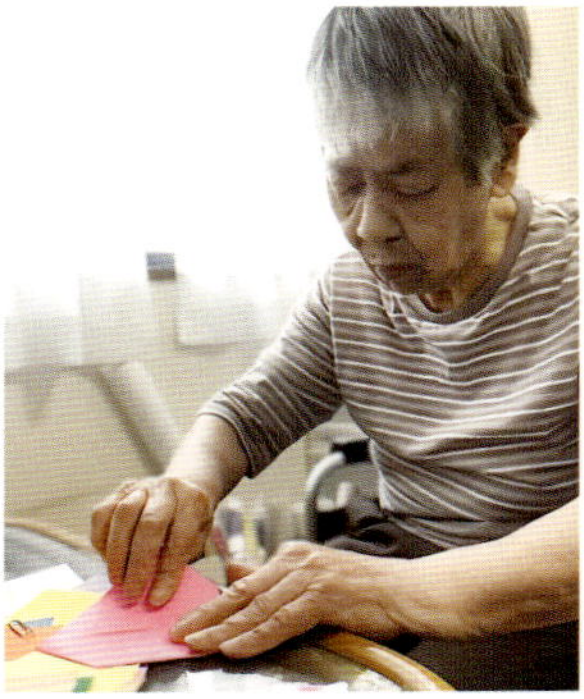

「愛の家グループホームみずほ」の居室で集中して得意の折り紙をする瀬々木彩さん

排泄問題を改善、ストレス解消

「愛の家グループホーム小田原前川」（神奈川県）　ホーム長　室井 まゆみ

藤堂ひろ子さん（仮名）は、1人暮らしをしていましたが、食事を食べていないことがあったり、近隣住宅の庭に入り込んでトラブルになることが増えていきました。離れて暮らす家族は藤堂さんを心配し、当グループホームへの入居となりました。

入居時の藤堂さんは、厳しい表情で大声を出すこともあれば、笑顔で冗談を言うこともあり、感情の起伏が大きく言動が安定していませんでした。当事業所では、水分や栄養摂取量、睡眠時間など体調を整えるケアに力を入れ、日頃より状態を確認しています。

しかし、藤堂さんは生活動作が自立していたため、排泄《はいせつ》状況の確認ができていませんでした。外出した時に、藤堂さんがトイレに入ったまま出てこない状況をみて、便秘が精神状態に影響しているのでは、と職員たちで話し合いました。そして排泄状況を確認していくと藤堂さんの排便の間隔は一定しておらず、長いと7日も間隔が空いていることが分かりました。その後職員は、水分摂取量の増加、ヨーグルトや牛乳などの提供、毎日の散歩など、便秘解消に効果があるケアに力を入れていきました。医療職と相談し、体に負担の少ない便秘薬も適切に使用しました。藤堂さんは排便間隔がうまく調整できるようになり、笑顔でいる時間も増えていきました。今では、大声を出すこともなくなり、穏やかに生活できています。

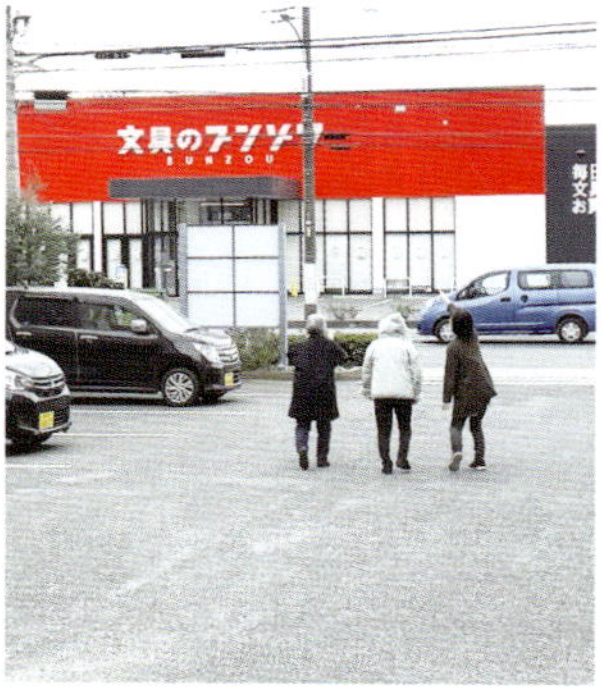

仲の良い利用者、職員と散歩に出かける藤堂ひろ子さん（左）

高齢者は、腸のぜん動運動の低下により便秘になりやすいと言われています。そのため、腹部の不快感や排泄時のストレスから、イライラしたり落ち着かなくなることがあります。介護職は、利用者の身体状態と症状を日々の観察から客観的に把握し医療職とも連携しながら、水分や栄養の摂取、運動の促進という便秘解消に有効なケアに取り組むことが必要です。

「在りたい姿」を取り戻す

「愛の家グループホーム宮前野川」（神奈川県）　ホーム長　西澤　知子

高田さんは「誰かの役に立ちたい」と話しており、洗濯物や食事の盛り付けなどに誘うと積極的に参加してくれました。気の合う他の利用者と話しながら、家事をしています。その他にも「絵を描きたい」と希望していたため、スケッチブックと色鉛筆を渡すと、昔訪れた山の風景や、女の子の絵を描いていました。また、以前から庭の草むしりや植木の手入れなどが趣味で、家から植木鉢を一つ持ってきて植木の世話も日課にしています。畑にも興味があり、事業所の畑で草むしりや苗の植え付けを楽しそうにしています。

認知機能の低下により、計画的に物事を行うことが難しくなります。食事や金銭管理に支障が出ることで、生活全般に影響します。本人の「不確かさ」と「不安」の連続と周囲の影響で、何もできない人のように見えるかもしれません。しかし苦手な部分を周囲がサポートすることで「確かさ」と「安心」を取り戻して、本来の在りたい姿になることができます。

高田春子さん（仮名）は、夫が亡くなってから1人暮らしをしていました。金銭管理が難しく計画的に買い物をすることができず、公共料金の支払いも滞っていました。まとめて買った食料品を一度に食べきってしまうこともありました。自宅での生活が困難になり、当グループホームに入居しました。

高田さん本人が納得して入居したこともあり、入居後は特に混乱もなく、すぐに新しい生活に慣れることができました。皆で過ごす生活のリズムがあり、その流れの中で生活することで、生活での困りごとはなくなっていきました。私たち職員は高田さんの「したい」「やりたい」という気持ちを大切に支援しました。

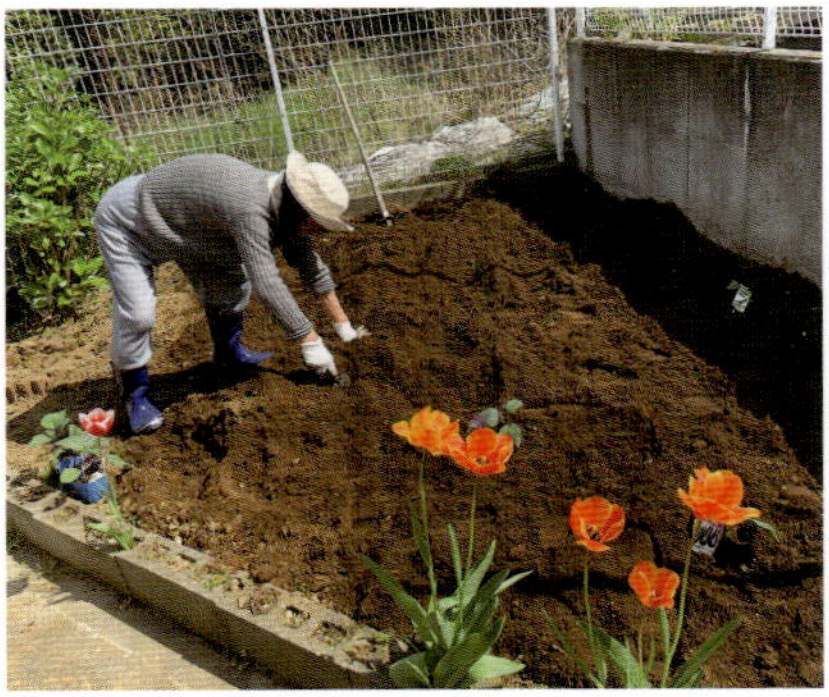
「愛の家グループホーム宮前野川」の畑で苗の植え付けをする高田春子さん

生活リズム整え 状態改善

「愛の家グループホーム藤沢片瀬」（神奈川県） ホーム長 角田 司朗

細田たけ子さん（仮名）は夫の介護を20年近く続け、夫に尽くすことに生きがいを感じる生活を送ってきました。夫と死別してから、認知症の症状が急速に進み、冷凍庫に入らないほどの冷凍食品を買うようになり、次第にトイレの場所も分からなくなりました。長男が泊まり込んだり、長女が訪問したりと、援助を受けながら生活をしていましたが、1人暮らしは難しくなり、当グループホームへ入居となりました。

入居時、長男と長女は①歩行はしっかりしているので動く機会をつくること②目的があると動けるので役割を与えること③することが分かると安心するのでやり方を教えること④慎重な面があるので最初は声掛けをすること—を希望しました。

細田さんに早く事業所に慣れてもらいたい、家族の希望にも応えたいと考え、職員からできる限り声掛けをしていきました。トイレの場所も初めは分からないだろうと、時間ごとに声掛けをして誘導しました。自分の居場所として感じてもらうために入居前にしていた洗濯、掃除、洗い物は細田さんの役割としました。不安にならないようにやり方を確認しながら職員と一緒に行いました。

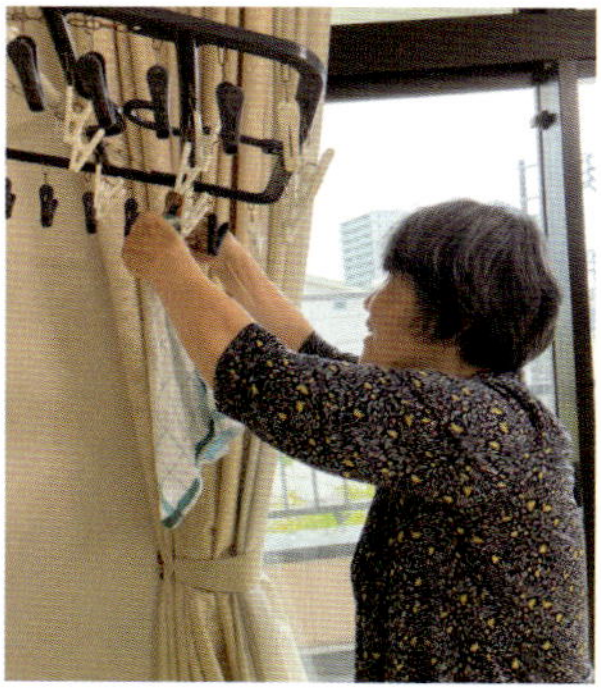

「愛の家グループホーム藤沢片瀬」で洗濯物を干す細田たけ子さん

また、気分転換のための散歩や外気浴を欠かさず行いました。

そして現在、トイレは職員の声掛けで失敗なく行くことができており、徐々に事業所での生活にも慣れてきています。面会時に、細田さんの状態を見た長男と長女からは、細田さんの状態が落ち着いていることや、1人暮らしの時よりも生活リズムが整ったことに安心した、という言葉をもらいました。

利用者のことをよく知る家族からの情報や希望に合わせて支援を考え、実践することで生活リズムを取り戻し、その人らしい生活につなげることができます。

事業所に安心感、入浴スムーズ

「愛の家グループホーム中野上高田」（東京都）　ホーム長　澁谷 龍之介

冨永昭子さん（仮名）は転倒による入院後、認知症の症状が出始めました。長男は在宅勤務の中で冨永さんの支援をしていましたが、新型コロナウイルスの5類移行で、出社を再開することになりました。長男は、冨永さんを日中1人にすることに不安を感じ、当グループホームの入居が決まりました。

冨永さんは入居後、固い表情で職員や他の利用者との会話もなく過ごしていました。自宅では再転倒を心配し、お風呂は浴槽に入らずシャワーのみでした。入居後も「膝が痛いから」「家で入るから」と入浴拒否が続きました。どのようにすれば、冨永さんが早く事業所に慣れることができるか、入浴できるかを職員間で話し合いました。事業所に慣れるように、穏やかで聞き上手な利用者の近くで食事をしてもらうことにしました。

入浴については、声掛けに注意し、入りたいと思える環境づくりをしていきました。温かい雰囲気にして、冨永さんが気にしている膝の様子をみるからと誘うと、シャワー浴をすることができました。その後は「入浴してもいいかな」と思ってもらうためにゆず湯を用意することもありました。初めは渋っていましたが、準備をしっかりし、冨永さんが不安を感じないように、動く手順を分かりやすく説明しながら介助をしました。入浴後はとても喜び「気持ちが良かった！　また入りたいわ！」と言ってくれました。今では仲の良い利用者ができて穏やかに生活し、入浴もスムーズにできています。

介護の専門家が利用者の心配をしっかり捉え、安心して動作ができるように援助をすることで、利用者の本位を引き出します。今回、転倒の不安から入浴から遠のいていましたが、安心できる介助により入浴したいという気持ちを引き出せました。

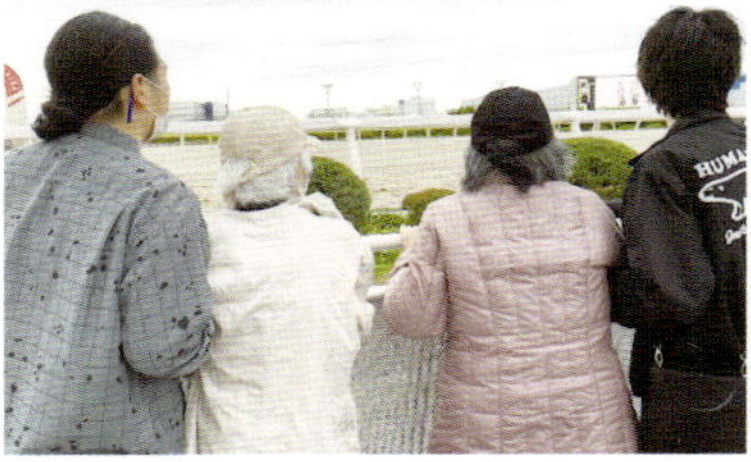
大井競馬場を訪れた「愛の家グループホーム中野上高田」の利用者と職員

役割を持ち自分らしい生活

「愛の家グループホーム八王子弐分方」（東京都）　ホーム長　尾嶋　孝治

笹川メイ子さん（仮名）は、老人保健施設（要介護者を対象に自宅で自立した生活を送るために機能訓練をメインにする入居施設）で生活していましたが、在宅生活の継続は難しいという判断がされて、施設を探すことになり、当グループホームに入居しました。

笹川さんは長年、看護師として誇りを持って働いていたため、自分の考えがしっかりしており、他人の意見に左右されないところがありました。慣れた施設（老人保健施設）から転居する理由に納得がいかず、転居当日も興奮した様子が見られました。当事業所での生活にも拒否的で、厳しい表情や口調で話していました。笹川さんは治療のために入居していると考えており「往診に来て、体を診てほしい」とたびたび訴えました。

入居時から抱えていた「なぜここにいるのか」という不安を軽減するためにも、当事業所が居場所となるような支援をしていこうと職員間で話し合いました。笹川さんの看護師としてのキャリアを考え、役割を持つことで、事業所にいる意味を感じてもらえるのではと考えました。利用者の体温・血圧の測定時に一緒に回ってもらったり、机ふきや食事の準備などをしてもらったりしました。役割が決まると、笹川さんの世話好きな面がどんどん出てきて、多くの利用者に頼りにされるようになりました。今では「往診に来てほしい」と訴えることもなく、役割も自分のペースで行えています。レクリエーションにも積極的に参加し、仲間と穏やかに過ごす時間が増えています。

認知症の方は「時間」「場所」「人」の認識が弱まるため、環境の適応が苦手になり、不安や混乱が続きます。今回は役割をつくり、事業所を自分の居場所と感じてもらうことで不安を解消することができました。

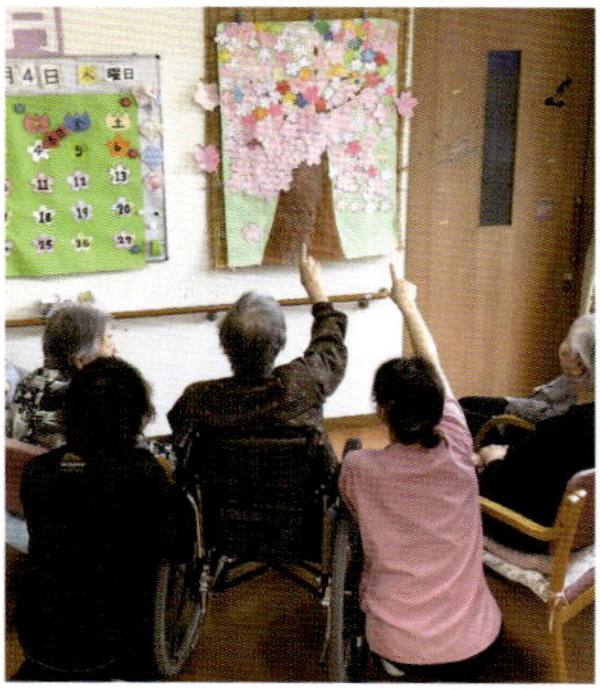

「愛の家グループホーム八王子弐分方」で制作した桜の貼り絵を眺める利用者と職員

散歩を通じコミュニケーション

「愛の家グループホーム藤沢長後」（神奈川県）　丸山 礼子

星松代さん（仮名）は1人暮らしをしていましたが、徐々に物忘れが増えていきました。台所で鍋を火にかけたままにして、ぼやを出してしまうことが数回あり、家族が心配し当グループホームに入居することになりました。

星さんは当事業所の開設時に最初に入居した利用者です。入居時、会話も少なく、職員を寄せ付けない様子でした。しかし、新しい方が入居してくると自ら事業所の生活を説明するなど、他の利用者の面倒をみるようになり、利用者同士で会話するようになりました。

星さんはもともと歩くことが好きで、スキーもたしなみ、80歳を過ぎても富士山登山をしていたようです。星さんの部屋には「歩ける足に感謝、両親に敬礼」という座右の銘が飾ってあり、歩くことを大切にしていることが分かりました。職員が星さんを散歩に誘うと、喜んで散歩に行くようになり、職員と会話する機会が増え、表情も明るくなっていきました。時には1時間以上歩くこともあります。散歩の途中で出会う地域の方ともあいさつや会話をするようになり、ゲートボールや地域の集会に誘われることもありました。星さんは地域の方とのコミュニケーション機会を楽しみにし、職員の送迎で、集会や親睦会にも参加するようになりました。

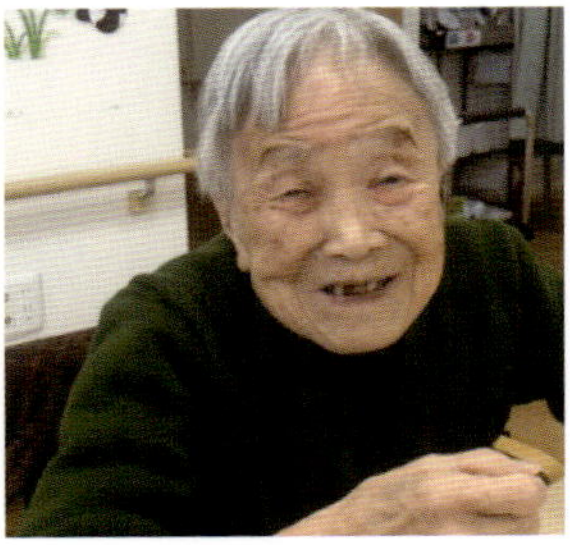

「愛の家グループホーム藤沢長後」のリビングでにっこりほほ笑む星松代さん

星さんは99歳の現在でも活発にさまざまなことに挑戦し、利用者のリーダーのように毎日を楽しんでいます。来年の１００歳のお祝いに、星さんの希望である富士山の山麓にドライブに行くことを計画しています。

介護施設の中での利用者や職員とのコミュニケーション機会だけでなく地域の人々とのコミュニケーションをしていくことで、生きがいを見いだし、主体的に活動に取り組むことで、メリハリのある生活を過ごすことができます。

利用者同士つながり安心感

「愛の家グループホーム上尾本町」（埼玉県）　小林　文子

小野夏江さん（仮名）は、夫の支援を受けながら自宅で生活していました。夫が食事を用意しても、料理を認識していないのか、食べようとしないことがありました。自宅での生活が難しくなり、当グループホームに入居しました。

入居当初は「帰りたい」と落ち着かない様子でした。食事できていないこともあり、歩行でふらつきがみられ、不安定な状態でした。事業所を安心できる居場所だと思ってもらえるように、関係性づくりに力を入れて支援しました。

小野さんは歌が好きで、他の利用者が歌っていると一緒に楽しんで歌います。また職員が、小野さんがしていた仕事について話を聞いていると、近くにいた他の利用者も興味を持って聞いてくれて「それは大変だったでしょう」などと相づちを打ってくれました。そのような関わりを通じて、自然と関係性を築くことができました。次第に表情も穏やかになり、笑顔も見られるようになりました。食事も他の利用者と一緒に食べることで、少しずつ量が増え、活動に参加するようになり、以前よりも活気のある生活を送れるようになりました。

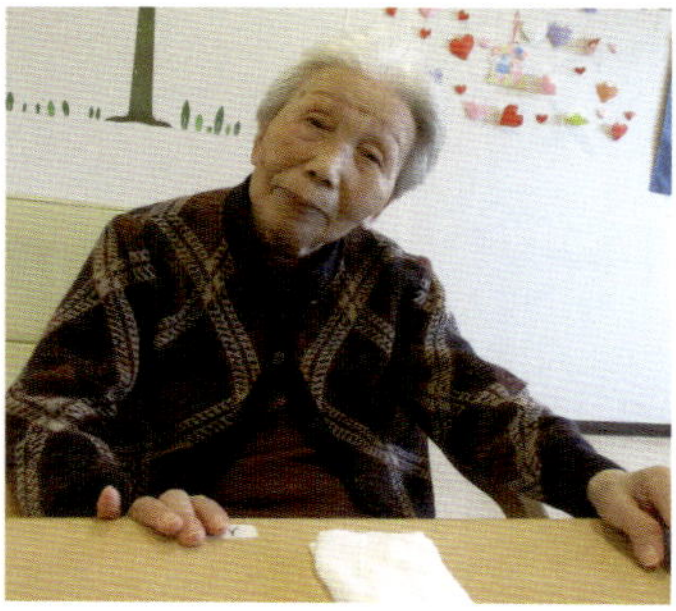
「愛の家グループホーム上尾本町」で生活する小野夏江さん

状態が落ち着いたことで、今年の正月には自宅に久しぶりに1泊し、夫婦での時間を過ごすことができました。私たち職員は、自宅に戻りたいという気持ちがまた強くなるのではないかと思っていましたが、事業所に戻ってきた小野さんは「ここが私の家よ！」と笑顔で言いました。その言葉と表情から、ここが小野さんにとっての居場所となれたように思いました。

認知機能の低下により「ここにいてよいのか」「何をしたらよいのか」など不安な気持ちが続きます。共に過ごす仲間とつながりを持ちながら生活することで、孤独感や不安感が軽減し、安心して過ごすことができます。

両足骨折後、再び歩くまで支援

「愛の家グループホーム小田原久野」（神奈川県）　ホーム長　松井　理恵

長谷川玉枝さん（仮名）は長女の京子さん（仮名）と一緒に暮らしていましたが、買い物に出かけた際に転倒し、右足骨折で入院しました。入院中に左足も骨折してしまい、自宅に戻ることが難しくなり、当グループホームに入居しました。

入居当初は思うように歩くことができず、自由に動けないことにいら立っていました。「自分で自由に動きたい」という思いをかなえるため、環境の整備を検討しました。病院でのリハビリで平行棒を使って2mほど歩くことができていたことから、長谷川さんの居室のベッドから出入り口までの間に平行棒を設置しました。毎日、平行棒を使った歩行を繰り返すうちに、家具や手すりを伝って歩くことができるようになりました。歩行が改善したことで、部屋の外も自由に移動したいという本人の希望が生まれました。

長谷川さんが安全に移動できるように、部屋からリビングにかけて伝って歩けるように動線を整えました。他の利用者と共に過ごしたいときにはリビングに来たり、一人でゆっくり過ごしたい時は居室に戻るなど、自ら過ごす場所を選んで生活することができるようになりました。少しずつ事業所での生活を受け入れて、笑顔で穏やかに過ごすことができるようになりました。京子さんは、以前に「転倒させてしまったことや施設に入れることで、母に負い目を感じる」と話していましたが、長谷川さんの様子を見て「母が楽しそう。入居して良かったんですね」と話してくれています。

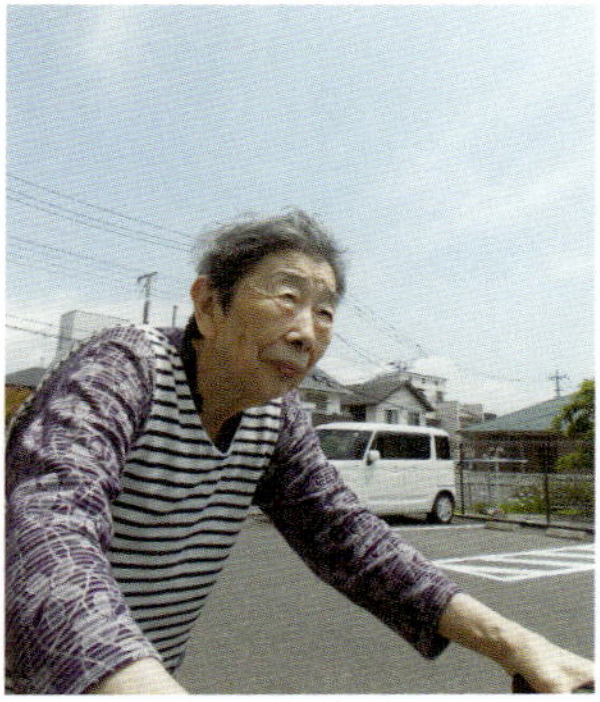
歩行補助具を使いながら外を歩く
長谷川玉枝さん

介護職にはその人ができる限り自立した生活を送ることができるよう支援する役割があります。安全に歩くことができる環境を整えることで、自由に動くことをかなえ、歩行機能の改善だけでなく、生活を豊かにすることができます。

「食事の仕方」思い出すよう支援

「愛の家グループホーム中野弥生町」（東京都）　ホーム長　田草川 麻里

2013年の開設当初から入居している小森つやさん（仮名）は、21年2月に誤嚥《ごえん》性肺炎を発症し入院しました。入院中は高カロリーの栄養補助剤しか摂取することができず、このまま食事できない状況が続けば、命に関わるという状況でした。

退院後、一口でも多く食べられるようになってもらいたいと思い、さまざまな角度から支援を検討しました。小森さんは「自分で食べる」という行為自体を忘れてしまっていました。そのため、自分で食事をしている利用者と同じテーブルで食事をすることで、視覚情報から動作を想起できるようにしました。介助する際も小森さんの手を取ってスプーンを口に運び、動作から食べることを思い出してもらえるように工夫しました。他の利用者と一緒に「美味しいね」と声を掛け合い、食事の楽しい雰囲気を感じてもらうことで小森さんの食事についての記憶を引き出すように働きかけました。

また、小森さんは机の木目や皿の模様に注意が向いてしまい、食事に集中できていない様子が見られたため、机の木目を見えないようにテーブルクロスを敷き、食器も柄のないシンプルなものに変更しました。このほか、家族に情報を得ながら好みのものを探す努力もしました。取り組みを継続すると、少しずつ自分で食べることが増えていき、時には介助をすることもありますが、毎日完食できるようになりました。一時は命の心配もあった小森さんですが、先日101歳の誕生日を迎え、家族や他の利用者、職員と共に祝うことができました。

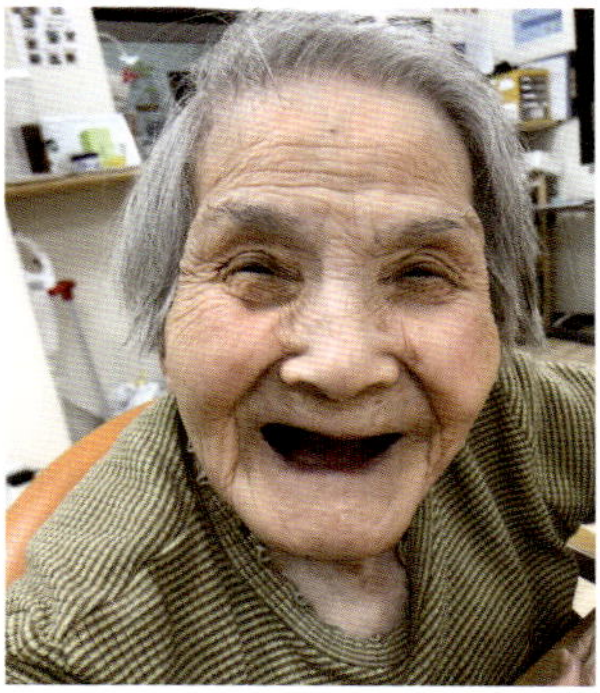

「愛の家グループホーム中野弥生町」で笑顔を見せる小森つやさん

食事を取れなくなる要因はさまざまありますが、食べるという行為を思い出すことが難しくなるのも要因の一つです。生活の中で動作のヒントとなるような環境をつくることで、もう一度できるようになります。

「物がない」訴えは不安のサイン

「愛の家グループホーム座間西栗原」（神奈川県）　海野 愛

森本勝子さん（仮名）は10年以上前に夫が亡くなった後、1人暮らしをしていました。2年前くらいから「通帳がない」と妹や警察に電話をかけたり、頻繁に妹宅を訪れるようになりました。1人暮らしが困難になり介助をする妹の負担も増えてきたため、当グループホームへの入居が決まりました。

入居当初、森本さんは「ここへ見学に来るだけのつもりだったのに、入居させられた」と妹家族への不満を言うことがありました。夜になると不安になり、落ち着かず「物がない」とふらふら歩きまわる姿を見かけました。不安が強くなると5分ごとに部屋から出入りを繰り返すこともあれば、30分以上話し続けることもありました。その時に合わせ、職員はしっかりと話を聞くようにしました。

また「くし」「紫色のタオル」「がま口の財布」にこだわりがあり「なくなった」と言うことが多かったので、これらの扱いには職員全員で注意しました。物がなくなったと困っているようなときには話を聞きながら、一緒に探し、その物を目で確認すると落ち着きました。事業所の生活に慣れてくると「物がないんだけど」「心配事があるんだけど聞いてくれる？」と自分から職員に話しかけてくれるようになりました。今では家族への不満を言わず、他の利用者とも良い関係を保ち、自分のペースで生活しています。

認知症の中核症状には記憶障害があります。しまったものが見つけられず「大事なものがなくなった。盗まれた」と訴えることがあります。訴えを否定せず、話を聞き、現状に対処するとともに、不安に思っていることがないかを聞くことが大切です。本人の立場や思いを理解してくれる人がいることで、自分の居場所と感じ、安心できるようになります。

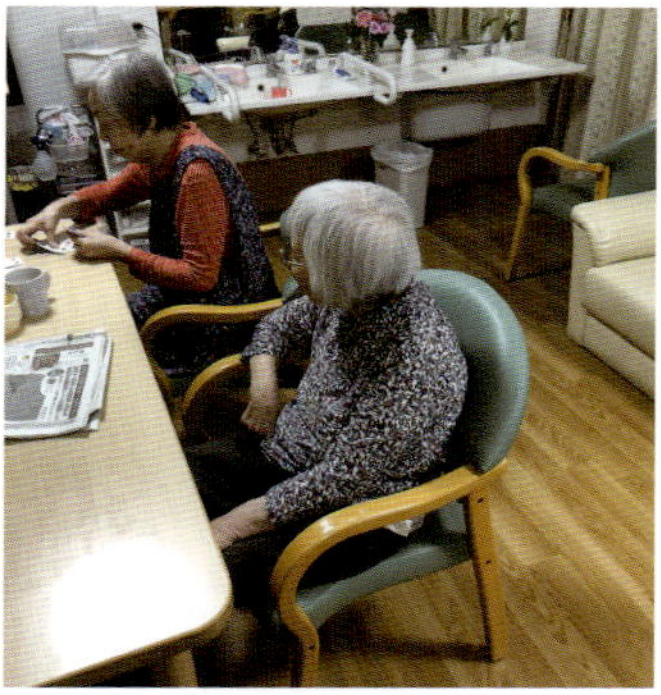

「愛の家グループホーム座間西栗原」で就寝前に談笑する森本勝子さん（手前）と利用者

しっかり観察、体調不良を把握

「愛の家グループホーム町田相原」（東京都）　ホーム長　玉利　裕子

白須さとこさん（仮名）は骨折後、自宅復帰を目指して介護施設でリハビリをしていましたが、95歳という高齢で1人暮らしは難しくなり、当グループホームに入居しました。入居時から身の回りのことはほとんど自立できており、シルバーカーを使用して移動していました。

入居当初からほとんど問題行動はありませんでしたが、夜間は過度に活性化し落ち着かなくなることがありました。高齢なので体調管理を大切にして、できる限り今の生活を続けてもらいたいと考えました。我慢強い性格で、痛みや疲労を感じても、自ら訴えることはありませんでした。食事の好き嫌いを言うことなく、他の利用者が職員に一口大に切ってもらうことがあっても、白須さんは自分の箸で切り分けて食べました。自分のことを自分で行いたい気持ちを大切にしながら、無理なく生活が続けられるよう支援していきました。

白須さんを観察すると、体調が悪い時は、顔色が白っぽくなり、首が前に落ちていました。顔色や姿勢などを観察するのはもちろん、食事、水分の量や睡眠状況、夜間の排泄《はいせつ》回数などのデータもしっかりと確認し、早めに体調不良を見つけるように心がけました。昨年に１００歳となり、家族も含めて事業所全体で大きなケーキを作り、百寿のお祝いをすることができました。また、家族と外出をして大好きななすしを食べられるほど元気です。そして２０２４年5月、１０１歳の誕生日を迎えます。

高齢であったり、認知症であることで自分の体調をうまく伝えられないことがあります。それでも、いつも近くで観察し、体調を管理する介護職がいることで、早めに体調不良を改善することができます。

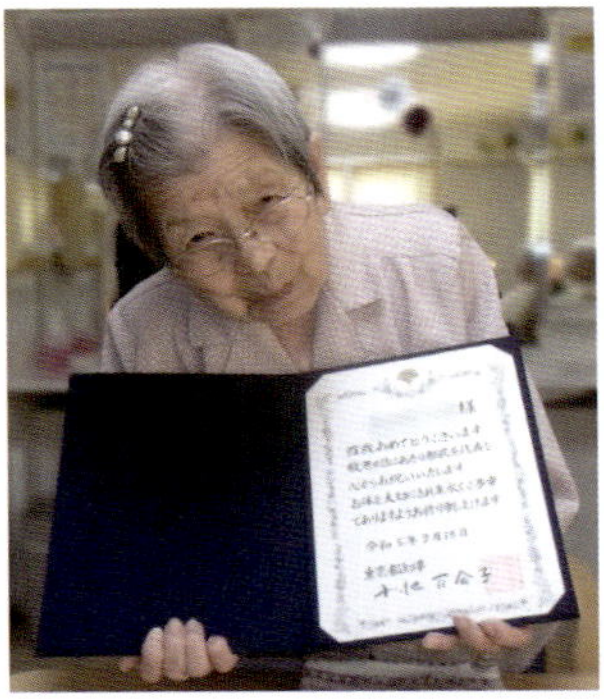
「愛の家グループホーム町田相原」で１００歳のお祝いをもらってほほ笑む白須さとこさん

「自分で歩く」思いを支える

「愛の家グループホーム板橋徳丸」（東京都）副ホーム長　富山 浩明

森山清さん（仮名）は妻と暮らしていましたが、転倒による入院をきっかけに認知症状が進行しました。入院中も介護を拒否して食事量が低下し、体重も減少して体力が低下していました。自宅に戻ることは難しいため、当グループホームへ入居しました。

入居時の森山さんは表情が険しく、やせ形で、体力が低下し、自分から動き出すことはありませんでした。入院中、転倒する可能性が高いため排泄《はいせつ》にはおむつを使用していました。しかし、車いすから立ち上がれるよう職員が介助をするとゆっくりと自分で立ち上がり、歩こうとする様子がみられました。

職員は、森山さんに「自分で動きたい・歩きたい」気持ちがあると考え、体を動かして体力をつけていくことや、足の運動をしながら歩行できるように支援していきました。車いすに乗りながら足を交互に出して進んだり、歩行器を使って歩く練習をしたり、おむつではなくトイレで排泄したりすることで、体を動かす機会をつくりました。活動量を増やしていくと、森山さんは、歩きたい思いがより強くなっていきました。体力や筋肉がつくよう食事量も増やしました。今では廊下を何度も往復できるくらい歩けるようになり、体力も筋力も向上しています。家族も「こんなに歩ける！」と喜んでくれています。さらに体力をつけて自分で活動できるよう支援を続けていきます。

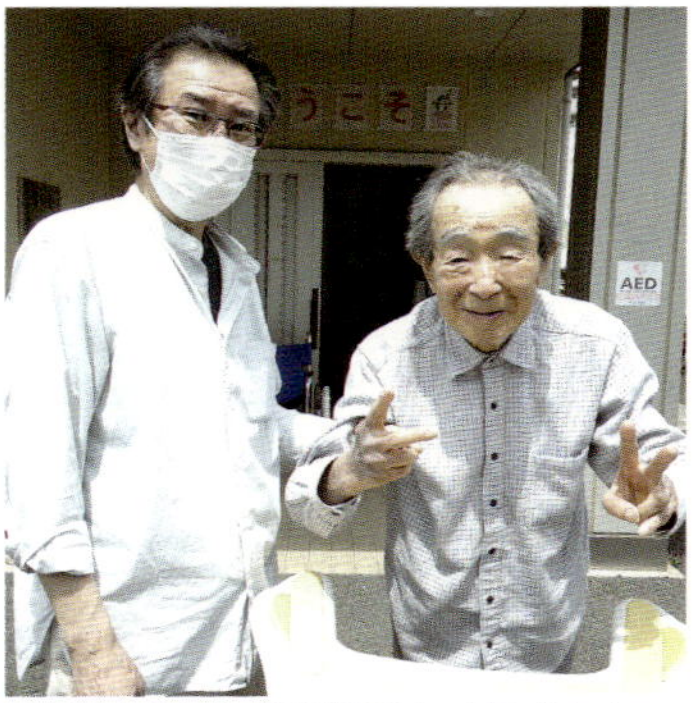

屋外歩行に出かける富山浩明副ホーム長（左）と森山清さん

「したい」と思う活動は集中して取り組むことができるため、通常の練習よりも高い効果が得られます。さらにその活動を通して得られた「できた」という体験をすることで、今回の森山さんのように意欲がさらに向上する好循環を生むことができます。

本当に求めていることを知る

「愛の家グループホーム杉並上高井戸」（東京都）　副ホーム長　足立　亜莉紗

久保和江さん（仮名）は外出時に迷う、昼夜問わず妹さんに電話を繰り返しかけるなどの様子がみられ、当グループホームに入居しました。

久保さんは入居当初「家に帰りたい」「自由になりたい」と興奮した様子がみられました。職員は、久保さんは入居直後で不安であることに加え、話していること以外にも本当に求めていることがあるのではないか、と考えました。久保さんに職員のことを安心できる相手として認めてもらうこと、本当に求めていることが何かを知ることを目的に話をじっくり聞く時間をつくることにしました。

話をするときには久保さんが安心できるように部屋で行い、家やお金など心配していることには職員間で統一した返答をするようにしました。ある日、久保さんに「自由とはどんな生活ですか」と聞くと「出かけたい」「買い物に行きたい」と話してくれました。久保さんの思いに応えるために他の利用者、職員と外出することにしました。歩いてカフェまで行った後に、帰り道のコンビニエンスストアで

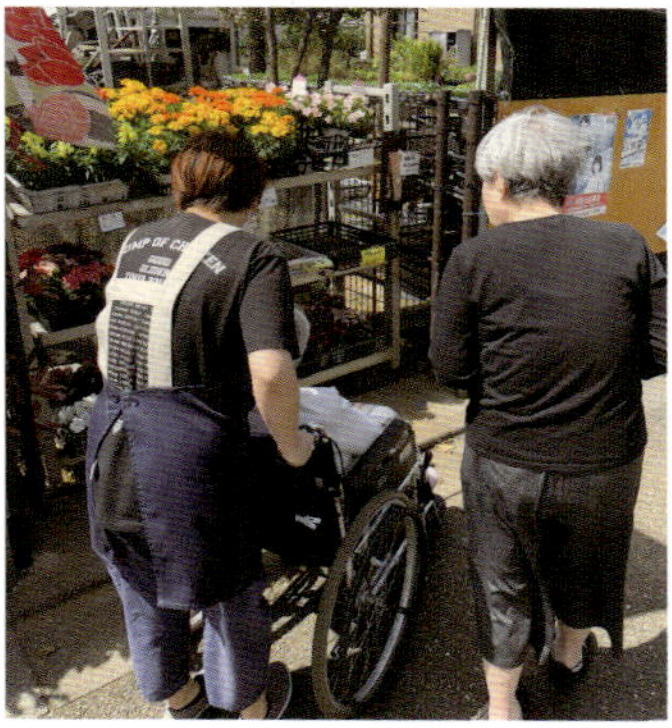

職員や他の利用者と外出する久保和江さん

コロッケを買って食べていると、久保さんは「学生時代を思い出す」と笑っていました。その後も季節の花を見るなど、久保さんの希望に合わせて外出する機会を重ねているうちに「今度はどこへ行こうか、何しようか」と他の利用者と職員で楽しく話すことが当たり前になりました。

認知症の人は自分が本当に求めていることを表現することが難しく、周囲の人に必死に訴えかけますが、それが認知症症状の興奮した状態とみられることがあります。しかし、今回の久保さんのようにその訴えの背景にある本人の思いを聞き、応えることが自分らしく落ち着いた生活を送る上で大切です。

「軽度の脱水」で脳が混乱

認知症戦略部　髙橋 綾

気持ちよく眠れなかった経験や、忙しくて食事をあまり摂らずに過ごしたことはありますか？ そんなときは普段と比べて「頭の回転がよくない」「イライラする」「動きがよくない」と気持ちや生活に何か違いがありませんでしたか。

このような日々の過ごし方の変化は気持ちや生活に影響します。私たちは「昨日、眠れなかったから今日は早めに寝よう」「食事を取れていないから、食べよう」と対処できますが、認知症の方は記憶障害などによって対処できないことが多いです。そのため、認知症の方に関わる周囲の人が、その人の過ごし方から、なぜ、気持ちや生活が変化したのかを考え関わる必要があります。

今回は、認知症の方の気持ちや生活に変化があった際に、その原因を探すヒントとなる「高齢者によくある体調不良」について紹介していきます。

高齢者に起きやすい体調不良の一つとして「脱水」があります。「脱水」と聞くと病院に運ばれるほどのものをイメージすると思いますが、軽度の脱水は「イライラ」「ウトウト」「ボーっとする」というように脳が混乱した状態や、夜間に目が覚めぐっすり眠れないといった気持ちや生活に変化が現れます。

この状態は体内のたった1％の水分がなくなっただけで起きます。**体内の水分が不足すると「のどが渇いたな」と脳のセンサーが反応するのですが、高齢者はこのセンサーが反応しにくい状態となり、1日の水分摂取量が少なくなりやすいです。**その他、成人と比べて体内の水分量が10％少ないため、意識して水分摂取をしないとすぐに脱水になってしまいます。認知症の方で記憶障害がある場合、どの程度飲んだか自身で把握することが困難であり、周囲の助けが必要となります。関わる人が突然「イライラ」「ウトウト」「ボーっとする」という様子が見られたら、まずは1日の水分摂取量を見直すことから始めてみましょう。個人差はありますが、1日当たり1500mLを目安に摂取できると良いでしょう。

高齢者が脱水になりやすい原因（一部）

①水分が不足した時の「のどが渇いた」というセンサーが反応しにくくなる

②体内の水分量が成人と比べて少ない（下図）

図：体重に占める水分の割合

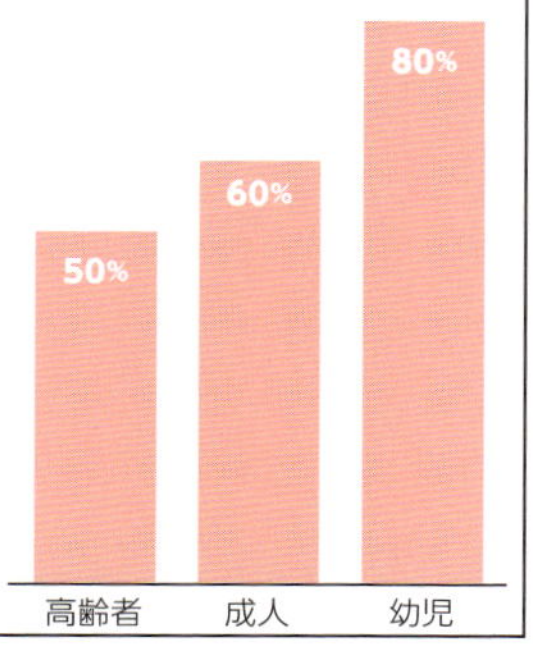

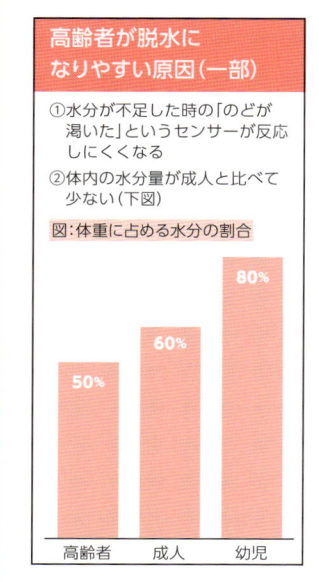

笑顔になる関わり続ける

「愛の家グループホーム西尾久」（東京都）　内田　潤

花崎利子さん（仮名）は当グループホームに入居してから、新たに入居して困っている利用者を助けるなど世話焼きな性格で、元気に過ごしていました。

しかし、入居から数年後、花崎さんの部屋の移動に伴って様子が一変しました。日中は居室で過ごす時間が増え、表情の変化が少なくなり、職員や他の利用者との会話も減っていきました。さらに、箸を使わずに手づかみで食事を食べようとする、トイレの場所が分からなくなり間に合わない、などの様子がみられ、身の回りで助けが必要なことが増えていきました。

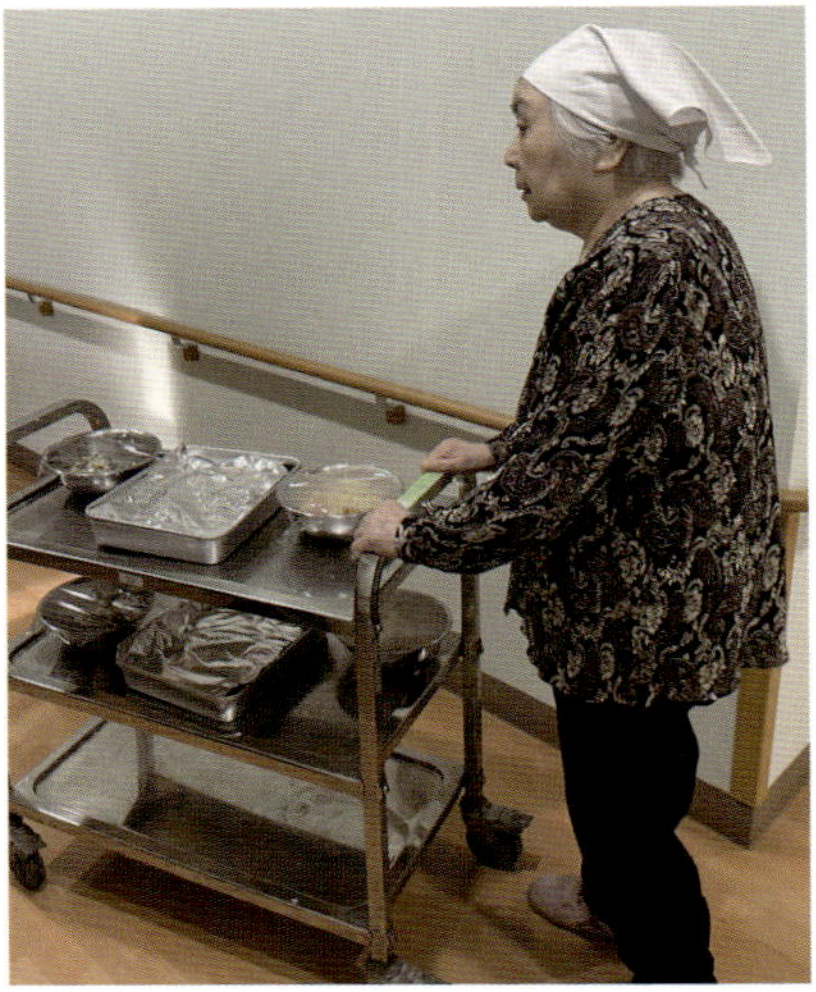

「愛の家グループホーム西尾久」で台車で食材を運ぶ花崎利子さん

職員は、花崎さんに刺激のある生活を送ることで喜び笑顔になってもらえないか、と関わり方を考えました。そこで、花崎さんが好むレクリエーションや活動の時間をつくっていくことにしました。関わり方を変えてから徐々に花崎さんは笑顔を見せてくれるようになりました。職員との会話でも話す言葉数が増え、歩くときは「いち、に、いち、に」と掛け声を発してくれます。また、自らトイレの前に向かい、待っていてくれるようにもなりました。花崎さんは今でも元気に暮らしています。散歩も毎日出かけ、職員と一緒に台車を押して各フロアに食事を運ぶのを手伝ってくれています。

高齢者、特に認知症の人は環境の変化により脳が混乱し、以前できていたことが急にできなくなったり、精神状態が落ち着かなくなったりします。今回の花崎さんのように、笑顔になる関わりを続けることで脳の混乱が落ち着き、以前のように生活することが可能になることがあります。

統一した介助方法で安心感

「愛の家グループホーム文京本駒込」（東京都）　ホーム長　安藤　公晴

百瀬はるさん（仮名）は長男夫婦と孫と共に暮らしていました。通所や泊まりの介護サービスでも帰宅願望が強く、大声で「帰りたい！帰りたい‼」と訴え、大変でした。「物がなくなった。お金を取られた」と認知症の症状がひどくなったり、入浴の拒否が強くなったりと、家での対応が困難になり、当グループホームに入居が決まりました。

入居後も四六時中、大きな声で「帰りたい」と訴えるため、周囲の利用者も落ち着かずフロア全体に影響がありました。また、お金がなくなる不安感が強く、必ずバッグを持ち歩き、数分おきに財布のお金を確認していました。若い職員は対応方法が分からずびくびくしていましたが、ベテランの職員は百瀬さんの話を納得するまで聞いて対応しました。しっかりと聞き、何をするかをはっきりと示すと受け入れが良いようでした。

また落ち着かない時、この事業所にいる理由や職員が面倒を見てくれることについて長男が書いた手紙を読むと、落ち着きました。入浴介助もベテランの職員が百瀬さんの状態を見ながら声掛けをすると拒否なく入浴することができました。うまくいく職員の介助方法や声掛けを全員で統一し行うことで、百瀬さんは事業所に少しずつ慣れ、帰りたいとあまり言わなくなりました。他の利用者や職員との会話も増え、体操などのアクティビティにも積極的です。また、ベテランの職員以外でも入浴介助ができるようになっています。

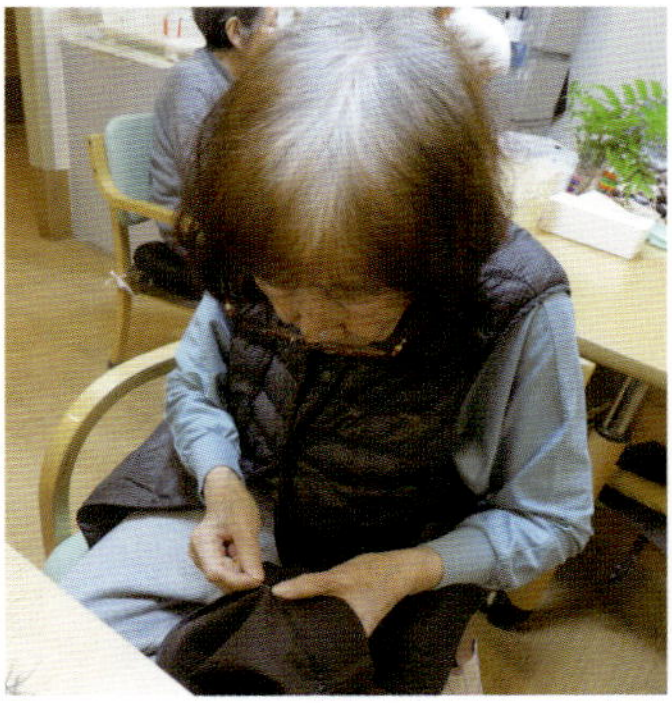
「愛の家グループホーム文京本駒込」で縫い物をする百瀬はるさん

「帰宅願望」や「物とられ妄想」のような症状は、認知症の記憶障害によって「慣れない場所や知らない人の中にいる」と感じることでの不安感から生じることがあります。安心できる環境をつくり、不安や孤独感を緩和することで解消されることがあります。

言葉以外のサイン察知してケア

「愛の家グループホームたけはな」（岐阜県）　ホーム長　岩佐　託巳

金城あきさん（仮名）は、通いの介護保険サービスを利用しながら夫と2人暮らしをしていました。しかし、排泄《はいせつ》の失敗が多くなり、陰部・臀部《でんぶ》の発赤やかぶれなどの皮膚トラブルもみられるようになりました。また、言語機能障害によって発話が困難となりました。親族と医療職で在宅生活は難しいと判断し、当グループホームに入居となりました。

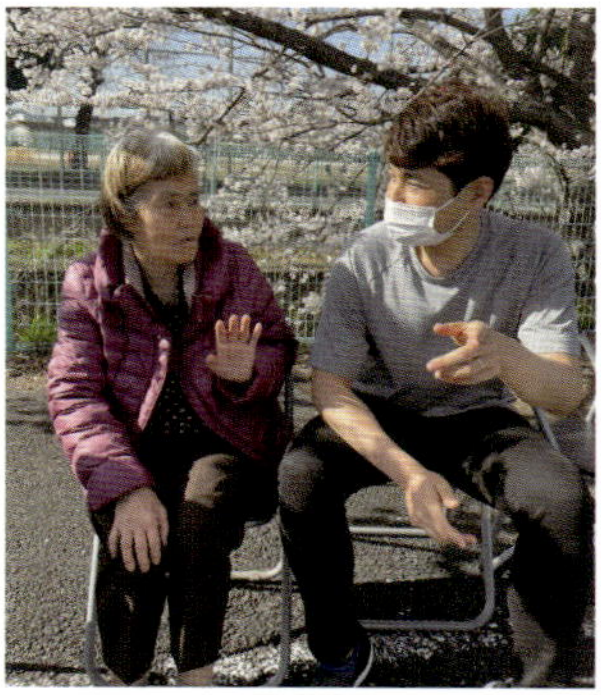

「愛の家グループホームたけはな」の近隣で会話する金城あきさん（左）と岩佐託巳ホーム長

入居当初から職員は、金城さんの尊厳を守るために排泄の失敗がないように小まめにトイレに行けるよう支援しました。しかし、それでもトイレの失敗が続き、このままでは自宅にいた時と変わらないと職員は深く悩みました。金城さんの状態が悪くならないように、少しずつでも良くするために何とかしようと対策を検討し、まずは排泄につながるサインがないか、日々の様子を観察して普段との違いを整理しました。その情報から排泄につながる前の表情や行動の変化について職員間で共有し、介助に入るようにしました。

そうした関わりを継続すると排泄の失敗はなくなり、6カ月たった頃には皮膚トラブルもなくなりました。家族は皮膚の状態をみて「丁寧にケアをしてくれている」と喜んでくれました。そして、金城さんは笑顔や良い表情を見せてくれるようにもなりました。言葉でのコミュニケーションはいまだに難しい状態ですが、職員は金城さんが何をしたいのかくみ取り、笑顔で過ごせるように関わっています。

脳の働きの低下で発話が難しくなった人との関わりでは、日々の生活の中で言葉以外の表情や行動の違いで「何をしようとしているか」「何がしたいか」を読み解く必要があります。金城さんの日々の様子から、排泄に関連する表情、行動を職員が気付き、失敗しないように関わったことが変化につながりました。

集団生活で「できること」増える

「愛の家グループホーム座間」（神奈川県）　副ホーム長　田中　勝枝

望月やよいさん（仮名）は耳が遠く筆談中心に会話をしていましたが、歳をとってからも身体的には自立していました。少しずつ物忘れが始まり、１年前から火の消し忘れが増え、これまでできていた洗濯や食事の準備が難しくなり、食事もほとんど残すようになりました。歩行も不安定で屋内で転倒することが増え、主介護者の夫だけでは在宅生活を支えることが難しく、当グループホームへ入居となりました。

入居当初は自宅での生活と同様に１割ぐらいしか食事を食べず、好きな本にも興味を示しませんでした。補聴器を着用していても聞こえが悪く、他の利用者ともうまく関係性をつくれずにいました。

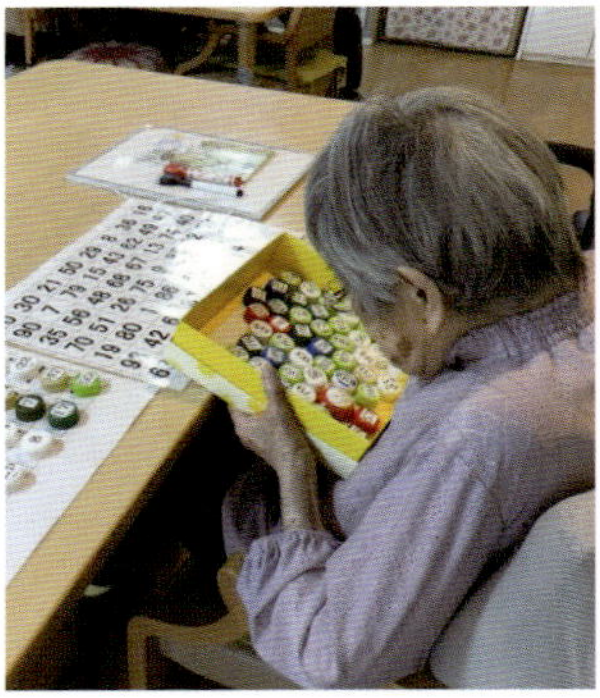
「愛の家グループホーム座間」で数字合わせを楽しむ望月やよいさん

職員は早く事業所での生活に慣れてほしいと食席を、字を書ける利用者の隣にしました。２人とも元教師ということもあって気が合い、筆談で会話がスムーズに進みました。楽しく話をし、本を読むことが好きな利用者と一緒に本を読むようにもなりました。他の利用者を「お友達」と呼び、他の利用者が行うのを見て、洗濯物畳みやテーブル拭きを行うようになっていきました。

最近は、聞こえなくてもお守りのようにつけていた補聴器を「これがなくてもお話できるからいらない」と外し、筆談で楽しく他の利用者との時間を過ごせています。洗濯物畳みや食器拭きなどの家事については自分の役割のように自主的に行ってくれています。３食の食事もほぼ完食となり、事業所に設置されている手すりを使いながら転倒なく生活できています。

認知症になり一人ではできなくなった生活動作が、グループホームのような場所で集団生活を行い、一緒に生活している人たちの動きをまねていくことで、自然と行えるようになることがあります。

人の役に立ち自信をつける

「愛の家グループホーム大分けやき」（大分県）　深田　悦代

武田幸男さん（仮名）は自宅で1人暮らしをしていましたが、物忘れや判断力・理解力の低下などが見られるようになりました。日常生活にサポートが必要になったことから、当グループホームに入居しました。

武田さんは人当たりが良く、他の利用者や職員とも打ち解けることができ、新しい環境にもすぐに慣れていきました。生活動作の一つ一つを自分で行うことができるものの、どの順番で次に何をすればよいかが分からず「次は何する?」とその都度、確認していました。職員は武田さんが混乱しないよう、一つの動作が終わった後で次にすることを伝え、安心して行動できるように支援しました。

きれい好きな武田さんは、掃除や食器洗いなども職員と一緒にしてくれるようになりました。生活リズムは整っていたものの、体力のある武田さんには活動量が足りなかったのか、夜に眠れなくなることがありました。そこで日中に畑仕事に誘い、より活発に活動できる時間をつくりました。武田さんは率先して畑仕事に参加し、上手に畝《うね》を作ってくれました。活動量が増えたことで夜もぐっすりと眠れるようになりました。

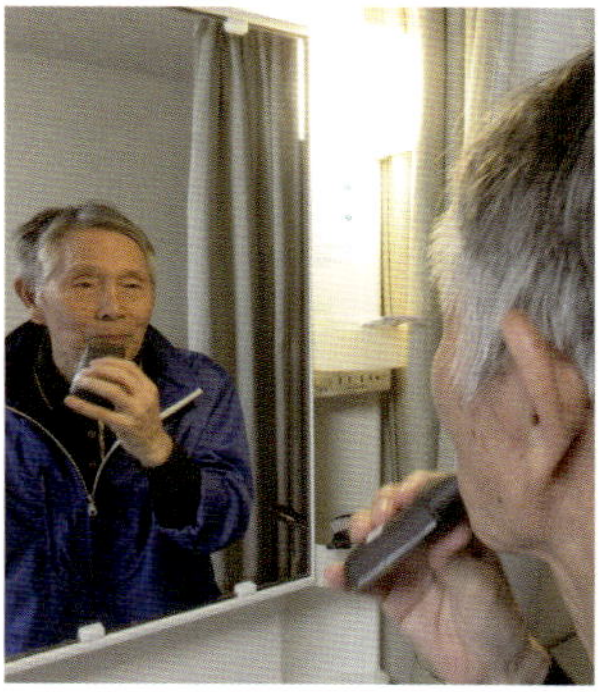

「愛の家グループホーム大分けやき」で自ら身支度をする武田幸男さん

また、日常のさまざまな場面に参加することで、誰かの役に立てたという自信を感じているようです。今では他の利用者が困っていると、すぐに手伝ってくれています。また昔、歌唱指導の仕事をしていた経験から、一緒に歌を楽しんで歌ったり、他の利用者に歌い方のアドバイスをしてくれるなど中心的な存在になっています。

誰かの役に立ちたいという思いは誰もが持つ願いです。自分のできることを発揮することで、自分の価値を感じ、他者とのつながりを感じることができます。そして誰かの役に立てたという自信が「ここにいてよいのだ」という安心につながります。

再び歩けるようにサポート

「愛の家グループホーム調布国領町」（東京都） 副ホーム長 森 広見

吉村みどりさん（仮名）は1人暮らしをしていました。歩行が不安定になり、つえを使用していましたが、何度か転倒を繰り返した後、骨折し入院することになりました。入院先の病院から退院後、自宅での転倒のリスクが高いと言われ、当グループホームへの入居が決まりました。

入居後は安全に移動できるよう職員が見守りをしていました。しかし、自分で移動できるため、毎回職員が見守ることはできません。居室内で吉村さんが自分で移動した際に転倒、骨折してしまい入院となりました。

退院後、車椅子を使用することになり、吉村さんも家族も落ち込んでいました。職員は歩けるようになってもらいたいと、肯定的な「プラスの声掛け」を継続しました。そして理学療法士の指導の下、立ち上がりの訓練から開始しました。少しずつ立ち上がりの介助量も減少し、歩行器を使用しての歩行練習が始まりました。開始時は不安が強く、吉村さんは積極的ではありませんでした。そこで、吉村さんと関係の良好な職員をサポート役にして毎日、廊下3往復の歩行訓練を実施しました。最初は歩行器にもたれながら歩いていた吉村さんですが、歩行器に頼ることなく歩行するようになりました。今では外出できるようにと、専用の小型の歩行器を用意し、それを使用して屋内はもちろん外出先でも歩行しています。家族からも「こんなに歩けるようになると思わなかった」と驚きの声をもらっています。

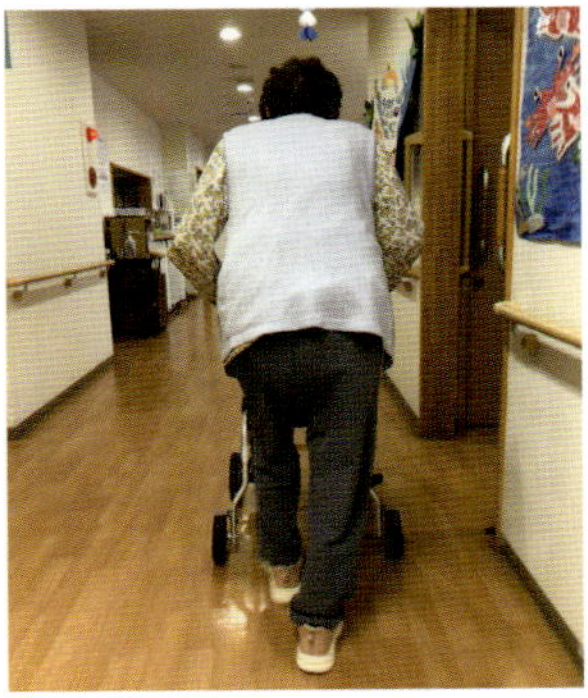

「愛の家グループホーム調布国領町」の中を専用の歩行器を使って移動する吉村みどりさん

転倒を経験し歩くことに不安を感じ、動く量が減り、筋力が低下する、という悪循環に陥ることがあります。不安を取り除く働きかけや運動機会の創出、適切な歩行補助具の活用などにより自信を取り戻し、再び歩けるようになることがあります。

毎日の家事で皆の役に立つ

「愛の家グループホーム大垣木戸」（岐阜県）　ホーム長　髙橋　良介

岸なつさん（仮名）は認知症と診断されてからも夫との暮らしを継続していました。家事を行い、一人で買い物にも出かけていました。ある日、外出した際に転倒すると、骨折で入院となり、認知症の症状が進行してしまいました。夫との生活を続けることが難しくなり、当グループホームへ入居しました。

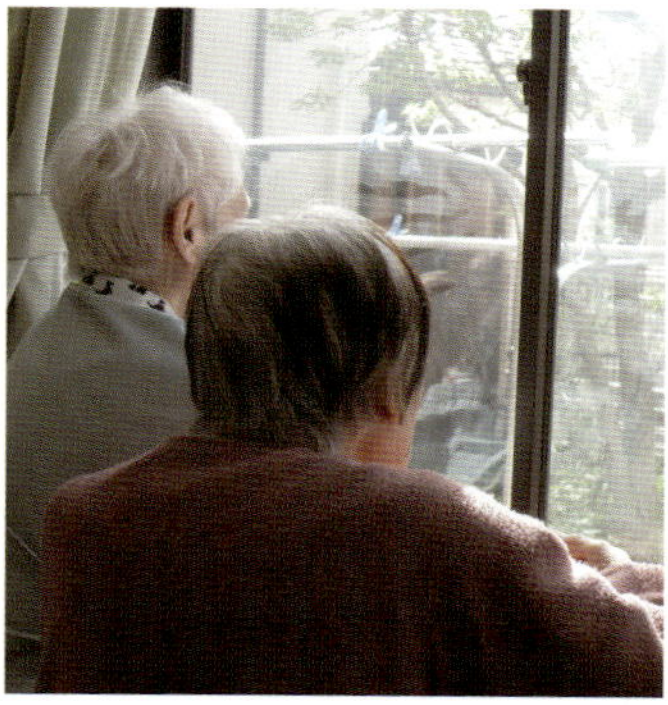

外の景色を眺める「愛の家グループホーム大垣木戸」の利用者

岸さんは入居後、慣れていないこともあり「早くここから帰りたい」と毎日繰り返し訴えていました。骨折したことを覚えている日と忘れている日があり、毎日混乱していました。混乱しながらも日常生活の動作はできることが多く、他の利用者の隣に座ると話をしたり、片付けようと世話を焼いたりと優しく接する様子が見られました。

そこで職員は、岸さんに家事活動全般を一緒にしてもらうよう提案しました。岸さんは、毎食後に食器を洗ったり、洗濯物を洗って干したり、リビングの掃除をしたりしてくれました。天候の良い日は職員と事業所の庭仕事も行い、おやつを買いに近隣のスーパーまで一緒に出かけました。岸さんは入院する前まで自宅で家事全般をしていたため手際がよく、毎日の習慣になりました。家事活動だけでなく、他の利用者と会話をしながらリビングの様子の見守りや、「ご飯だよ」「食べて」などの声掛けも行い、職員のように活躍するほど生活に慣れていきました。今でも「家に帰りたい」と話すこともありますが、これからも岸さんの活動したい思いを大切に支援していきます。

認知症であっても誰かの役に立ちたいという思いは誰しも持っています。長年続けてきた活動が、共に生活する仲間を支えることにつながり、集団生活での強みになります。

安らぎと楽しみある居場所に

「愛の家グループホーム秦野大けやき」（神奈川県）　ホーム長　大黒　賢一

坂上静子さん（仮名）は面倒見がよく、近所の方々との関係もうまくいっていました。しかし難聴がひどく「テレビの音が大きい！」と近所の方々からクレームが来るようになり、さらには騒音で警察に連絡がいくようになりました。度重なる近隣トラブルにより、家族が自宅で坂上さんと共に暮らすことが難しくなり、当グループホームへの入居となりました。

坂上さんは入居後、新しい場所に不安を感じて「家に帰りたい」と強く訴えました。事業所の生活に早く慣れてもらうため、家族から聞き取りをすると、塗り絵が好きだということが分かりました。さらに風景より人物や動物の塗り絵が好きなことが分かってきました。

好きそうな塗り絵を用意し、色も豊富な方が楽しいだろうと、24色入りの色鉛筆を新調しました。坂上さんは、とても喜び、もっと塗り絵に励むようになりました。そして少しずつ事業所の生活に慣れ、仲の良い利用者と話す姿も増えていきました。

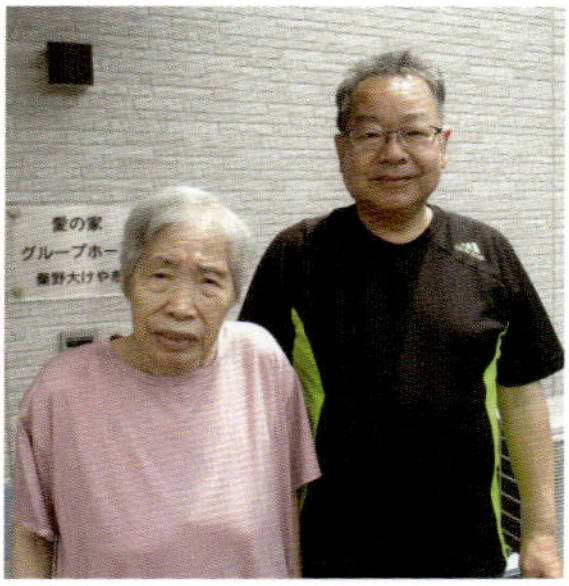

「愛の家グループホーム秦野大けやき」の前で微笑む坂上静子さんと長男

その様子を知った長男は「久しぶりに自宅に外泊してはどうか」と誘いました。坂上さんは喜び、自宅へ行きましたが「家では何もすることがないからつまらない」と事業所に戻りたがったとのことです。長男は、定期的に自宅に泊めてあげたいと考えていましたが、坂上さんの反応を見てからは、仕事前に事業所に寄って面会するようなりました。坂上さんは事業所での生活を「ここは楽しい。ずっといたい」と言ってくれています。

「家」や「自分の部屋」というパーソナルの空間を「居場所」と捉えることが多いですが、趣味や好きなことに打ち込めたり、友人と語り合えるような、安らぎや楽しみを感じられる場所も「居場所」となります。

生活リズム整い活気あふれる

「愛の家グループホーム大宮三橋」（埼玉県）　ホーム長　安吉　雄大

岡本玉枝さん（仮名）は、夫婦2人で支え合って静岡県で生活していました。しかし、夫を亡くし1人暮らしとなってから、食事や睡眠が不規則になり、生活リズムが崩れてしまいました。そこで次女の住む埼玉県に引っ越し、当グループホームに入居しました。

環境の変化がある中で、少しでも早く新しい環境に慣れ、充実した日常を過ごしてほしいと考え、支援しました。岡本さんは歌を歌うことが好きと聞いたため、歌の時間を設けました。岡本さんが歌っていると、他の利用者も一緒に楽しむようになり、交流の機会ともなっています。季節の花を見に公園へ出かけたり、買い物に出かけたりと外出もできるようになりました。

他の利用者と共に過ごすことで自然と規則的な生活を送り、さまざまな活動に参加することで生活にメリハリができました。生活リズムが整って表情や顔色も良くなり、家族も安心したと話しています。岡本さんが楽しみながら好きなことをする姿は、他の利用者にも良い影響を与えています。岡本さんがリビングで歌を歌ったり、本の読み聞かせをしていると「楽しそうね」と、他の利用者が自然と集まるようになり、今では事業所の中心的な存在になっています。

他の利用者と一緒の空間で過ごすことにより、何をする時間かという手がかりを感じられるため、安心して過ごせます。また他者とつながりを持ちながら過ごすことで「一緒ならやってみたい」とさらに意欲を引き出し、活気のある生活を送ることができます。

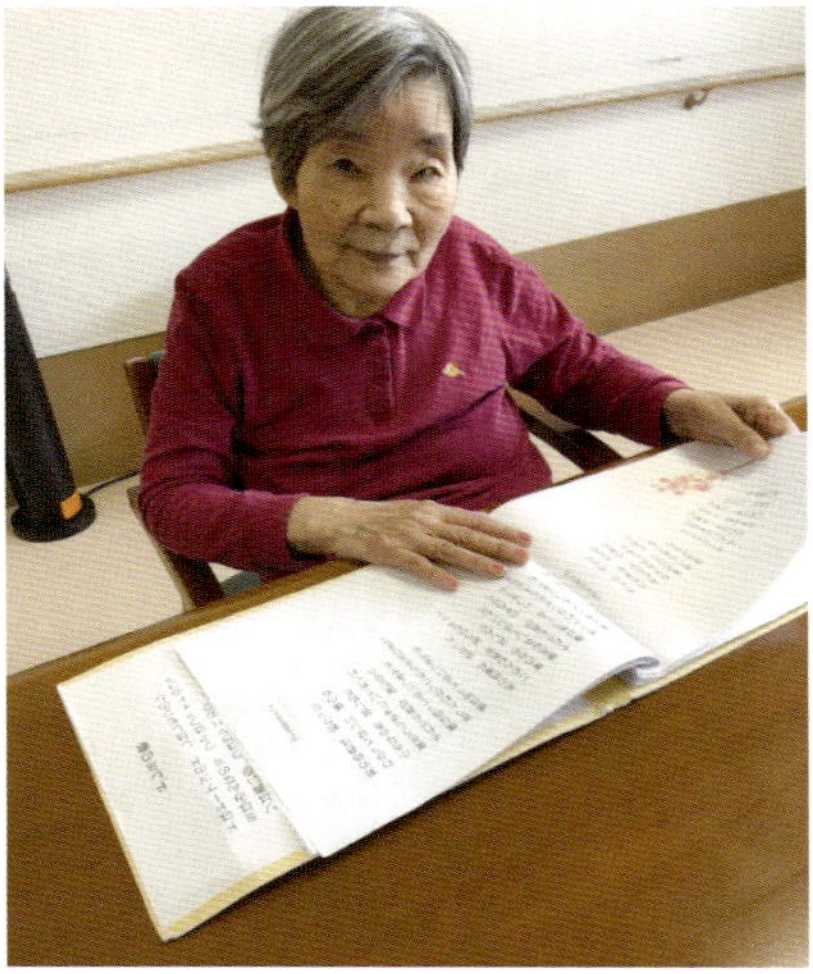

「愛の家グループホーム大宮三橋」で歌詞カードを見ながら歌う岡本玉枝さん

感謝を伝えて暴力がなくなる

「愛の家グループホーム石岡青柳」（茨城県）　ホーム長　宇田　小百合

木下隆さん（仮名）は認知症の進行に伴い、同居家族に対する暴言・暴力が出現していきました。それで家族と距離ができて自宅内で孤立し、症状はより進行していったようです。木下さんの娘さんから相談があり、当グループホームへの入居となりました。

入居直後、木下さんは職員に暴力を振るうことがありました。しかし、しばらくすると「すまなかった」と泣きながら職員に謝りました。その様子から、暴力の背景には本人も自覚できない原因があるのではないかと考えました。

木下さんのことを知ろうと人生について聞くと、仕事での活躍ぶりや、面倒見がよく周りの誰からも信頼される人柄だったことが分かりました。認知症の発症をきっかけにできないことが増え、頼りにされなくなったばかりか、人に迷惑をかけているという自身に対する怒りが暴力として表出されていると考えました。

木下さんが頼りにされているという実感を持つことで自身への怒りが減るように、感謝と尊敬していることを毎日伝えました。そのような関わりを続ける中で、徐々に暴言や暴力も減っていき、入居半年がたつ頃には全くみられなくなりました。毎年欠かさずに行っていた恩人の墓参りや趣味も再開し、笑顔も多く過ごしています。

その様子を家族に伝えると、認知症の症状が進行する前の木下さんと家族の関係に戻れたようでした。木下さんは現在、私たち職員の祖父のような頼りになる存在となっています。

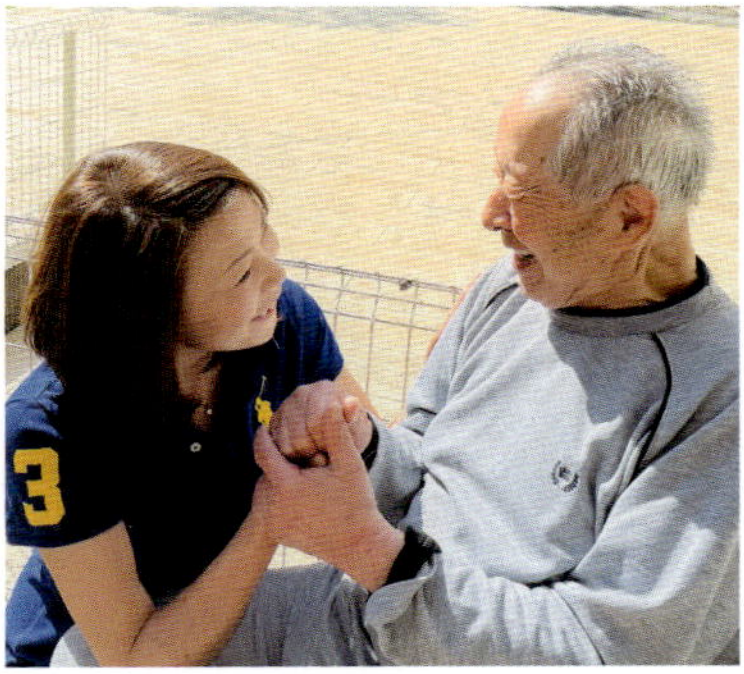

「愛の家グループホーム石岡青柳」の近隣で手を取り合って話す木下隆さんと宇田小百合ホーム長

認知症の人は、本人の自覚のないまま、満たされない欲求が症状として出現することがあります。今回の木下さんのように介護職がそれをひもとき、欲求を満たすことで解決につながります。

日常生活の継続がリハビリに

「愛の家グループホーム宮前宮崎」（神奈川県）副ホーム長　近藤　貴将

大野三枝さん（仮名）は、転倒によって足の甲を骨折したことをきっかけに、介助が必要になりました。骨折の影響から歩行も不安定な状態で、自宅での生活が難しく、当グループホームに入居しました。

安心して過ごしてもらうためにも、他の利用者と関係性を構築できるよう配慮しました。気の合う方と近くの席にし、自然と会話ができるような環境をつくりました。入居時は歩行が不安定な状態でしたが、もう一度自由に歩けるようになるために、医師やリハビリの専門職から助言を受けながら、体操や歩行練習を始めました。大野さんも歩きたいという気持ちがあり、前向きな気持ちで歩行練習に取り組みました。

日常の中でも洗濯物を畳んだり、食事の盛り付けをしたり、食器を拭いたりと、家事も積極的に行うようになり、家事活動が生活の中でのリハビリになっていました。歩行練習とともに日常生活の動作を継続することで、立位も安定し、立った状態で洗濯物を干す動作もできるようになりました。

2カ月後には一人で歩けるようになり、自分の行きたいところに行けるようになりました。できること・やりたいことを積み重ねることで、笑顔で過ごす時間が増えました。家族も「状態が改善し、笑顔が増えて安心した」と話していました。大野さんは他の利用者とも打ち解け、いつも周囲の人を気にかけており、自ら声を掛けてくれています。今では皆を明るくしてくれる中心的な存在になっています。

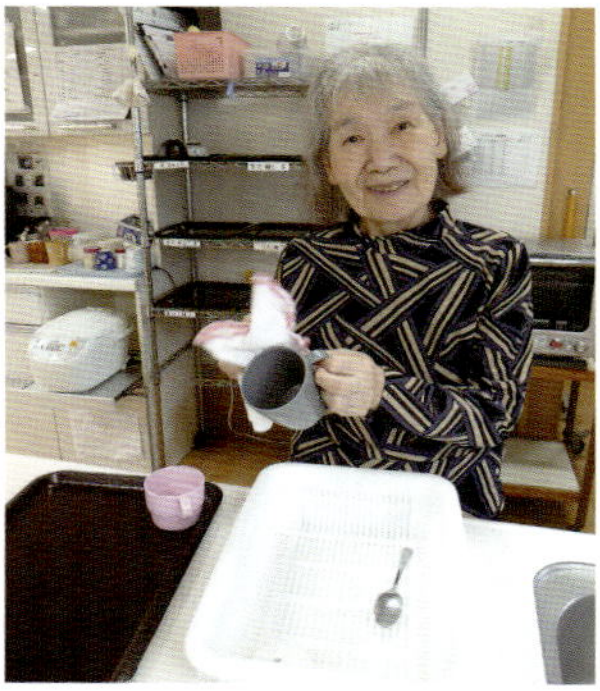

「愛の家グループホーム宮前宮崎」で家事活動に参加する大野三枝さん

適切な運動はもちろん、家事など日常生活動作そのものがリハビリとなっており、本人の機能や能力の維持・改善につながります。「やりたい」という気持ちを大切にしながら、関わることが今回の木村さんの改善につながりました。

人の役に立つことで生き生き

「愛の家グループホーム石岡山吹」（茨城県）　副ホーム長　高野　由美子

斎藤洋平さん（仮名）は言葉が厳しくなるなどの症状がみられ、家族との同居生活が困難となり、精神科の病院に入院しました。退院後も在宅生活が困難であると家族が判断し、当グループホームへの入居となりました。

斎藤さんは入居当初、日常生活はおおむね自分でできる状態でしたが「生きていてもしょうがない」といった悲観的な発言があるなど、落ち込んだ様子がみられました。職員は「なんとか元気に自分らしく過ごせないか」と斎藤さんへの関わり方を検討しました。まずは斎藤さんが得意なことや、してみたいことを探すために会話をしながら、職員間で情報共有して整理しました。その中で、斎藤さんは「誰かの役に立ちたい」という気持ちを持っていて、現在の生活はその欲求を満たすことができていないことに気付きました。

そこで、斎藤さんが得意であった草刈りや剪定《せんてい》をお願いすることにしました。作業を始めた途端、斎藤さんは見たこともないような生き生きとした表情を見せました。あまりにも上手ですぐに終了したため、日常的に行えるよう近隣にある事業所の草刈りも行ってもらいました。そうした関わりを続けていく中で、斎藤さんは「ありがとう」とさまざまな人から言われるようになり、表情も柔らかくなりました。また、職員からお願いしていた事業所でのお手伝いについて、今では荷物が届いた時などに「おれがやるよ」と自ら率先してくれて、頼りになる存在になっています。

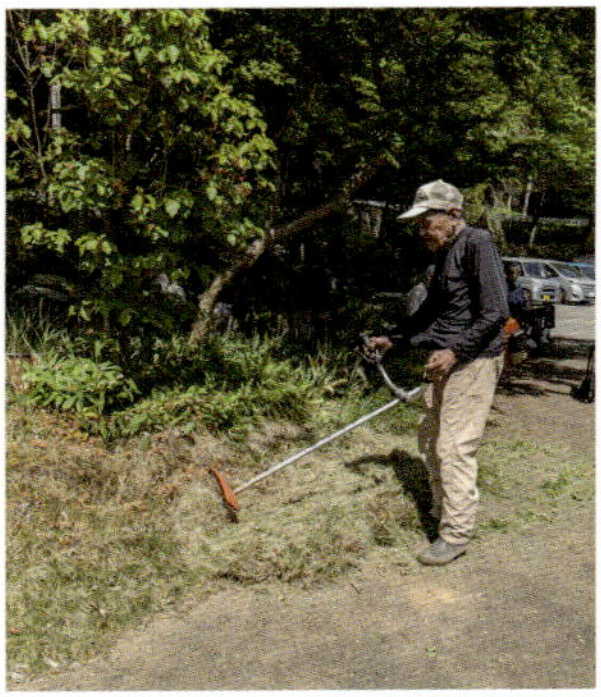
「愛の家グループホーム石岡山吹」の近隣で、草刈り機で除草作業をする斎藤洋平さん

介護が必要になると「誰かに何かをしてもらう」という経験が増え、多くの人が持つ「誰かの役に立ちたい」という欲求が満たされにくくなります。今回の斎藤さんのように利用者が「ありがとう」と言われ、その欲求を満たす支援が必要です。

「寝る姿勢」改善、生活に変化

「愛の家グループホーム諏訪湖南」（長野県）　副ホーム長　花岡 恵美

富岡勇三さん（仮名）は、妻と息子夫婦と暮らしていました。脊椎の圧迫骨折を機に入院し、自宅での生活が難しくなり当グループホームへ入居しました。

富岡さんは、入居後も骨折の影響で腰痛がひどく、介助しようとすると「痛い！」と大きな声で訴えました。車いすでの生活が続き、表情は常に険しく怒りっぽい様子でした。夜になると痛みで何度も目を覚まし、朝は声を何度掛けても起きず、10時ごろに起床していましたが、次第に昼過ぎに起床する日も増えていきました。夜間は同じ姿勢で寝ていることから姿勢を変えるのがつらい様子でした。起床が遅くなることで食事が取れず、薬も内服できないこともありました。主治医にも相談しながら、背骨が曲がっている影響によって痛みが出ているのではないかと考え、職員同士で富岡さんが痛みなくベッド上で休める姿勢を考えました。寝ている間は電動ベッドの頭側を少し上げ、腰が楽な姿勢になるようクッションで工夫しました。

姿勢を工夫すると起床時に痛みを訴えることが徐々に少なくなり、夜間に目を覚ますことも減っていきました。朝は職員が声を掛けると目を覚ますようになり、自ら起きることも増え、他の利用者と共に朝食が取れるようになりました。痛みが減ってきたことで、自ら立ち上がり歩き出すことも増えました。これからも富岡さんの歩きたい気持ちを大切に、思いをかなえる支援をしていきます。

「痛み」は認知症の方にとって混乱や怒りにつながることがあります。また、寝ている間、体を動かさないことで筋肉や関節が硬くなり、特に起床時には痛みが強くなります。クッションを活用して寝る姿勢を工夫したことにより、痛みが改善し生活の幅が大きく広がりました。

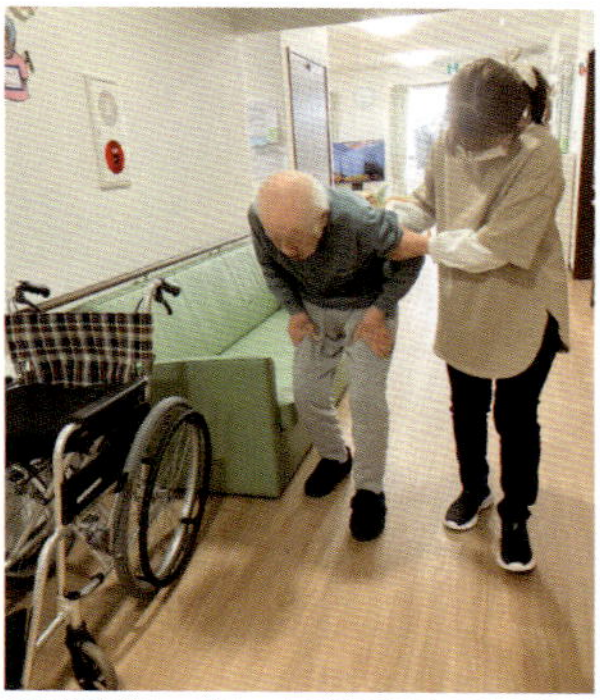

「愛の家グループホーム諏訪湖南」で廊下を歩行する富岡勇三さんと花岡恵美副ホーム長

活動を増やしてポジティブに

「愛の家グループホーム相模原下九沢」（神奈川県）　森田　菜奈未

工藤初子さん（仮名）は夫と死別後、1人暮らしをしていましたが買い物や調理など生活の中で、助けが必要な場面が増えていきました。自宅での生活が難しくなり当グループホームへ入居しました。

当事業所は2024年3月に新規開設したばかりで、工藤さんの入居時は、まだ利用者が数名しかいない状態でした。がらんとした事業所や、顔見知りでない職員らに不安を感じるのも当然で、表情が硬く、あまり会話をせず過ごしていました。職員が話しかけると、いつも最終的にはつらかった自分の幼少期の話を繰り返していました。

工藤さんは身体的に問題がなかったので、体を動かす機会を増やし、活気ある生活をしてほしいと職員は考え、掃除や洗濯など身の回りのことを一緒に行うように声掛けをしていきました。最初は「私はよく分からないことが多くて、何もできないの」と断ることが多かったです。しかし、朝の掃除や洗濯物干し、食事の盛り付けなどの役割を持ってもらい、毎日お願いすると「何かやってみようかしら」という発言が出るようになっていきました。

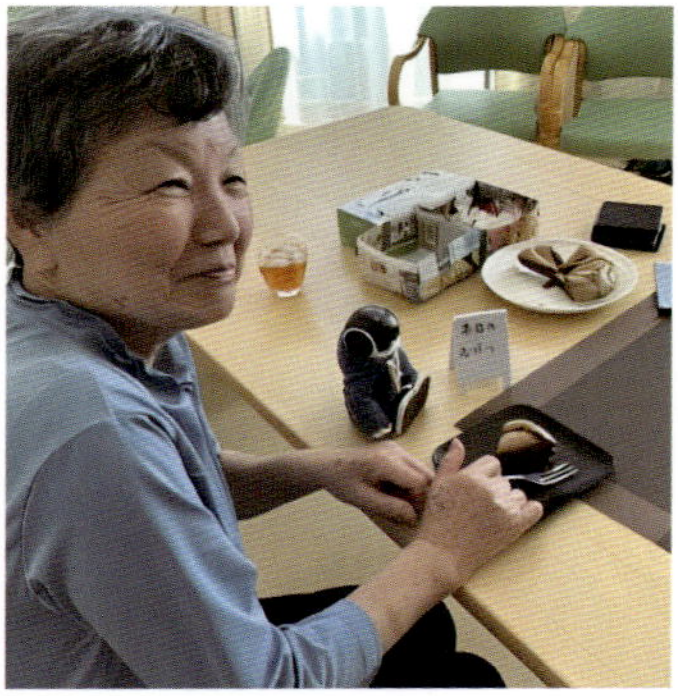
「愛の家グループホーム相模原下九沢」でおやつを楽しむ工藤初子さん

また、仲の良い利用者ができると、2人で取り組んでくれました。その利用者が落ち込んで「家に帰りたいわ」と言うと、工藤さんは「あなたがいないと寂しいから」と、とりなすこともあります。昔の悲しい話をすることはなくなり、ポジティブな言動が目立ち、笑顔は増えています。

生活の中で自分の役割を持ったり、気の合う人と関わる時間が増えたりして、事業所での生活に慣れ、より豊かな生活を送ることができます。一人では行えなかったことでも職員の支援で共に行うことで、活動量を増やすことにもつながります。

利用者の本当の思いに寄り添う

「愛の家グループホーム日立森山町」（茨城県）　根本　香澄

今谷馨さん（仮名）は自宅で家族と暮らしていましたが、認知症の進行に伴い怒りやすくなり、強い口調で話す、落ち着かずに歩き回るなどの変化がありました。自宅生活が困難となり、当グループホームに入居となりました。

入居当初、今谷さんは職員や他の利用者に怒った様子で話すことが多く、一日中ホーム内を歩き回り、他の利用者の居室や共用部の扉を無理やり開けようとする行動がみられました。今谷さんの行動には必ず理由があると考え、会話の内容を整理することにしました。

今谷さんは「こんなところに1人で置いていかれてしまった」「お前らが閉じ込めた」という内容を話すことが多いことに気付きました。

このため「家族に見捨てられ、自分は必要とされなくなってしまった」という不安と、「居心地がよくない」という感情があると考え、その解消に向けて関わり方を見直しました。今谷さんが「必要とされている」と感じることができるように、事業所内の荷物運びや買い物の手伝いをお願いすることにしました。また、会話をするときには、職員全員が今谷さんの思いを否定しないように心がけました。

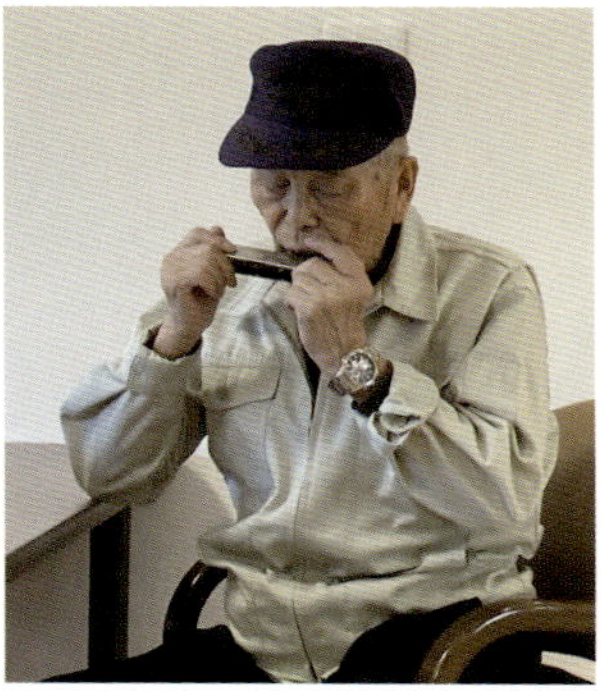
「愛の家グループホーム日立森山町」で得意のハーモニカを演奏する今谷馨さん

そうした関わりを続けていると、今谷さんから強い口調は聞かれなくなった一方、「寂しいんだ」という言葉が聞かれ、それが本当の思いであることが分かりました。その思いに応えるため、今谷さんの特技であるハーモニカを演奏してもらい、他の利用者が合唱をする機会を設けました。そうした関わりの中で、今谷さんは自ら職員や他の利用者に話しかけ、冗談を交えて笑顔で会話をしながら過ごしています。

認知症の診断により、不安や怒りなど、私たちにとって当たり前の感情が症状として捉えられることがあります。今回のように利用者の心に寄り添い、その不安を解消する支援が必要です。

体が動くことで心も動く

「愛の家グループホーム大垣浅草」（岐阜県）　エリアマネージャー　長野　さつき

林多嘉夫さん（仮名）は身体機能の低下からベッド上での生活が中心となり、精神状態も安定しない様子が続いたため、自宅での生活が難しいと判断され、当グループホームに入居しました。

入居当初は物を投げる、大声で叫ぶといった行動があり、精神状態は安定していませんでした。また身体機能の低下から座ることも難しく、介助を多く必要としていました。職員は林さんが求める自分らしい生活に近づけるため、必要なことを整理しました。行動を観察すると、自分から動こうとしたり、本を読もうとしたりしていて「自由に動きたい」という思いがある一方、それができない体の状態が原因で、精神が安定していないと考えました。

まずは、自由に動ける範囲を広げようと、身体機能の向上を目指すことにしました。林さんはやせ形であったため、身体機能が向上しやすい体づくりを目的に栄養補助食品などを使って栄養ケアを行いました。また、ベッドから離れて生活し、トイレで排泄《はいせつ》するなど、活動範囲を徐々に広げて活動量を増やしていきました。

そうした関わりを続けていくことで、入居から3カ月がたった頃には、車椅子を自操したり、ベッドから車椅子に自分で乗り移れるようになりました。動ける範囲が増えるにつれ、表情は柔らかくなり、笑顔が多く見られるようになりました。また、自分から話しかけて、他の利用者と関わることが増えていきました。

身体と精神の状態は関係しており、身体が動きにくいことで気持ちが落ち込むことがあります。今回の林さんのように身体の状態を向上させることで、精神の状態が向上することがあります。

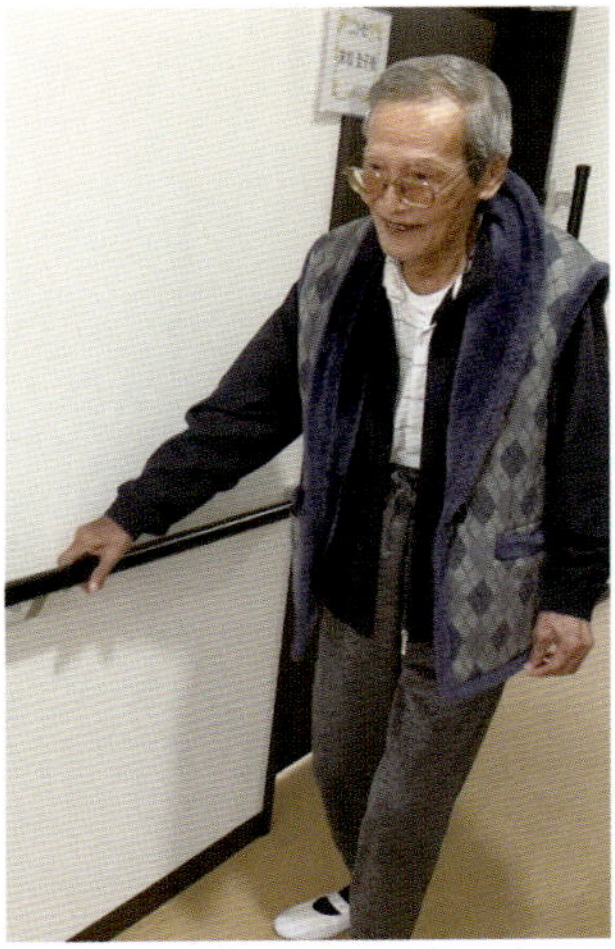

「愛の家グループホーム大垣浅草」で歩いて生活している林多嘉夫さん

「訴え」否定せずに信頼を得る

「愛の家グループホーム大田久が原」（神奈川県）　杉浦　優介

　大竹洋さん（仮名）は、自立して生活のできる方が多い介護施設に入居していましたが、物忘れが増え、食事を取ったことも忘れるなど認知症の症状が増えていきました。施設側と家族が話し合いの上、当グループホームへの転居が決まりました。

　入居当初、大竹さんは食事を食べた直後でも「俺はまだ食事をしていない！」という訴えが強く見られました。職員が食事をしたことを伝えても納得せず、固い表情でイライラしながら同じ訴えを繰り返しました。職員の返答や対応に納得しない姿を見て、まずは職員のことを信頼してもらう必要があると考えました。

　大竹さんの隣に座り談笑する機会をできるだけつくるようにし、大竹さんの話を聞くようにしました。「食事をしていない」という訴えがある時、何かを口にしないと納得しないことが分かり、職員で話し合い、無糖の水ゼリーで対応することになりました。「食べていない」という訴えがある時は、否定することなく訴えを聞きながら、必ず無糖の水ゼリーを提供するようにしました。

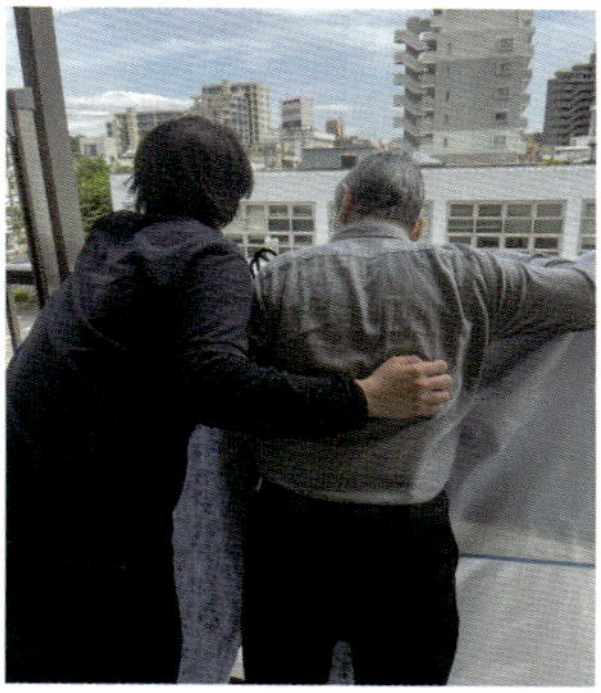
「愛の家グループホーム大田久が原」で布団干し後に外を眺める大竹洋さんと職員

　この対応を継続したことで信頼が得られたのか、約3カ月後、大竹さんは訴えはするものの、ゼリーを提供しなくても職員の話に納得してくれるようになりました。今では表情や口調も穏やかになり、職員や他の利用者と会話をすることも増え、散歩や食器拭きなどにも参加し、笑顔で生活しています。

　認知症の症状である記憶障害では、数分前の行為や会話の記憶をとどめておくことができなくなることがあります。しかし、記憶障害で行動や会話は忘れても、その時の感情は残ります。今回、職員が大竹さんとの信頼関係を築くことを第一に考え対応したことで、大竹さんの安心につながり、強い訴えはなくなりました。

第2章

入居者と家族

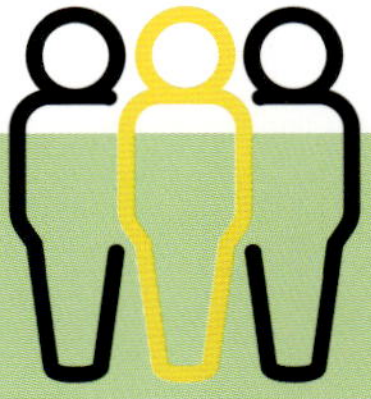

「低栄養」なら脳が正常に働かず

認知症戦略部　髙橋 綾

今回は「低栄養」について紹介します。

皆さんは食事を摂らずに半日、また1日と過ごしたことはあるでしょうか？ その時は「ボーっ」としたり、「イライラ」したりと気持ちに変化が出て集中できないなどの気持ちへの影響や、力が入らない、疲れやすいなどの身体面への影響が出ていたのではないでしょうか。

高齢者は加齢に伴い食べ物を消化、吸収する力が衰えたりすることで、**十分に食べているつもりでも「低栄養」という栄養状態が悪化している状態であることが多いです。**「低栄養」は、先ほどの例で挙げたように「イライラ」「ボーっとする」といったように脳が正常に働きにくい状態になりやすいです。認知症の方は記憶障害などが影響し、食事をどの程度摂取したかが曖昧であることや、脳が正常に働きにくいことで食欲がわきにくい状態となり、自身では「低栄養」となっていることに気付きにくいです。そのため周囲の人が「低栄養」を疑い、日常的に摂取する食事内容を見直しする必要があります。

「低栄養」につながる危険性は体重と身長から算出されるBMI《びーえむあい》（Body Mass Index、体格指数）＝体重（キロ）÷身長（m）の2乗＝を用いることが多いです。BMIが20未満であった場合は「低栄養」の危険が高く、18・5未満の場合は「低栄養」と判断されます。

食事内容の見直しをする際には、食べる量を増やすことも一つの手段ですが、負担を考慮し、少ない量でエネルギー摂取が可能な栄養補助剤などを使用することも検討するとよいかもしれません。**高齢者の場合は摂取するカロリーの増加、たんぱく質の増加を優先的に考えて、本人に合った方法を選択することが必要です。**また持病によっては摂取する栄養素を増加することは、むしろ病状を悪化させることにもつながりますので、主治医と相談の上、実施してください。

BMI(Body Mass Index)

・体重(キロ)と身長(m)の関係から、人の肥満度を示す体格指数

計算方法

・BMI＝（キロ）÷【身長(m)×身長(m)】
・指数20未満で低栄養の危険が高まる
・指数18.56未満は低栄養の危険がある状態

BMIから低栄養の疑いがある場合の対策

・摂取するカロリーを増やす
・摂取するたんぱく質を増やす

家族それぞれの生活取り戻す

「愛の家グループホーム福島宮代」（福島県）　ホーム長　岩本　陽介

76歳の前田たか子さん（仮名）は、夫と長男の3人で生活していました。たか子さんに「会話がかみ合わない」「昼夜問わず外へ出かける」などの症状が出始め、穏やかだった生活が一変しました。日中、夫婦ふたりで過ごしていると、話がかみ合わないことが多いことから、夫はたか子さんにいら立ち、暴言を発するようになりました。

たか子さんは、長男が仕事から帰ってくると「どこかに連れて行ってほしい」と訴え、一晩中ドライブをすることもありました。そんな生活が続いて長男は心身ともに疲弊し、仕事も手につかない状態になり、退職してしまいました。自宅での3人の生活も限界になり、たか子さんは当グループホームへ入居することになりました。

たか子さんは朗らかで人当たりが良いので、事業所での生活にもすぐ慣れました。会話は難しいものの、一緒に行動することで、食器洗い、草刈り、ゴミ集めなどを自分の役割として行っています。

たか子さんの入居後、介護から離れることができた長男は規則正しい生活を送れるようになり、再就職をすることができました。夫は自分で食事の用意をするようになり、料理の方法を聞くために事業所に電話してくることもあります。夫は面会に来ると「妻がいなくて寂しい」と言っています。

「認知症の症状がどういう症状なのか？」「介護で何をすればよいのか？」など知識がないまま、介護をすることになると、家族の変化や対応に戸惑い、生活が立ち行かなくなることがあります。今回、夫と長男は知識や技術がある介護の専門職にたか子さんの介護を任せることで、お互いの生活を取り戻し、元の家族の関係も取り戻すことができました。

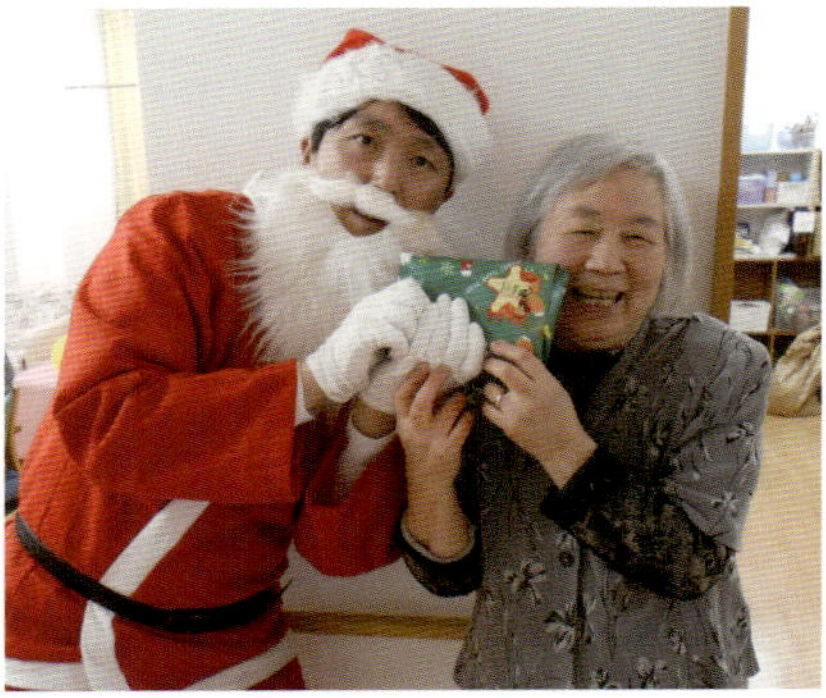

「愛の家グループホーム福島宮代」で〝ホーム長サンタ〟からクリスマスプレゼントをもらい、笑顔の前田たか子さん（右）

ホーム入居で再び夫婦の時間

「愛の家グループホーム札幌星置」（北海道）　ホーム長　小野　淳二

藤沢菊雄さん（仮名）88歳は夫婦2人で生活していました。認知症状から介護が必要な状態でしたが、妻・たけ子さん（仮名）の手を借りることは我慢ならない様子でした。菊雄さんは栄養・清潔面の援助も拒否するようになり、体調を崩すようになりました。たけ子さんは遠方で生活している子どもたちには頼れず、夫婦2人で生活することが困難となり、菊雄さんは当グループホームに入居しました。

入居当初、たけ子さんは「私は夫に嫌われているから」と面会を控えている様子でした。菊雄さんの入居から3年後、たけ子さんは転倒骨折をきっかけに当グループホームに入居しました。たけ子さんは入居後も菊雄さんに会うことを控えていましたが、環境に慣れてくると、菊雄さんの部屋に自ら訪れるようになりました。たけ子さんは自宅にいた頃のように菊雄さんの介助をしようとすることもありましたが、必要な介助は職員が行い、2人の時間を確保できるようにしました。その後、菊雄さんは部屋で寝て過ごすことが増え、たけ子さんと部屋で過ごすようになりました。そのような日がしばらく続いたある日、いつものようにたけ子さんが部屋を訪れた後に、菊雄さんは安心したように息を引き取りました。グループホームに入居してから夫婦としての関係性を取り戻し、最期まで2人の時間を重ねることができました。

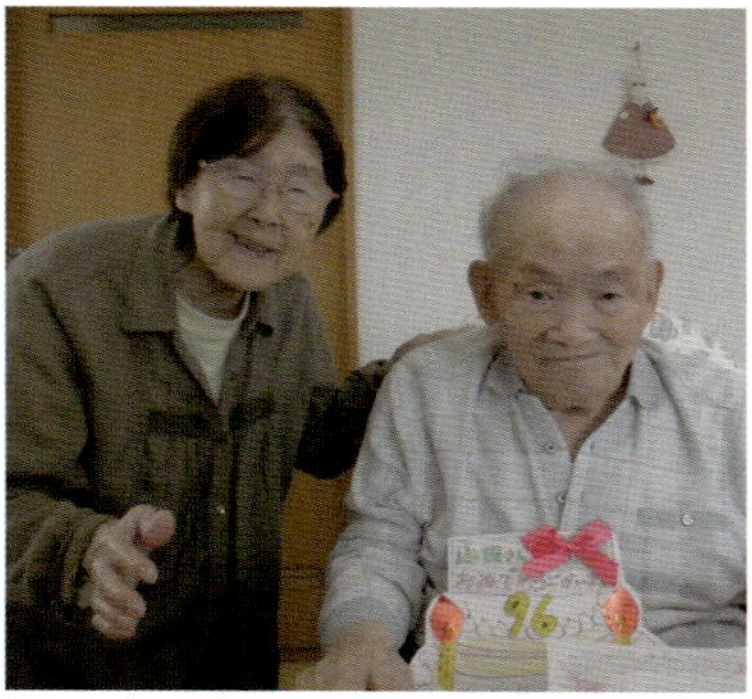
「愛の家グループホーム札幌星置」で誕生日を祝う藤沢菊雄さん、たけ子さん夫婦

家族が介護をすることで、家族という関係から、介護者と被介護者という関係に変化してしまうことがあります。今回、事業所の職員が介護という役割を担うことで、菊雄さんとたけ子さんは本来の夫婦という関係に戻ることができ、穏やかな生活を送ることができたのではないでしょうか。

利用者の「不安」を取り除く

「愛の家グループホーム札幌福住」（北海道）　岡田　己知

85歳の南野佐代子さん（仮名）は、息子宅近くで1人暮らしをしていました。息子が遠方へ単身赴任となり、義理の娘に電話がかかるようになりました。日を追うにつれて電話の頻度が増え、1日に何度もかかるようになり、義理の娘は精神的に追い込まれて体調を崩してしまいました。1人での生活が難しくなり、南野さんは当グループホームへ入居しました。

南野さんは入居当初、「なんで私はここにいなくてはいけないの?」としきりに訴えました。私は安心して過ごしてもらうため、思いを受け止めるように傾聴しました。私が出勤して事務所にいると「ここにいたのね」と話をしに来てくれるようになりました。南野さんが落ち着かない時は、ドライブで家の近くまで行くと安心することが分かりました。その後は落ち着かないときは、ドライブへお誘いすることにしました。日々の生活を過ごす中で、他の利用者と一緒に楽しむことができるようになり「ここに通うのが楽しい」（南野さんは通っていると認識している）と言ってくれるまでになりました。また体の調子を崩した義理の娘も体調が回復し、南野さんの好きなものを持って、面会に来てくれるようになりました。南野さんは義理の娘に頼り過ぎることなく生活し、良い関係を保つことができています。

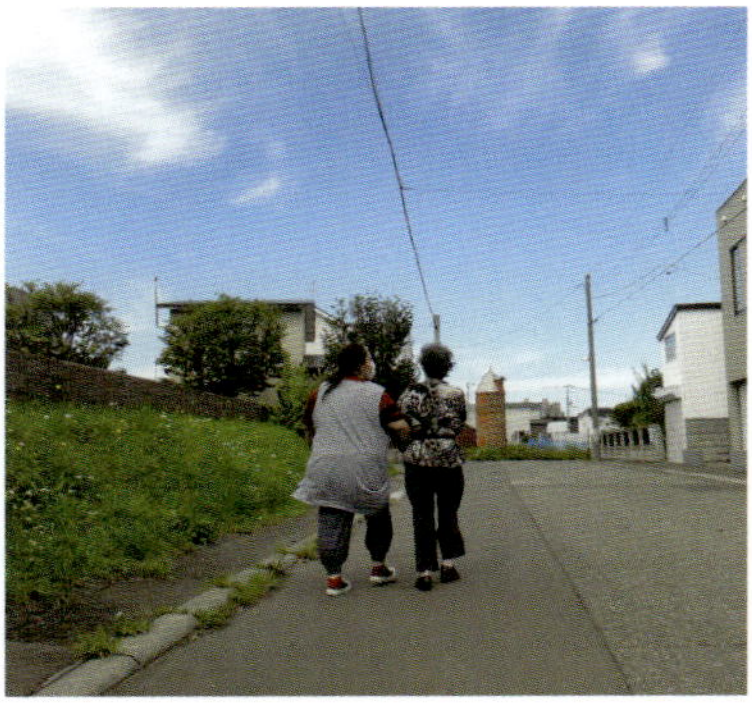
「愛の家グループホーム札幌福住」から散歩に出かける南野佐代子さんと職員

南野さんは「自分はここにいていいの？　どうすればいいの?」と混乱し、不安になって義理の娘に助けを求めました。認知症の方の心理の核は「不安」です。南野さんはグループホームで生活をする中で、ここにいていいんだという手がかりを得て、安心することができました。安心感を得たことにより、家族との関係は改善しました。

母と娘　つながりつつ新生活

「愛の家グループホーム帯広共栄」（北海道）　ホーム長　佐々木　美江

井上初枝さん（仮名）は、長女の恵理子さん（仮名）と同居していましたが、自宅での生活が困難となり、介護施設に入居しました。初枝さんは気になることがあると昼夜問わず、携帯電話で恵理子さんに電話をかけていました。多い時では1日50回以上電話がかかってきて、恵理子さんは仕事や日常生活に支障を来たすようになりました。初枝さんが少しでも落ち着いて生活ができるように、またそのことで恵理子さんへの電話が減ることを期待して当グループホームに転居しました。

初枝さんが安心して楽しみながら過ごせるよう支援しました。初枝さんの入居後も携帯電話を持ち続けることに対して家族は迷いがありましたが、家族とのつながりを感じるために大切であると考え、そのまま所持してもらうことにしました。初枝さんは興味がある活動には集中して参加される様子が見られたことから、好きな編み物や他の利用者とトランプをするなど、集中して楽しめる活動ができるように働きかけました。

新しい生活にも慣れ、生活にも楽しみができたことで、自然と電話をかける頻度が減りました。今では電話は1日に2回程度で恵理子さんも対応できる頻度になりました。初枝さんの生活が整ったことで、頻繁な電話に疲れ切っていた恵理子さんも元の生活を取り戻すことができ、明るくなったように見えます。

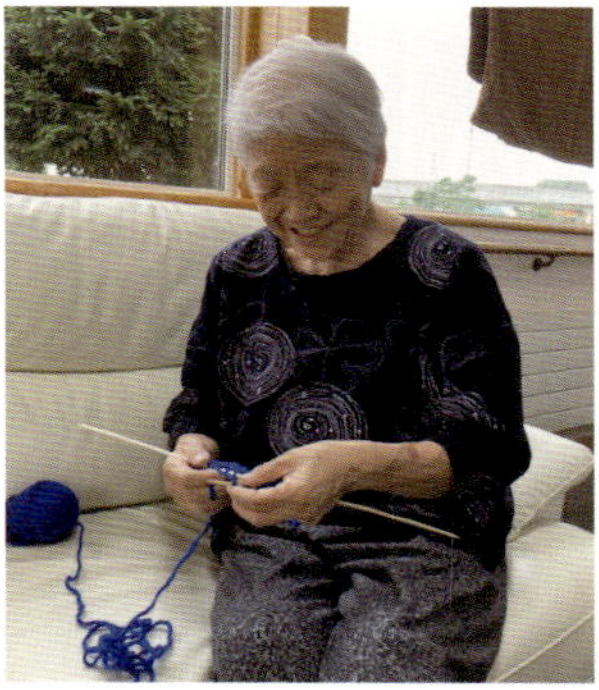
「愛の家グループホーム帯広共栄」で笑顔をみせる井上初枝さん

身内に認知症の症状が現れて今までと違った言動をすることに対して家族は変化を受け入れられず、また介護が身体的・精神的に負担になり以前までの関係性を継続することが難しくなることがあります。介護サービスを利用することは、お互いの関係性をもう一度取り戻すきっかけにもなります。

「自分らしく」生活スタイル20年維持

「愛の家グループホーム甲府後屋」（山梨県）　副ホーム長　大竹　光樹

粕谷たみさん（仮名）は、夫が入院し、自宅で一人で生活をしていましたが、訪問販売や電話詐欺の被害に遭い、一人で生活をすることが怖くなってしまいました。自ら希望し、2004年8月に当グループホームに入居しました。家族は、不安を抱える粕谷さんの精神状態の安定を一番に望んでいました。

本人の望むペースで生活を送ってもらいたいと考え、趣味のパチンコに週1回出かけたり、娘が住む伊豆へ2週間外泊するなど外出機会を多くし、メリハリのある生活を送ってきました。日々のグループホームでの生活も趣味の裁縫や水彩画などを楽しんだり、食材を切ったり、盛り付けをするなどの家事活動も積極的に行っています。また、事業所では通常、午後5時半より夕食を取っていますが、粕谷さんの生活リズムに合わせて午後8時に夕食を取ることができるよう調整しています。

まもなく入居から20年を迎える粕谷さんは、移動は車いすを自身で操作し、日常的な生活動作は自立しています。食事の準備や食前のあいさつを自分の役割としています。家族も毎週のように訪問し、顔を合わせて話をすることや、好きな食べ物を届けるということを継続して、良い関係を保っています。

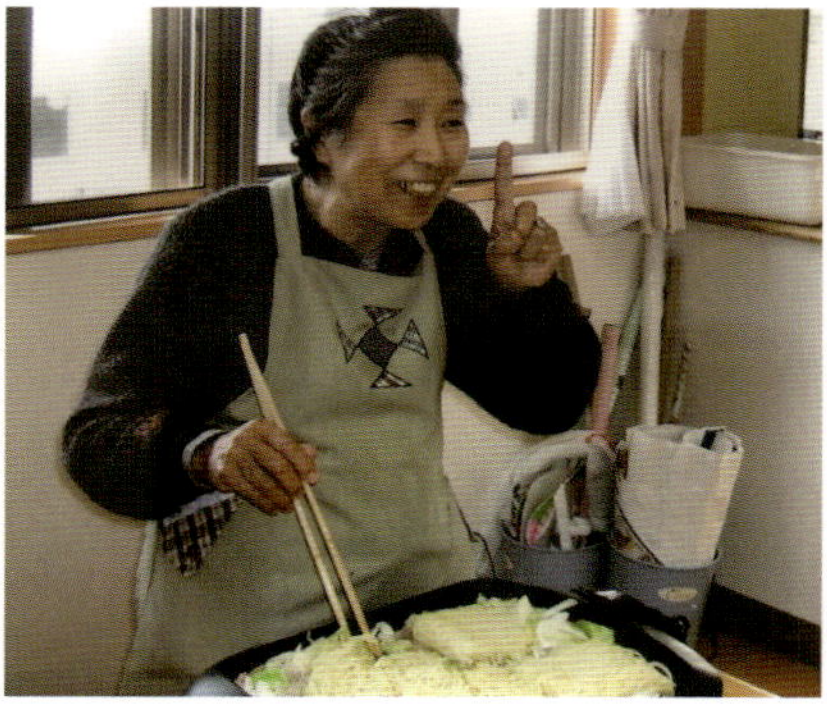
食事の準備を自分でこなし「愛の家グループホーム甲府後屋」で約20年生活している粕谷たみさん

身体的活動性の低下や精神・生活環境状態の悪化は認知症の症状に影響を与えます。粕谷さんは自宅から施設へと生活環境は変わりましたが、生活スタイルを大きく変えることなく生活をすることができました。自分の役割を果たしながら、ストレスが少ない生活を過ごすことにより、約20年もの間、認知症状の悪化もなく過ごすことができたのだと思います。

生活リズム整えて うつ改善

「愛の家グループホームふしみ」（岐阜県） ホーム長 飯田 優香

77歳の田中ふさ子さん（仮名）は、10年前よりうつ病・不眠症を抱え、頼りの夫が亡くなると長男夫婦への依存が強くなりました。不安症状から1人暮らしが難しくなり、精神科へ入院しました。治療後、介護施設に入居しましたが訴えは多く、長男夫婦は施設から毎日対応を求められました。田中さんも長男夫婦も共に疲弊し、田中さんは再入院しました。退院時に、少人数でケアがなされる環境が合うと考え、当グループホームへ入居となりました。

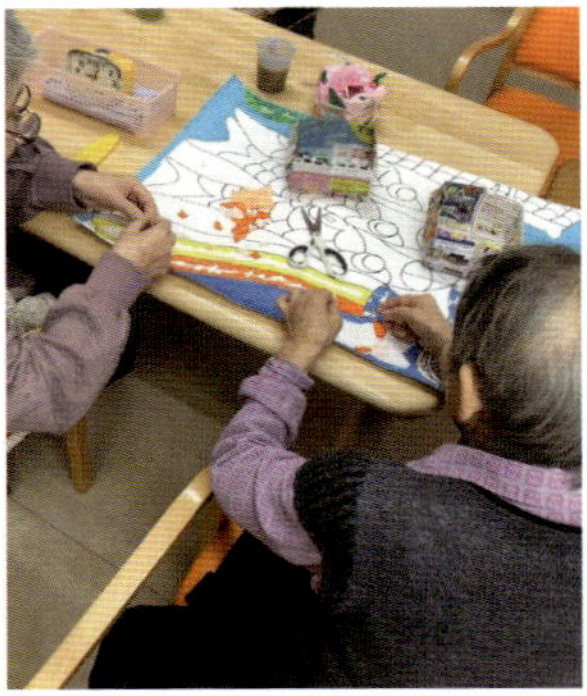

「愛の家グループホームふしみ」で貼り絵を楽しむ田中ふさ子さん

入居前の田中さんは、食事では好物の菓子パンを中心に食べており、そのためか肥満になっていました。体形から、規則正しい食事をすることと、運動習慣を身につけることが必要だと考えました。また、不眠が不安症状ともつながっていると思われ、生活リズムを整えることとしました。朝は定時に起き、管理栄養士による献立の食事を規則正しい時間に取り、1日2回の集団体操や個別体操を継続していきました。徐々に睡眠時間は長くなり、少しずつ活動の幅が広がっていきました。今では自主的に動き、歌を歌い、貼り絵をするなど笑顔で生活しています。以前のように長男夫婦に対応を求めることはなくなりました。長男夫婦は事業所へ訪問するたびに状態の変化に驚き、田中さんとの会話が弾んでいます。

うつ病は、喪失体験や環境の変化などのストレスが原因となり発症すると言われています。生活リズムを整えることにより、身体面は回復し、さらには精神面をも回復させせます。

田中さんはグループホーム入居後、食事や運動など生活の基礎を整えたことにより身体が整い、自分らしい生活を送れるようになりました。本人の変化は長男夫婦の安心感や心の余裕につながり、家族関係にも良い影響が出ています。

優しい父ちゃんに戻った

「愛の家グループホーム郡山日和田」（福島県）　ホーム長　筑井　章介

中山巌さん（仮名）は若い頃から鉄道の線路を造る仕事をしており、定年後も指導係として仕事を継続していました。退職後しばらくして認知症の症状が見られるようになりました。夜中にヘルメットを被って「仕事さ行くんだ！」と出かけようとし、家族に制止されると怒鳴り、興奮して妻に手を上げてしまうこともありました。これ以上一緒に暮らすのは難しくなり、当グループホームに入居しました。

入居後も「軽トラ乗って、仕事さ行くんだ！」「俺の免許証どこやった!?」と興奮して外へ出ようとしていました。職員が対話をしますが、納得せず落ち着かない様子でした。中山さんの思いを本人の言葉からひもといていくことにしました。

中山さんの認識は仕事をしていた時代に戻っており、「仕事に行く」という本人にとって当たり前の行動を止められているから怒っているのではないかと考えました。そこで職員は本人の言葉を否定せず、中山さんの世界観に合わせた対応をしました。仕事について興味を持って話を聞き、時には電車に乗って外出することもありました。このような関わりを継続することで、中山さんは穏やかになり、徐々に仕事のことも気にならなくなりました。冗談を言って笑う中山さんの姿を見て、長男の武史さん（仮名）は「うちのおやじってこういう顔して笑うんだったな。怒っているところしか思い出せなかった」「元は優しい父ちゃんだったんだよな」と話していました。

中山さんのように認識が過去に戻り、若かった頃の言動が現れている場合、本人の認識を受け入れて対応すると落ち着くことがあります。その人に見えている世界は何か、職員も一緒に見ようとすることで信頼関係が生まれ、安心して過ごすことができるようになりました。

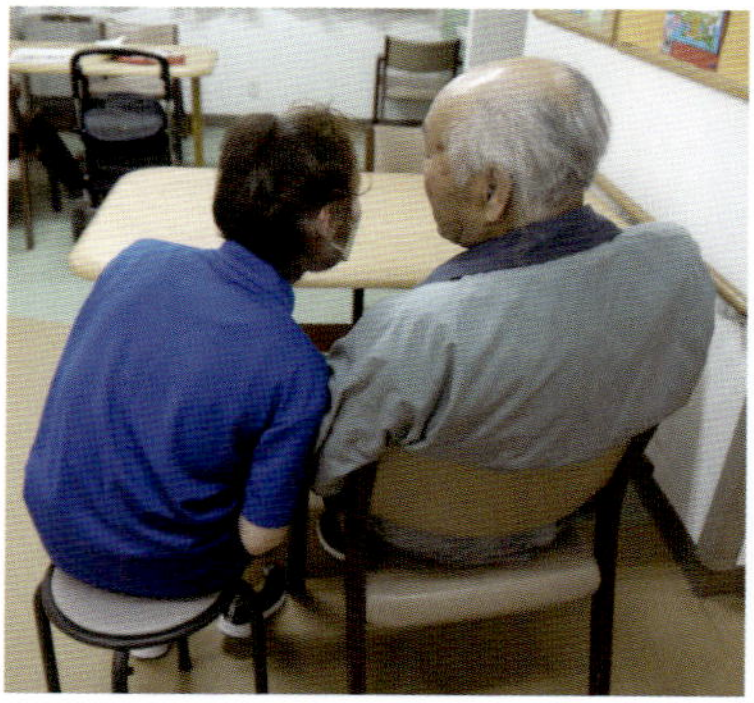

「愛の家グループホーム郡山日和田」でコミュニケーションをとる利用者と職員

入浴で落ち着き取り戻す

「愛の家グループホーム福島渡利」（福島県）　ホーム長　渡邉　栄子

中野孝雄さん（仮名）は84歳になっても、朝4時から魚の卸売市場で働いていました。気に入らないことがあると怒ることが徐々に増えていき、一緒に住む長女や孫と生活することが難しくなり、当グループホームに入居しました。

入居当初は「魚の卸売《おろしうり》市場に行かせろ！」「家に電話をさせろ！」など、思い通りにならないことがあると腹を立てていました。

夕方になると「帰りたい」という訴えも加わり、夜は眠らずに起きていることも多く、職員は対応に困っていました。落ち着いている日や時間がないかを職員で話し合いました。入浴した日は穏やかで、夜も眠れていることが多く、帰りたいとの訴えが少ないことが分かりました。入浴すると落ち着くことが分かったので、その後も毎日入浴できる態勢をつくりました。その頃からよく眠れるようになり、少しずつ落ち着くようになっていきました。中野さんが声を荒らげることが少なくなったため、家族は安心して面会に来てくれるようになり、また家族の面会を中野さんも楽しみにしています。

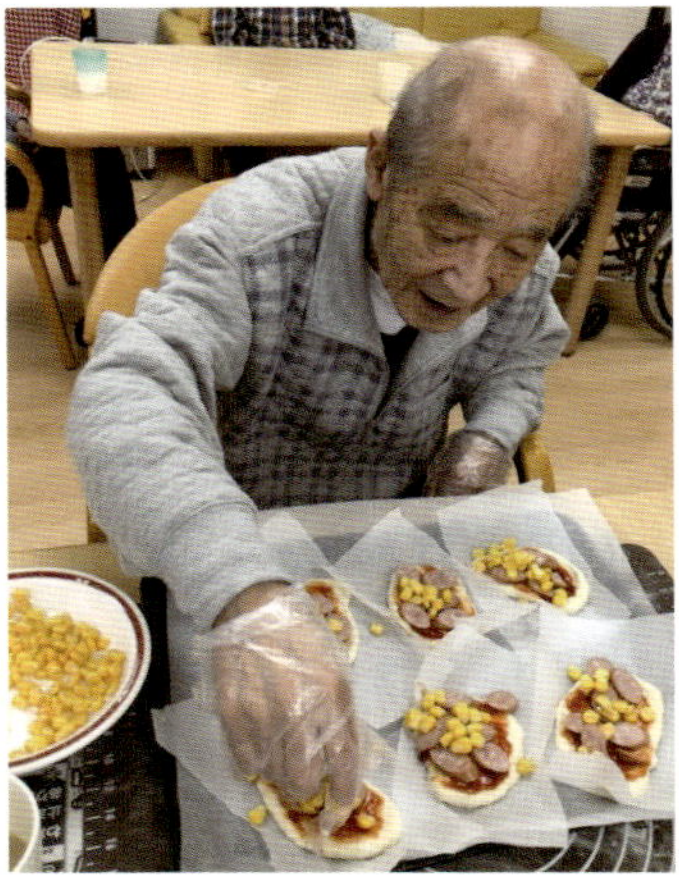
「愛の家グループホーム福島渡利」でパン作りをする中野孝雄さん

中野さんのように興奮状態が強くなる方がいます。自律神経《じりつしんけい》が乱れ、交感神経《こうかんしんけい》優位《ゆうい》な状態になると興奮してイライラしたり、体のこわばりが強くなったりすることがあります。中野さんは毎日入浴することで、心地良く過ごすことができるようになり、精神的に落ち着くようになりました。入浴は体の清潔を保つだけでなく、自律神経にも働きかけます。適温のお湯に浸かることで、自律神経が整い、副交感神経優位の状態になり、心身のリラックス、睡眠改善につながりました。本来の中野さんの穏やかな状態を取り戻すことができ、家族との関係も改善しました。

利用者の良い変化、家族と共有

「愛の家グループホーム豊橋牛川薬師町」（愛知県）　ホーム長　西山 由美

加藤ユミ子さん（仮名）は長男夫婦と生活していましたが、自宅で混乱した様子が見られ、精神科病院に入院しました。入院加療が終了しても自宅生活の継続が難しいため、病院側の勧めで当グループホームに入居しました。

入居当初、加藤さんは「私は捨てられた」とつえを振り回しながら話すなど興奮したり、職員が入浴に誘っても断ったりしていました。一方、長男は「母は心配だが自身も高齢で会えなくて申し訳ない」と職員に伝えていました。月に1度の面会でも「私のことを捨てた」と繰り返し、長男と話すことが難しい状態でした。

職員は加藤さんと長男の関係を良くしたいという思いで取り組みを開始しました。加藤さんが安心し、落ち着くことができる状態を目指すために、小まめに部屋に行くなど、話しやすい関係づくりに努めました。関わる頻度が増えたことで落ち着き、要望を伝えてくれるようになりました。職員との関係が構築されて安心できたことで、断っていた入浴も嫌がらなくなりました。

入居後、事業所から長男へ、加藤さんの様子を伝える連絡は月に1回程度でした。加藤さんに良い変化が表れると、月に2、3回の頻度で様子を細かく伝えるようにしました。長男は喜び、加藤さんも長男との面会で楽しそうに会話され、「捨てられた」という発言もなくなりました。

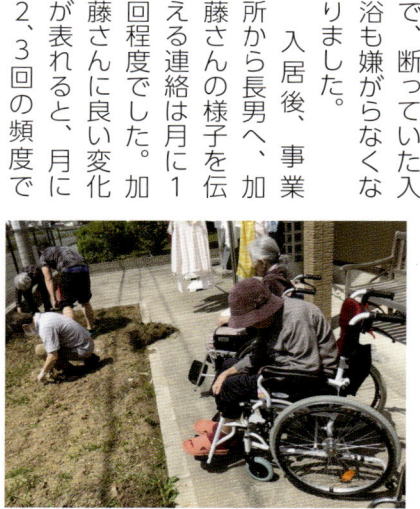

「愛の家グループホーム豊橋牛川薬師町」のテラスで草むしりをする利用者と職員

利用者に症状が出現している状態など、以前との違いからネガティブな印象を持たれることがあります。しかし、本人らしさが感じられる場面が増えていくにつれ、ポジティブな印象に変化していくことがあります。今回、加藤さんの良い変化を家族と共有したことで、元の良い関係に戻ることができました。

6年後のサプライズ

「愛の家グループホーム湖西」（静岡県）　ホーム長　竹田　幸博

職員の西山由美さんは、利用者の山内モトコさん（仮名）の長男の妻マイ子さん（仮名）の来訪時に食事の内容などに「これでは駄目」と否定する言葉をかけられ悩んでいました。「また厳しい言葉をかけられるのではないか」と不安を抱えながらも利用者のケアは変わらず励んでいました。

山内さんが胃がんと診断され、1日おきの通院となりました。家族は通院に毎回付き添うことができないため、西山さんが付き添って小まめに家族へ報告しました。その時から、マイ子さんから感謝の言葉が多く聞かれるようになりました。

徐々に山内さんの状態が悪化し、食事を思うように取ることが難しくなりました。逝去されるまでの間、事業所職員は食べたいものや好きなものを選んで提供するなど、山内さんに寄り添った関わりをしました。最後に、西山さんはマイ子さんから感謝の言葉をもらいましたが、本当に事業所でのケアを納得してくれていたのか、不安を抱えながら仕事を続けていました。

山内さんの逝去から6年後、マイ子さんから突然、「義父を入居させたい」と連絡が来ました。「義母の時に親身にしてくれて本当に良かったから、義父に介護が必要になったらここしかないと決めていました」と言われ、当時を知る西山さんと職員は驚きました。介護計画の説明にも「すべてお任せします」「顔を見れば楽しく暮らしているのが分かります」と、自分たちに信頼の言葉をかけてくれました。6年間抱えていた疑いが解消され、あの時の関わりは間違っていなかったことが分かりました。

家族は身近な人の状態が悪化するにつれ、その状況を受け入れることが難しく、悲しい、苦しい気持ちを抱えていることがあります。その感情を向ける先がなく、介護職員に向けることもあります。介護職員がそのことを理解し受け止めることで、強い信頼を得ることにつながります。

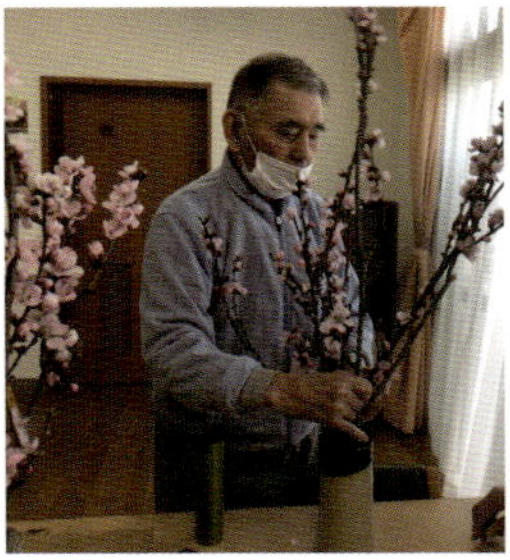

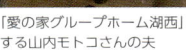

「愛の家グループホーム湖西」で作業をする山内モトコさんの夫

仲の良い母娘に戻った

「愛の家グループホーム袋井」（静岡県） ホーム長 塩田 圭一郎

私は入居予定の藤崎トウコさん（仮名）の自宅に訪問した時、娘のキミ子さん（仮名）のことも心配になりました。キミ子さんの表情は「母は私がみないと」という強い言葉とは裏腹に疲れきっていたからです。周りの人の話では、以前は仲の良い親子でしたが、介護疲れからか毎日、トウコさんに厳しい言葉をかけることもあったようです。キミ子さんの気持ちが少しでも楽になり、以前のように仲の良い親子に戻れるように「うちに任せてください」と伝え、当グループホームに入居することになりました。

入居時の説明でも焦りや不安が交じった表情のキミ子さんを見て、入居してもこれでは気持ちが休まらないのではないのかと考えました。私は、キミ子さんがトウコさんと良い関係に戻ることができるよう「しばらく時間を空けていただき、お母さんとの良い思い出が浮かんだ時に来ていただけませんか。その時は以前の2人のように話せるように支援します」と伝えました。

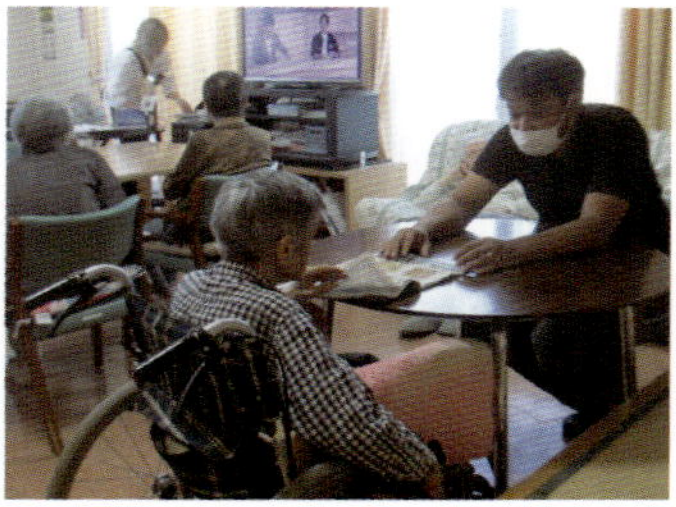
「愛の家グループホーム袋井」で談笑する利用者と職員

入居からしばらくして、近所のスーパーで「塩田さん!」と、キミ子さんが私に笑顔で話しかけてきました。あの疲れきっていた表情は見られず、優しい穏やかな表情でした。「面会に来られますか。トウコさんがお待ちしていますよ」と伝えると数日後、実際に訪問されました。キミ子さんはかつての焦りのような雰囲気もなく、面会の時も「母に優しくしてくれている」と話してくれました。トウコさんの状態が悪化し、かかりつけ医から別施設への転居が話題に出た際も「ここで最期までみてほしい」とはっきりと伝えてくれました。

介護に関する負担が増大すると、介護者は本来の感情から離れた言葉をかけてしまうことがあります。それを後悔することでよりストレスを抱える悪循環に陥るため、早期に介護サービスを利用し、負担を軽減することも大切です。

離れても夫婦のつながりを

「愛の家グループホーム福島飯坂」（福島県）　ホーム長　橋本 達也

長野徹さん・可奈子さん（仮名）夫妻は「夫婦で一緒に生活したい」と、長女の援助を受けて生活を続けていました。徹さんへの介護負担が大きくなり、可奈子さんと長女は、当グループホームへ相談に来ました。相談時の可奈子さんは、疲労感も強く、うつのような様子でしたが、徹さんと離れることを拒んでいました。可奈子さんの休息を第一に考え、徹さんは当グループホームへ入居しました。

可奈子さんが徹さんをとても心配していたため、施設に毎日電話をかけるように提案しました。徹さんの心身の状態を聞くことで安心したのか、可奈子さんからの電話は、毎日から数日、1週間と、間隔が空くようになりました。「徹さんが他の利用者と穏やかに生活ができていて良かった」と電話のたびにうれしそうに話していました。

半年後、徹さんは入居前に起こった硬膜下血腫《こうまくかけっしゅ》の影響で体調が悪化し、入院。食事も取れなくなり、医師から延命するか退院するかを迫られました。そこで可奈子さんは「徹さんと最期の時間を事業所で共に過ごしたい」と希望しました。徹さんが亡くなるまでの2週間、可奈子さんは事業所に毎日通い、手を握って徹さんに話しかけました。そして徹さんは、可奈子さんに手を握られて最期を迎えました。徹さんが亡くなった後、可奈子さんと長女は「夫もホームに感謝していました。毎日面会させてくれてありがとう」と伝えに来てくれました。

介護施設に入居すると、家族の関係性が変わってしまうのではと不安になる方もいます。認知症グループホームでは入居者、家族双方への配慮を行い、最期まで望む関わりが継続できるように支援します。今回は夫婦の大切な時間を事業所が「つなぐ」ことで、最期まで家族が望む関わり方を維持することができました。

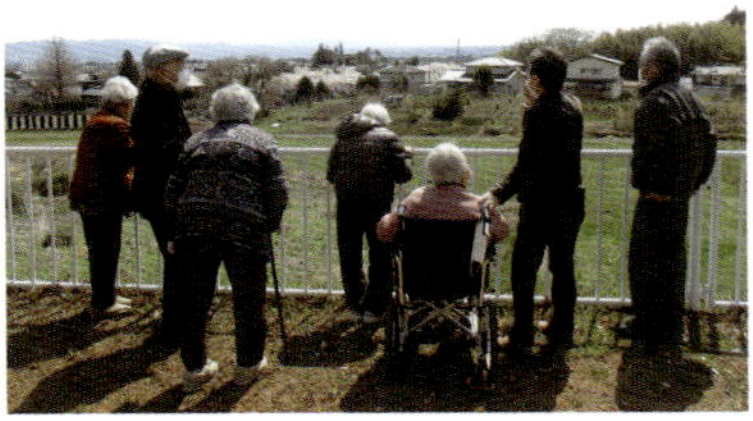

「愛の家グループホーム福島飯坂」近くの神社から、走る新幹線を眺める利用者

関わり増やし 安眠につなげる

「愛の家グループホーム石巻開北」（宮城県）　ホーム長　松本 清美

大坪マサルさん（仮名）は、身体的な介護が必要となり、宮城県にある介護施設に入居しました。妻ユミコさん（仮名）は職員から、ベッドからの転落事故が多いと聞かされ「私がみなければ」と思い、施設に毎日通っていました。しかし、事故は減らず、入居していた施設での対応が難しいとされ、当グループホームに転居しました。

入居当初、マサルさんは「かぁちゃんに会いたい」と不安な表情をされ、時には泣くような様子も見られました。本人の訴えに応じてユミコさんに来てもらうようにしていましたが、ユミコさんに疲れた様子が見られ「これではいけない」と、職員は対応を検討しました。

マサルさんがユミコさんに助けを呼ぶのは、現在の生活への不安が原因と考え、本人が安心して過ごせるよう関わりを見直しました。また、日中の不安が夜間の不眠につながり、それがベッドからの転落事故を引き起こす原因とも考えました。そのため、まずはマサルさんが安心して過ごせるように、職員が関わる頻度を増やしました。そうしていく中で徐々に安心した表情に変化し、入居から数カ月で夜間に落ち着いて眠れるようになり、ユミコさんと面会した時も、穏やかな表情で話せていました。ユミコさんは現在、心配と不安で面会されるわけではなく、マサルさんに会いたいときに会うことができています。

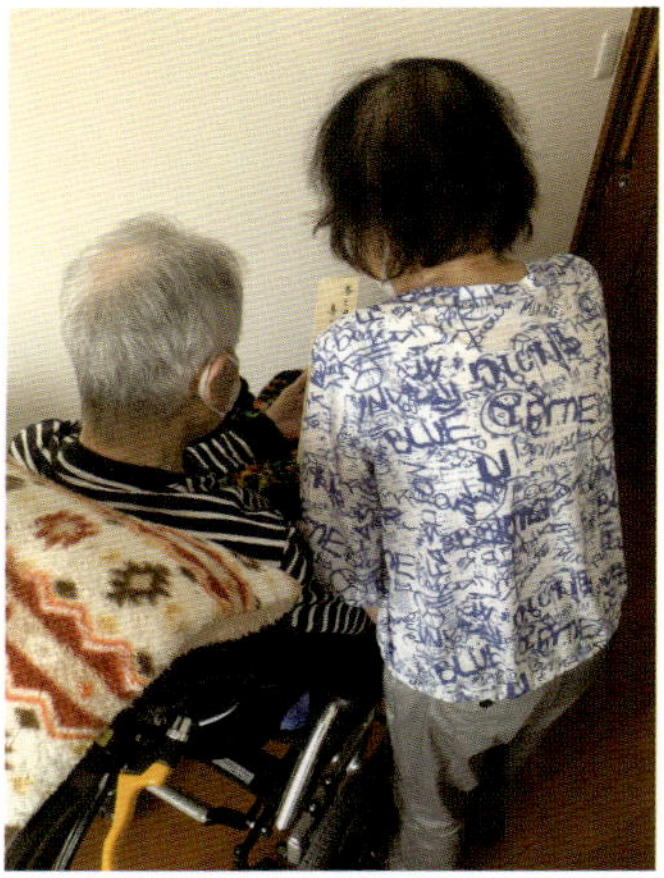
「愛の家グループホーム石巻開北」で会話をする大坪さん夫妻

記憶障害があると、自分がなぜ、ここにいるのか、周りにいる人が誰なのかが分からず不安になります。関わる人たちが、その状況を理解して本人が安心できるように関わる必要があります。今回、関わる頻度を増やしたことで、マサルさんが安心できる環境をつくることができたのではないでしょうか。

不安和らぎ　家族との関係修復

「愛の家グループホーム上越名立」（新潟県）　ホーム長　細谷　剛

94歳の平野みつさん（仮名）は、長男夫婦と暮らしていました。以前は何でも自分で行えていましたが「食べられないから手伝ってほしい」「歩けないから手を貸してほしい」「テレビのリモコンを取ってほしい」「物がなくなった」など、不安や心配な気持ちが強くなるとその都度、長男の妻を呼び、同じ話を繰り返していました。家族も精神的、身体的に追い込まれたことから、平野さんは自宅での生活が困難となり、当グループホームへ入居となりました。

平野さんは「この歳で施設に入れられた。家族に会いたい」と繰り返し話していました。長男にその様子を伝えると「里心がつくので絶対に行きません」と、かたくなに拒まれました。入居後も不安や心配な気持ちが強く「できないから助けて欲しい」と職員を頼りました。職員が共に過ごし、思いを聞くことで次第に不安や心配な気持ちが落ち着きました。すると職員のわずかな支援で日常生活の動作を自ら行うことができるようになりました。

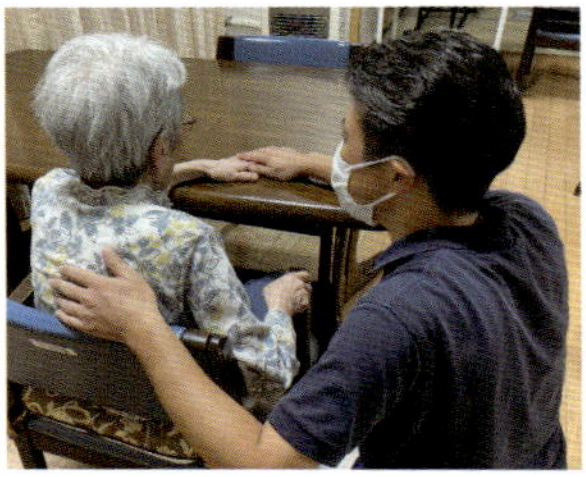

「愛の家グループホーム上越名立」で利用者と対話する細谷剛ホーム長

平野さんは、落ち着いて生活できるようにはなりましたが、家族に会いたい気持ちが強く「会いたい」と手紙を書きました。長男はちゅうちょしていましたが、事業所から不安や心配な気持ちがなくなったことを聞くと安心し、会いに来てくれました。入居前と比べ、職員から必要なサポートを受けることで生活できている平野さんを見ると、定期的に面会に来るようになり、再び親子で笑いながら話せる関係になりました。

認知症の方は不安や心配な気持ちが強くなります。職員が日頃から寄り添い、共に過ごし、思いを聴くことで、利用者は自分が尊重されていると感じ、安心して過ごすことができるようになります。平野さんは職員との関わりを通し、安心して生活できるようになりました。その様子を事業所が長男に伝えたことで不安が解消され、親子の時間をつくれるようになりました。

毎日お見舞い通い 信頼を得る

「愛の家グループホーム南砺福光」（富山県）　ホーム長　渡邉 一

89歳の田丸和歌子さん（仮名）は、1人暮らしをしていました。長女は県外に住んでおり、なかなか訪問できないため、田丸さんのことをいつも心配していました。田丸さんは身の回りのことを行うことが難しくなり、長女からの心配もあって、当グループホームに入居することになりました。

長女は入居当初、田丸さんのことをとても心配し、預けることに不安そうな様子で、細かく状態を聞くような電話を頻繁にしていました。半年後、食事が取れなくなり、腸閉塞《ちょうへいそく》と診断されて入院することになりました。私がお見舞いに行くと田丸さんはとても喜びました。田丸さんの状態を確認するとともに元気づけるために、できる限りお見舞いに行き、長女へ状態を伝えていました。長女から「今日の母はどうでしたか」と連絡があることもあり、田丸さんの状態を電話で聞くことが安心につながっているようでした。

その後は退院するまで毎日お見舞いに行き、長女へ田丸さんの状態を伝えました。長女がお見舞いに行くと、看護師が「事業所の方が毎日来てくれていいですね。田丸さんは事業所の方とお話をしている時はいつも良い表情で落ち着いていますよ」と話していたようです。この出来事がきっかけで退院後は、不安な様子でかけてくる電話がなくなり、長女が事業所に信頼を寄せてくれているのを感じるようになりました。

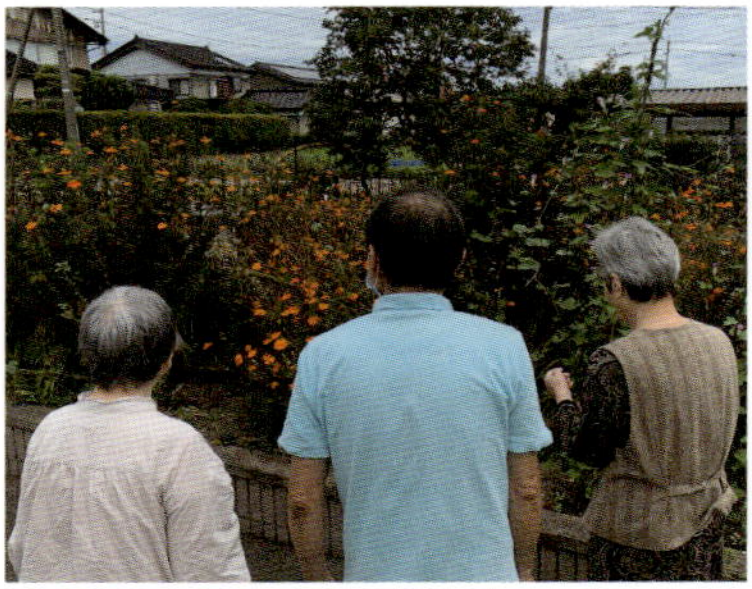

「愛の家グループホーム南砺福光」近くで花を眺める利用者と職員

施設に入居すると、家族が遠方に住んでいたり、生活の状況が見えないため心配になります。事業所の職員が利用者と家族の橋渡しをし、利用者の状況を報告することで家族の安心につながることがあります。今回、職員が田丸さんの状況を毎日報告することで、状態を知って安心し、事業所に対する信頼にもつながりました。

家族に事業所の取り組み紹介

「愛の家グループホーム長岡琴平」（新潟県）　ホーム長　吉田　直子

91歳の畑中美緒さん（仮名）に認知症の症状が出始めたため、長男の悟さん（仮名）は実家で美緒さんと同居していました。認知症の症状で物事を忘れやすいと理解しながらも、美緒さんに対して声を荒らげることが多くなっていきました。このまま同居を続けるよりは専門の方にお願いした方がいいだろうとの判断で、美緒さんは当グループホームへ入居することになりました。

美緒さんは入居当初、帰宅したい気持ちが強く、荷物をまとめたり、悟さんに電話をかけたりする日々が続きました。悟さんは、専門の職員に美緒さんをお願いすれば、症状も落ち着き安定するだろうと考えていたようです。そのため、なかなか改善されない美緒さんの状態に不安を感じ、事業所での対応を心配していました。

一方で職員は、悟さんの物言いに厳しさを感じ、苦手意識がありましたが、悟さんにできる限り声をかけ、接触機会を増やそうとしました。運営推進会議（質の確保・向上を図っていくため地域へ開かれた会議）への出席を依頼し、事業所の取り組みが見える状態をつくりたいと考えました。悟さんは会議に出席し、事業所内であった各利用者の出来事を聞いたり、状態に驚いたり、職員の対応をねぎらったりと、理解を示してくれるようになりました。

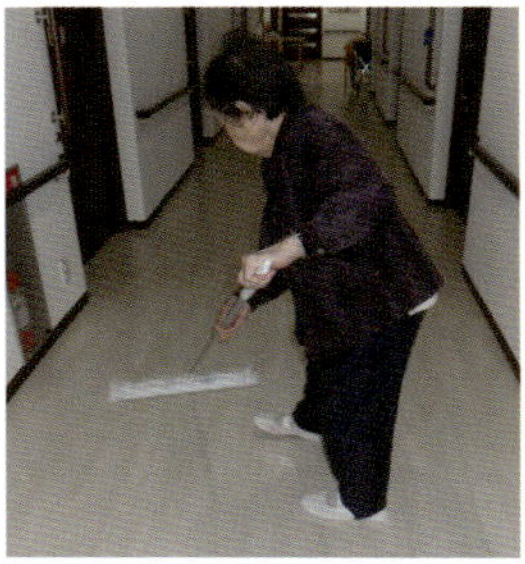

「愛の家グループホーム長岡琴平」で廊下清掃を手伝う畑中美緒さん

美緒さんには家に帰りたい気持ちはまだありますが、職員が美緒さんの気持ちに寄り添うことで少しずつ落ち着いてきています。悟さんは、美緒さんの良い変化やケア内容を知ることにより、事業所への信頼が生まれ、職員に好意的な言葉かけをしてくれるようになっています。

利用者の思いに寄り添い、その方に合ったケアを提供することはもちろん、家族の思いを聞き、事業所で行っている取り組みを伝えることで、家族との距離が縮まり、信頼につながりました。

思い出話から再び母娘の絆

「愛の家グループホーム仙台茂庭台」（宮城県）　ホーム長　三浦　奈緒

中西スミレさん（仮名）は身の回りのことが難しくなってからは通いの介護保険サービスを利用していました。しかし、通っていた事業所から1人で外に出て行ってしまうことがたびたびみられ、娘のカオリさん（仮名）がその都度、スミレさんを迎えに行きました。しかしカオリさんは疲れからか徐々に自身の生活もままならなくなり、スミレさんは当グループホームに入居することになりました。

入居当初、カオリさんは「母とはしばらく会いたくない。私が知っている母と違う」と話されました。私は2人の関係が変わってしまったことについて、カオリさんが知っているスミレさんの姿を聞き、その状態に近づける支援をしていくことにしました。職員からスミレさんに、カオリさんから聞いた思い出話をすると、優しい表情が見られ、この様子を伝えることが2人の関係が戻るきっかけになると考えました。その様子を写真や手紙でカオリさんに伝えると「昔の母が戻ってきたように見える」とうれしそうな様子で話されました。事業所に訪問することはためらいつつも、少しずつカオリさんのスミレさんへの印象が良くなったように見えました。

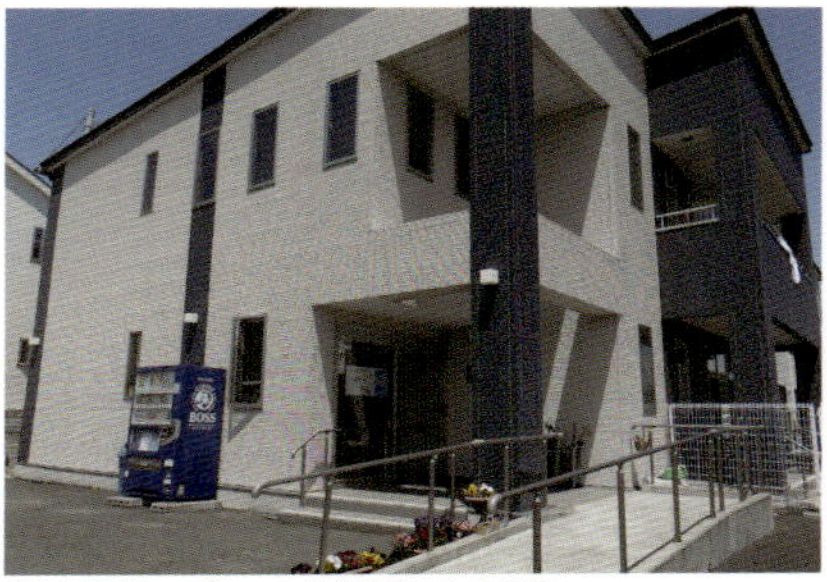
「愛の家グループホーム仙台茂庭台」の外観

しかし、スミレさんの体調が急変し、明日どうなるか分からない状態となりました。カオリさんにそのことを伝えると、すぐに事業所に駆け付け、スミレさんの手を握り「お母さん」と伝えました。そうするとスミレさんは既に言葉がうまく話せない状態でしたがほほ笑まれたように見えました。そのままスミレさんは穏やかな表情で最期までカオリさんと過ごされました。

認知症の方は、昔の思い出を回想することで気持ちが落ち着くことがあります。カオリさんが大切にしていた思い出を通して起きた変化が、元の2人の関係を取り戻すことにつながったのではないでしょうか。

不安を安心に変える関わり

「愛の家グループホーム帯広西11条」（北海道）　ホーム長　山川　幸美

石井昭代さん（仮名）は1人暮らしをしていましたが、薬の管理ができず、1日の薬を飲み過ぎてしまうことがありました。その様子を心配した妹の良枝さん（仮名）が自宅を訪問して支援していましたが、役所から自宅での1人暮らしの継続は危険と判断され、緊急で入院し、そのまま、当グループホームに入居しました。

当初は入居することに納得できず「誰がここにいさせることを決めたの?」と不満を妹にぶつけており、関係性も悪化していました。職員に対しても「あなたたちと仲良くするつもりはありません」と言い切っていました。本人の様子を見ながら、声を掛け、少しずつ関係性を築いていきました。石井さんの話をよく聴くと「今まで通り自宅での生活を続けたい」という気持ちがある一方で、1人での生活に強い不安を抱えていることが分かりました。

そこで、本人の気持ちを尊重した上で、事業所での生活を快適だと思ってもらえるように支援しました。石井さんは日常の一つ一つのことを何度も確認していました。職員は何度でも根気よく話を聴き、不安を安心に変えられるような関わりを続けました。このような関わりを通して、石井さんは次第に穏やかな表情を見せるようになりました。今では「家はあるけど、ここにいるわ。ここがとてもいい所だから」と話しています。良枝さんに対する不満を話すこともなくなり、面会に来た時には仲むつまじい様子でおしゃべりをするなど、仲の良い姉妹としての関係性を取り戻すことができました。

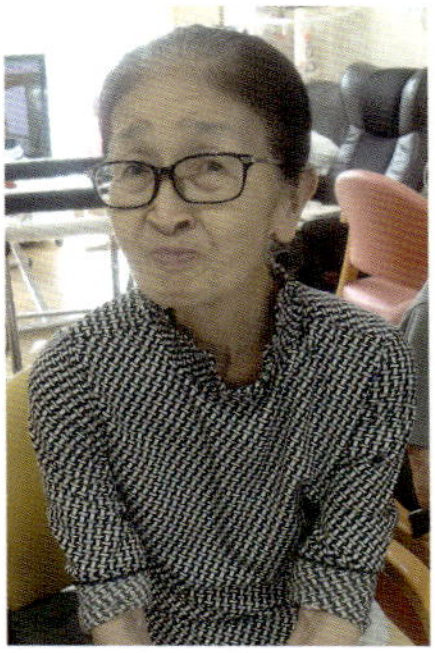

「愛の家グループホーム帯広西11条」に入居する石井昭代さん

認知機能が低下すると、今の自分が置かれた状態について認識・理解することが難しくなります。「ここにいていいの?」「何をしたらいいのか」など今まで当たり前にしていたようなことでも、不安を感じてしまいます。その不安は一つ一つの関わりで、安心に変えることができます。

家族の信頼を得て思い実現

「愛の家グループホーム知多新知」（愛知県）ホーム長　松岡　藤恵

　私は当グループホームに入居した木村ヨシノさん（仮名）の息子・シゲオさん（仮名）から、木村さんの居室掃除やたんす整理が不十分なことを注意されました。そこで私は職員への教育や日々の確認が不足していたことに気付きました。改善することが気持ちに応えることだと考え、職員と確認・見直しを行いました。シゲオさんに注意された点への対応と変化をお便りと電話で報告を繰り返す中で、信用されたように感じました。

　入居から2年が過ぎた頃、木村さんが肺炎で入院となりました。肺炎が完治し、退院する前に私と医療職、家族を交えて、今後の生活について話し合うことになりました。医療職から常食を食べることが難しいと言われましたが、私は介護の専門職として、回復の可能性があることを伝えました。意見が割れたため家族に判断を委ねると、シゲオさんは「毎日、愛情を持って母親に向き合ってくれて母のことを一番理解しているのは事業所の職員たちだ。その職員が大丈夫、任せてくれと言っている。もし、それで何かあっても後悔はない」と話しました。家族の思いを医療職も尊重して連携の上、木村さんは大きな問題もなく常食を食べられるようになりました。家族と温泉旅行に2回行くことができましたがその後、状態が悪化し、最期を事業所で迎えました。シゲオさんから「ホーム職員さんには感謝しかない。愛の家に入れてよかった」と言葉をもらいました。

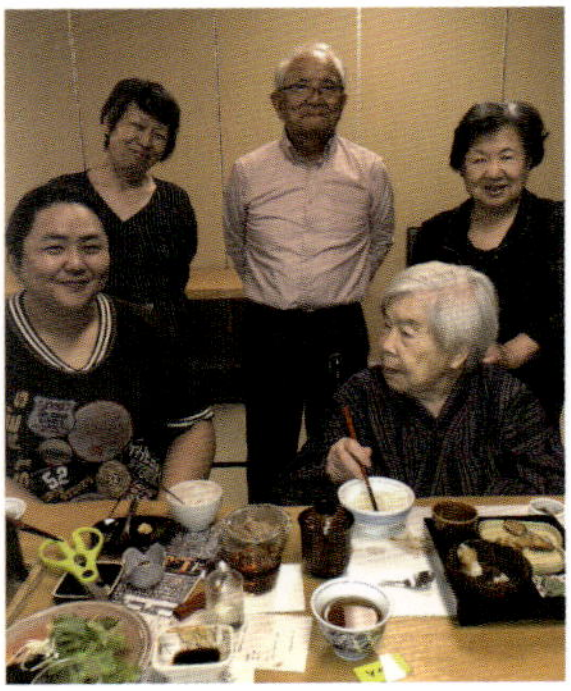
外食を楽しむ木村ヨシノさん（前列右）、家族（後列）と松岡藤恵ホーム長（前列左）

　介護現場で思いを実現するには、少なからず危険を伴います。しかし、本人の思いを尊重して「どのようにしたら実現できるか」という視点で支援を行い、課題を克服していきます。今回、危険性を理解した上で、事業所のケアを信用してくださったことで最期まで望む生活を送ることができたのではないでしょうか。

利用者の変化　家族に伝える

「愛の家グループホームさいたま三室」（埼玉県）　副ホーム長　進藤　勇人

83歳の高梨佳代さん（仮名）は物忘れが増え、それを心配した長女夫婦と一緒に暮らし始めました。長女の由紀さん（仮名）は、近くに住む娘と孫の世話をしながら高梨さんの生活も支えるという、慌ただしい生活を送っていました。親子で話のかみ合わないことが増え、ぶつかることが多くなり、高梨さんは当グループホームに入居することになりました。

面会時、高梨さんが何かをしようとして時間がかかったり、違うやり方をすると、由紀さんが代わって行う姿が見られました。由紀さんは、高梨さんができないことをやってあげなければという気持ちが強く、高梨さんへの思いが強いだけに負担を抱え込んでいました。一方、高梨さんはできないことで落ち込み、2人の関係はこじれていったように見えました。

職員は、高梨さん自らが動くことのできる環境をつくりたいと、積極的に話しかけ、希望を聞くようにしました。高梨さんは、入居後1カ月くらいで「散歩に行きたい」と言い、散歩のたびにいろいろな話をしてくれるようになりました。他の利用者とも関わり、事業所の生活にも慣れ、今では新しい入居者が加わると面倒を見てくれるようになっています。

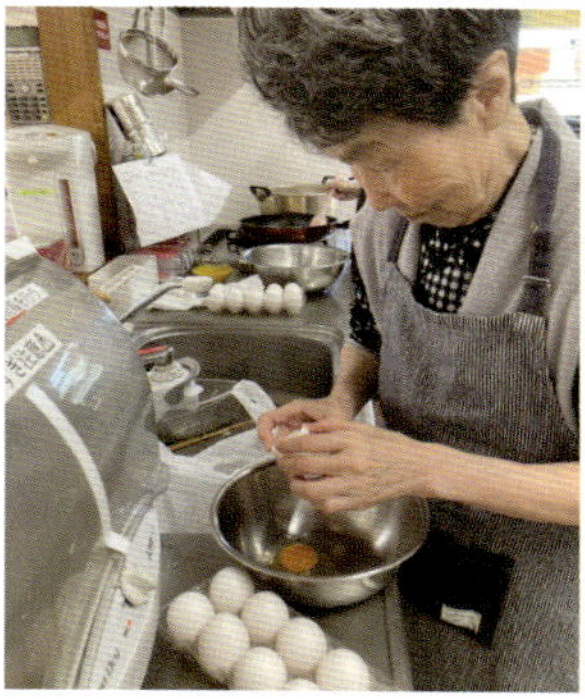

「愛の家グループホームさいたま三室」で料理をする高梨佳代さん

このような変化を由紀さんに伝え、現状で何が行えて何に介助が必要かなどを、専門的な目線で話しました。由紀さんは、高梨さんの変化や認知症の症状について知識を得て、現状を深く理解しました。この結果、2人は明るく会話ができるようになり、良好な親子関係を取り戻していきました。

認知症の症状などの知識がないと対応に苦慮し、介護する側・される側が共につらい思いをすることがあります。今回、専門知識のある職員が間に入ることで、高梨さんと由紀さんの関係は回復していきました。

投薬を見直し体調整う

「愛の家グループホームにらさき」（山梨県）ホーム長　勝原　慎也

　本田和夫さん（仮名）は長女の由美子さん（仮名）家族と一緒に暮らしていましたが、認知機能の低下が見られるようになっていました。由美子さんの夫の顔を見ても誰か分からなくなり「誰だ？　勝手に家に入って！」などと時に厳しい言葉をかけるようになりました。その後、由美子さんのことさえ認識することが難しい状態で、混乱した様子も続いたため、自宅での生活が困難となり、当グループホームに入居することになりました。

　入居時も混乱した様子が見られ、その症状を抑えるための薬や睡眠導入剤なども含めて10種類以上の薬を飲み合わせていました。副作用や多くの薬を服用することによる弊害も起きているのではないかと考え、主治医と相談し、今の本田さんに必要な薬だけに絞って再処方してもらうことにしました。状態にあった薬を服用することで、体調が整い、数週間後には混乱がなくなり、長女の由美子さんを認識できるようになりました。

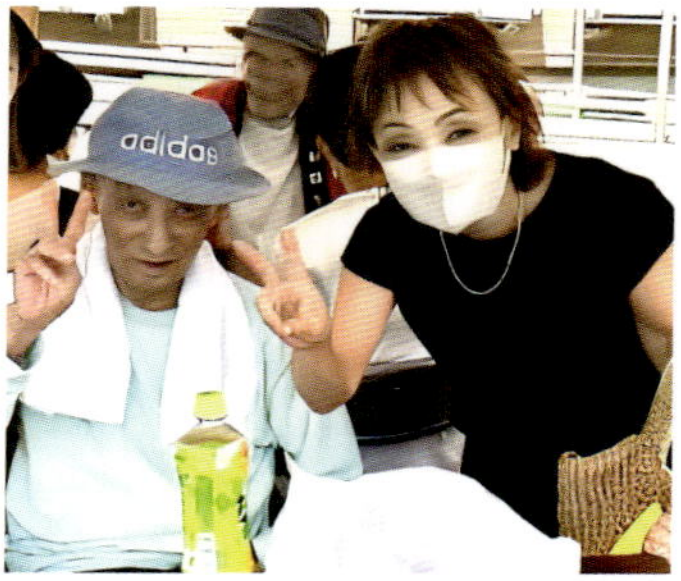

「愛の家グループホームにらさき」のレクリエーションで笑顔を見せる本田和夫さんと由美子さん（一部画像処理をしています）

　また利用者の中に本田さんの幼なじみの方もいたため、そこから会話も弾み、職員や他の利用者とも関係性を築くことができ、環境に慣れることができました。

　由美子さんが頻繁に面会に来てくれたことも、本田さんにとって安心につながりました。由美子さん家族も本田さんが入居したことにより、家族の生活を取り戻すことができ、心にも余裕ができたようです。今では本田さんは写真を見ながら家族の話をしたり、面会の際には由美子さんや孫、ひ孫の名前を呼んで笑顔で会話するようになりました。

　本人に現れている認知症の症状の原因は何かということを考えてケアに当たることが大切です。体調面、周囲の人の関わり、症状が出た時にどんな出来事があったのかなどを振り返り、それを解決することで症状を改善することができます。

「自宅で最期を」環境整える

「愛の家グループホーム久喜東」（埼玉県）ホーム長　北川　京子

植村光江さん（仮名）は自宅で1人暮らしをしていましたが、気分が落ち込み、自宅に閉じこもるようになっていました。植村さんが「家族に心配や迷惑をかけたくない」という思いもあり、家族と相談し、当グループホームに入居することになりました。

植村さんは職員と一緒に買い物に行ったり、園芸をしたりするなど、事業所での生活の中で自分のできること生かしていくことで、前向きに生活できるようになりました。しかし昨年8月から急に体調を崩し、食欲が低下し、気分も落ち込み、自分の部屋で横になって過ごすようになりました。少しでも栄養が取れるようにと、提供方法も工夫しました。家族が、うなぎや干し芋など植村さんの好物を持ってきてくれましたが、食は進みませんでした。徐々に状態が悪化し、往診医より最期が近いことを告げられました。

家族と職員で今後の支援について何度も話し合いを重ね、住み慣れた自宅にもう一度戻ることを決断しました。家族は植村さんが自宅に帰るための環境を整え、事業所では今の植村さんを支え続けるとともに、地域の医療・介護の専門職に相談し、植村さんの自宅での生活を支える態勢が整い、植村さんは自宅に帰ることができました。

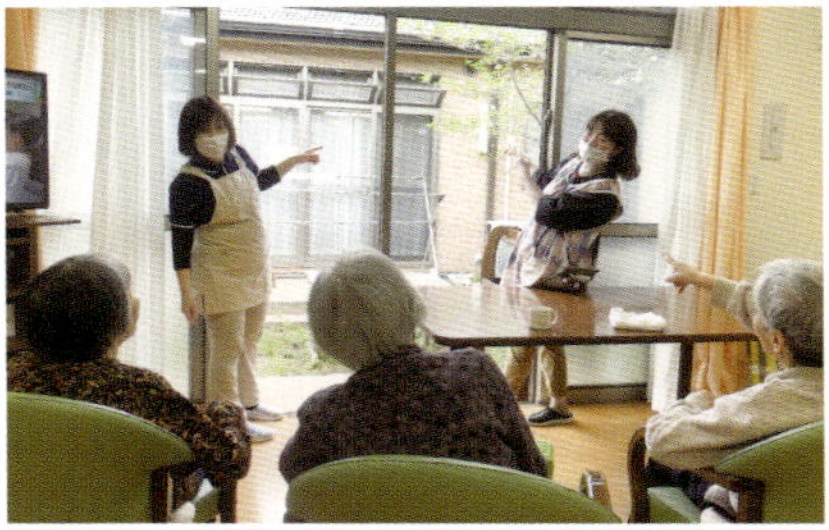
「愛の家グループホーム久喜東」で中庭のハナミズキを眺める利用者と職員

遠方に住む家族も植村さんの自宅に泊まって一緒に過ごしました。植村さんは医療・介護のサービスを利用しながら自宅で2週間を過ごし、家族に見守られながら息を引き取りました。家族は「共に過ごす時間を持つことができ、後悔なく最期を見届けることができた」と話していました。

介護は人生の最期に近い部分を支える仕事です。介護者は、どう暮らしたいのか、本人や家族の思いを受け取りながら、最期までその人らしく生ききることを支援しています。

コロナ禍、手紙送り家族安心

「愛の家グループホーム常滑社辺」（愛知県）ホーム長　高澤　正英

中西じゅん子さん（仮名）は認知症の影響で自宅での生活が難しくなり、当グループホームに入居となりました。中西さんは考えがうまくまとまらないなどの症状がありましたが、職員と会話をすることで考えがまとまり、入居後すぐに安心して穏やかな生活を過ごすことができるようになりました。

しかし、新型コロナウイルス感染拡大による面会制限の影響を受け、娘のカオリさん（仮名）と実際に会うことが難しい状況が続きました。そのことから、娘さんは「お母さんのことが心配で仕方ない」と不安そうな様子でした。そこで職員は今の中西さんの穏やかな様子を伝え、娘さんが安心できるように取り組むことにしました。

中西さんの現状を二つの手段で伝えることにしました。一つ目は、中西さんがカオリさん宛てに自分で手紙を書くこと。職員と話しながら手紙を書き、自分が安心して楽しく過ごしているという内容を知らせることができました。二つ目は、職員が外部向けに発信している事業所ブログで、中西さんの写真を3日に1回は掲載するようにしました。カオリさんは写真を見ることで、中西さんが楽しそうに話す様子など、どのような生活をしているか目に見えて分かるようになりました。この二つの取り組みを始めたことで、カオリさんは安心できるようになりました。

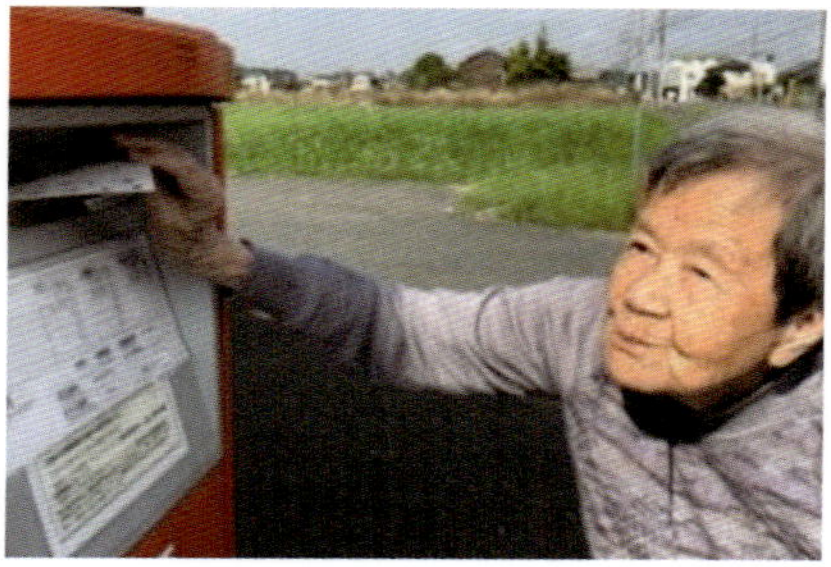
娘のカオリさんへの手紙をポストに投函する中西じゅん子さん

認知症の方は自身の考えがまとまらず、周囲の人に何かを伝えることが難しい状態になることがあります。悪い変化だけでなく、良い変化を伝えることも難しくなるため、周囲の家族ら親しい人は不安になります。支援する介護職が利用者の状態を適切に理解し、伝えたいことを周囲の人に発信できるように支援することで、今回のように家族の安心につながります。

家族の意見聞いて一緒にケア

「愛の家グループホーム八百島」（愛知県）ホーム長　古川 雄一

松崎みつさん（仮名）は80代の夫と長男との3人で暮らしていました。松崎さんは、朝と晩は長男、日中は夫に介助を受けて生活していましたが、認知症によりコミュニケーションを取ることが難しくなり、当グループホームに入居となりました。

入居当初の松崎さんは、意思疎通が難しく、生活全般に介助が必要な状態でした。落ち着かず転倒リスクが高い松崎さんの状態について、夫と長男は理解を示していました。その後、同時期に夫と長男が病気で亡くなってしまったため、新しく2人の娘が「キーパーソン」（事業所との窓口）となりました。2人の娘は松崎さんの変化を目の当たりにし、認知症状で混乱している松崎さんの状態を見て、思っていたより大変だと理解したようでした。

2人の娘と施設での生活やケアの方針について話し合いました。2人の気持ちに寄り添い、松崎さんの回復のためには諦めず支援し続けるということを、理解してもらえるように働きかけました。松崎さんに合わせた個別ケアを大切にするため、家族に意見を求めるようにしました。松崎さんの思いをかなえるべく、以前働いていた場所に行ったり、孫の結婚式に出席したりと家族と一緒に外出する機会を増やしました。最近では穏やかな松崎さんを見て2人の娘は喜び、松崎さんに何かあっても最後までここでお願いしたいと言ってくれています。

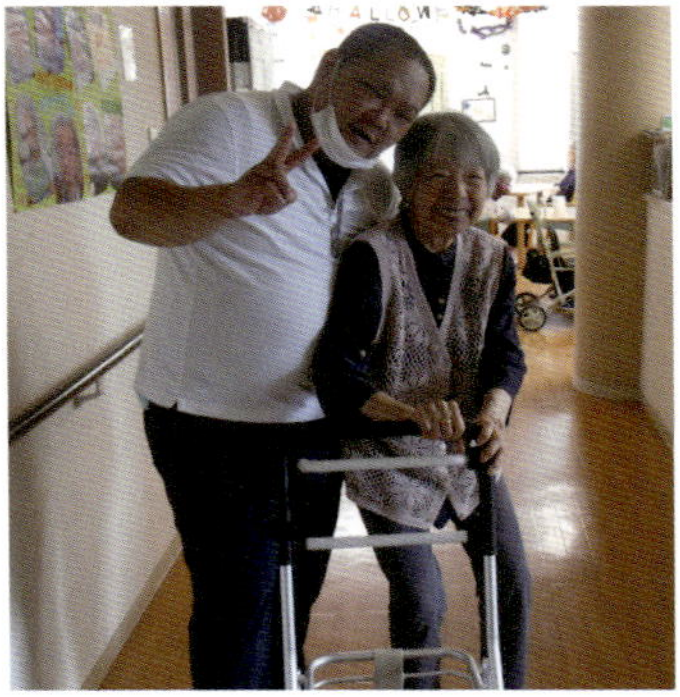

「愛の家グループホーム八百島」で歩行練習をする松崎みつさん（右）

利用者の情報を家族から得ることは、利用者の思いを知ると同時に家族の思いを知る機会にもなります。今回、松崎さんの思いをかなえるため、家族の意見を聞きながら一緒にケアを実践していきました。それにより松崎さんの思いをかなえると同時に家族の思いを実現することにもつながりました。

行動の背景をくみ取る

「愛の家グループホーム川口戸塚」（埼玉県）ホーム長　伊藤 嘉彦

　伊藤紀子さん（仮名）は夫と2人暮らしでしたが、認知症の症状が見られるようになり介護施設に入居していました。しかし、場所が分からずに他の利用者の居室に入ったり、意思の疎通ができず介護を受け入れようとしなかったりという行動がありました。向精神薬など気持ちを落ち着かせる薬を増やす提案を、家族は受け入れられず、自宅からも近い当グループホームへの転居となりました。

　長女の明美さん（仮名）は面会に来るたびに「うちの母、ご迷惑なことをしていませんか？」と申し訳なさそうな表情で私たち職員に尋ねました。伊藤さんの行動は「迷惑なこと」ではなく、その人なりの理由があっての行動として捉えて支援していることを伝えました。

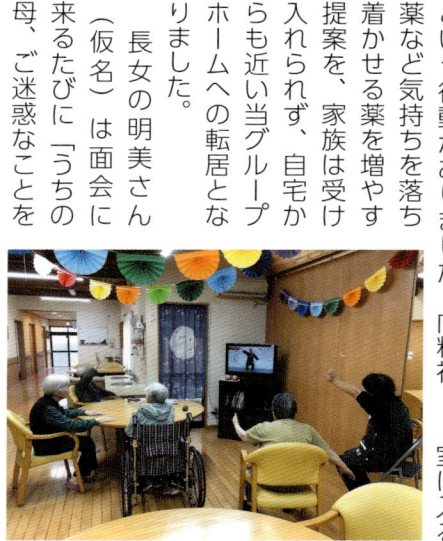

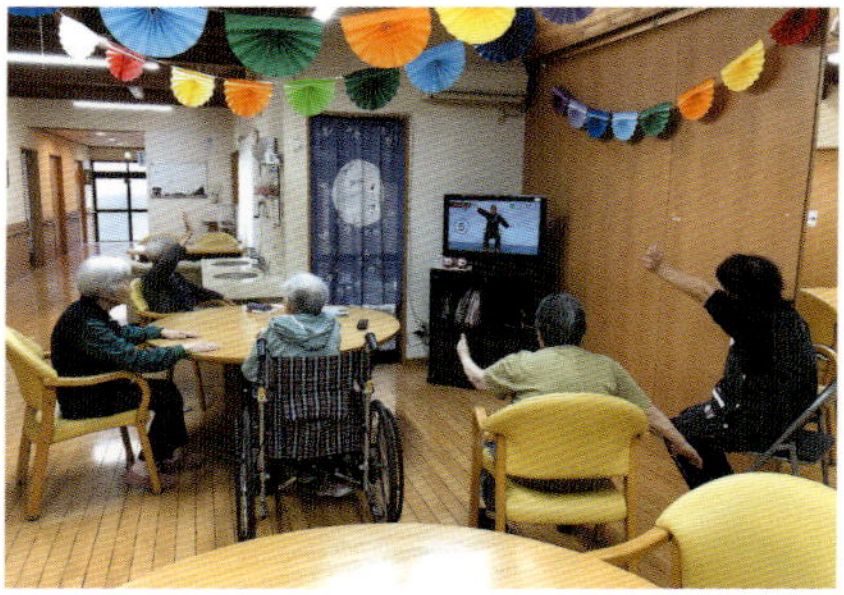
「愛の家グループホーム川口戸塚」で体操をする利用者と職員

　確かに入居後、他の利用者の居室に入ることはあるものの、行動をよく観察すると、布団を畳んだり物をきれいに並べたりと、「整頓しよう」とする行動の意図が分かりました。言葉で思いを伝えることが難しい状態だったため、本人の様子や状況から本人の思いをくみ取りコミュニケーションを取るようにしました。また、向精神薬などを複数種類服用しており、副作用が出ている可能性があったため、医師と相談し、薬の見直しも行いました。本人の意思を尊重しながら支援を行うことで、伊藤さんは私たちの介助を受け入れてくれるようになりました。笑顔が増えるにつれ、明美さんの表情も明るくなっているのを感じました。職員と意思の疎通ができている伊藤さんの姿を見て、喜んでいます。

　一見、理解できないと思われる行動であっても、本人の視点から見るとその行動には理由や思いがあります。その背景にある思いを受け入れ、理解しようとすることが本人の安心につながります。

24時間を記録、改善につなげる

「愛の家グループホーム東浦和」（埼玉県）　ホーム長　金剛寺 美保

鈴木もと子さん（仮名）は、1人暮らしをしていましたが、徘徊（はいかい）、暴言・暴力や介護拒否などの認知症の症状が見られるようになりました。長男の援助は受け入れるものの、長女の援助は拒否し、家にも上げませんでした。入居後も、面会で冷たく接するため長女の面会は減っていきました。

認知症の状態把握のため病院を受診すると、認知症の薬が処方されました。それを服用すると鈴木さんらしさが減ってゆき、発語さえなくなりました。医師と話し合い、薬を中止すると、再び暴言・暴力や介護拒否が見られるようになりました。そこで私は「コウノメソッド」（その方の状態に最も適した薬剤を極力少ない副作用で処方する治療プロトコル）について学びました。長女に説明し、メソッドを取り入れている病院に通院してもらうことにしました。

細かい症状を伝えるため職員が毎回受診に付き添いました。鈴木さんの24時間の変化を詳細に記録するためノートを作成し、気付いたことをすべて書きました。受診時、主治医への伝え方も統一しました。薬の種類が変化し量が減少することで鈴木さんの症状は落ち着き、長女のことを受け入れ「咲子ちゃん（仮名）」と名前で呼ぶようになりました。長女は食事介助をしながら会話を楽しめるようになったことで「母と以前の関係に戻れた」と泣きながら喜んでいました。

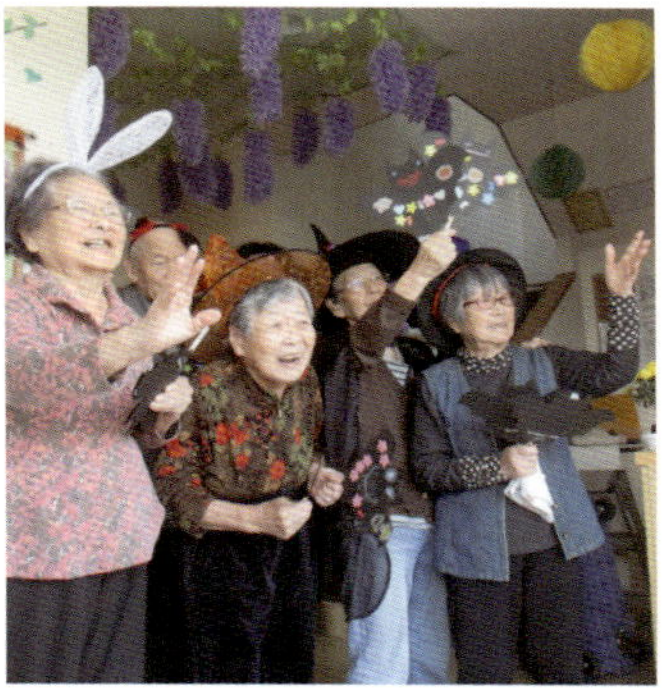
「愛の家グループホーム東浦和」でハロウィンを楽しむ利用者

処方された薬の副作用によって認知症の症状が悪化することがあります。その方に合った薬が適正量処方されるためには、状態を詳しく医師に伝える必要があります。今回、全職員が協力して鈴木さんの状態をノートに書き留め、主治医に正しく伝わるようにしたことで、状態改善につながりました。

利用者の個性に合わせてケア

「愛の家グループホーム久喜吉羽」（埼玉県）ホーム長　高野　剛志

介護施設に入居していた田口芳江さん（仮名）の日常生活動作は少しずつ低下していました。長男は、田口さんが介護施設では動くことが少なく個別のケアも難しいためそれも仕方がないと思っていましたが、当グループホームに相談したことをきっかけに田口さんの転居が決まりました。

まずは、田口さんと長男から情報収集を行い、田口さんにとって心地よい生活空間をつくることにしました。田口さんは幼稚園の先生だったので、小さい子やかわいいものが好きということが分かりました。田口さんの部屋を家族の写真などで飾り、かわいく飾ったネームプレートを作成しました。

田口さんは自分の部屋を気に入り、部屋を見た長男は「母のことをよく分かってくれている」と喜んでくれました。長男は「最初から愛の家に来ればよかった」と言い、その言葉を聞いた職員はやりがいを感じて、利用者のケアについてさらに考えるようになりました。田口さんの食欲が落ちた時、職員は食べられるものがないか探しました。食前に冷たいものを食べると食事が進むことが分かり、アイスキャンデーを用意することで食事につながりました。食欲がない時でも、好きな味や銘柄のスナック菓子を提供するとよく食べてくれました。

このような日々の変化、良い様子も悪い様子も電話や手紙で長男に伝えるようにしました。長男は「様子を教えてくれるということはよく見ていてくれるということなので、最高のホームです」と言ってくれています。家族は事業所での様子のすべてをみることができないため、利用者の状態や起こっていることが見えると家族の安心につながります。利用者の状態を詳しく話し、どのような対応をしているかを伝えることで介護施設や職員への信頼も深まります。

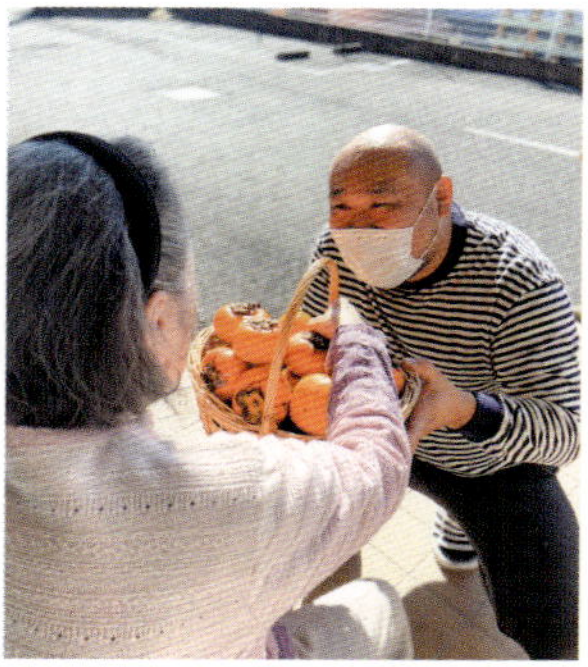

「愛の家グループホーム久喜吉羽」前で、田口芳江さんに大好きな柿を渡す高野剛志ホーム長

住み慣れた地でいつまでも

「愛の家グループホーム熊谷石原」（埼玉県）　ホーム長　富岡　千恵子

原島孝久さん（仮名）は身体の自由が利かないため車椅子を使用していました。妻・さと子さん（仮名）が孝久さんの世話をし、生活を継続していました。しかし、さと子さんが認知症を発症したことで2人での生活が難しくなりました。遠方に住む次女も訪れることができず、夫婦で当グループホームへ入居することになりました。

入居当初さと子さんは、環境の変化により帰宅願望と介護拒否が強くなり、落ち着かない様子がありました。ただし、介護職員や他の利用者の見守りがあることで、孝久さんの世話を継続することができました。その後は、自宅と同様のペースで動くようになり、少しずつ事業所の生活にも慣れ、落ち着くようになりました。

しかし、孝久さんが突然他界すると、再び落ち着かない様子が増え、食欲も低下し、心身状態の低下により次女へ連絡することが増えました。次女は「何かあったときに駆け付けられるように、自宅近くの施設に移動させたい」と希望するようになりました。さと子さんは住んでいた地域を離れたくないという気持ちが強く、他の施設への転居を嫌がりました。さと子さんの体調を整えるため、水分や食事量を増やすと、体調が整いました。また、さと子さんの日々の状態を次女に詳しく伝えました。職員の熱意あるケアと、さと子さんの思いを踏まえて、次女は施設転居を取りやめ、当事業所に「お願いします」と言ってくれるようになりました。

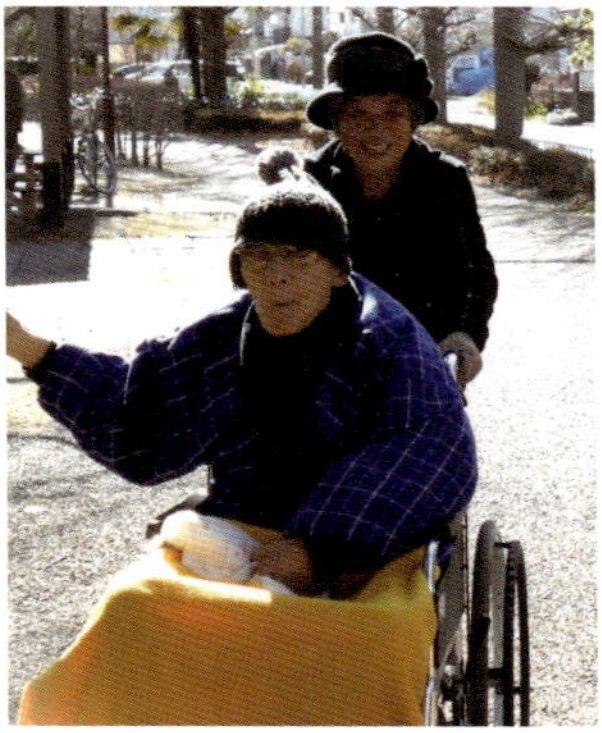
原島孝久さんが乗る車椅子を押すさと子さん

介護現場では家族への思いを介護職員が引き継ぎ、状態に合ったケアを提供し、その方らしい生活を継続できるように支援していきます。職員の熱意とともに利用者の状態の改善が見られたことで、事業所への信頼や安心が深まり、次女の気持ちの変化につながりました。

目の不自由な家族へ連絡徹底

「愛の家グループホーム豊田松ケ枝」（愛知県）ホーム長　長尾　淳平

　夏井昭子さん（仮名）は、視覚障害のある長男の傑さん（仮名）と2人で生活していました。傑さんは夏井さんへの思いが強く「自分が母の面倒をみるんだ」という強い意志で、誰の力を借りることなく1人で介護をしていました。しかし、夏井さんが栄養失調と脱水症で入院してしまい、他の親族は退院後の夏井さんと傑さんが今まで通り、2人で自宅生活を送れるか心配しました。親族が何とか傑さんを説得し、当グループホームに入居となりました。

　入居時に夏井さんと一緒に来た傑さんは、とても疲れているように見えました。職員は夏井さんだけでなく、傑さんにも安心して過ごしてほしいと考えました。まずは夏井さんが落ち着いた生活を送ることが安心につながると考え、食事や水分摂取のケアを実施し体調の回復に努めました。

　視覚障害のある傑さんに配慮し、夏井さんの体調や受診の結果などが分かりやすいように電話で具体的に説明しました。他にも事業所から出す紙面での案内や連絡も、電話で細かく伝えるようにしました。職員は視覚障害がある方の誘導の方法を学び、統一して行うことで、傑さんが面会のために事業所を訪れる際に不自由さを感じないようにしました。夏井さんの体調が良くなってくるにつれて、傑さんの表情は柔らかくなっていきました。今では折に触れて面会に訪れ、時には遠方の長女も一緒に来て、穏やかに家族での時間を過ごされています。

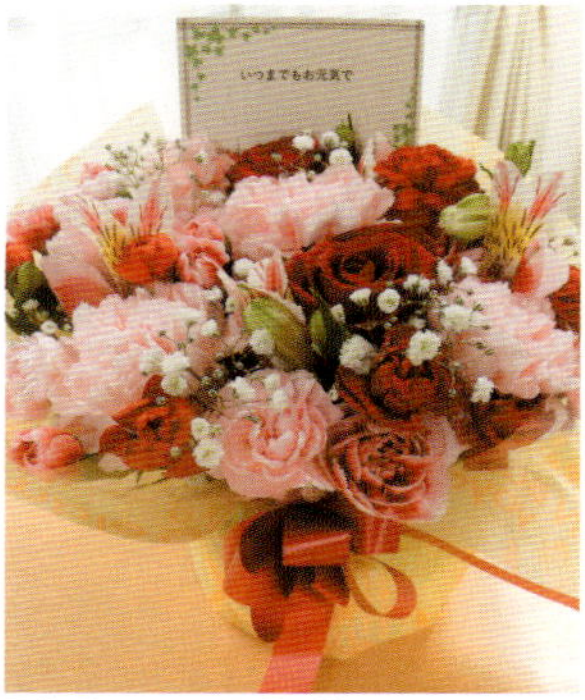

夏井昭子さんに長男の傑さんから届いた「母の日」の花束とメッセージ

　自宅で介護をしている家族は、頑張り過ぎてしまうことで心身共に疲弊《ひへい》してしまうことがあります。専門的な介護サービスを利用することは、負担とストレスを減らします。今回は、夏井さんへのケアに加えて、職員が傑さんにも配慮した対応を行ったことが家族全体の安心感につながりました。

「笑顔の生活」ブログで伝える

「愛の家グループホーム三郷戸ケ崎」（埼玉県）ホーム長　笠井　沙緒里

当グループホームでは、事業所での日々の生活や活動を利用者の家族に知らせることや、事業所がどんな所なのかということを発信するためにホームページにブログを掲載しています。ブログ掲載は入居している利用者の日々の生活を写真に撮って公開するため、事前に利用者と家族に掲載の承諾をもらいますが、個人情報や入居を知られたくないとの気持ちから写真の掲載を拒まれる方もいます。

東サチさん（仮名）の家族も入居時に「ブログの掲載はいいが顔は隠してほしい」という希望があり、掲載する写真に東さんが映っている時は、顔を隠す加工をしました。東さんは入居当時、帰宅願望が強く、言動が落ち着かず、不安な様子でした。そこで、東さんが以前に清掃の仕事をしていたことから廊下の掃除をお願いし、話を聞くなどの関わりを増やすと、徐々に職員や他の利用者とも打ち解けて表情が穏やかになっていきました。ブログには生活の様子を掲載していましたが、東さんの顔には加工を続けていました。

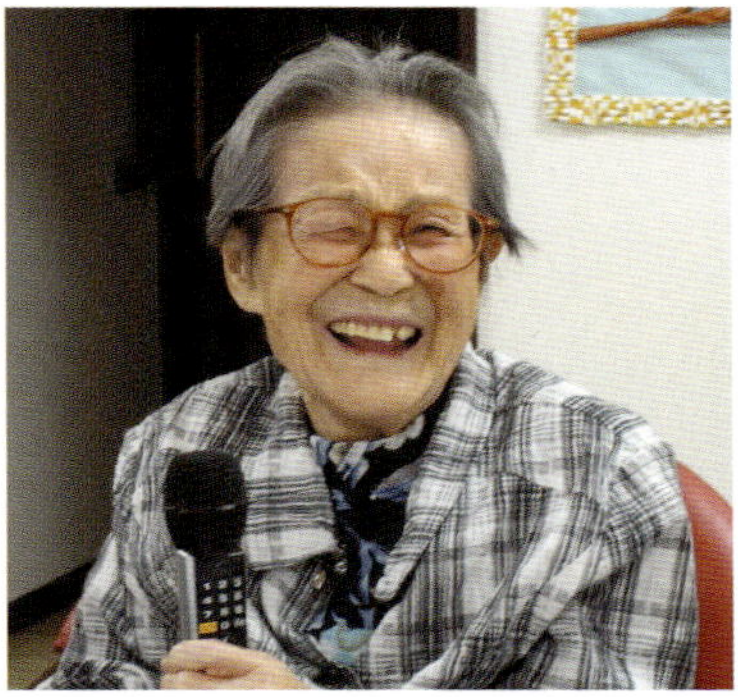
「愛の家グループホーム三郷戸ケ崎」で行事に参加する東サチさん

そんなある日、東さんの家族から「母の様子が分かるので、ブログに母の顔を出してください」と言われました。理由を尋ねると「他の利用者の笑顔が多いので、きっと母も笑顔なんだろうなと思って」と話してくれました。家族は定期的にブログを確認しており「母の笑顔も見たい」と思うに至ったようでした。

事業所では血圧などの体調面だけでなく、表情の豊かさや、どう過ごすかを支援しており、その変化は文章や数値では見えません。ブログや写真は家族が知りたい利用者の「表情」「生活」の変化が分かるツールです。東さんの家族もブログに掲載されている写真から「生活」の変化を感じ、「表情」の変化にも関心が出てきました。

状態改善、家族との関係修復

「愛の家グループホーム亀山」（三重県）ホーム長　梅本 泰宏

85歳の村上信子さん（仮名）は1人暮らしで、県外に住む長男の隆さん（仮名）に電話をしては同じ話を繰り返し「家に来てほしい」と訴えていました。隆さんが訪問すると話した内容を忘れており、つじつまが合わないことが増えました。同じ話を繰り返すことで近隣住民とトラブルになり、隆さんも仕事をしながらの対応が負担で、村上さんは当グループホームへの入居となりました。

隆さんは1年以上、村上さんの対応をしたことでかなり疲弊しており、事業所に村上さんの荷物を持ってきても「ここにおいてもらえれば十分」と、面会せずに帰っていました。村上さんは家に帰りたい気持ちが強く、隆さんへの電話が1日数十回ありました。職員は入居前の情報や入居後の様子を踏まえ、隆さんとの間に入ることで何か支援ができないか、少人数で生活を共にするグループホームだからこそ支援できることは何か考えました。

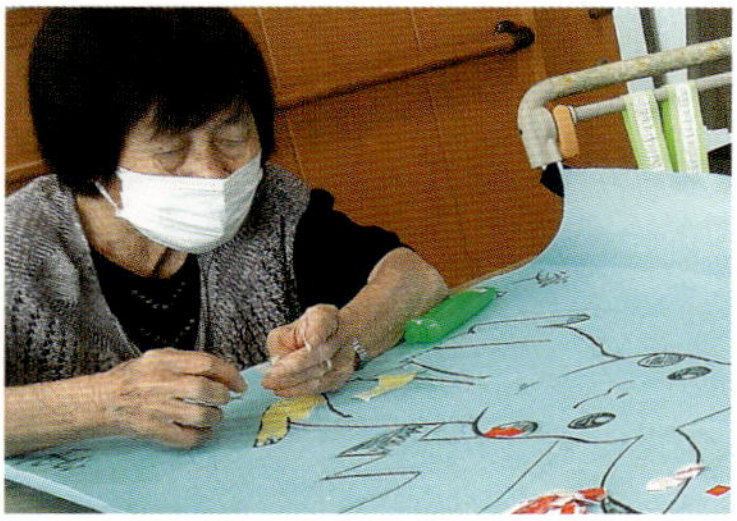

「愛の家グループホーム亀山」で地域のこども園へ贈る作品を制作する村上信子さん

まずは村上さんが家に帰りたい気持ちや事業所の生活で不安や悩みを職員が聞き、他の利用者と話せる環境や時間をつくりました。また洗濯物畳みや食器洗いを率先してやってくれていたため、毎回お願いしました。家事仕事の時間を通し、職員や他の利用者と話す時間が増えて生活の不安が和らいだのか、隆さんに電話することも徐々に減っていきました。入居から半年が経過した頃、隆さんは事業所に来ると「母はどうしていますか？」と聞いてくれるようになりました。今では事業所に訪問した際、村上さんと対面することも増え、関係性にも変化がみえています。

本人の認知症の症状が悪化することで、家族の介護負担が増大し、関係性が悪化する場合もあります。今回のように利用者へのケアで状態が改善することは、家族との関係性回復にもつながります。

ケア理由を説明、不安取り除く

「愛の家グループホーム神保原」（埼玉県）ホーム長　出牛　政子

渡辺幸江さん（仮名）は、娘の真由さん（仮名）、孫と暮らしていました。渡辺さんが転倒しそうになって真由さんは支えようとすると、渡辺さんは行動を止められたと思い興奮して怒りました。気に入らないことがあると口調が強くなり、手が出るようになり、真由さんは渡辺さんに関わることが怖くなりました。自宅での介護に限界を感じ、当グループホームへ入居しました。

入居当初、真由さんは面会に来る気持ちになれず、事業所から足が遠のきました。渡辺さんの状態が落ちつくことで、徐々に親子の関係性を取り戻せるようにと関わりました。入居前の情報や日々の関わりの中で、理由が分からず行動を止められた時に突然、混乱し興奮することが分かりました。一つ一つの行動に納得しないとケアを受け入れてくれず、職員は水分や薬を勧める時も、なぜそれが必要なのか理由を丁寧に説明しました。渡辺さんは理由に納得すると職員の支援を受け入れて行動に移してくれるようになりました。

入居から3カ月ほどで、渡辺さんは表情も気持ちも穏やかになったので、真由さんにその様子を写真入りの手紙で伝えました。入居から半年後、真由さんは事業所の窓の外から渡辺さんの様子を見ることから始まり、その後に直接面会することができました。入居から5年近くたち、渡辺さんは来年100歳を迎えます。現在も渡辺さんは穏やかな様子で過ごし、真由さんは月に数回、面会に来てくれます。

認知症の人は自分の置かれた状況や他者の行動の目的について正しく認識・理解できず、不安を感じ混乱することがあります。周囲の人が状況や行動の目的などを分かりやすく伝えることで、不安を軽減し安心することができます。

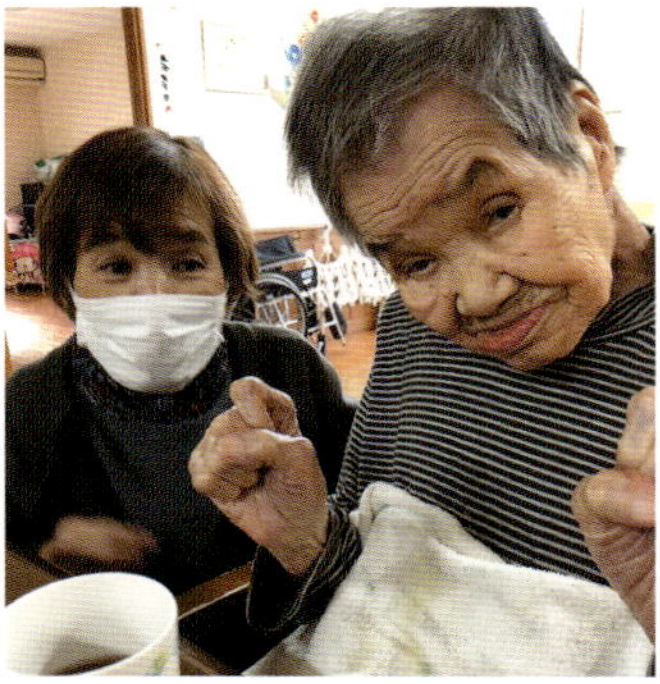

「愛の家グループホーム神保原」の渡辺幸江さんと面会に訪れた娘の真由さん（左）

投薬見直し　表情穏やかに

「愛の家グループホームやないづ」（岐阜県）ホーム長　河村 大吾

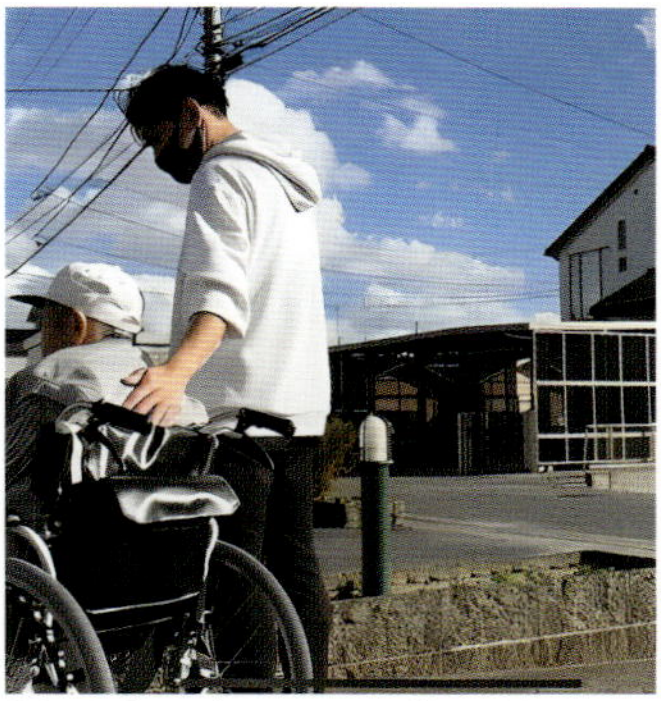
「愛の家グループホームやないづ」の駐車場で景色を楽しむ大熊敏行さん（左）

大熊敏行さん（仮名）は別の介護施設で生活していましたが、夜間眠れず施設の中を歩き回ったり、ほかの利用者を大声で怒鳴ったりすることが増えてきたことから、当グループホームへ転居しました。

入居時、大熊さんは怒鳴ることが多く、眉間にしわが寄り、いつも固い表情をしていました。大熊さんの家族は「定年後も地域活動をしていた立派な父が、別人のようになってしまった」と落ち込んでおり、面会に来ませんでした。

職員は大熊さんの状態を改善するきっかけを見つけようと身体状態はもとより、細かい言動も観察するようにしました。服薬している薬を確認すると興奮や粗暴になることを抑えるための薬が複数処方されていました。この薬は副作用でより興奮して粗暴になることもあるため、医療職に相談し徐々に減らしていきました。怒っている時を確認すると、着替えなどの生活行為で気が乗らない時や声掛けが理解できずに慌てている時だということが分かりました。

大熊さんの話を時間をかけて聞き、ゆっくりと理解できるように対応していきました。薬が減ったこともあって状態は落ち着くようになり、表情も穏やかになっていきました。また、職員は大熊さんの変化をこまめに家族に伝えていきました。事業所を訪れても本人に会わずに帰っていた家族でしたが、次第に訪問回数が増えていき、面会時間も増えました。今では定期的に面会され、帰り際に「また来るよ」と笑顔で手を振られます。

認知症の周辺症状に徘徊《はいかい》や暴言などがあります。身体状況の悪化やその方の気持ちに合わせた対応を行わないことで症状が悪化することもあります。今回、薬や対応方法を見直したことで大熊さんの状態改善につながりました。

家族との対話増やし信頼構築

「愛の家グループホーム白岡」（埼玉県） ホーム長 西山 健一

私が当事業所に異動して早々、新型コロナウイルスの集団感染が発生しました。家族との関係性が築けていない状況で集団感染が発生したため「なんでコロナは発生したのか?」「異動したばかりでは状況が分からないでしょう」など、家族から厳しい意見をもらいました。コロナ禍で家族の面会が限られていたこともあり、事業所と家族の信頼関係を築きにくい状態が続きました。

家族に安心してもらうため、月に1度の手紙だけでなく、ブログを積極的に活用しました。日々の様子をリアルタイムで家族に伝わるようにしました。またブログをまとめた冊子も作り、見てもらえるようにしました。面会制限解除後には直接の対話の機会を大切にするようにしました。面会時には利用者の話だけでなく、家族の近況なども聞き、関わる頻度を増やしました。

利用者の通院の際は、家族に職員が同行し、医師に事業所での様子を伝える役割をしています。車の中や待ち時間に家族と会話をすることで、これまでの生活歴や家族の思いなどを聞くこともでき、情報収集に役立っています。こまめなやり取りをする中で相談される機会も増えました。利用者のケアに忙しい職員に時間を取ってもらうのは申し訳ないと言いながら電話をかけ、頼ってくれるようにもなりました。最近の家族アンケートでは「細かいところまで気遣ってくれるので安心」という意見をもらい、家族との信頼関係が少しずつ深まってきていることを感じています。

家族からためらうことなく相談や意見をもらうことができるようになるためには家族と事業所の信頼関係が大切です。直接会って話すだけでなく、情報共有をすることが話題づくりにもなり、接触しやすくなることがあります。

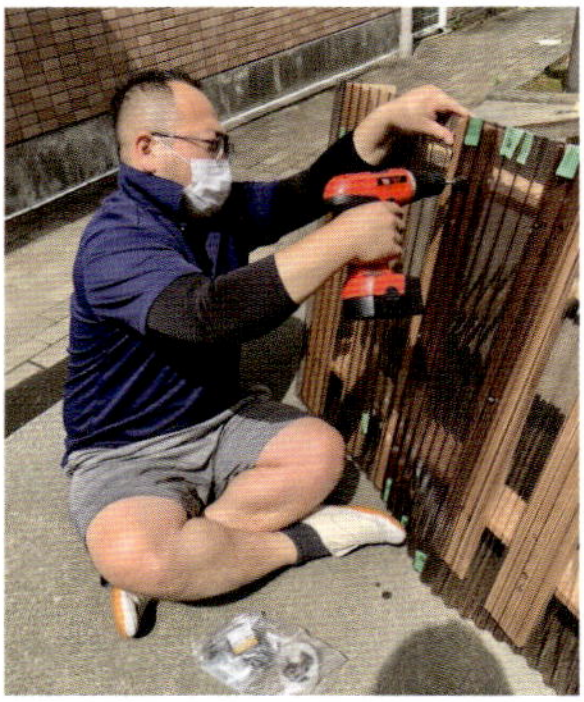

「愛の家グループホーム白岡」でDIYに励む西山健一ホーム長

利用者と誠実に向き合う

「愛の家グループホーム北本」（埼玉県）副ホーム長　岩本　有司

岡野弘子さん（仮名）は夫と2人暮らしをしていましたが、1人で出かけると帰ってこられないことがたびたびありました。家族は自宅での生活は難しいと考え、岡野さんを当グループホームへ入居させることを決めました。昨日あったことも思い出せない岡野さんを不安にさせないために、本人に説明することなく、入居当日を迎えました。

岡野さんは自分がなぜここにいるのか理解できず、毎日「家に帰りたい」と強く訴え、落ち着かない様子が続いていました。職員は積極的に対話をし、一緒に散歩に出かけるなど、岡野さんが安心できるように関わる時間を持つようにしました。しかし「家に帰りたい」という訴えは強くなるばかりで落ち着かない状態が続いていました。

たとえ本人が説明したことを忘れたとしても、本人に向き合い、説明するのが重要ではないかと考え、家族に相談しました。家族もその提案に理解を示し、家族と入居に至った経緯を本人に伝えました。岡野さんは、説明に納得できず強い怒りをぶつけましたが、時間がたつにつれ静かにうなずきながら、話を聞いていました。話を終えると、岡野さんはそのまま居室に向かい、食事も取らずに部屋にこもってしまいました。家族と職員は心配しながらも、岡野さんを待ちました。翌朝になると、岡野さんは自らリビングへ顔を出し、状況を納得し受け入れたのか、それまでの落ち着きのない様子は見られなくなりました。表情も明るくなり、職員や他の利用者と会話を楽しむ様子も見られています。

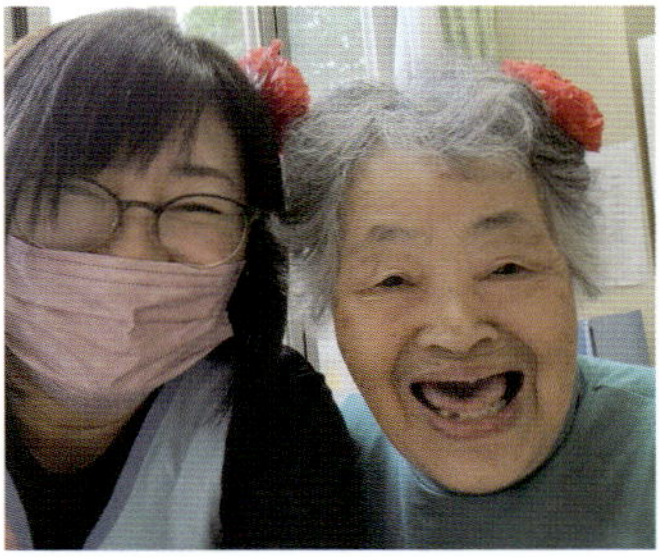

「愛の家グループホーム北本」で職員と笑い合う岡野弘子さん（右）

認知症の方に対して本人を思うがあまり、事実を伝えずにうそを伝える場面を見ることがあります。今回は認知症の有無にかかわらず、人として誠実に向き合った結果、その姿勢が本人の不安を安心に変えました。

昔の習慣を今に生かす

「愛の家グループホーム所沢小手指」（埼玉県）ホーム長　飯田　美香

　石沢さと子さん（仮名）は認知症発症後、2人の娘の自宅を交互に移動し、生活していました。認知症が進行し、環境の変化に混乱するようになり、当グループホームに入居することになりました。

　石沢さんは見守りと声掛けがあれば身の回りのことはできていたので「なぜここにいなくてはいけないのか」と考えているようでした。娘たちが面会に来るとうれしそうでしたが、帰り際になると一変し「私も帰る！　何で置いていくの。私を捨てるのね！」ときつい言葉を毎回投げかけました。この様子に娘たちは「しばらくは面会に来ない方がいいでしょうか？」と悩んでいました。

　職員間でどのようにしたら石沢さんと家族が面会後、気持ちよく別れることができるかを話し合いました。「事業所を家として考え、別れる時も娘たちは『行ってきます』と別れるようにしたらどうか？」という意見が出ました。娘たちから石沢さんが娘たちの見送りをいつもしていたことも聞き、帰り際の声掛けを変えるように娘たちに提案しました。

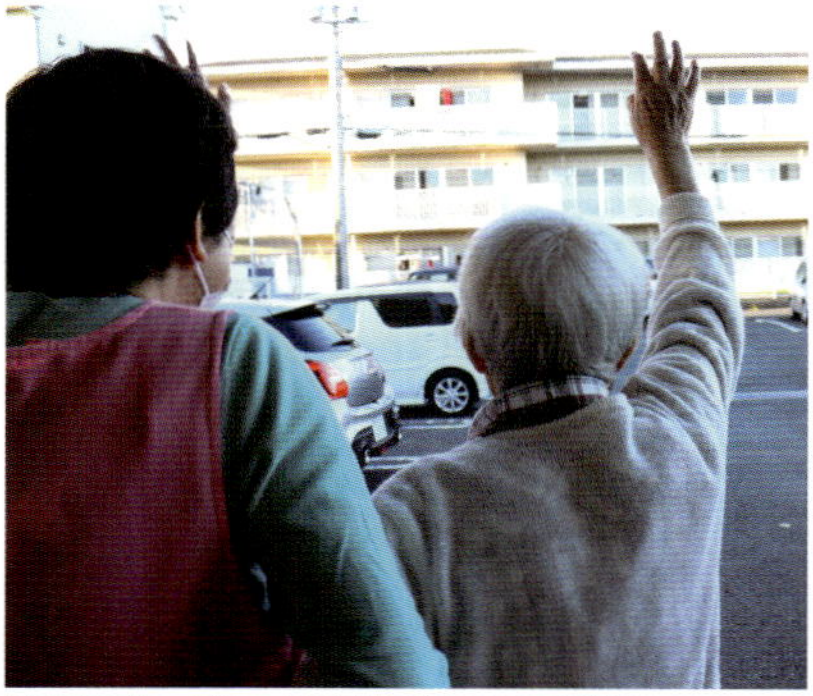

「愛の家グループホーム所沢小手指」で娘を見送る石沢さと子さん

別れ際、娘たちが「行ってきます」と言うと石沢さんは「何時に帰ってくるの？」と言った後に「気を付けていってらっしゃい」と送り出してくれました。その後も帰り際は、このようなやりとりが続けられ、気持ちよく面会ができるようになりました。このケースを経験し、職員は入居者のこれまでの生活環境などがいかに大切かを理解し、利用者の過去の状態に興味を持ち、利用者や家族に聞いてくれるようにもなりました。

　事業所に入る前の生活がその方の言動や思いのヒントになることがあります。今回、事業所を石沢さんの家と考え、家で大切にされていた行為に合わせたことで、石沢さんが面会後に不安にならないよう状況を変化させました。

若年性認知症、家族にも安心を

「愛の家グループホーム東大阪加納」（大阪府）ホーム長　田辺 いづみ

三島恵さん（仮名）は家族と生活をしていましたが、50代から物忘れや、家事の手順を思い出せなくなることが多くなりました。さまざまな病院に行っても原因が分からず専門医の診察までに2年がかかりました。結果、若年性認知症と診断されました。夫の真人さん（仮名）は状況を受け入れることができませんでした。地域の相談窓口や認知症当事者の会を通じて、少しずつ理解していきました。しかし、真人さんは仕事と介護が重なり疲弊してしまいました。相談窓口の助言もあり、三島さんは当グループホームへ入居しました。

真人さんは面会時、三島さんが何かしようと動くとすぐに手伝うなど「自分がやらなければ」と思い込み、厳しい表情をすることがありました。職員は三島さんだけでなく真人さんにも安心して生活してほしいと思いました。三島さんの行動の観察から、動作の手順が分からなくなると混乱するようでした。職員は三島さんが不安な表情になると、状況と動作の手順を丁寧に説明しました。一方、真人さんには三島さんの状態を分かりやすく説明し、理解が深まるよう働きかけました。次第に三島さんが落ち着いて生活できてくると、真人さんも安心したのか表情が柔らかくなっていきました。今では真人さんは毎日のように面会に訪れ、地域で開催される認知症当事者のイベントに参加し、経験を話す活動もされています。

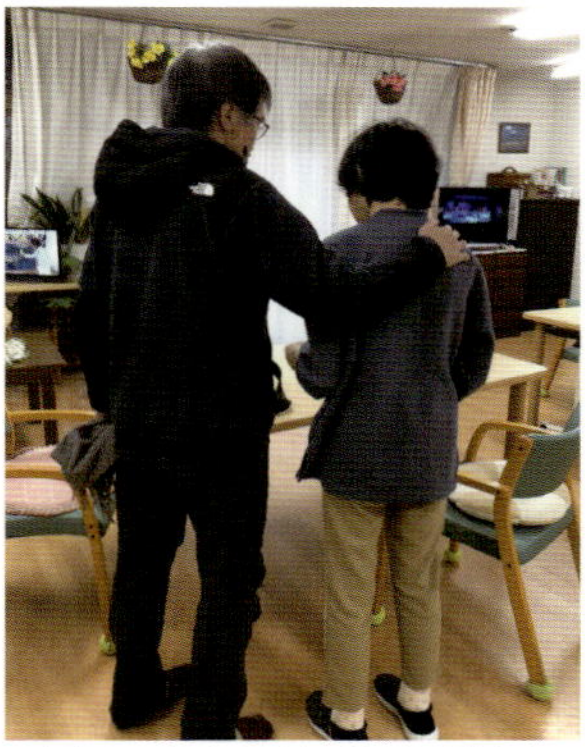

三島恵さん（右）の面会に訪れた真人さん

65歳未満で発症する若年性認知症は、高齢者に比べ一般的な認識度が低いことから、専門的な介護につながるまでに時間がかかり、家族が疲弊することがあります。今回のように専門医、認知症の専門職が関わることで当事者だけでなく、家族も安心できるケースが多くあります。物忘れが増えるなど不安がある場合は、地域の相談窓口に早めに相談しましょう。

「実家の岐阜へ」思いかなえる

「愛の家グループホーム尼崎尾浜町」（兵庫県）ホーム長　西山　誠

田島フサ江さん（仮名）は脳梗塞を発症してから認知機能の低下がみられるようになりました。誰かに会いたいのか、また行きたい場所があるのか、1人で外出しては道に迷うなど支援に困り、当グループホームに入居することになりました。

入居2日目に「家に帰る」と落ち着かず、職員が一緒に付き添って外出するということがありました。自分の居場所として安心して過ごしてもらえるよう、日常の会話や食事の盛り付けなど、田島さんの得意な家事に参加してもらう支援をしていきました。田島さんとなじみの関係を築くことができ、落ち着かない様子は見られなくなりましたが、「家に帰りたい」という話はたびたび聞かれました。話をよく聞き、本人の思いをひもといていくと「家に帰る」というその「家」は入居前まで住んでいた自宅ではなく、岐阜県にある実家を指しており、もう一度実家に行きたいという思いがあるということが分かりました。

本人の思いをかなえるため、長男の隆さん（仮名）に実家に帰省してはどうかと提案しました。隆さんは新しい生活にせっかく慣れたのにまた落ち着かなくなってしまうのではと心配していましたが、私が同行することで理解してくれました。実家では田島さんの姉妹が帰りを待っており、5年ぶりに再会を果たしました。「もう会えないと思っていた、うれしい」「お互いばあさんやな」と涙を流して喜び合い、帰省を心配していた隆さんも再会を喜んでいました。この瞬間を共有できたことをうれしく思います。

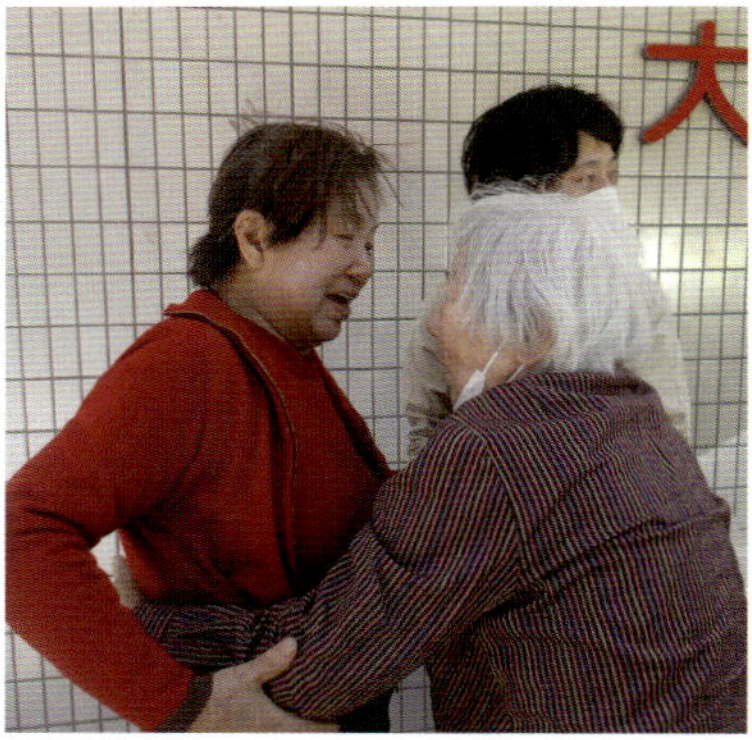
5年ぶりに姉妹での再会を果たした田島フサ江さん（右）

認知症になると、自分の思いを考えている通りに他者に伝えることが難しくなります。これまでの生活歴や日常生活のささいな会話、家族からの話などさまざまな情報からひもとくことで、本人の思いに近づくことができます。

「カフェ」で母娘のわだかまり解消

「愛の家グループホーム大津月輪」（滋賀県）副ホーム長　木下 ちか

　高木里子さん（仮名）が当グループホームに入居したことを娘の紀子さん（仮名）は「本当に入居したことが母にとって良かったのだろうか？ 悪いことをしたのではないか」と悩む日がありました。

　面会時に高木さんの居室で話す際は、紀子さんの顔を見るなり「私を連れて帰って、迎えに来たのと違うなら帰って」と強く言い、紀子さんは涙を流すことがほとんどでした。また母を悲しませてしまったと罪悪感にさいなまれ「2、3日立ち直れないんです。私も帰り道に泣いてしまうんです」と話していました。

　この状況が続いて面会では、紀子さんが遠くから高木さんの様子を見るだけにとどめ、職員に高木さんへのプレゼントを託して帰るようになりました。新型コロナウイルスが5類になった際に職員は「他の家族と交流がしたい」と前に話していた紀子さんの言葉がずっと頭に残っていました。すべての家族に声を掛けて「愛の家パンケーキカフェ」を開催しました。

当日はほとんどの家族同士が「はじめまして」のあいさつから始まりましたが、すぐに笑いが起こり、交流を楽しむことができました。この日は高木さんもずっと笑顔で話をして、日ごろから見せるおちゃめな様子や他の利用者と仲良くし、大声で笑っている姿を紀子さんに見てもらうことができました。

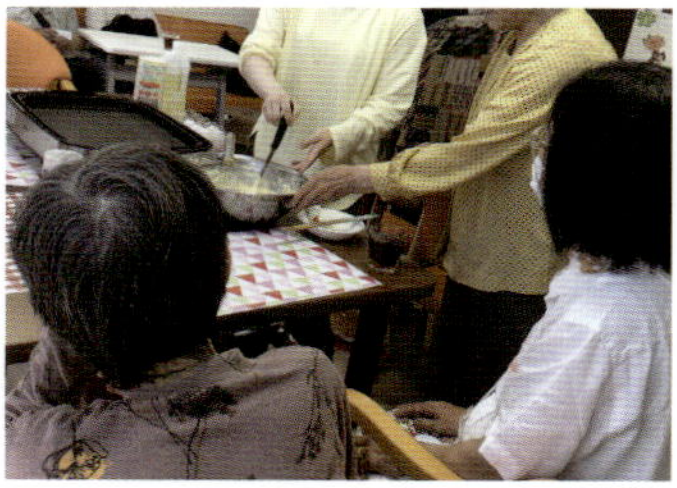

「愛の家グループホーム大津月輪」で「パンケーキカフェ」を楽しむ高木里子さんと紀子さん

　このイベント以降は、居室で面会をすると高木さんが怒ったり、泣いてしまうことが分かったため、他の利用者や職員との会話を挟みながらリビングで行うようにしました。紀子さんも忙しい中、月2回訪問し、レクリエーションや食事前の体操などに一緒に参加するようになり、もちろん高木さんも笑顔で過ごしています。「パンケーキカフェ」という楽しい雰囲気をつくったことがきっかけで、高木さんと紀子さんのわだかまりを少しなくすことができたようです。

信頼関係築き 親子の関係修復

「愛の家グループホーム岐阜」（岐阜県）ホーム長 木戸口 勢津子

古賀正志さん（仮名）は認知症の症状により1人暮らしが難しくなり、次男の高志さん（仮名）が身の回りの世話を引き受けました。古賀さんが、買うものがなくてもスーパーへ通って不審に思われ、警察から高志さんへ毎日のように電話がかかってきていました。入居前、高志さんは「もう本当に大変でどうしていいか分からない」と怒りながら訴え、古賀さんもその隣で暗い表情で小さくなっていました。高志さんは、入居時の立会いをしたくないと思うほど追い詰められ、後で荷物を届けるだけで、古賀さんと一言も話すことなく帰っていきました。

入居時の古賀さんはほとんど話さず、介護拒否も強い状態でした。高志さんは「昔はよく話をしていたのに、自分が怒るから話さなくなったのかな」と言っていました。

そのため古賀さんが笑って過ごし、高志さんと以前のように会話ができるようになってもらいたいと考えました。古賀さんのことを知り、会話の糸口を見つけるために声掛けを多くし、一緒にできる活動を確認していきました。

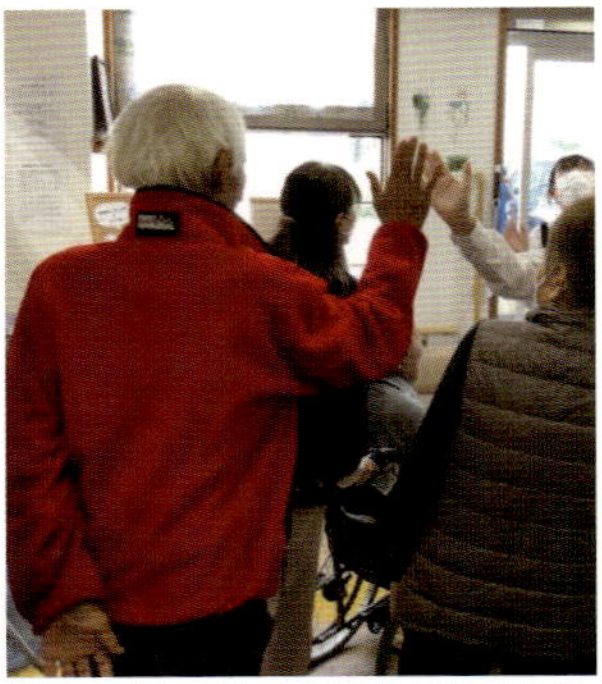
「愛の家グループホーム岐阜」を訪れた生徒に手を振る古賀正志さん

本好きなので、本の話を振ると会話が広がることが分かりました。体操やレクリエーションなど集団で行うことは好みませんが、個別に声を掛けると一緒にお盆拭きをしてくれるようになりました。表情は少しずつ柔和《にゅうわ》になり、会話が増えていきました。そのような変化を高志さんに伝えると、面会時に古賀さんと顔を合わせ、軽い会話をするようになっていきました。最近では1週間に1度程度は面会に訪れ、長い時間、古賀さんの部屋で過ごすようになっています。

相手のことや気持ちを知りたいと興味を持つことで会話が広がっていきます。会話が増えることでなじみの関係もでき、安心感や信頼感が増していきます。

生活動作実践で糖尿病改善

「愛の家グループホーム観音寺大野原」（香川県）ホーム長　冨田　美貴

1人暮らしの湯浅義男さん（仮名）は糖尿病でインスリン注射の必要がありましたが、注射を忘れたり好きなものを食べたりして血糖値の調整が難しくなりました。また、深夜のテレビ通販で商品を多数購入し、長女の美沙さん（仮名）が注文を断ることが続きました。自転車での転倒を機に「迷惑をかけないよう施設を探してほしい」と自ら話し、当グループホームへ入居しました。

入居後、糖尿病が悪化して生活に支障が出ないよう食事に気を付けました。湯浅さんは「なぜ食事をコントロールされるのか」とイライラする日が続きました。そこで糖尿病の改善に効果が出るよう生活の中で活動する機会を設けました。毎食後、歩行運動を兼ねて台車を押し、食後の下げ膳や食器の後片づけをしました。家族と相談して月1回の受診の時は好きなものを食べました。食事の不満があったり、テレビ通販に電話してほしかったりして事務所に来る時は、湯浅さんの話を聞いて気分転換を図っています。

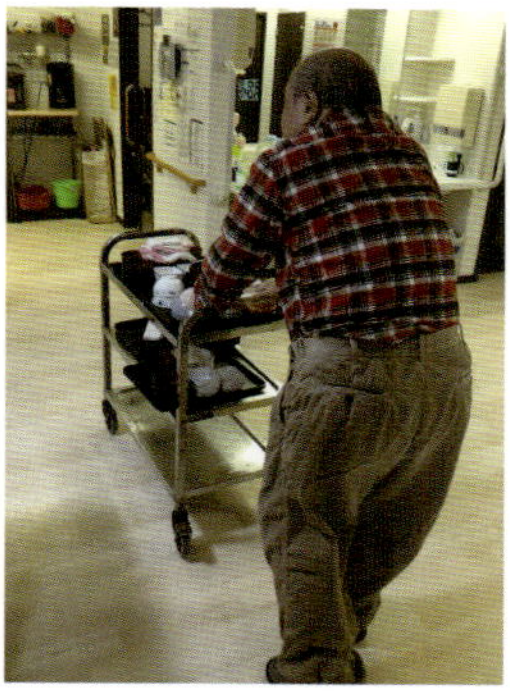
「愛の家グループホーム観音寺大野原」で下げ膳をする湯浅義男さん

入居から1年、湯浅さんが活動を頑張ったことで糖尿病の数値が下がりました。注射ではなく内服薬で血糖値を調整できるまでになり、主治医から褒められました。誕生日のケーキを食べることができ、大喜びでした。入居前は通販への対応が負担だった美沙さんは、湯浅さんの体調が良くなったことや通販関係のストレスがなくなったことで、安心して面会に来てくれています。

糖尿病の悪化予防のためには生活の中で活動機会を増やすことが大切です。特に食後に行うと血糖値の上昇が抑えられ、より効果があります。「食べたい」思いをかなえるための活動で体調を改善したほか、食事や通販へ向かう気持ちは楽しむ時間をつくることでストレスの発散となり、家族の安心につながりました。

好物すしで食欲を引き出す

「愛の家グループホーム刈谷野田」（愛知県）ホーム長　百々 俊介

　横山義孝さん（仮名）は妻の介護を受けながら2人暮らしをしていましたが、徐々に食事を食べない、入浴しない様子が見られるようになり、当グループホームに入居しました。

　職員は横山さんの様子を見ながら積極的に声掛けをしました。声掛けの効果もあり、入居直後から食事をしっかり食べ、日常生活の動作の多くを自身でできるようになり、支援が必要な場面は減っていきました。そして自ら職員におやつを求めるようになるほど食欲も回復し、幸せそうでした。

　しかし、入居してしばらくたったある時に横山さんは体調を崩し、食事が取れなくなりました。食事が進まない期間が長くなり、職員はどうしたらよいか考えました。「好きなものを食べると食欲が回復する」と考え、家族に協力してもらい事業所近くのすし店に出かけると、10貫ほどのすしをすべて食べきりました。それをきっかけに事業所での食事も再び進むようになりました。現在でも食事が進みにくい日が続くと家族に情報を伝え、外出を兼ねてすしを食べに出かけるようにしています。その後もささいな変化を家族に伝えながら、体調の変化が見られるときには、家族と一緒に横山さんを支援しています。

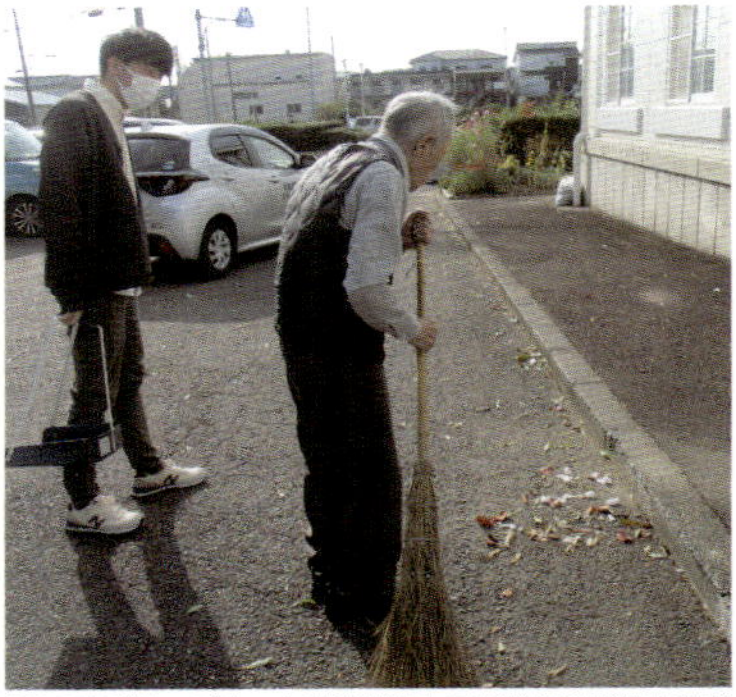

「愛の家グループホーム刈谷野田」で掃除に励む横山義孝さん（右）

　入居から2年ほど経過しましたが、横山さんはよく食べ、よく活動し、自由に過ごせています。また、大好きなすしを定期的に食べに出かけています。

　体調不良が原因で食欲が低下すると、それをきっかけに体調不良がさらに悪化し、また食欲が低下する負のスパイラルに陥ります。今回の横山さんのように低下した食欲を回復し体調不良を改善するには、本人が好きなもの、食べたいものを用いて「食べたい」気持ちを引き出す支援が必要です。

コロナ禍、Xマスカードに歓喜

「愛の家グループホーム川越今福」（埼玉県）　鈴木　まさみ

　当事業所では、利用者が家族と楽しんでもらえる機会になるよう毎年、夏祭りとクリスマス会に家族を招いていました。しかし、新型コロナウイルス禍で、感染の懸念もあって面会制限せざるを得ない状況が続き、約2年間は家族を招くイベントが行えませんでした。

　自由に家族と会えない状況が続くと、家族から荷物が届くだけで涙ぐまれる方もいました。そこで、利用者と職員のみで行うクリスマス会を企画しました。直接会えずとも家族とのつながりを感じてもらえればと思い、家族に協力を得て利用者へクリスマスカードが届くサプライズを計画しました。「家族の書く文字は覚えているかもしれない」と伝え、直筆での記入をお願いしました。続々と届くクリスマスカードは職員が想定していた以上のものばかりでした。家族が写っている写真やかわいいシールが貼られ、孫やひ孫からの直筆の絵やメッセージ、家族が思いを込めて作ってくれたカードを見て、とてもうれしくなりました。

　クリスマス会当日、届いたクリスマスカードを渡すと皆さん大喜びしてくれました。自分だけのクリスマスカードを見て、メッセージを何度も読み返す方、ほかの利用者と見せ合いながらうれしそうに眺める方ばかりでした。往復書簡になるよう家族へもサプライズで年賀状を送りました。利用者は丁寧に何度も書き直したり、一気に書き進めたりしていました。年賀状が届いた家族から「本人が書いた年賀状が届くなんて思ってもみなかった」と喜ばれ、返信の年賀状もたくさん届きました。

　直接会うことが難しい状況であっても、双方の思いを伝えることができるよう、職員が間に入って橋渡しをすることができました。手紙でのやり取りをすることで面と向かっては伝えられない思いも互いに伝わります。

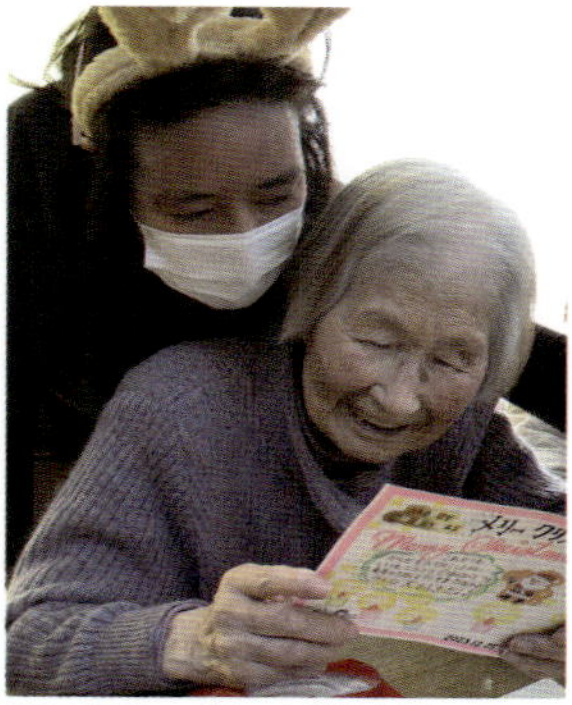

「愛の家グループホーム川越今福」で届いたクリスマスカードを見つめる利用者と職員

家族と一緒に最期を迎える

「愛の家グループホーム白井冨士」（千葉県）　ホーム長　中田 智恵子

田代静雄さん（仮名）は妻と2人暮らしをしていました。身体の一部分の壊死により手術し、退院後は自宅生活が困難とのことで、当グループホームに入居となりました。

田代さんは事業所での生活にはすぐ慣れましたが、食欲がありませんでした。食べられるものを少しずつ食べて食事量が増えてきた頃、体調の変化がありました。田代さんの顔面蒼白《そうはく》と気だるさについて医師へ報告すると、貧血があることが分かりました。その後、黒い便も見られるようになり、状態は悪化していきました。家族から「皆さんの声が聞こえる所で笑って最期を迎えてほしい」と希望がありました。末期の大腸がんと診断された後、家族は事業所に泊まり込み、昼間は長女、夜間は妻が付き添いました。田代さんをケアするとともに家族の思いに配慮し、家族への声掛けも忘れず、「笑って過ごす」ということを大切にしました。

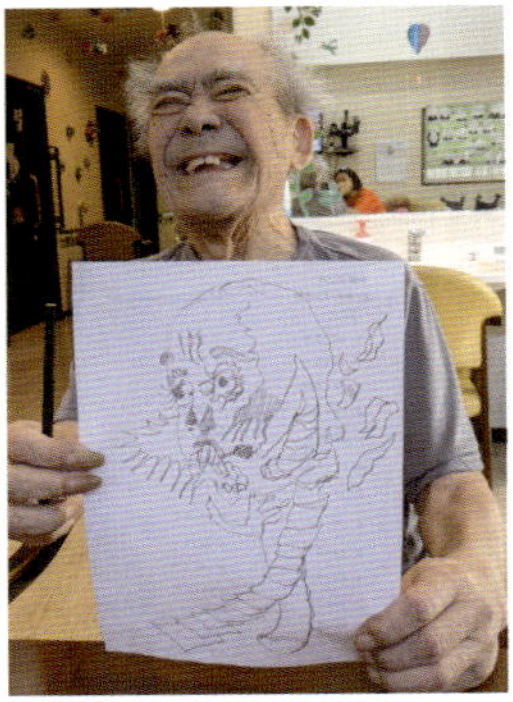

「愛の家グループホーム白井冨士」で描いた絵を披露する生前の田代静雄さん

田代さんが息を引き取る瞬間、妻が立ち会い、医師の確認後、長男、長女夫婦、孫も集まり、家族と職員で田代さんの身体を拭き、着替え、化粧をし、見送りました。家族から「父はここで最期を迎えられて良かった。父とこのようなかたちで一緒の時を過ごせたことは私たちにとってかけがえのない時間になりました」との言葉をもらいました。看取《みと》ることへの恐怖を感じている職員もいましたが、このような言葉をもらうことで自分たちの看取りケアの必要性を感じるようになっています。

約8割程度の方が病院で最期を迎えます。ただ、延命治療を行わず、家族に見守られ最期を迎えることを希望する人も増えています。グループホームのように地域密着型の住み慣れた施設で家族に囲まれ、なじみの職員に最期までケアをしてもらうことで、家族も本人も穏やかな時間を過ごすことができます。

得意なことに目を向ける

「愛の家グループホーム八千代高津」（千葉県）　ホーム長　齊藤 燎

　藤田君代さん（仮名）は、長女の芳江さん（仮名）に介護されていました。藤田さんは心疾患などの持病があり薬に頼る気持ちが強く、夜でも「病院に行きたい」「薬が欲しい」と訴えるようになりました。芳江さんは徐々に疲弊《ひへい》して気分が落ち込み体調を崩しました。介護保険を申請して介護サービスも利用しましたが「母とにかく離れたい」「顔も見られない」と話すほど関係が悪化し、藤田さんは当グループホームに入居しました。

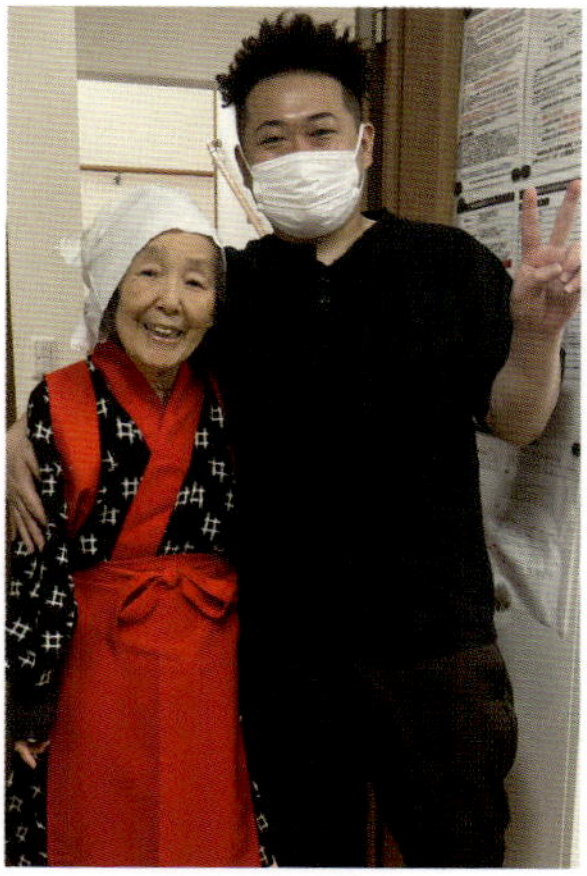
イベントの衣装を着る藤田君代さんと齊藤燎ホーム長

　芳江さんは「うちの母はとにかく大変。家でたくさん薬を飲んでいた。何かあれば薬を飲ませてください」と、藤田さんのネガティブな話ばかりをしました。しかし、藤田さんは入居すると自分でできることが多く、わずかな介入で落ち着いて生活できました。きちょうめんな性格で、食事の盛り付けは人数分きれいに取り分け、掃除は丁寧にしてくれるため、職員は習慣的に取り組める家事活動をお願いしました。薬を欲しがる時は職員が話を聞くことで安心して過ごせるようになりました。

　芳江さんは距離をおき、面会に来ませんでしたが、定期的に藤田さんの様子を伝えると「昔の母もそうでした。色んなことをしてくれた」と思い出していました。入居から3カ月が過ぎて「様子が落ちついているなら」と事業所に来てくれました。藤田さんが「いろいろ迷惑をかけたね」「身体に気を付けて」と話すと、涙を流していました。そこから週1回の面会が続いています。互いに体調も良くなり、良い親子関係となっています。

　昔を知っていることで「できないこと」に目が向いてしまうことがあります。得意なことに目を向け、介護職が介入し、昔できていたことを再び行えるようになり、在りし日の姿が見えるようになって家族の気持ちも変化していきました。

身体を整え 落ち着き取り戻す

「愛の家グループホームおおはる」（愛知県） ホーム長 吉川 理香

佐藤元信さん（仮名）は認知症の進行から入院し、その後に在宅復帰を目指して介護施設へ入居しました。しかし自宅での生活は難しく、家族は以前から面会や外出のできない介護施設の状態が気がかりで、別の事業所を探しました。その結果、面会や外出のできる当グループホームへの転居が決まりました。

佐藤さんは入居時、口調が強くなる、机をたたく、他の利用者をにらむなどの行動があり、女性利用者から怖がられ、職員がフォローをする場面がありました。また長女や次女と顔を合わせても、誰だか分からない様子がありました。まずは水分や食事の量を確認し、身体の状態を整えるところからケアを開始しました。水分は食事時しか摂取しないため、1000mL程度の摂取量でした。運動の合間やおやつ時などに声掛けし、水分量を増やしていきました。また、薬が現状に合っているかを確認すると、興奮を増長する薬を飲んでいることが分かり、薬の調整も行いました。

長女は当事業所で頻繁に面会をし、月に3回程度は佐藤さんの外出機会をつくってくれました。長女や次女を迎える時の表情は徐々に穏やかになり、家族が来て外出するのを心待ちにしています。いつまでも外出ができるように、階段昇降や横歩きなどを取り入れ、運動にも積極的です。口調が強くなったり険しい表情になることもなくなり、他の利用者ともうまく関わりを持てるようになっています。

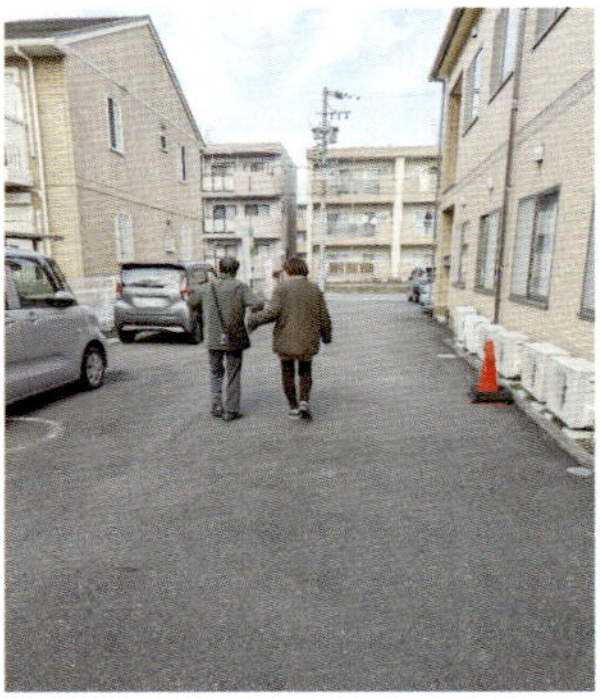

「愛の家グループホームおおはる」から外出先に出かける佐藤元信さんと長女

認知症には身体を整えることで改善する暴言・暴力などの症状（行動・心理症状）と改善が難しい記憶障害などの症状（中核症状）があります。今回、身体の状態を整えることで行動・心理症状が落ち着き、他者との関係も改善し、事業所での生活に慣れていくことができました。

適切に水分摂取、イライラを緩和

「愛の家グループホームさいたま中島」（埼玉県）　ホーム長　仁村　聡志

　桜井陽子さん（仮名）は物忘れなどもありましたが、夫の啓二さん（仮名）が支援しながら自宅で暮らしていました。元々は負けん気の強い性格でしたが、認知症の診断から5年ほどたった頃、啓二さんへの口調が強くなり、介助に抵抗することが増えていきました。啓二さんの体力の心配もあり、桜井さんは体調不良で入院したことをきっかけに当グループホームへ入居しました。

　桜井さんは入居当初から数時間おきに「家に帰りたい」と訴え、啓二さんを呼んでいました。怒ると物に当たることもありました。面会に来た啓二さんやケアを行う職員にも口調が強く、きつい言葉をぶつけました。職員は感情的になることや怒ることは水分不足による体調不良から生じているのではと考え、毎日の水分摂取量を増やし、体調を整えていきました。

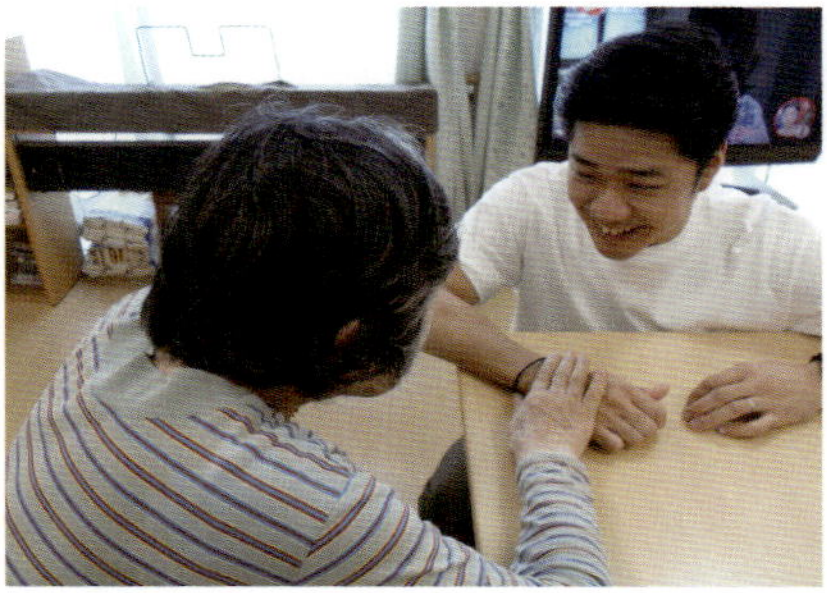

「愛の家グループホームさいたま中島」で利用者と笑顔で話す仁村聡志さん

　職員と関係性をつくりながら事業所の生活に慣れていけるよう、好きな音楽を聴いてもらったり、好きな歌手の動画を一緒に見てもらったりしました。

　入居から3カ月ほどで体調が整い、職員や環境に慣れたことで、帰宅の訴えは減り、職員や啓二さんとも穏やかに会話することができるようになりました。この変化に啓二さんは驚き、桜井さんは疎遠になっていた兄妹とも面会ができました。今でも啓二さんは「また怒り出してしまうのでは」と心配に思うこともあるようですが、職員はその不安も受け止めながら、良い関係性が継続できるよう支援しています。

　高齢者の場合、体内の水分量が少なく、自ら摂取量を控えることもあるため、脱水による体調不良が起きやすくなります。脱水に起因するイライラとする状態を緩和することにより、本来の本人の姿で家族や大切な人と再びつながることができます。

便秘が「イライラ」の要因にも

認知症戦略部　髙橋 綾

今回は「便秘」について紹介します。

皆さんは排便が滞《とどこお》ったことはあるでしょうか。経験のある人は分かると思いますが、便秘になることでイライラするなどの感情の変化がみられます。これは**便秘により自律神経のバランスが崩れ、無意識のうちに興奮するスイッチが入ってしまうためと言われています。**

私たちは便秘が原因のイライラや興奮であれば「最近、おなかの調子が良くないから」と便秘が原因であることが分かりますが、認知症の人は記憶障害などの影響により、なぜ自分がイライラしているのかについて結びつけることができません。

そのため、その人の生活を知る周りの人が便秘であることに気付き、解消するために生活を見直す必要があります。イライラしていることが毎日ではなく、2、3日に1回である場合は、便秘が原因のイライラを疑ってください。

認知症の症状と便秘

Point 便秘を疑うポイント　イライラしていることが2、3日に1回ある

便秘の解決方法

①	②	③	④
1日の水分摂取量を増やす（柔らかい便にする）	起床してから冷水を飲む 運動を増やす（腸のはたらきをよくする反射を起こす）	摂取する食物繊維の量を増やす（腸内環境を整える）	日中に日を浴びよく働き夜しっかり眠る（規則正しい生活リズムにし、自律神経のバランスを整える）

便秘の解消にはさまざまな対策がありますが、すぐにできる対応として、1日の水分摂取量を増やし軟らかい便にすること、起床してから食事前に冷水を飲むことや運動を増やすことで腸の働きを良くする反応を起こすこと、摂取する食物繊維の量を増やすことなどが挙げられます。

また、**生活リズムの崩れから自律神経のバランスが乱れ便秘になることがある**ため、日中に日を浴び、よく動き、夜しっかり眠ることができるようにすることが有効です。便秘が続くことで下剤を処方されることがありますが、長期的に服用すると成分が蓄積して副作用が出る場合もあり、できるだけ生活の工夫で改善に努めることが大切です。

ただし、持病がある方については、先に示した対策が持病の悪化につながることもありますので、主治医と相談し、無理のない方法を選択することをお勧めします。

口を動かすことで元気に

「愛の家グループホーム大宮櫛引」（埼玉県）　ホーム長　小島　健太郎

谷浩平さん（仮名）は、自立して日常生活できる人の多い介護施設で生活していましたが、体調を崩して徐々に体重が減り、あまり動かなくなりました。元々、適切な発音ができない状態（構音障害）があってうまく話せないため口数は少なかったのですが、発語がさらに減りました。谷さんの変化を心配した妻の芳子さん（仮名）は長男と相談し、当事業所への転居が決まりました。

谷さんの転居前に事業所を訪れた芳子さんは、不安な様子でした。職員は、谷さんに元気になってもらうため、栄養が取れるよう食事のケアを実施していきました。水分と栄養を同時に取れるスープを用意したり、自分のペースで食事ができるように近くで見守り、口が動きにくくても焦らないように丁寧な声掛けをしました。話しかける頻度も増やしました。散歩に誘い、時間をかけてじっくり話を聞くなどの対応もしました。

次第に体調が良くなり、体重も増えました。顔色も良く、自分から言葉を発するようになりました。芳子さんにはこまめに谷さんの様子を伝え、面会時に夫婦でゆっくり話せるよう部屋を整えました。谷さんの変化に、芳子さんも大変喜んでいます。

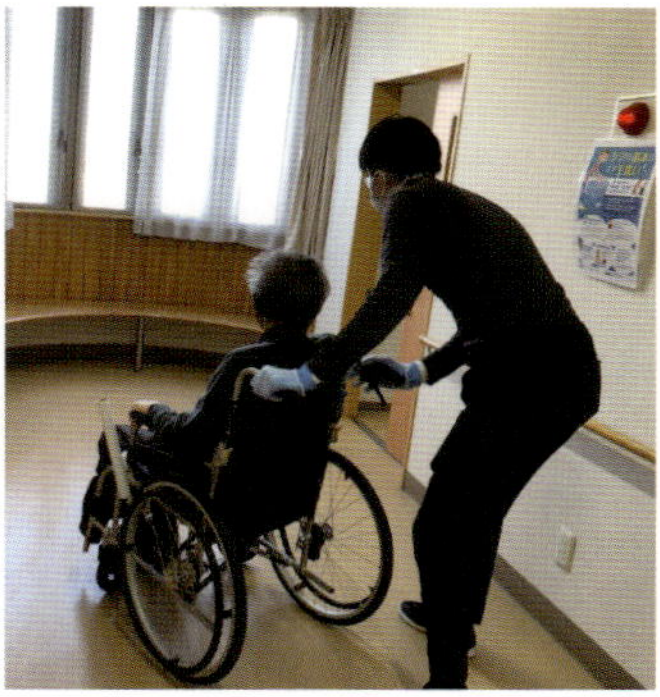

「愛の家グループホーム大宮櫛引」の廊下で外を眺めながら職員と話す谷浩平さん

高齢者は病気などの要因で、口や喉の器官が動きにくくなり発声や発音がうまくできなくなることがあります。発した言葉が相手に伝わりにくかったり、相手も聞き取りにくいことで誤解が生じることもあります。また、口がうまく動かないことで食べる、飲むという行為が難しくなり、体力が落ち、気分も落ち込みやすくなります。介護者は本人が話をしやすい環境をつくり、コミュニケーションを重ねて信頼関係を築くことが大切です。

心の平穏保ち、家族と関係修復

「愛の家グループホーム船橋二子」（千葉県）　町井　澄子

志垣やい子さん（仮名）は、2階に長男夫婦が暮らす住宅の1階で夫と生活していました。志垣さんは、面倒をみてもらっていた夫が亡くなった後、転倒して大腿骨頸部《だいたいこつけいぶ》骨折で入院しました。介護に関して家族への期待が高過ぎたこともあり、嫁とはぎくしゃくしていました。そのため退院後、自宅近くの当グループホームに入居が決まりました。

長男夫婦が愛犬を連れて志垣さんの面会に来ると、愛犬にはうれしそうに声を掛けるものの、嫁の声掛けには応えないことがありました。しかし、長男夫婦は面会によく訪れ、志垣さんの好きなケーキなどを持ってきてくれました。そんな長男夫婦の思いを感じ、面会時に楽しい時間を過ごしてもらいたいと考えました。

志垣さんが事業所での生活に満足できるよう、趣味活動を生活の中に取り入れるようにしました。手先が器用なので貼り絵のための「紙こより」作りや、大人の塗り絵を勧めると、穏やかに過ごす時間が増えていきました。家族には面会時、日々の様子を報告し、変化があるときは連絡を入れました。家族は志垣さんの状態や気持ちの変化を把握できるようになり、嫁だけでも面会に来てくれるようになりました。志垣さんは96歳の今でもケーキなどの差し入れを楽しみにし、食事の意欲もあります。嫁にも笑顔で話すようになり、家族の来訪を楽しみにしています。

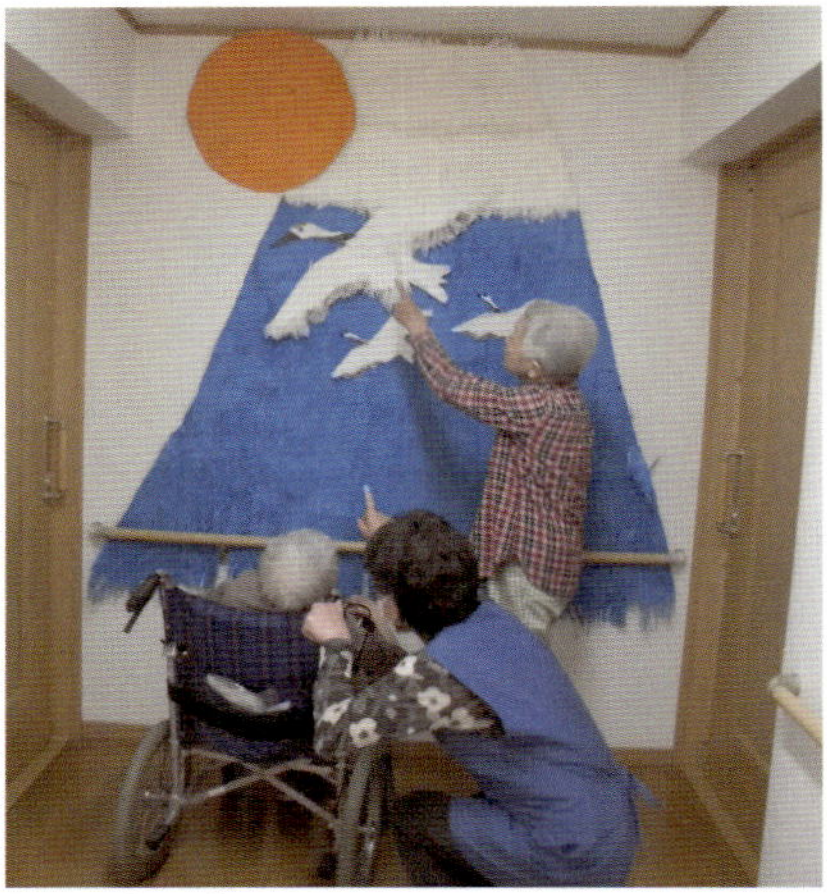

「愛の家グループホーム船橋二子」でみんなで製作した貼り絵を眺める利用者と職員

できなくなることが増えると体の状態と折り合いがつけられず精神的に不安定になることがあります。それを家族にぶつけ、関係が崩れることもあります。志垣さんは事業所での生活に慣れることで精神的に安定し、家族と楽しい時間を過ごせるようになりました。

利用者と家族、双方に安心を

「愛の家グループホーム廿日市地御前」（広島県）ホーム長　岩本　雅樹

　横田貢さん（仮名）とユリさん（仮名）夫妻は、日常生活を自立して過ごせる方が多い介護施設の同部屋で生活していました。次第に貢さんは夜眠れずに動き続けたり、トイレが間に合わず服を汚すことが増え、ユリさんの介護負担が大きくなりました。長女がユリさんの疲弊を心配し、貢さんだけ当グループホームに転居しました。

　入居前、貢さんはユリさんと常に一緒に行動し、姿が見えないと探し回ることがありました。しかし、当事業所は認知症の診断を受け、かつ介護が必要な方しか入居できないため、日常生活が自立しているユリさんが入居することはできません。そこで、長女は貢さんが事業所での生活に慣れるためにユリさんの面会を控えることにしました。職員は「ユリさんが傍らにいなくても安心して生活してほしい」と思い、趣味である囲碁や散歩の時間を増やしたり、積極的に他の利用者との交流を働きかけたりと、丁寧に対応しました。貢さんは入居当初は「妻はどこに行った？」とユリさんを探すこともありましたが、徐々に減りました。また、貢さんの様子をこまめに長女に連絡し、いつでもユリさんと面会できるよう準備していました。

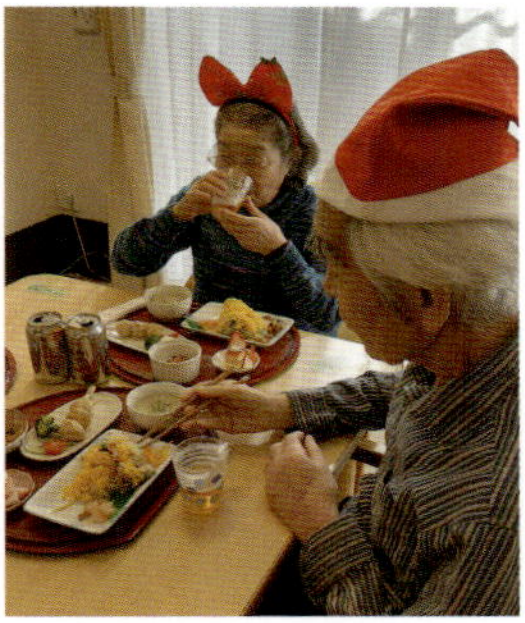

「愛の家グループホーム廿日市地御前」のクリスマス会で談笑する横田貢さんとユリさん

　1カ月後、ユリさんが「貢さんに会いたい」と事業所を訪れました。突然のことに職員は驚きましたが、貢さんは落ち着いてユリさんに接し、穏やかに過ごすことができました。それ以降、ユリさんは折に触れて事業所を訪れるようになりました。今では、面会だけでなく事業所のイベントにも夫婦で参加しています。

　介護施設に入居し、家族が離れて生活することは、お互いの様子が見えないことで不安になります。介護職は、双方が安心して暮らせるよう、利用者に対するケアだけでなく、家族の思いにも寄り添った細やかな対応をしていくことが必要です。

薬の服用見直し 優しさ戻る

「愛の家グループホーム加古川尾上」（兵庫県） 副ホーム長 増井 美幸

原田正道さん（仮名）は、家族と自宅で生活していました。元々は穏やかで上品な性格でしたが、強い口調で乱暴な言葉を発したり、家族に手を上げたりするなどの行動が増えていきました。家族は原田さんの変化に戸惑い、自宅での生活が難しいと考え、当グループホームへの入居となりました。

入居してからも原田さんの症状は変わらず、強い口調で大声を出して周囲を威嚇《いかく》する、食事中に食器を床に叩きつけるなどの行動がみられました。その様子から他の利用者は良くない印象を持ちました。職員は家族から聞いていた原田さんらしい生活を送ってもらいたいと、行動の要因を考えました。

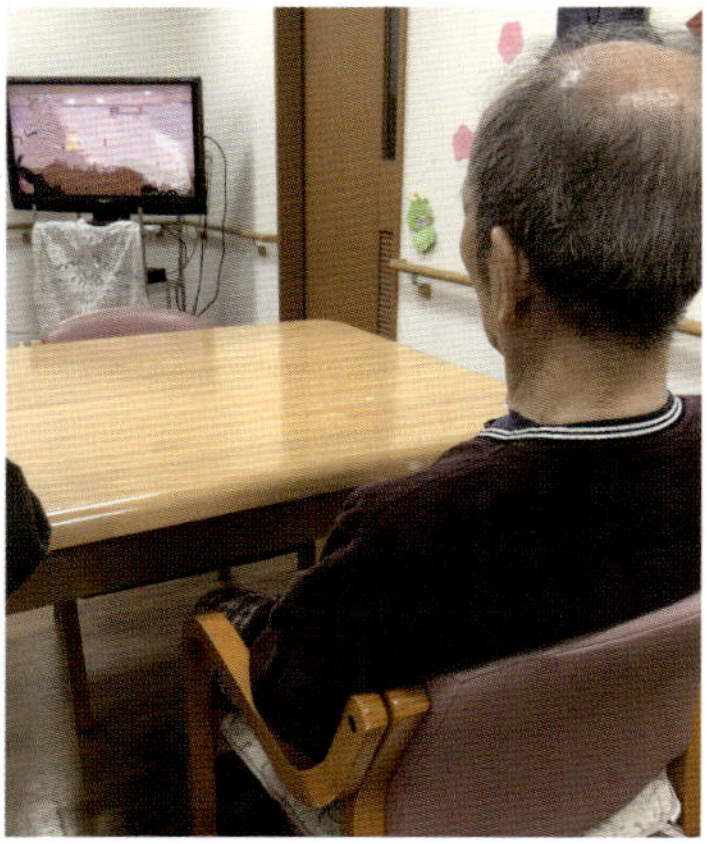

「愛の家グループホーム加古川尾上」で穏やかに過ごす原田正道さん

原田さんの情報を整理すると、興奮している原因は、服用している薬剤と脱水や低栄養といった身体不調が原因であることが考えられました。現在の様子を医師に相談し、服用していた薬剤の内容を調整してもらいました。職員は、原田さんの言動や行動が薬の影響や体調面の影響であることを理解し、原田さん本来の姿を取り戻すまで焦らず対応していくことを決めました。水分や食事摂取量を増やすために原田さんの好物を取り入れるなどの工夫をしました。次第に原田さんの行動や言動が落ち着いていき、表情も柔らかくなっていきました。今では、戸惑っていた家族も原田さんの良い変化を喜び、折に触れて面会に訪れるようになりました。

一見すると認知症の症状に見える行動や言動も、薬の副作用による場合があります。認知症の薬には、症状を緩和する効果がある一方、副作用や複数の薬の飲み合わせにより、心理的・身体的に大きな影響を与えるものもあるからです。介護職は利用者の服薬状況を把握し、医療職と連携していくことが必要です。

自由な気風で自分らしい生活を

「愛の家グループホーム大阪松」（大阪府）　ホーム長　藤本　典彦

会田幸一郎さん（仮名）は自宅で妻と暮らしていましたが、食生活が偏り、血圧が不安定な状態でした。また会田さんは言葉が出にくいこともあり、人と会ったり、外に出ることを好まず、妻の負担は増えていきました。妻だけで会田さんの対応をすることが難しくなり、当グループホームへ入居が決まりました。

会田さんは、納得して入居したわけでなかったため、事業所での生活に拒否感が強い状態でした。一方、妻は本人の気持ちを理解しながら入居させたことに後ろめたさがあったため、暗い表情で面会に訪れては、遠くから眺める程度で帰っていました。私は会田さんが快適に事業所で暮らし、その姿を見ることで妻にも安心してもらいたいと考えました。

まずは会田さんが職員を信頼できるように、事業所でも好きなことが行えるようにしたいと考えました。職員は会田さんの話をしっかり聞き、ゆっくり分かりやすく話すようにしました。また、会田さんは自宅で飲酒の習慣があったため、ビールを飲む機会をつくり、和やかに会話できる環境を整えました。会田さんは職員や他の利用者とも会話をするようになり、事業所での生活に慣れていきました。食事もしっかりと取れるようになると、血圧も安定しました。会田さんの表情の変化とともに妻の表情も明るくなっていきました。妻は今では面会時に、部屋の中で2人で和やかに会話できるようになりました。

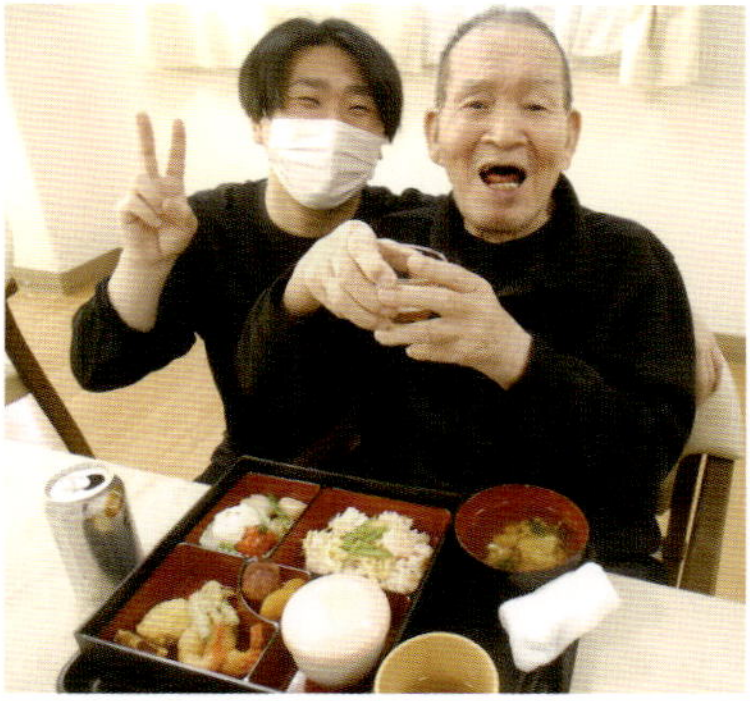

「愛の家グループホーム大阪松」で作った迎春祝い御前とビールを楽しむ会田幸一郎さんと職員

環境変化が起こる時、入居する本人だけでなく家族にも影響があります。利用者が事業所で自分らしく穏やかに生活することは、家族の安心になります。施設で生活することが、お互いの生活の改善につながることもあるのです。

体内時計を整え　体調改善

「愛の家グループホーム岩国平田」（山口県）副ホーム長　馬　香秀

　指田初美さん（仮名）は大腿《だいたい》骨頸《けい》部（脚の付け根）を骨折したことが原因で、自宅での生活が困難となり、当グループホームへ入居しました。入院した病院では「車椅子生活になるだろう」と言われていましたが、結果的に軽介助の歩行状態での入居となりました。

　入居当初から夜間は寝付くまで落ち着かず、トイレに何度も行ったり、事業所内を歩き回ったり、強い口調になったりすることが多くありました。夜勤の職員は、夜間の状態に不安な気持ちもありましたが、薬に頼らずにケアで落ち着いてもらうと決め、指田さんの意に沿ったケアを提供していきました。指田さんは、自宅で畳の生活をしていたからか時々、ベッドではなく床で寝ようとすることもありました。職員間で話し合い、指田さんが床で寝ようとする時は、それを否定せず床で寝られるように環境を整えました。その時々の気持ちを聞き、状況に合わせたケアを行いました。

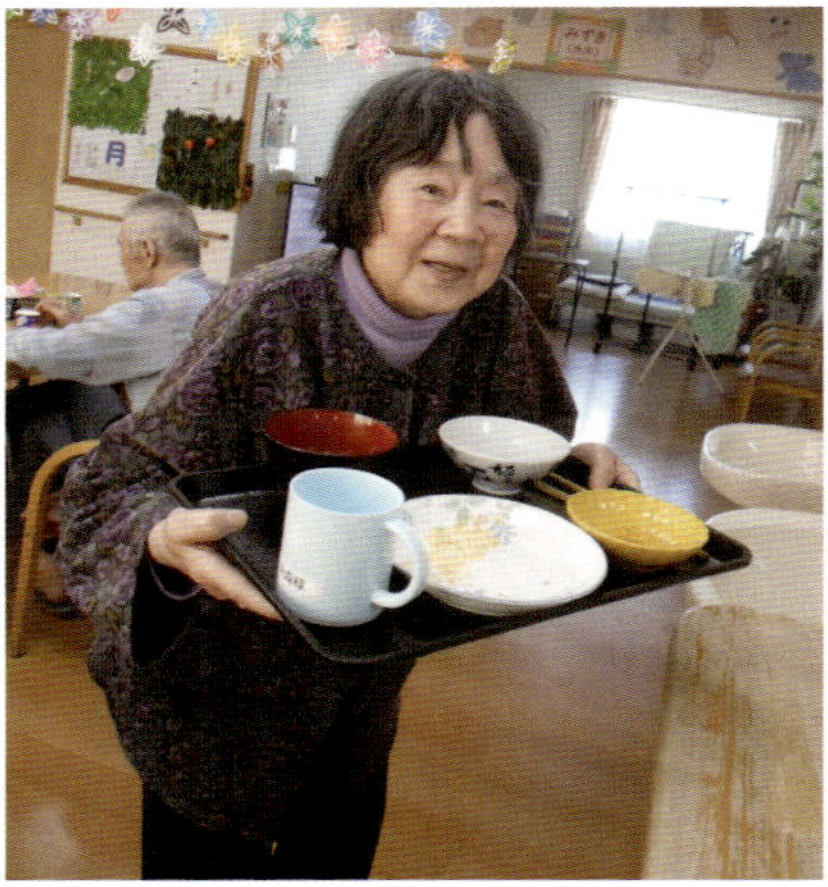

「愛の家グループホーム岩国平田」で食事の片づけをする指田初美さん

　また、日中の活動を増やすため、2階のリビングから1階に必要なものを取りに行く時は指田さんを誘い、階段の昇降を運動として取り入れました。屋内の運動だけでなく、屋外で日光浴や散歩に出かける機会を増やしました。すると、少しずつ夜間歩き回ることや強い口調で話すことがなくなり、眠る時間が増えていきました。今では小走りができるほどに歩行が安定しました。

　認知症になり、体内時計を調整する機能が低下すると、夜間の睡眠障害につながることがあります。日に当たって動く量を増やすことや、落ち着いて眠れる環境に整えることで体内時計が正しくなり、活動と休息のバランスが良い生活につながります。

ついに家族そろって面会

「愛の家グループホーム広島温品」（広島県）　ホーム長　澤木　駒美

越田さと子さん（仮名）は夫の隆司さん（仮名）と2人で生活をしていました。仲が良く、周りからうらやましがられる夫婦でした。しかし、5年ほど前から越田さんの認知症が進行し、物忘れと、夫や長女への被害妄想が目立つようになりました。2人での生活は困難となり、当グループホームへの入居が決まりました。

入居当初、越田さんは混乱し「どうして私はここに来たの？家族に捨てられた」と繰り返していました。家族は夫や長女への被害妄想がひどくならないようにと、長男のみが面会に来ていました。私は、長男から毎日電話してもらうことで、越田さんの安心につなげたいと考えました。また、他の利用者や職員と話しやすい関係をつくり、散歩に出かけるなど活動を増やしました。越田さんは、少しずつ事業所の生活に慣れ「捨てられた」と言わなくなりました。

3カ月が過ぎた頃、越田さんが「次回はお父さんと一緒に来てほしい」と長男に話をしました。長男は越田さんが再び混乱するのではと心配しましたが、次の面会時に夫も来てくれました。越田さんは夫の手を握り、うれしそうに話しました。夫は名残惜しそうにしながら帰宅し、その後も面会に来ています。半年が過ぎると越田さんは「帰りたい」とも言わなくなりました。長男と夫に「今度は長女も一緒に来てほしい」と伝えました。長女は夫以上に心配していましたが、職員同席という条件で面会に来て、穏やかに会話を楽しむことができました。越田さんの部屋には家族全員で撮った笑顔の写真が飾られています。

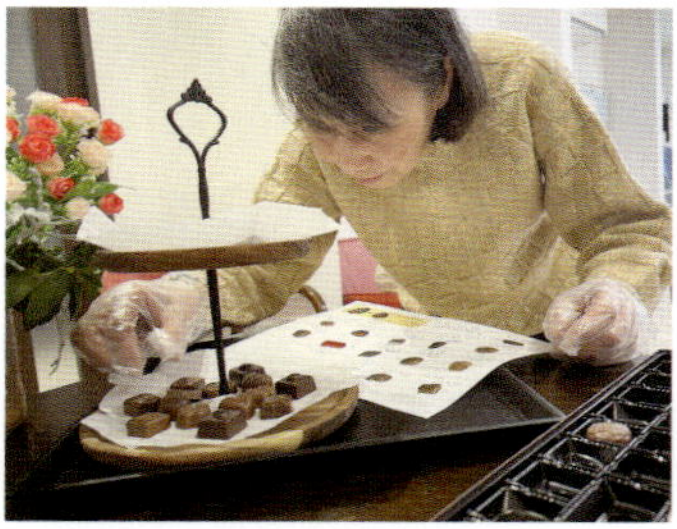
「愛の家グループホーム広島温品」でアフタヌーンティーパーティーの準備をする越田さと子さん

できることが少なくなると「迷惑をかけている」「邪魔な存在だ」と寂しさを強め、身近な人への被害妄想や「見捨てられた」という思いにつながることがあります。寂しさを取り除き、できる活動を増やすことで自信を回復し、症状も改善します。

娘との関わり増やし 穏やかに

「愛の家グループホーム広島矢野西」（広島県） ホーム長 粟田 洋介

桂春治さん（仮名）は脳梗塞を発症し、入院することになりました。治療を受けたことで発症直後より状態は安定しましたが、後遺症の影響で介護が必要な状態となりました。そのため1人暮らしは困難であると、医療職と親族が判断し、当グループホームに入居となりました。

入居直後、桂さんは大きな声で「体調が悪いから娘を呼べ」と訴えたり、職員に強い口調で言葉を発したりしました。職員が桂さんの思いを受け止めるために傾聴するとその場では落ち着きますが、しばらくすると強い口調になるなど、状態に大きな変化はみられませんでした。

職員は桂さんの言動を整理して、状態が良くなるための方法を考えることにしました。職員は桂さんの長女から、病前より関わりが少なくなっていたと聞きました。そのことから桂さんの訴えは、長女との関わりを取り戻したいという思いからきているのではないかと考え、2人が話せる機会をつくれるよう取り組みました。

まずは桂さんと長女が電話で話す時間をつくりました。電話するようになると、職員の見立て通りに桂さんの訴えは減っていきました。状態が安定し表情も柔らかくなった桂さんの様子を長女に伝えると、驚きつつも喜んでいました。今では面会に訪れ、2人で楽しそうに話をしています。

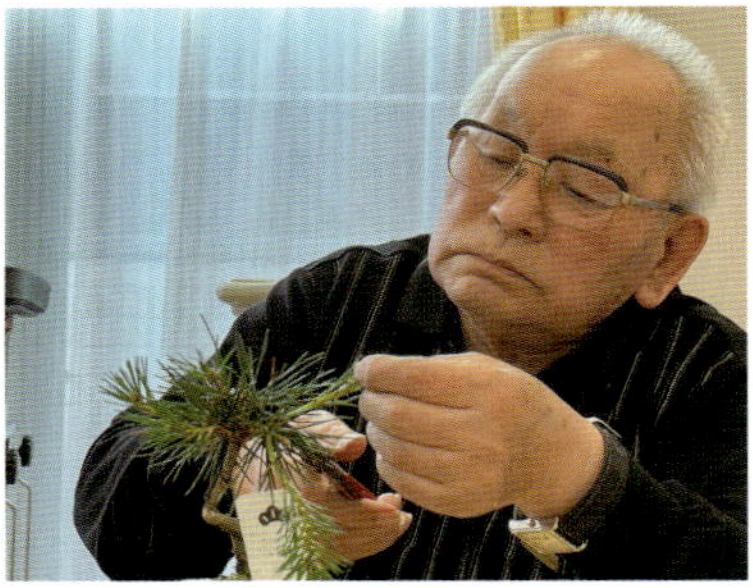

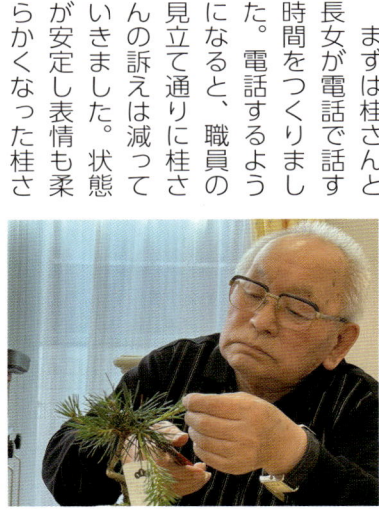

「愛の家グループホーム広島矢野西」で穏やかに盆栽の世話をする桂春治さん

認知症の人の訴えは、脳の機能障害からくる症状として捉えられることもありますが、その訴えには言葉にできない伝えたい本人の思いが交ざっています。関わる人はそのことを理解し、言葉をそのまま受け取るだけでなく、伝えたい思いを探りながら接する必要があります。その思いに即した関わりを行うことで、今回の桂さんのように穏やかな生活につなげることができます。

夫との最期の時間 サポート

「愛の家グループホーム花立」（熊本県） ホーム長 沼田 健

工藤文子さん（仮名）は宮崎県で夫の介助を受けながら暮らしていました。しかし、夫が持病で入退院を繰り返し、夫婦での生活が難しくなりました。工藤さんは夫を残し、次女の優さん（仮名）が住む熊本県へ転居しました。慣れない環境の中で転倒が続き、優さん宅での生活も難しくなり、当グループホームへ入居しました。

入居当初は不安げで表情も硬い様子でしたが、徐々にリビングで過ごす時間が増え、他の利用者と顔なじみになったことで会話をするようになりました。入居からしばらくして、工藤さんの夫の体調が悪化し、優さんから「父と母を会わせたい」と相談がありました。優さんは夫の住む宮崎へ工藤さんを連れていきたいという思いがある一方で、「夫婦で再会することが母の混乱につながってしまうのではないか、母にとって良いことなのか」と迷っているようでした。私は、工藤さんが自ら「夫はもう長くないの」と話しており、夫の状況を理解していると考え、夫婦での再会を実現できるよう後押ししました。

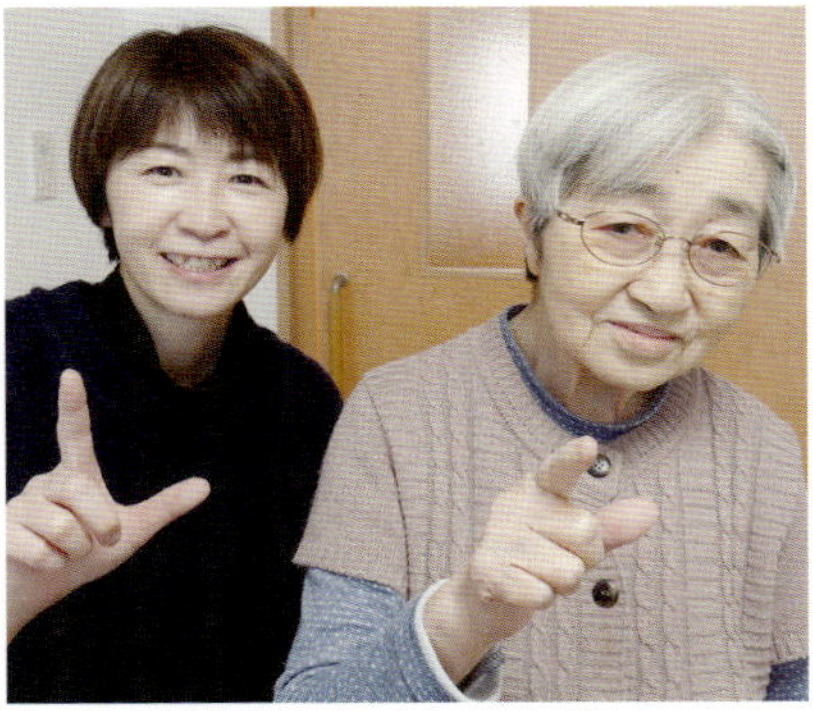

ポーズを決める工藤文子さん（右）と次女の優さん

相談の結果、宮崎に日帰りで行くことになりました。優さんが不安なく工藤さんの手助けができるよう、外出時の歩行介助の注意点やトイレまでの誘導の仕方など介助の方法を伝えました。無事、事業所へ帰ってくると「会えてうれしそうでした」と優さんが教えてくれました。数週間後に夫は亡くなり、工藤さんは葬儀にも参列し最期の時間を一緒に過ごすことができました。

介護職は利用者や家族、それぞれの思いの実現に向けての提案や支援をしていきます。家族と共に安心して外出できるよう、家族の迷いや不安な気持ちを受け止め、それが解消できるよう専門的な知識や技術を生かしながら支援しています。

利用者の要望聞き　信頼得る

「愛の家グループホーム葛飾奥戸」（東京都）ホーム長　巻島　光治

大崎信子さん（仮名）は長女夫婦と生活していましたが、結婚している長女に「勝手に苗字を変えている」と怒ったり「家を売ろうとしている」と思い込んだりして、長女を責めるようになりました。共に生活をすることが難しくなり、当事業所に入居しました。

大崎さんは99歳での入居となり、場所が変わったことで混乱し「なぜ連れてこられたのか」「だまされた」などと訴え、不信感でいっぱいでした。長女が面会に来ても、長女に不満をぶつけました。大崎さんは入居当初から自宅での生活習慣を続けたい様子で「便秘の時はバナナやサツマイモを食べたい」などと要望することがありました。事業所は「暮らしやすい」「良いところ」と安心してもらえるよう、大崎さんの訴えを傾聴し、職員との関係性をつくりながら関わりました。

要望があった際はその日のうちに対応し、安心してもらいました。またシルバーカーを使って歩いていましたがふらついて不安定な様子でした。他の利用者がより安全な歩行器を使う様子を見て「私も歩行器を使ってみたい」と話したため、歩行器を準備すると、姿勢が良くなりふらつきも少なくなりました。大崎さんの思いを聞き、関わる時間をつくったこともあってか、入居から数カ月で職員や長女へ不満をぶつけることが少なくなりました。長女が面会に来ると穏やかで笑顔のある時間を共に過ごせるようになり親子関係も良くなりました。仲の良い利用者や信頼する職員もでき「居心地が良い」と話し、事業所での生活を楽しんでいます。

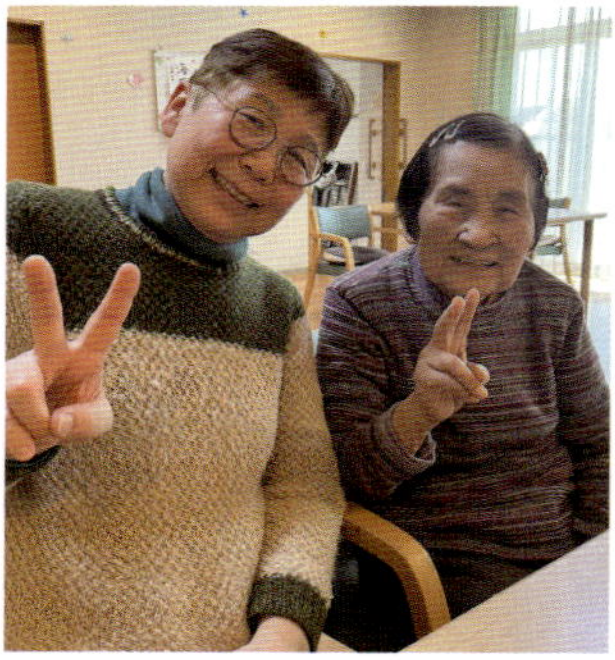

「愛の家グループホーム葛飾奥戸」に面会に来た長女（左）と笑顔でピースをする大崎信子さん

利用者の要望を聞きながら、気持ちを尊重して関わりを持つことは安心につながります。大崎さんは安心できる環境で過ごせるようになって、身近にいた長女へ不満もなくなり、再び親子の関係を取り戻せました。

気持ちに寄り添い関係構築

「愛の家グループホーム葛飾西亀有」（東京都）　副ホーム長　竹内　遼平

望月さとさん（仮名）は長女宅の近くで1人暮らしをしていました。望月さんは長女の承諾もなく長女宅へ訪問することが増えてきて、長女は対応に困るようになり、関係が疎遠になっていきました。その後は長男とも同様の理由で疎遠となり、1人暮らしを心配した家族の意向で当グループホームへの入居が決まりました。

望月さんが望んでの入居ではなかったので、怒りっぽく、日によってはひどく荒れていることもありました。家族は、事業所の生活に早く慣れてほしいと、面会に訪れることはありませんでした。入居当初、望月さんは毎日のように玄関の前まで行き「ここを出ていきます」「区役所へ行かないと」などと事業所を飛び出そうとしました。職員は望月さんが出かけたいときは一緒に出かけ、歩き続けました。また、好きなコーヒーやお菓子を用意したり、風呂上がりのビールを用意しました。職員は、望月さんの生活リズムや気持ちの変化に合わせて対応できるようになりました。望んでの入居ではなかったですが、職員との関係が構築され、事業所で居場所ができたと認識したからか、職員と会話をすることも増えました。怒ることもありますが、落ち着く時間も増え、玄関前に行くことはなくなりました。

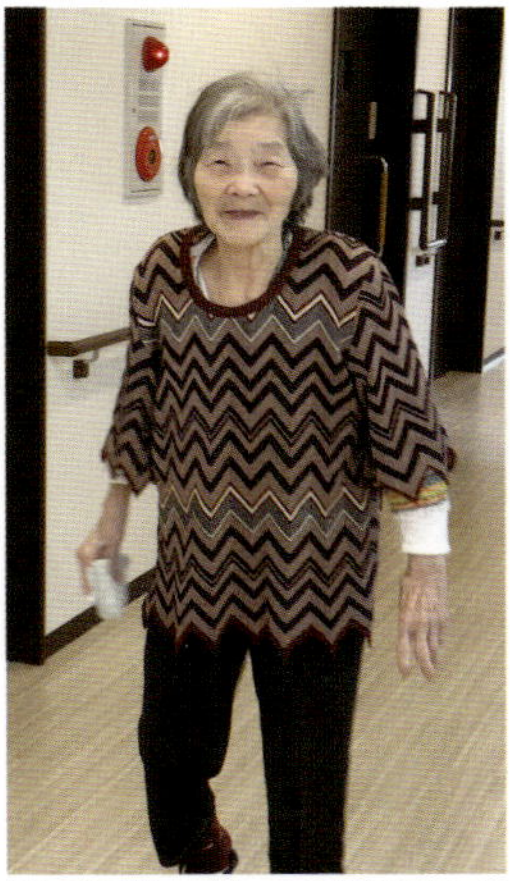
「愛の家グループホーム葛飾西亀有」にて笑顔で歩く望月さとさん

入居から1年半たち、長女へ電話をしました。望月さんの状態の変化を伝えると、長女は事業所を訪問してくれました。初回は職員同席の上で面会を行い、それから3カ月後の2回目の面会では、望月さんと長女で穏やかな時間を持つことができました。

認知症の方の問題において、介護者・被介護者共に当事者となる可能性があります。事業所職員は、入居者だけでなく家族への配慮も忘れず情報共有を行い、両者への思いに寄り添います。

自由に面会OK、家族とつながる

「愛の家グループホーム藤沢遠藤」（神奈川県）　ホーム長　中島　綾乃

新型コロナウイルスのまん延から、利用者家族は利用者や事業所との接触機会が減少し、面会もためらうようになっていました。また、対面で行う運営推進会議（家族や地域住民の代表者らにサービス内容を伝える会議）は書面開催となっていました。

2023年5月に新型コロナウイルスが5類になり、8月に運営推進会議を再開しました。コロナが猛威を振るっていたせいか、家族の出席はありませんでした。その後、1家族、3家族と少しずつ増えていきました。出席した家族からは「事業所での状態やケアについて知ることができてよかった」という声とともに「本当に入居させてよかったのか？と罪悪感を持ち続けていたが、他の家族も同じ思いを感じていることが分かり、悩みや思いを共有できてよかった」という声がありました。

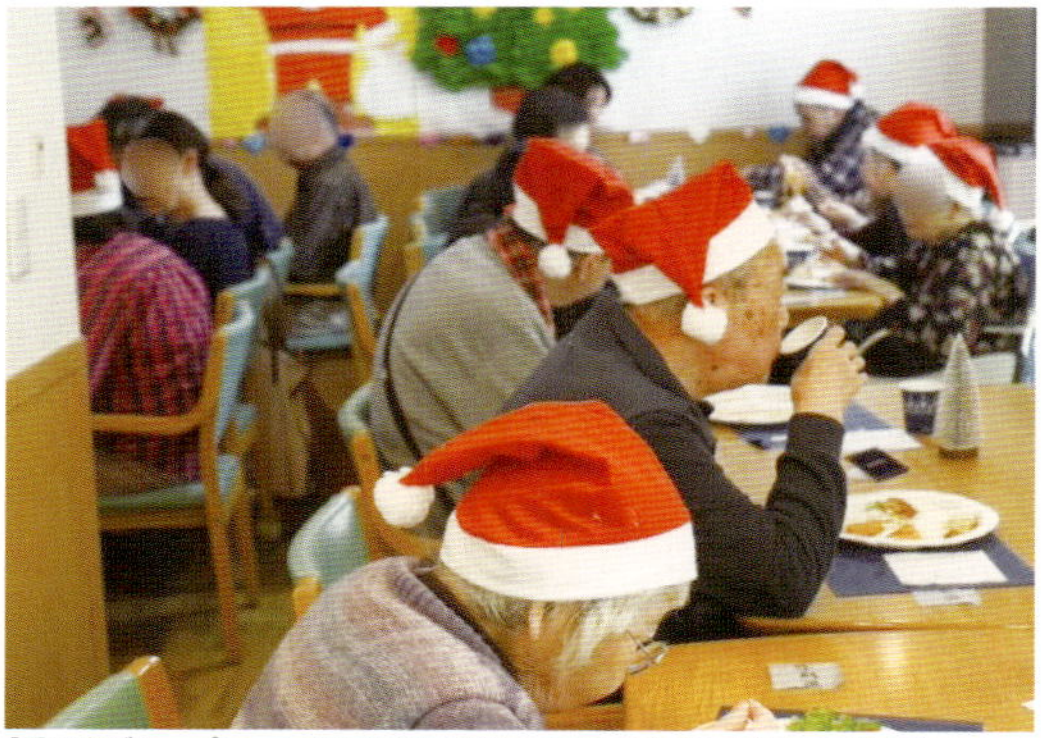
「愛の家グループホーム藤沢遠藤」でクリスマス会を楽しむ家族と利用者

その後、クリスマス会や誕生日会など、事業所での様子をみてもらう機会をつくると、家族も参加してくれるようになりました。利用者と家族が共に過ごす時間も増え、笑顔が見られて安心したという家族の声も聞きました。また、事業所にできる限り顔を出してもらいたいと、面会時間をつくらず、早朝・夜間でも立ち寄れるようにし、事前連絡も不要としています。面会時間や事前連絡もいらなくなったことで、面会に行きやすくなったという家族もいます。

利用者家族が事業所に向かいやすいような企画をしたり、面会時間などへも配慮したことで事業所に訪問しやすくなり、家族が利用者の様子を確認する機会も増え、安心につながりました。

娘4人との白寿祝いサポート

「愛の家グループホームあびこ」（大阪府） 山下 奈穂子

西田菊江さん（仮名）は14年前に当グループホームに入居しました。西田さんには4人の娘がおり、入居後も一緒に外食に出かけることが楽しみの一つとなっていました。しかし、4年前からは新型コロナウイルスの感染を防ぐために、家族と触れ合う機会がなくなっていました。

本人はもちろん、家族も寂しい思いをしていると感じ、会えない時間が続いた分、家族で大切な時間を過ごしてもらえたらと考えていました。感染状況が落ち着いた頃、長女の靖子さん（仮名）に相談し、99歳の白寿を迎える西田さんの誕生日会を靖子さんの自宅にて行うことになりました。西田さんは車いすを使用しているため、車いすのまま家に入れるかなどシミュレーションを行い、家族と相談しながら準備を進めました。

当日は靖子さんの家の玄関まで職員がサポートし、その後は家族水入らずで過ごしてもらいました。遠方に住む娘たち3人も集まり、家族そろって西田さんの白寿のお祝いをしました。お祝いを終えて帰ってくると、西田さんは「靖子の家に行ってきた！」と話し、家族も喜んでいました。本人や家族の表情や様子から温かい時間を過ごしたということが伝わってきました。以前と比べて家族の名前と顔が一致せず認識が薄れている様子もありましたが、そういった本人の変化も含めて家族は対面しながら受け止めていたように思います。

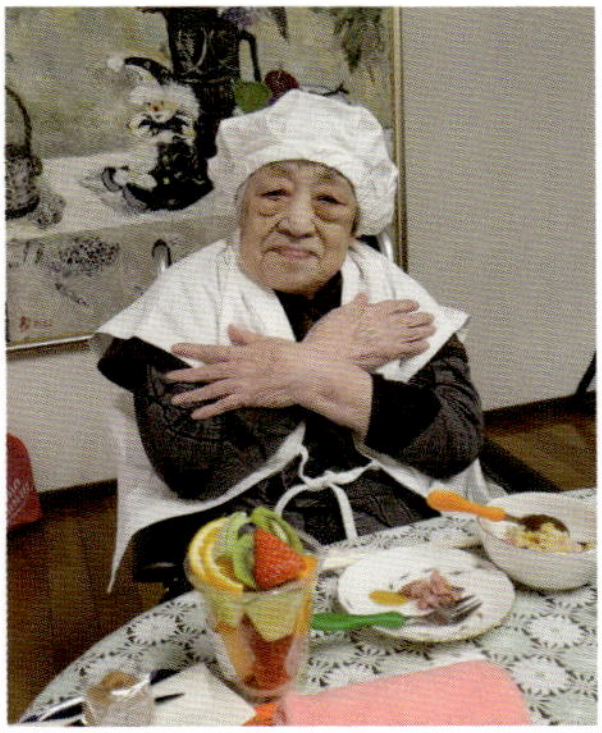
白寿のお祝いをする西田菊江さん

その人の人生のクライマックスの部分で関わる介護職員は、利用者の生活がより豊かになるために支援しています。本人の思いを理解・想像し、今の本人の状態からその思いをかなえるためにはどんなサポートが必要か、またどのような人の協力が必要かなどコーディネートするような役割も担っています。

「大好きな夫」との関係修復

「愛の家グループホーム佐倉西志津」（千葉県）　鈴木　真弓

神谷玲子さん（仮名）は自宅で夫の隆史さん（仮名）と2人暮らしをしていました。感情のコントロールが難しくなって、興奮して夫に怒りをぶつけるようになりました。自宅での生活が難しくなり、当グループホームに入居しました。

入居後は「私には介護は必要ない」と職員に訴え、家族に迎えに来るように怒って電話をすることもありました。思いがかなわないと感情が抑えきれず、物に当たることもありました。職員はまず本人の話を丁寧に聞きました。時には話が3時間以上にも及ぶこともありましたが、本人が納得するまで〝聞ききる〟ことを大切にしました。神谷さんにとってどのような距離感で接するのが良いのか様子を見ると、明るく楽しいフランクな関わり方よりも、礼儀正しい言葉遣いや対応の方が良いということが分かり、職員の関わり方を統一しました。

夫の隆史さんも継続的に関わる機会を持ってくれました。興奮していて話をするのが難しい時には、手紙を書いてきてくれたり、神谷さんが塗り絵をするための絵を描いて持ってきてくれるなど、家族とつながる機会を持ち続けてくれました。

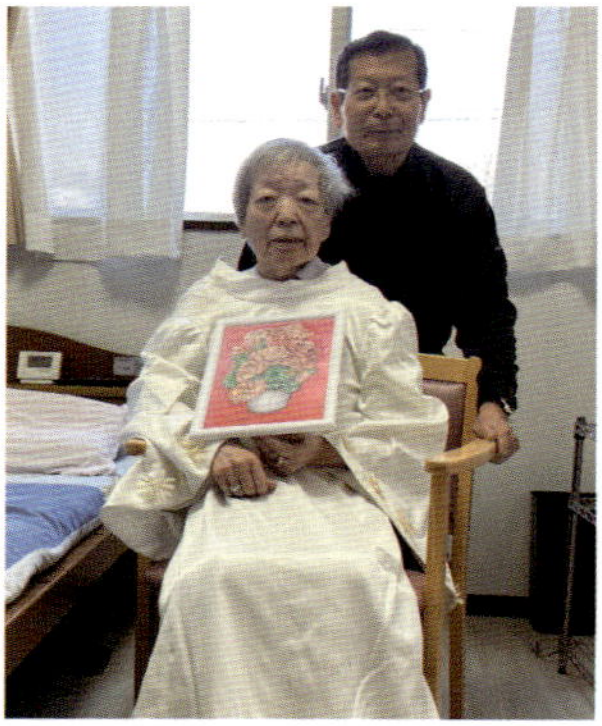

結婚記念日を祝う神谷玲子さんと隆史さん

このような関わりを継続することで、神谷さんは次第に事業所での生活にも慣れ、穏やかに過ごすことができるようになりました。精神的に安定したことで、クリスマスには自宅に帰り、家族団らんでのパーティーに参加することもできました。夫の隆史さんとの関係性も良くなり「旦那はどこにいるんですか？私、旦那のことが大好きなんだよ」と話すこともあります。

脳の損傷や変化によって脳の特定の領域や機能に影響が及び、感情のコントロールが難しくなることがあります。認知症の症状や特性を理解し、周囲の支援者が理解や受容を示すことにより、安心感を持つことができます。

切羽詰まった娘に笑顔戻る

「愛の家グループホーム桜新町」（東京都）ホーム長　山田　君雄

坂下和彦さん（仮名）は泊まりの介護サービス利用時、夜間たびたび起きてくるため、看護師から睡眠薬の処方を勧められました。睡眠薬も含め多くの薬を服用しており、主治医は副作用の懸念から新たな睡眠薬を処方しませんでした。しかし、夜間の状態が改善するまでは泊まりの介護サービスは利用できなくなりました。結果、長女はパーキンソン病の母だけでなく、坂下さんの介護もすることになりました。表情は暗く切羽詰まった様子で長女が相談に来て、坂下さんの当グループホーム入居が決まりました。

坂下さんは入居当夜から、何度もベッドから起き出し、落ち着かない様子でした。転倒のリスクが高かったため、その日の深夜にベッドから布団に変更しました。布団でも起き出すものの、立ち上がるまでに時間確保ができるため、転倒のリスクを減らすことが目的です。坂下さんは築地で働いていたため、夜中に起きて市場に向かう生活をしており、夜間の起き出しは生活歴の影響もあると考え、それを理解してケアをしていこうと職員で話し合いました。また、薬を多く服用していたので、メンタルクリニックに通い、薬の見直しを行いました。状態の変化を伝えながら薬の調整を行うと、夜間まとめて睡眠時間を確保できるようになり、日中も自分のペースで生活できています。

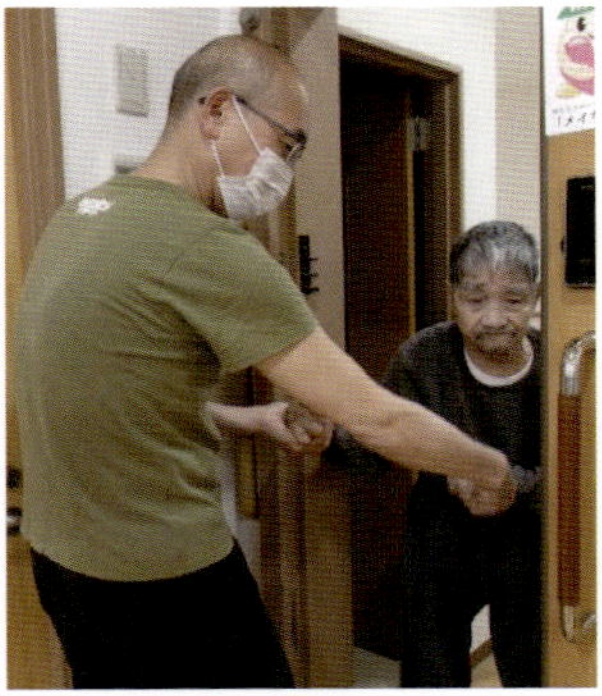
「愛の家グループホーム桜新町」で職員の介助で歩行をする坂下和彦さん

長女が面会に来たときは、坂下さんの状態を伝えつつ、母親の介護への負担がないかを聞き、相談にものっています。少しずつ長女の表情は明るくなり、安心してくれています。

介護施設から利用者の状態を家族へ説明するとともに家族からの相談や提案などを聞くことで利用者や家族に合った介護サービスを提供できます。利用者だけでなく家族の安心につながる介護サービス提供が必要です。

夫を支えた妻にも寄り添う

「愛の家グループホーム横浜大倉山」（神奈川県）　ホーム長　藤崎 守弘

森弘道さん（仮名）は妻の敏子さん（仮名）と暮らしていました。森さんはもともと外交的で話好きな性格でしたが、1日中椅子に座って会話が少ない時間を過ごしていました。動く量も減って立ち上がりもままならず、歩行は不安定になり、転倒するようになりました。動く時は見守りが必要となり、敏子さんは眠れない日もありました。敏子さんは大好きな森さんと一緒にいたいと頑張りましたが、自身の身体負担もあり、森さんは当グループホームに入居することとなりました。

森さんは話好きなため、会話しやすい環境をつくることを考えました。森さんを話好きな利用者の近くの席にすると、昔の職場や大好きな野球の話を楽しそうにするようになりました。野球を観戦したい気持ちが強いことから、誰にも気兼ねしないよう専用のテレビを配置しました。歩くことはまだ危険なため車椅子を使用し、立ち上がりが安定するような運動を行い、転倒を予防しています。

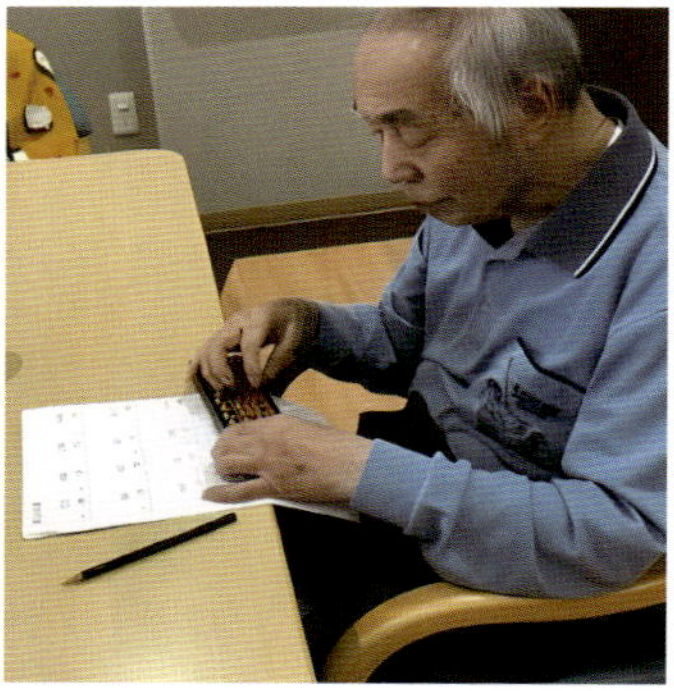

「愛の家グループホーム横浜大倉山」でそろばんを使い計算問題を解く森弘道さん

森さんは他の利用者とも良い関係を保ち、自分らしく生活しています。敏子さんは当初「寂しい」という気持ちが強く、事業所によく電話をかけてきました。しかし次第に「夜も眠れるようになり、自分の時間が持てることがうれしい。本当に感謝している」と言ってくれるようになりました。今でもよく電話はかかってきますが、森さんの様子確認だけでなく、自分のこともうれしそうにいろいろ話をしてくれます。

家族の介護をしていると家族だけの関わりとなり、介護者も被介護者も孤立していきます。施設に入居することで、被介護者は職員の助けを借り、新しい人間関係を構築できます。また介護者は余裕が生まれたことで、地域との関係を再開させることができます。

離れても夫婦仲は円満に

「愛の家グループホームひたちなか」（茨城県）　ホーム長　山本　紀子

竹本由紀子さん（仮名）は、夫の茂雄さん（仮名）と同じグループホームに入居していましたが、認知症の症状の影響もあり、以前より夫婦仲は良くなかったようです。ある時、竹本さんが体調を崩し、病状が安定しなかったため長期入院となりました。竹本さんの退院時に入居していたグループホームは満室だったため、近隣の当グループホームへ転居となりました。

転居当初「主人はどこなの？」と不安な様子がみられたため、竹本さんが安心して過ごせるよう職員たちは支援方法を検討しました。竹本さんは茂雄さんの様子が気になっているため、夫婦が関わる頻度が増えれば竹本さんは安心して過ごすことができると考え、近隣の事業所職員に協力を要請しました。

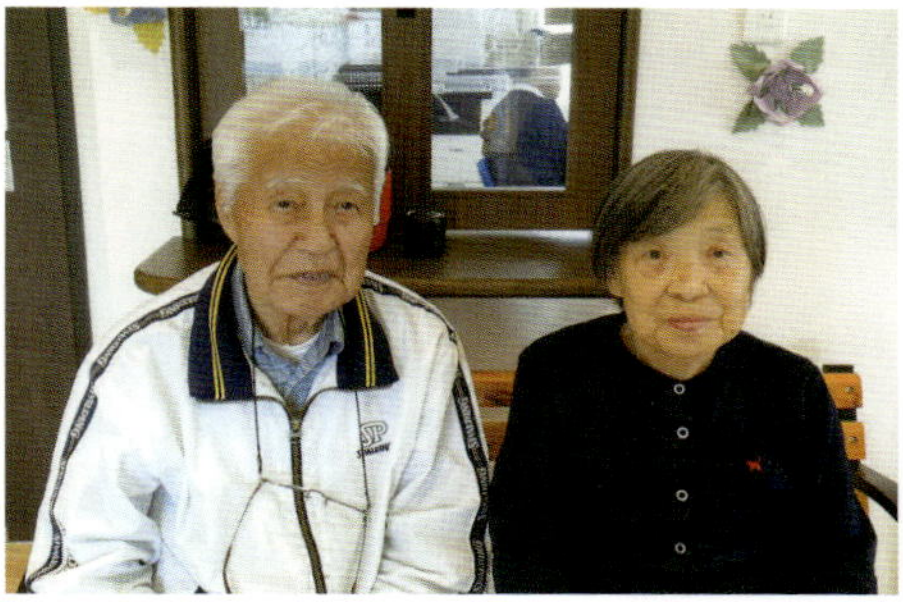

「愛の家グループホームひたちなか」でベンチに座る竹本由紀子さん、茂雄さん夫婦

双方の事業所職員で検討した結果、まずは電話をしたり、互いに手紙をファクスで送ることを始めました。家族にも協力してもらい、互いにグループホームを定期的に訪問し合うようにしました。支援を開始してから数カ月で竹本さんの表情は柔らかく、笑顔も多く見られるようになりました。現在でも「主人は何をしているのかしら？」と話すこともありますが、外出先で撮影した写真を「この前、一緒に出かけた時の写真です」と見せると「覚えていないけど、楽しんでいたのね」とにっこり笑顔を見せてくれます。家族も茂雄さんが住む事業所の職員も「一緒にグループホームにいた時よりも、夫婦仲が良くなっているように見える」と話しています。

事業所の介護職員のみで行える支援には限界がありますが、今回の竹本さん夫婦のように関係する他事業所や家族、地域の人々と協力することで支援の可能性も広がります。

専門的ケアで笑顔の暮らし

「愛の家グループホームひたちなか中根」（茨城県）　ホーム長　益子　朱音

当グループホームが地域向けの介護相談会を開催している中、村田幸代さん(仮名)が相談に来ました。夫の茂さん（仮名）とともに義理の母の百合子さん（仮名）を介護しているようで、その様子を聞いていると既に在宅で介護することは難しい状況でした。当事業所への入居を勧めると、村田さんは迷われている様子だったので一度、自宅に訪問して状況を確認することになりました。

自宅に訪問すると茂さんが「何の得があって、母を入居させないといけないのか。施設に入居することはかわいそうなことではないか」と話されました。しかし、百合子さんへの介護は限界に近づいています。私は、今までやってきた他の利用者へのケアを振り返り「当グループホームに入居していただければ、百合子さんは専門的な関わりを通して百合子さんは笑顔多く過ごすことができます」と自信を持って答えました。茂さんにその気持ちが伝わったのか、百合子さんは当グループホームに入居となりました。

入居後、百合子さんはすぐに落ち着かれて楽しく生活するようになりました。遠方のため、茂さんはあまり面会に来ませんでしたが、村田さんは面会時に、いつ来ても大きく口を開けて声を出して笑っている百合子さんを見て「いつも母はこの調子？ こんなに大きな声を出していることにビックリ！」と驚いていました。茂さんにも安心してもらえるように毎月、事業所で撮影した写真と担当職員の直筆メッセージや面会時のエピソードを添えて送り続けています。親族からは当事業所に入居してよかった、と感謝の言葉も頂くようになりました。

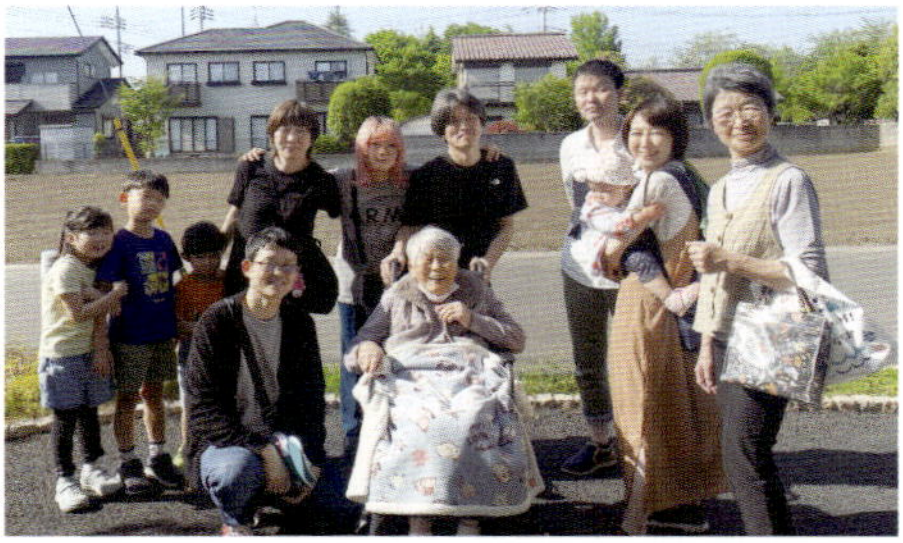

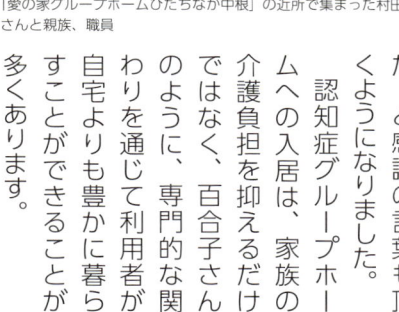

「愛の家グループホームひたちなか中根」の近所で集まった村田百合子さんと親族、職員

認知症グループホームへの入居は、家族の介護負担を抑えるだけではなく、百合子さんのように、専門的な関わりを通じて利用者が自宅よりも豊かに暮らすことができることが多くあります。

最愛の夫とのつながり大切に

「愛の家グループホーム八王子上壱分方町」(東京都) 布施 美奈子

木村秀子さん(仮名)は家族と暮らしていました。夫の和夫さん(仮名)が身の回りの世話や家事などをして支えていました。しかし、和夫さんの体調面に心配が出てきて、木村さんは自宅での生活が難しくなり、当グループホームに入居しました。

入居後、環境の変化から不安な様子も見られており、安心して生活していただけるよう関係性の構築を行いました。折り紙や塗り絵など、木村さんが好きな活動を他の利用者と一緒に行うことで関係性を深められるようにしました。温厚な性格で人当たりが良い木村さんは、他の利用者とも打ち解け、気の合う利用者と話すようになりました。

関係性ができ、生活に慣れてくるにつれて、入居時に1色だけで塗っていた塗り絵は、次第に色彩が豊かになっていきました。和夫さんも週に2回ほど面会に来ています。和夫さんが来ると、木村さんは毎回、新鮮な表情で驚き、とてもうれしそうな顔をしています。2人で穏やかな時間を過ごし、帰る時には和夫さんが見えなくなるまで手を振り見送ります。

また、木村さんが散歩している時に、和夫さんがサプライズで現れて驚かせてくれることもあります。木村さんは「私はあの人と一緒になって幸せなの」「大好きなの」と話しています。別の場所で暮らしながらも、大切な家族とのつながりを感じながら過ごしているということが、木村さんの安心につながっていると感じています。

介護が必要になることで、今まで大切に過ごしてきた環境を変えざるを得ないこともあります。今まで築いてきたつながりを大切にしながら、また新しい環境でも共に過ごす周囲の人と良好な関係性を築きながら生活することで、安心して過ごすことができます。

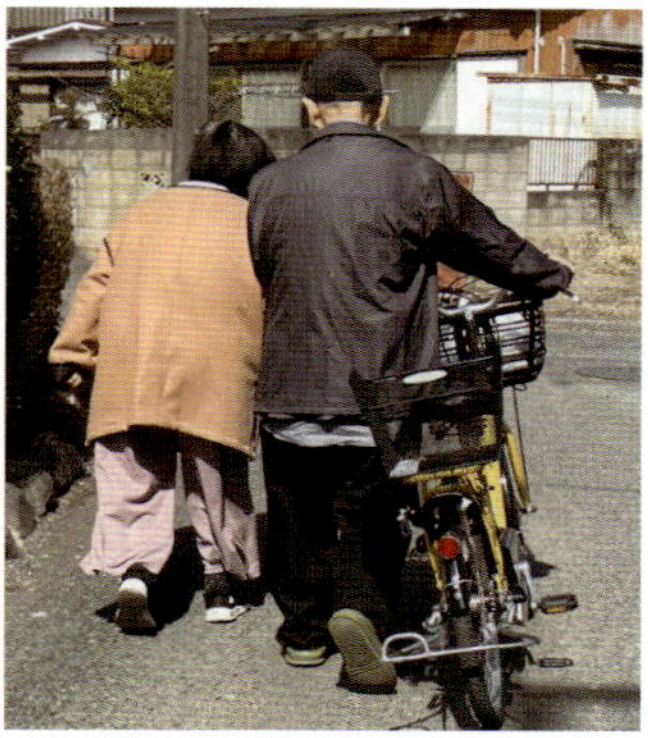

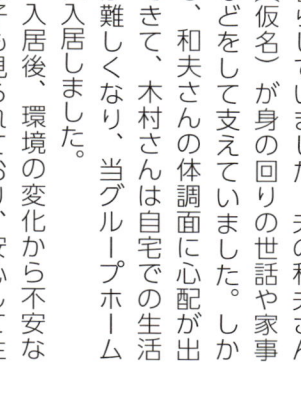

一緒に散歩をする木村秀子さんと和夫さん夫婦

「関わり続けたい」うれしい申し出

「愛の家グループホーム横浜菅田」（神奈川県）　ホーム長　大河原　聡子

梶田真弓さん（仮名）は同じものを何度も買ったり、食事の仕方が分からなくなったりして、認知症の症状が現れ、夫の介助を受けながら自宅生活をしていました。体調を崩し入院した後、在宅復帰を考えて施設でリハビリに励んでいました。しかし、同時期に体調不良から夫が亡くなって自宅生活が困難となり、当グループホームへ入居しました。

長男は、梶田さんが前の施設で転倒し、その時の対応に不安を感じていたようで、当事業所に対しても不安を隠せない様子でした。梶田さんは荷物を背負い、夫を探してフラフラと歩き、転倒のリスクが高い状態でした。毎日の体操や下肢のトレーニングを継続することで、歩行は安定していきました。

長男には、梶田さんへのケアや状態の変化をこまめに連絡しました。さらに、地域住民や家族に出席してもらっている2カ月に1度の運営推進会議への出席もお願いしました。すると、少しずつケアについて質問をしてくれるようになりました。台風が近づいた時には心配して声を掛け、防災時のホームの対応に親身になって助言してくれました。

その後、医師から「梶田さんは看取《みと》り時期になる」と言われた時、長男は「事業所で最期を看取りたい」と希望し、実際に家族と職員で看取ることができたことに感謝されました。1カ月後、長男から「愛の家と関わりを持ち続けたい」とうれしい連絡をもらいました。そして梶田さんが亡くなってからも、長男は運営推進会議に出席してくれています。

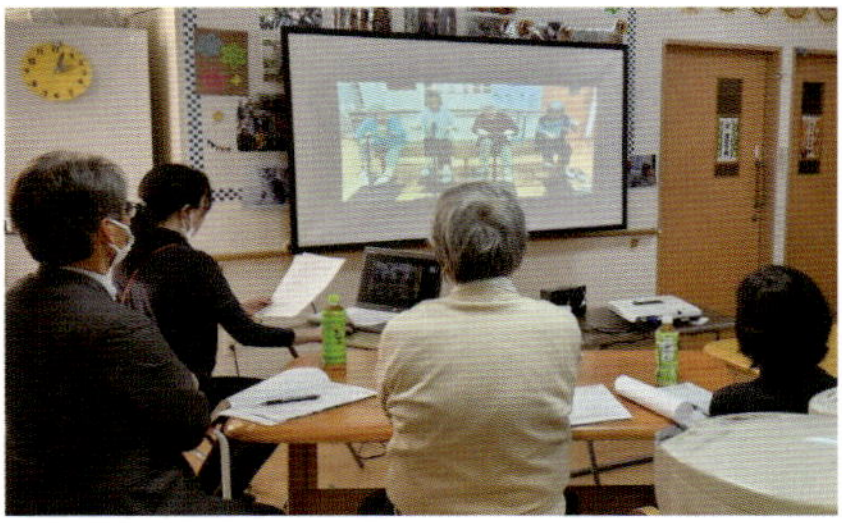
「愛の家グループホーム横浜菅田」で、地域住民や家族が参加する運営推進会議の様子

介護施設は利用者に合ったケアを行うことだけでなく、家族に利用者のケアの内容や状況を説明することで家族と信頼関係を築くことができます。家族目線のアドバイスなどを得て、それをケアに生かし、ケアの質を上げることにつながられます。

能力引き出し歩けるように

「愛の家グループホーム高砂伊保」（兵庫県）ホーム長　和泉　徳人

倉田まりこさん（仮名）はサービス付き高齢者向け住宅で暮らしていました。人と関わることが少なく「食事も食べたくない」「何もしたくない」と言うことが増え、夜も眠れない日が増えてくると、さらにマイナスの発言が目立つようになりました。心配した長女からの相談により、当グループホームへの入居が決まりました。

倉田さんは不安そうな様子で入居してきました。安心して暮らしてほしいと声掛けなどで関わる機会を増やしました。以前は歩行器を使用していましたが、ふらつくことが多く、歩くことに不安を感じていたため、車椅子を使ってもらうことにしました。事業所や職員に慣れ、自分から職員に話かけてくるようになると食事の摂取量も増え、夜は眠れるようになりました。立ち座りや立位保持の能力は下げないようにと運動機会をつくり、生活の中で立ち座りの機会を減らさないようにしました。

ある日、お花見へ行った時、やむを得ず歩行をしなければならなくなりました。外に出かけたうれしさもあって歩行の不安を訴えることなく、介助を受けながら安全に歩けました。

この様子を見て職員間で話し合い、倉田さんの移動を、車椅子から歩行に変えることが目標となりました。椅子に座る機会を増やし、トイレなどの短い距離から介助歩行を開始しました。徐々にふらつきがなくなり、喜んで歩行するようになりました。この変化に対して家族は喜び、倉田さんだけでなく、利用者みんなの心が明るくなるようにと玄関にお花を植えてくれています。

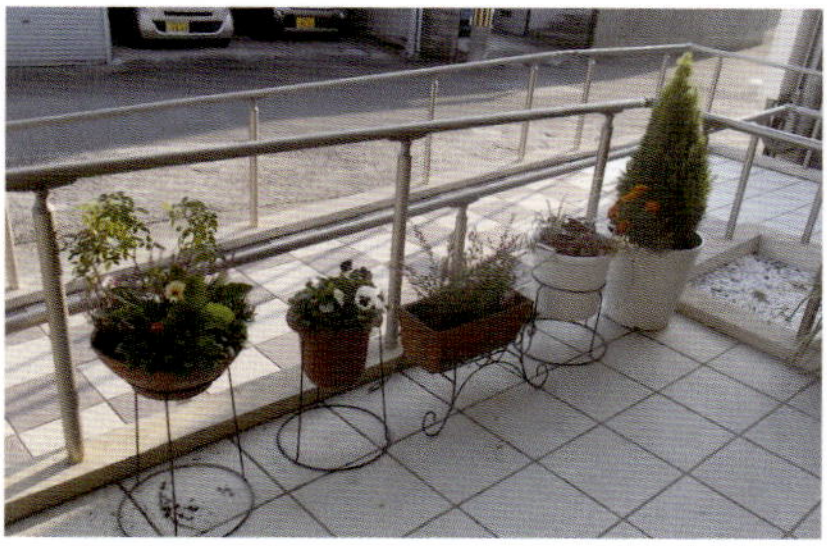

倉田まりこさんの家族が植えてくれている「愛の家グループホーム高砂伊保」玄関前のお花のプランター

介護の三原則の一つに「残存能力の活用」があります。職員は利用者それぞれの状態を確認し、自分でできることは行ってもらうような支援をすることでその人の能力は維持向上することができます。

家族の不安にも寄り添う

「愛の家グループホーム長野吉田」(長野県) ホーム長　小林　春子

髙橋義美さん(仮名)は同じ敷地内の別宅に住む息子夫婦の介護を受けて生活していましたが、認知症の症状が悪化して在宅介護が難しい状況が続いていました。娘の高子さん(仮名)は、髙橋さんの施設入居に反対しましたが、介護をしている息子夫婦は自宅生活の継続が困難であると判断し、当グループホームに入居となりました。

入居当初から、高子さんは毎日、事業所を訪問し、髙橋さんにしてほしいことを職員に必死に伝えていました。職員もそれに応えようと丁寧にケアをしていましたが、高子さんから「自分が親の面倒を見たい」と話され、どうしたらいいか悩むことが続きました。まずは高子さんの思いを聞き、整理できるように私が窓口となり関わるようにしました。

高子さんの話から「母に自分らしく過ごしてほしい」という思いが伝わったのと同時に、介護施設に入居させてしまったことに対する罪悪感を抱えていることに気付きました。その罪悪感は、入居後の髙橋さんの良い変化を見てもらうことで払拭《ふっしょく》できるはずと考えつつも、今の不安な気持ちに寄り添うように話を聞くことを続けました。入居から数カ月たつ頃には髙橋さんが元気に暮らすようになり、高子さんは安心したようで面会の頻度は減り、「いつもありがとう」と感謝の言葉もくれます。面会に来た際には、当初よりも穏やかに話しているようにも見えます。

家族の中には介護施設への入居に関して、罪悪感を覚えることがあります。しかしながら、高齢者、特に認知症の方へのケアは専門的な知識と技術が必要であり、自宅で暮らすことよりも入居することによって良い変化が見えることもあります。介護施設の職員は利用者だけでなく、家族の不安な気持ちに寄り添います。

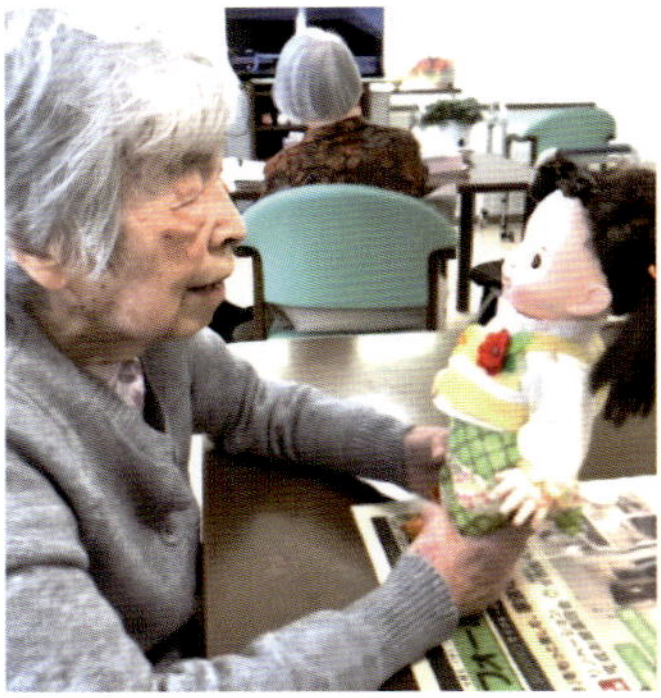

「愛の家グループホーム長野吉田」で穏やかに過ごす髙橋義美さん

第3章 スタッフの成長

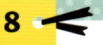

「痛み」のサインに気付いて

認知症戦略部　髙橋 綾

今回は、「痛み」について紹介します。

皆さんはどこか体を痛めた経験はあるでしょうか。経験のある人は分かると思いますが、「痛み」があることで「イライラする」などの感情の変化がみられます。これは「痛み」により自律神経のバランスが崩れ、興奮するスイッチが入ってしまうためと言われています。また**「痛み」があることで、「動きたくない」と体を動かすことを避けたり、「ぐっすり眠れない」などの生活に変化がみられます。**

私たちは「痛み」が原因で「動きたくない」時は、周りの人に伝え、専門の医療機関を受診し「痛み」に対する治療などを受けることができます。しかし、認知症の人は言語機能障害などの影響により、周りの人に伝えることができないことがあります。そのため、その人の生活をよく知る周りの人が「痛み」があることに気付く必要があります。

「痛み」に気付くためには、身体に現れる「サイン」を見逃さないようにしましょう。身体に現れるサインにはさまざまありますが、最も分かりやすいのは「表情」の変化です。特段、何か声を掛けていないにもかかわらず、眉間に皺（しわ）を寄せていたり、悲しそうな表情、もしくは怒った表情がみられた場合は、体に痛みがあるか疑いましょう。

また「呼吸」の変化も痛みのサインとして重要です。「痛み」があると興奮するスイッチが入り、体に力が入り呼吸が速くなるなどの変化が起きます。普段と違い肩で息をしたり、声が小さいなどの変化が見られた際は「痛み」などの体に異常が起きていると考え、医療機関を受診しましょう。

「痛み」が出る原因はさまざまありますが、生活上の動作や姿勢・寝具などの家具が原因であることもあり、痛みの軽減に向けて、医療介護の専門職に相談の上、生活を見直す必要があります。

認知症の症状と痛み

Point **痛みを疑うポイント** 身体に表れる「サイン」を見逃さない

下記に当てはまることがあれば、痛みを疑う

1 表情

- 眉間に皺が寄っている
- 悲しそう、怒っている

2 呼吸

- 肩で息をしている
- いつもより呼吸が速い
- いつもより声が小さい

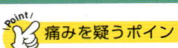

「あの表情」が私を変えた

「愛の家グループホーム菊川」（静岡県） 増田 江里

私は「母に介護が必要になったら私が見よう」と考え、介護を学べる短期大学に進学しました。進学先の介護現場での実習で認知症の方への介護に興味を持ちました。「その人の思いを実現することができるように支援しよう」と意気込み、当グループホームに入職しました。

しかし、入職してからすぐは思い描いていたケアを実践することができませんでした。食事の準備、日々の記録、排せつ・入浴の介助など「しなければいけないこと」をする時間に追われる毎日で、気付くと2年の時がたとうとしていました。

仕事に慣れ、心に少し余裕ができたころ、入浴後の着衣の介助をしている際に、ふと利用者の顔を見て「はっ」としました。利用者が不安そうな表情をしており、それにまったく気付いていなかったのです。その時、「その人の思いを実現することができるように支援しよう」という入職時に思い描いていた介護から、遠くかけ離れたことをしているのだと気付きました。また、時間に追われ、いつしか業務にとらわれ、自分が利用者の顔を見ていなかったことを反省しました。それからは利用者が安心した表情で過ごせるように相手の表情を見ながら関わるようにしました。仕事を始めて3年たった現在でも、忙しい日はあります。それでも「あの表情」に気付いた1年前とは違い「利用者の表情を見て」と自分自身に声をかけます。利用者の安心した表情を見ることが多くなった今、自信を持って関わることができています。

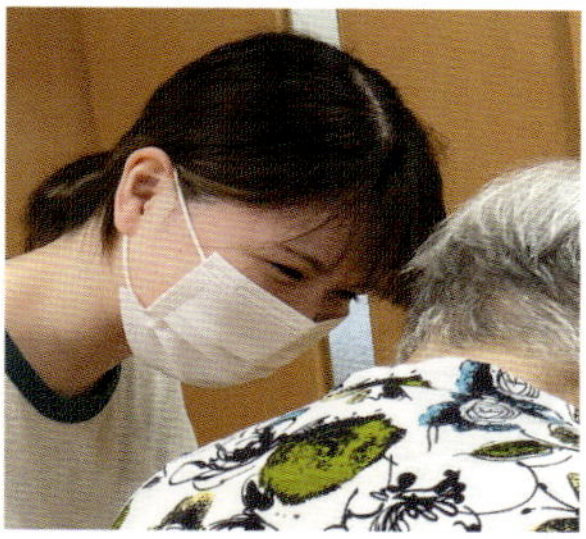

利用者の表情を見て介護をする増田江里さん

認知症の方は時折、関わる人の感情を鏡のように映し出すことがあります。入職したばかりの頃「しなければいけないこと」に追われ、不安と焦りの中、利用者と関わっていました。その不安が利用者の表情に映し出されたのかもしれません。今は自分自身が心の余裕と自信を持って関わることで、利用者の安心につながっています。

利用者に笑顔になっていただきたい！

「愛の家グループホーム甲府住吉」（山梨県）ホーム長　古川　宏恵

高校卒業後、新卒で入職した深澤凜さんは、表面的なコミュニケーションは得意だが、利用者と深く関わることが苦手な様子でした。介護という仕事にどのように向き合えばよいのか、戸惑っている様子であり、自分から利用者へのケア内容について提案することがありありませんでした。

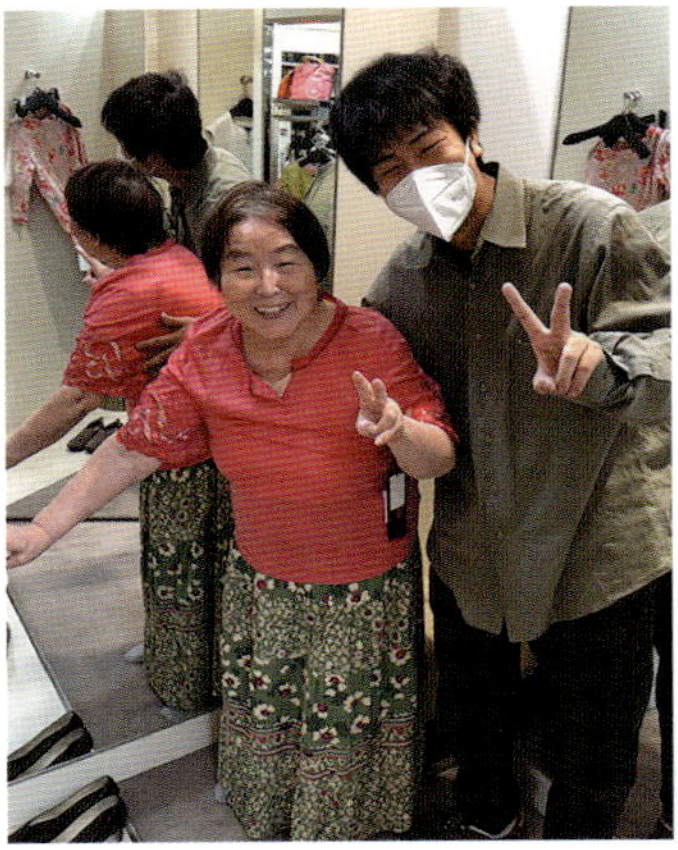

「閉店する百貨店にもう一度行きたい」という大熊ひろこさんの夢をかなえた「愛の家グループホーム甲府住吉」の深澤凜さん（右）

ある日、地域になじみのある老舗百貨店が閉店するというニュースがテレビから流れました。利用者の大熊ひろこさん（仮名）が「あの百貨店が閉店なんて…もう一度行きたかったわ」と言いました。それを聞いた深澤さんは、自分ができることがあるのでは？　と考え「閉店前に大熊さんと百貨店へ一緒に行きたい」と家族へ提案しました。その提案に家族は喜び、ました。

深澤さんは、大熊さんと家族と共に百貨店へ出かけました。大熊さんは思い出の百貨店で、自分が好きな洋服を選んで買えたことをとても喜びました。家族からも一緒に出かけることができ、外食や買い物もできて良い思い出になったと感謝されました。それ以降、深澤さんは、利用者を笑顔にしたいという思いが強くなったようでした。今では「利用者を笑顔にしたい！」と、気分がふさぎ込んでいる利用者を散歩に誘ったり、利用者とフレンチトーストを作ったりするなどの提案を積極的に行うようになっています。

介護をする上で、知識や技術とともに重要なのは、利用者の思いを感じることです。深澤さんは、利用者の思いを感じ取り、実現するための行動をしたことで、介護のやりがいや楽しさを感じるようになりました。思いをかなえた経験が、また誰かを喜ばせたいと思う気持ちを生み、次々と提案ができるようになり、介護職としての幅も広がりました。

声色や表情、態度…心が伝わる

「愛の家グループホーム札幌平岡」（北海道）　井幡　摩希子

桑原恵子さんは、母親が認知症になり、介護に関心が向くようになりました。介護職員初任者研修（介護系の資格の中で基本となる入門的な研修）を受講し、研修の実習時に「介護の仕事をやりたい！少しでも親の支えになりたい」と思い、介護職になることを決意し、当グループホームに入職しました。

初めて担当した利用者の寺本光江さん（仮名）は食事以外は居室で横になって過ごすことが多い方でした。部屋にはいろいろなスカーフがあり、おしゃれな方でした。他の職員が声をかけると目を開け、うなずく意思表示をすることがありましたが、桑原さんが声をかけても反応が少なく、彼女は介護経験の差を感じました。目を閉じた状態で反応がないため、自分の声が覚えられていないのではないかと考え、できる限り声をかけました。また寺本さんのスカーフが、少しでも素敵に見えるようにと結び方に工夫をし、話すきっかけをつくるようにしました。そのような対応を続けると、寺本さんは少しずつ桑原さんの声かけにもうなずくようになり、表情の変化も見られるようになってきました。1年半後、食事や水分が取れなくなり、看《み》取りの状態となりました。呼吸が苦しそうな状態が続いた寺本さんですが、桑原さんがケアをする時には、最期まで穏やかな表情をしていました。

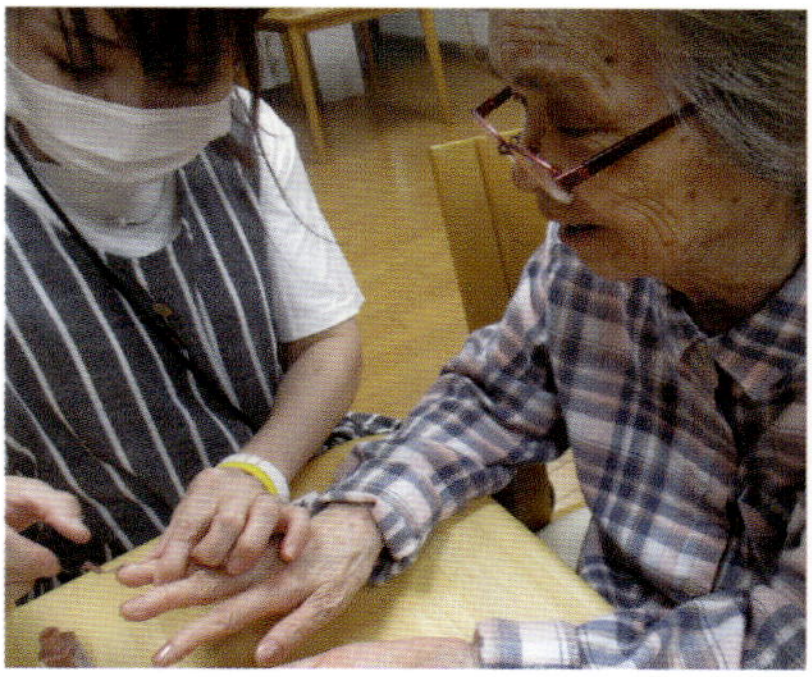

寄り添う気持ちで利用者に接する「愛の家グループホーム札幌平岡」の桑原恵子さん（左）

コミュニケーションには「言語的」と「非言語的」があり、相手から受け取る情報の6～9割は、非言語的コミュニケーションからだといわれます。言葉の内容だけではなく、声色、表情や態度から伝わるものが多いため、寺本さんは桑原さんの接する態度から寄り添いたいという気持ちを理解されての変化だったのだと思います。

一人一人に寄り添うことが大切

「愛の家グループホーム根室」（北海道）　堰合　桃代

私は保育士を目指して専門学校へ進学しましたが、介護実習をきっかけに介護の仕事に興味を持ち、介護科へ進むことにしました。関わり方しだいでその人の持つ力を引き出せるということに仕事の面白さを感じ、当グループホームに入職しました。

入職当初は教科書通りに「笑顔で・正面から・明るく」声をかけることを心がけました。ところが、入職2日目、ある男性の利用者に声をかけると「うるさい！」怒鳴られてしまったのです。「他職員とは笑顔で話をしているのになぜ？」と戸惑いの気持ちがありながらも、私に足りないのはその方との信頼関係であると気付き、時間をかけて関係性を築くことにしました。あいさつやちょっとした言葉を交わすことから始めると、あいさつを返してくれるようになり、少しずつ心を開いてくれるようになりました。この出来事からコミュニケーションの難しさと、一人一人に寄り添うことの大切さに気付くことができました。

今は目の前の利用者は何を求めているのかを考え、言葉によるコミュニケーションだけでなく、そっと身体に触れたり、ただ横に座って寄り添うなど一人一人に合った関わりを実践しています。言葉での意思の疎通が難しくなった方も、そっと手を握ると、顔をのぞき込んで「あったかいね」と返してくれます。私たち介護職の働きかけしだいで、その人の力を引き出すことができることに仕事のやりがいを感じています。

コミュニケーションにおいては、相手の目線、表情の変化をよく観察し、今置かれている状況などを含め理解し、その人の世界を知ることが大切です。何を求めているのかを考えて、関わることで相手の心に寄り添うことができます。

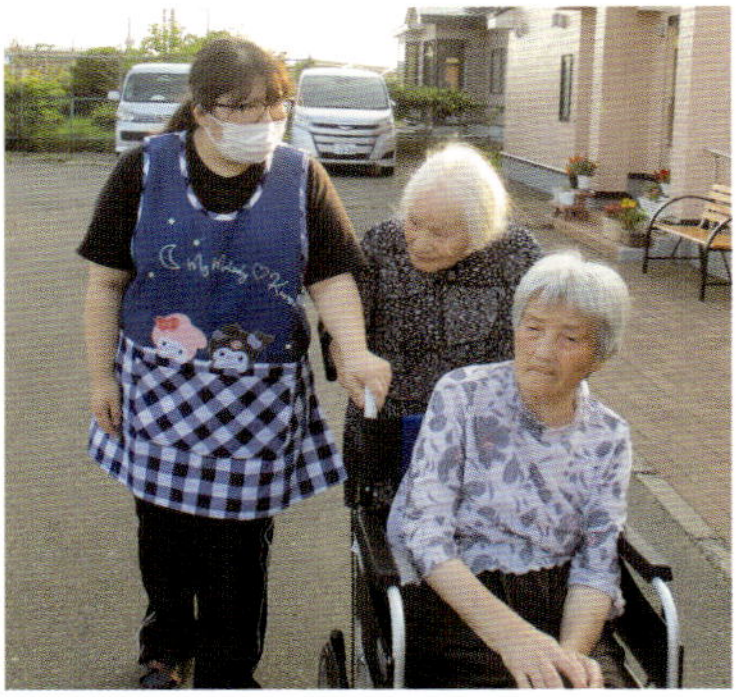

「愛の家グループホーム根室」の利用者と散歩をする堰合桃代さん（左）

利用者だれもが役割持って生活

「愛の家グループホーム福島桜木町」（福島県）ホーム長　渡邉　栄子

　丹治美佳さんは「誰かの役に立ちたい、困っている人を助ける仕事をしたい」と思い介護の仕事を始めました。当グループホームに入職する前はデイサービス（日中に通所して日帰りで利用できる介護保険サービス）で働いたこともありました。人助けの思いが強いからか、介護の仕事は「できないことをやってあげる」ことで、利用者の生活を支えることだと考えていました。

　丹治さんが当事業所で働き始めてすぐに介護の仕事について考え直す出来事がありました。それは利用者と職員みんなが参加したホットプレートでの焼きそば作りです。袋を開ける役、ソースをかける役、味見をする役、それぞれの役割を利用者に担ってもらいました。みんなで作った焼きそばは本当においしいものでした。全員が素敵な笑顔になり、笑顔の写真を見た利用者の家族もまたうれしそうでした。

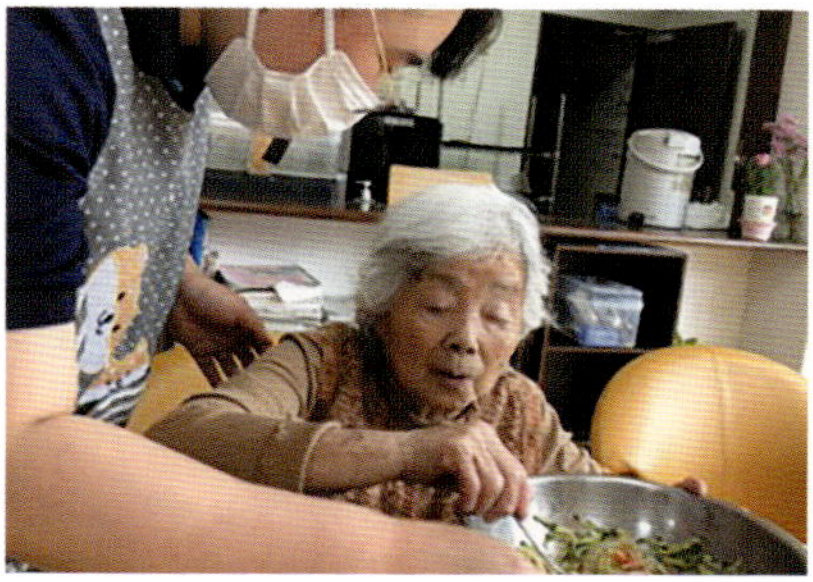
職員の丹治美佳さん（左）と共に食事の盛り付けを行う利用者

　丹治さんはこの時から、グループホームは一緒に支え合って生活していく場所であり、一人一人の役割を持つことで、生活は活気あるものになっていく、と考えるようになりました。それからは日々の生活の中で利用者それぞれができることをやってもらい、自分にしかできないことは何かを考えて行動するようになりました。いろいろなイベントを行う時も、利用者ができる役割を考え、みんなで楽しめるように働きかけるようになりました。

　介護職は本人ができることに着目し、日々の生活で役割を担ってもらうよう働きかけます。丹治さんは、利用者本人ができることを行ってもらうことで、共に支え合って生活する意義を感じるようになりました。また「みんなに喜んでもらえることを率先して行いたい！」と仕事への向き合い方も変化しました。

利用者の思いを受け取る

「愛の家グループホームおとふけ」（北海道）ホーム長　神　涼太

菊池大輔さん（仮名）は半年前に当グループホームに入職しました。前職は工場勤務で、人との関わりが少なかったこともあり、入職当初は利用者とのコミュニケーションに難しさを感じているようでした。同じ話を繰り返す方や、つじつまの合わない話をする方などに対して、どのように対応してよいのか分からず、戸惑っている様子でした。

仕事に慣れるまでは、私と一緒に勤務し、一からケアについて伝えました。認知症の症状などの知識や、相手の立場に立って考えることの大切さについて、働きながら理解を深めていきました。また利用者に対して場面ごとにどのように声をかけるのかなどの具体的な支援方法についても、指導を受けながら身に付けていきました。

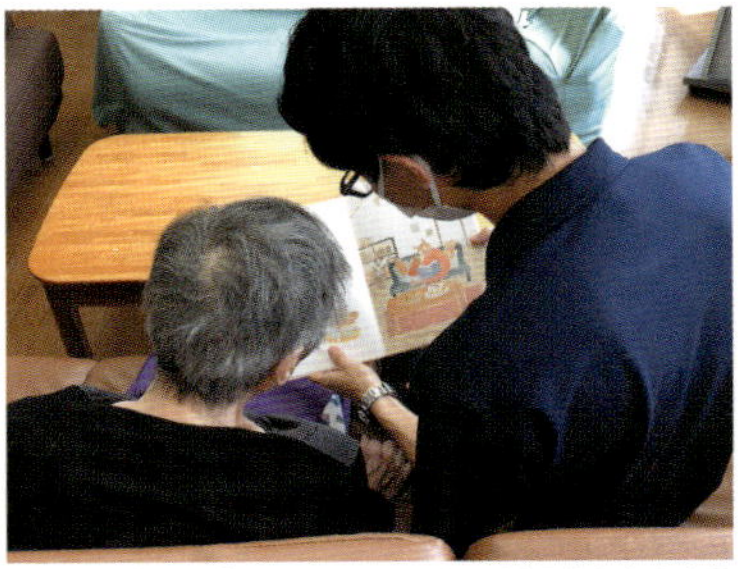
「愛の家グループホームおとふけ」で利用者と向き合う菊池大輔さん（右）

入職2カ月後には日々のケアで気付いたことを他の職員に共有できるようにもなりました。初めは戸惑いがあった利用者とのコミュニケーションも、今ではその時々にあった言葉かけができるようになりました。菊池さんは常に相手を主体に考え、自分が今どう思うかではなく、相手の思いや今の状況などを第一に考えて行動しています。今では、普段落ち着かないことが多い利用者から「菊池さん、今日泊まり（夜勤）？　うれしいな」「安心して眠れるよ」と言われるようになりました。菊池さんの言葉選びや声のかけ方には温かみがあり、利用者の安心につながっています。菊池さんはさらに専門性を高められるよう「介護福祉士の資格取得を目指していきたい」と話しています。

利用者の伝えたい思いは言葉だけでなく、声や表情、しぐさなどから感じ取ることができます。相手の思いを受け取り、その時に合わせたコミュニケーションを取ることによって、利用者は安心して過ごせるようになります。

十人十色の介護を実践

「愛の家グループホーム石巻蛇田」（宮城県）ホーム長　成沢　めぐみ

黒須聖人さんは祖母に介護が必要になり、10年間勤めて管理職も経験した土木関係の仕事を辞め、自宅に近い当グループホームに入職しました。

　黒須さんに入職前に認知症グループホームの印象を聞くと「暴れたりする人や物忘れが激しい人が多く、大変そう」と答えました。しかし実際に働き始めると、穏やかに自立した生活を送っている利用者が多いことに驚き、印象が変わったと言っていました。黒須さんは管理職の経験によって養われたコミュニケーション能力を生かして、利用者と積極的に話そうと努めていました。しかし、ある利用者に入浴を断られたり、混乱で興奮している別の利用者の近くで声をかけるとより混乱されたりと、うまくいかないことが続きました。

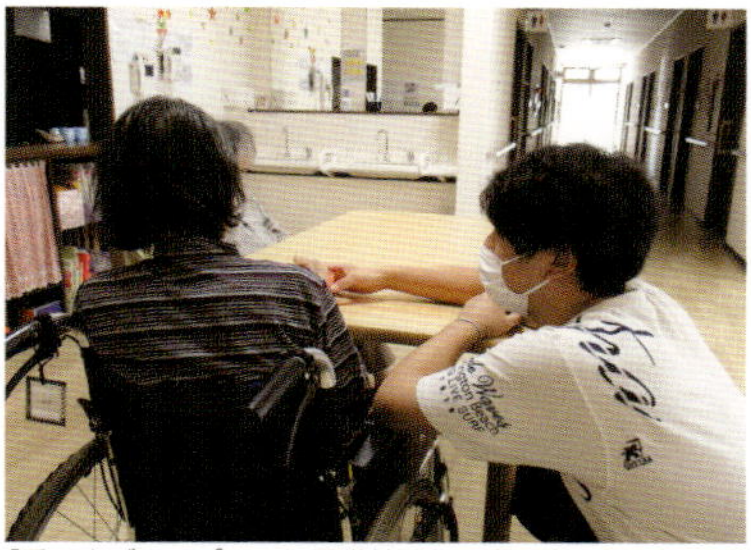
「愛の家グループホーム石巻蛇田」で利用者と関わる黒須聖人さん（右）

　それでも自分ができることをしようと、入浴を断られる利用者には関係性を築くために関わる頻度を増やす、混乱の様子が見られる利用者には混乱させないように適度な距離で待つことを実践しました。その関わりを続ける中で、入浴を断っていた利用者は気持ちよく入浴に向かうようになりました。また、声かけでより混乱していた利用者は落ち着くようになりました。

　入職して3カ月たった時に改めて黒須さんに介護の仕事について聞くと「とても面白い、十人十色で同じことがない！」と楽しそうに答えてくれました。現在、黒須さんは前職の経験を生かし、利用者のために大工仕事を行うなど、事業所の中心となって働いています。

　介護現場では関わる利用者の価値観や考え方に、それぞれが抱える認知機能障害や日々の体調変化が加わることで、適切な関わり方が常に変化します。日々、考えることが多く、さまざまな経験ができること、それが介護という仕事のやりがいなのではないでしょうか。

息子の結婚式 参列をサポート

「愛の家グループホームいわき若葉台」（福島県） 木之下 ひろみ

「母に結婚式に参列してほしい」ー。きっかけは井上尚人さん（仮名）からの依頼でした。尚人さんの母、恵子さん（仮名）は若年性認知症により介護が必要となり、当グループホームに入居しています。入居から数カ月後、尚人さんが結婚式を挙げることになり、恵子さんが式に参列できるようにサポートしてほしいということでした。

私は当グループホームに入職する前も20年にわたって介護の仕事に従事していたものの、長距離の移動を伴う外出を支援するという経験はありませんでした。認知症の方は環境の変化に影響を受けやすいため、慣れない環境、また長距離の移動は難しいのではないかという思いもありました。しかし家族の希望を受けて、職員で話し合い、かなえられるよう支援しようと一致団結しました。

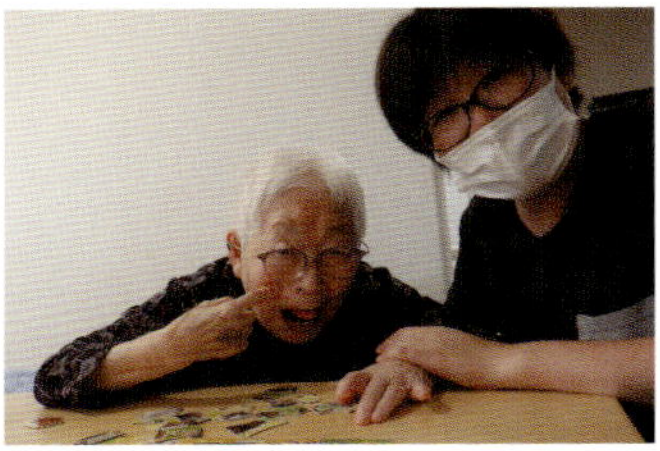
「愛の家グループホームいわき若葉台」で利用者と関わる木之下ひろみさん（右）

恵子さんは感情の波があり、時に興奮したり、泣いてしまったりと落ち着かない状態になることがありました。そのため、恵子さんが安心して過ごせるよう関わりました。当日は式場までは職員が付き添い、式は家族とともに参列することになりました。向かう車内では好きな音楽をかけ、いつもと同じように過ごせるようにしました。結婚式、披露宴とも夫がそばに付き添うことで、安心し落ち着いた様子で参列できました。フラワーシャワーには涙を流していたそうです。家族から感謝の言葉をもらい、私にとっても恵子さんと家族の思いをかなえられたという経験はかけがえのないものになり、自信につながりました。

認知症になると心身の状態の変化から今までと同じように日常生活を送ることが難しくなることがあります。しかし、認知症になったからといって何もかも諦める必要はありません。必要な支援を受けることで、恵子さんのように家族との思い出ややりたいことをかなえることもできます。

各職員に自信 チームで成長

「愛の家グループホーム仙台東中田」（宮城県） 岡田 綾香

入職して数年たった時に、上司から介護リーダーを任されました。「介護施設での経験が少ない私がリーダーなんて務まるのかな」という不安を抱えながら、任された役割を果たそうと必死でした。

当グループホームの職員は介護経験が浅く、日々のケアについて不安が多いため、提携する医療機関の医療職と連携しながら関わっていました。私がリーダーになった当初、職員はケアに自信が持てない様子でした。また職員同士のコミュニケーションが少なく、利用者への有効なケア方法について情報の共有がうまくいかないと感じることが多くありました。

私は職員からケアに関する不安や悩み、提案が出てくるように定期的に匿名のアンケートを実施しました。そうすることで普段の会話では聞かれないような職員たちの思いを引き出すことができました。その悩みを毎月の会議で共有し、職員全員で解消してケアに集中できる環境づくりに努めました。悩みが解消できたことで、以前と比べて利用者に関するコミュニケーションが増えていきました。さらに、日々のケアでも以前より利用者と関わる時間が増え、利用者の状態も良くなっていきました。

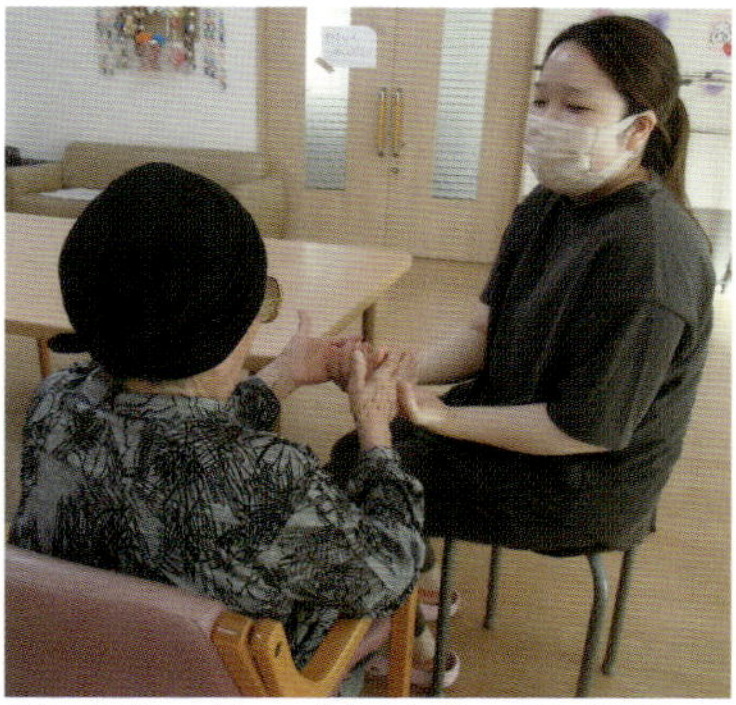

「愛の家グループホーム仙台東中田」で利用者と関わる岡田綾香さん（右）

私は、職員が考えて行ったことに肯定的な言葉をかけるようにしていました。すると、以前は不安そうな表情をしていた職員が徐々に変化し、現在では自信を持ってケアをすることができています。

介護職は一人で実践することはなく、チームでケアを行います。情報の共有や意見の提案など、チームとして成熟していくことで、よりよいケアの実践が可能となります。今回の経験で、職員一人一人が自信をつけてチームも成長し、利用者の体調も整いました。

中国人留学生、職員として成長

「愛の家グループホーム藤枝高柳」（静岡県）　増田 伊津雄

中国から留学してきた楊燕輝さんは、宮城県にある日本語学校で1年半学んだ後、静岡の大学に進学しました。介護の仕事にも興味があり、大学に通いながら当グループホームで働くことにしました。

しかし、入職した当日、楊さんなりに努力していたものの、利用者から「言葉が分からない」「何を言っているのか分からない」と言われたことに加え、他の職員からも言葉遣いについて注意を受けました。楊さんはここで頑張ることは難しいと考え「もう辞める」とホーム長に伝えてきました。ホーム長から「職員の伝え方が良くなかった。成長してほしい思いはあるので、もう一度チャンスをくれないか」と提案しました。その思いが伝わったのか、楊さんは継続して働くことになりました。

職員たちは、初日の楊さんへの関わりを反省し、一方的に伝えるのではなく、楊さんの思いを受け止めつつ、ケアに関して助言を行うようにしました。楊さんが職員たちの助言を元にケア実践を続けると、徐々に利用者の反応が良くなっていきました。楊さんは助言してもらったことを意識して関わることに加え、介護のこと、日本語のことを学び続けました。当時は不安があった日本語ですが、今では静岡県で行われた日本語での弁論大会で準優勝するなど、努力が形となって表れています。働きながら通っていた大学での学業も両立し、在学中に国家資格を取得するなど、その姿を見た職員たちは「自分も頑張ろう」と良い刺激をもらっています。それから4年たち、今では利用者への関わり方について他の職員に指導する立場になっています。

介護の仕事では利用者の思いを傾聴し受け止めることが基本となり、利用者の良い変化にもつながります。職員に対しても同様に、それぞれの思いを受け止めて関わることで成長を促すことができます。

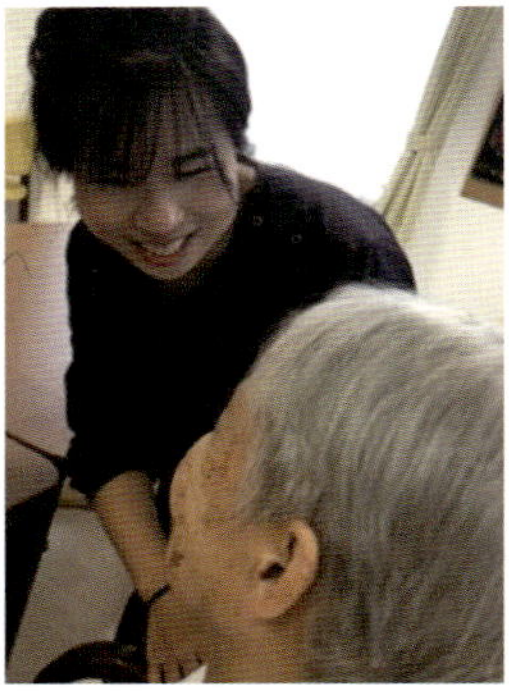
「愛の家グループホーム藤枝高柳」で利用者と関わる楊燕輝さん

先輩のアドバイスでケア改善

「愛の家グループホーム長野鶴賀七瀬」（長野県）　ホーム長　横田　祐也

小根澤直季さんは、調理職として働いていましたが、地元を離れるため転職することになりました。高齢者の生活のお手伝いをしたい、介護を学びたいとの思いから当グループホームへ入職しました。

入職当初、自分からケアについて質問することはなく、自信がない様子で声も小さいため、利用者をいら立たせてしまうことが、たびたびありました。ところが、あることがきっかけで対応に劇的な変化が起こりました。それは、先輩職員からの「この方は加齢性難聴により左耳が聞き取りにくいので、右側から話しかける方がいいよ」とのアドバイスでした。小根澤さんはアドバイス通りに右側から話しかけてみると、話がよく通じました。この時から利用者の心身の特徴に注目し「相手が聞きやすい位置はどこか?」を考える姿が見られるようになりました。

小根澤さんは物事の根拠を理解すると行動ができたので、他の職員は理解が深まるまで説明をしました。自己学習にも励み、利用者それぞれの心身の状態に注目し、ケアを考えるようになりました。

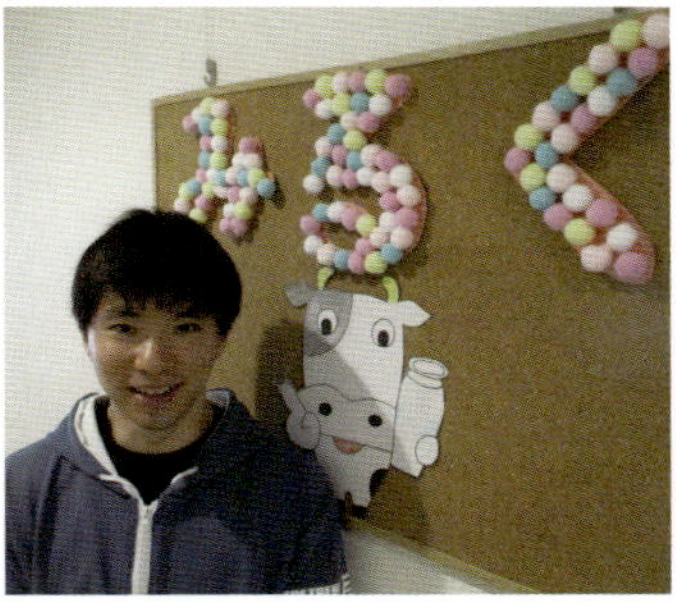

「愛の家グループホーム長野鶴賀七瀬」ケアスタッフの小根澤直季さん。明るく、積極的なケアを実践している

現在では、誰にでも明るくあいさつし、仕事にも積極的に関わることができています。利用者との関わりでも、必ず聞きやすい位置に移動し、相手が分かりやすいように身振り手振りを交えて会話するため、利用者とも良い関係性を築いています。

利用者の心身の状態を理解しないと声かけやケアがうまく行かないことがあります。小根澤さんは、先輩からのアドバイスにより利用者それぞれの特徴を知ることがケアにつながることを知りました。心身やケアについて学ぶことの大切さを知り、利用者の心身の特徴に合わせたケアを心がけるようになり、コミュニケーションもうまくいくようになりました。

ケア事例報告会を通じ成長

「愛の家グループホーム上越石橋」（新潟県）　ホーム長　布施　照美

望月こころさんはお年寄りと関わることが好きで、自分も役に立ちたいという思いから介護の仕事に興味を持ち、当グループホームに入職しました。それまでは比較的元気な高齢者と関わっていたため、入職当初は介護を必要とする方にどのように関わればよいのかと戸惑いがあったようです。時に興奮した利用者から厳しい言葉をかけられ、涙することもありました。

変化のきっかけは、事例報告会の担当となったことでした。当社では、近隣の事業所と共に定期的に事例報告会をしています。そこでは、利用者に対して、どのような根拠からどのようなケアを行い、どのような変化があったのかについて報告し、意見交換をします。望月さんは、毎回の報告会に向けて日々取り組んでいるケア内容を取りまとめました。実施しているケアがその方の生活にどのように関連しているのかなど、一つ一つのケアに対して今までよりも深く興味を持つようになりました。対応が難しいと思われる利用者に対しても諦めることなく関わり続け、自分に今できることは何かを考えて行動していました。

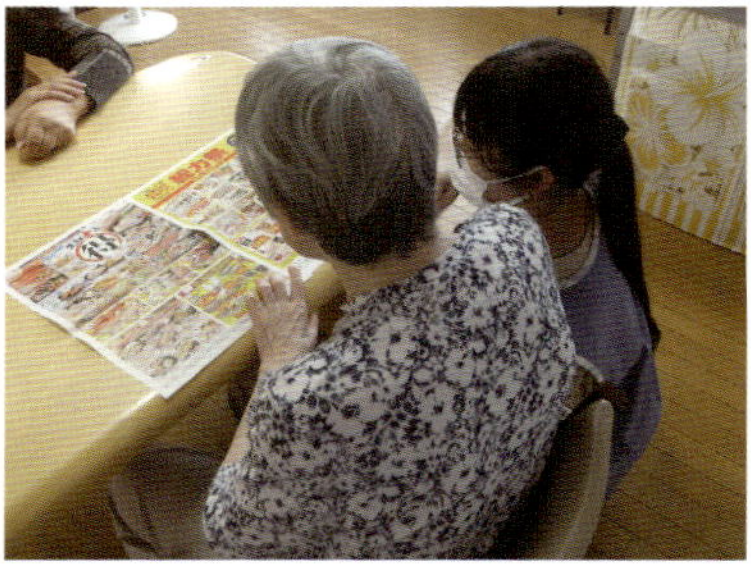

「愛の家グループホーム上越石橋」で利用者と関わる望月こころさん（右）

また、疑問に思うことがあれば、職員や他の専門職にも尋ねるなど探求心を持つことで成長していきました。望月さんは目の前に起きている利用者の言動だけに注目するのではなく、利用者が望んでいることは何か、そのためにどんなケアが必要なのか、その背景を捉えて利用者と関わっています。その姿勢が利用者にもケアを通して伝わり、信頼関係につながっています。

何のためにこのケアをしているのか、何を目指しているのかなどケアに対して目的意識を持つことで、目の前の利用者への一つ一つの関わり方が変わります。それにより、利用者の表情が変わり、生活をより豊かにすることができます。

職員の悩みも見落とさない

「愛の家グループホーム可児土田」（岐阜県）　ホーム長　原田 高子

35歳の田中マイカさん（仮名）は、いずれ祖国のフィリピンにいる両親を日本に呼び、自身が介護をしつつ地域の介護サービスを利用するという生活を考えていました。そんな経緯から介護と介護サービスを学ぼうと考え、当グループホームで働き始めました。

入職当初は言葉の壁が大きく、入居者との関わりで悩むこともありましたが、入居者と向き合うために勤務時間外に日本語を勉強し、日本語検定１級（社会人レベルの日本語）に合格するまで日本語が上達しました。日本語が上達したことに加えて、介護について学びを深めた結果、丁寧な言葉遣いや明るい性格、笑顔あふれる入居者との関わりは、他の職員の手本になっています。

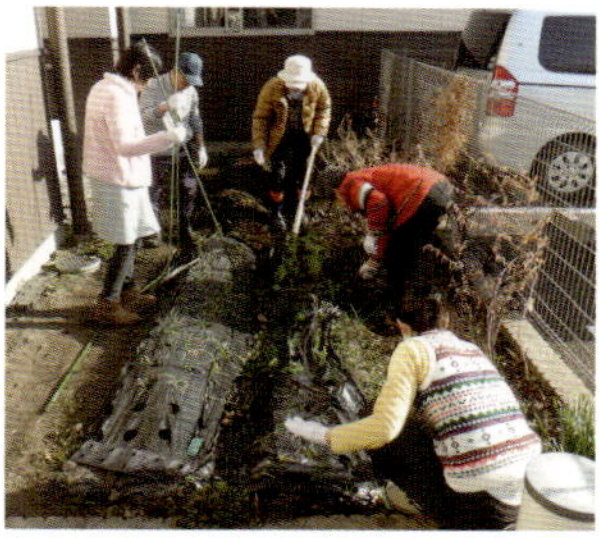
「愛の家グループホーム可児土田」敷地内の畑を耕す利用者と職員

マイカさんは、祖国に住む両親を日本に呼ぶために長期休暇を取り、帰省する必要がありました。しかし、職場に迷惑がかかると思ったのか、このことを職場の人に言い出せずに悩んでいました。マイカさんのわずかな表情の変化に気付いた他の職員が「何か悩み事がある?」と声をかけたことがきっかけで、マイカさんは職員・事業所責任者に悩みを打ち明けることができました。

認知症ケアに従事する介護職員は、入居者が安心して安全に暮らすためにささいな変化も見落としません。そして本人が話しやすい雰囲気をつくり、傾聴するスキルに秀でています。それは入居者に限らず職場で働く職員に対しても同様です。

周りの職員、事業所責任者の理解もあり、マイカさんは長期休暇を取って帰省することがかないました。マイカさんは日本に帰国した現在も当ホームで働きながら国家資格「介護福祉士」の資格取得に向け、自己研鑽《さん》しています。「仕事をする中で何度か挫折しそうになったが、入居者の笑顔、優しい職員のおかげで立ち直った」といいます。

利用者本位のケアを実践

「愛の家グループホーム新潟鳥屋野」（新潟県）　添田　麻耶

私はお年寄りと関わる仕事がしたいと思い他社のグループホームへ入社しました。1年半勤めた後、結婚、出産などのため11年間は介護の仕事から離れていましたが、やはりグループホームで働きたいと当社に入職しました。その後、転居が必要になり、神奈川から新潟の当ホームに異動しました。

介護の仕事の中でやりがいを感じていたのは、利用者の笑顔でした。怒っていた方が「ありがとう」と言ってくれたり、表情を変えることがない方がニコッと笑ってくれたりする時、この仕事をやっていて良かったと感じていました。

当ホームに在籍して3年、リーダーに昇格しました。この昇格がきっかけで今まで以上に一人一人の利用者と深く向き合い、その人に合った支援について考えるようになりました。事業所では夕食後一斉にパジャマに着替えていましたが、すぐ眠らずリビングに残る方もいるため、その方の生活時間に合わせることを提案しました。寝る前にパジャマに着替えることで睡眠への切り替えにつながる方もいました。

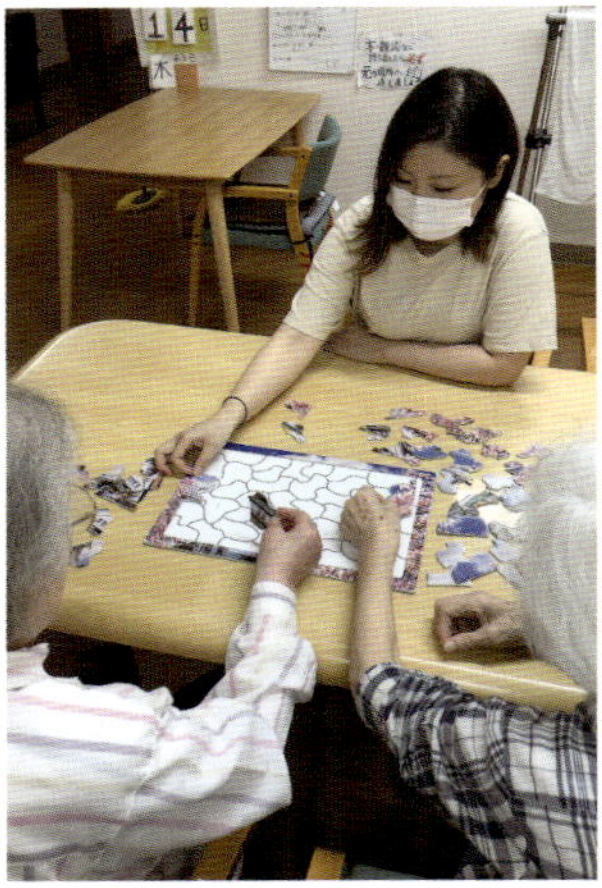

「愛の家グループホーム新潟鳥屋野」で利用者と共にパズルを楽しむ添田麻耶さん

これまでは決まっているケア方法を決まった時間に行うことが当たり前と思っていましたが、本当にその方法が利用者の支援になっているか、介護職本位のケアになっていないかを考えるようになりました。ケア内容を変更し、新しいケア内容を提案するためには他職員と会話をし、意見の統一を図ることが大切だということも感じました。利用者個々に合った支援を話し合う機会を増やすことで職員との信頼関係も深まりました。

介護の仕事は時間ごとに行うことが多く、介護者本位になることもあります。当たり前に毎日行っているケアも一人一人に合っているかを見直すことで、よりその人らしい生活につなげられます。

利用者にとことん付き合う

「愛の家グループホーム勝山野向」（福井県）　副ホーム長　西田　宏樹

私は、飲食業で接客の仕事をしていた経験から、人と関わりのある仕事をしたいと考えていました。結婚を機に福井県勝山へ引っ越して、今までやったことのない介護の仕事に挑戦しようと当グループホームへ入職しました。

入職当初、利用者は「介助が必要な人」で、介護者として身の回りの世話・介助をすることが仕事だと考えていました。しかし利用者の田代一郎さん（仮名）に出会い、考え方は少しずつ変わりました。田代さんは私のことを気に入ってくれているようで、いつも私の後ろをついて歩いていました。うれしいことがあるといつも私に抱き着いて喜びを表現してくれていました。自分はまだ何もできないのにこんなに好きになってくれる田代さんのため、何ができるかを考えるようになりました。

利用者の本当にしたいことを知りたい、やりたいことをかなえたいと考えるようになりました。「自宅に帰りたいから外に行きたい」という利用者がいた時も、一緒にとことん行きたいところまで歩き続けました。気持ちを聞きながら歩き続けること数時間、利用者の方から「部屋に帰ろう」と言い出し、その時から自分の思いを理解してくれるようになりました。いろいろな思いを聞き、その方のやりたいことに正面から向き合うようにしてきました。副ホーム長になった現在、「買い物がしたい！」「外食がしたい！」「海が見たい！」と、利用者がやりたい気持ちはすべてかなえようと職員全員で行動するようにしています。

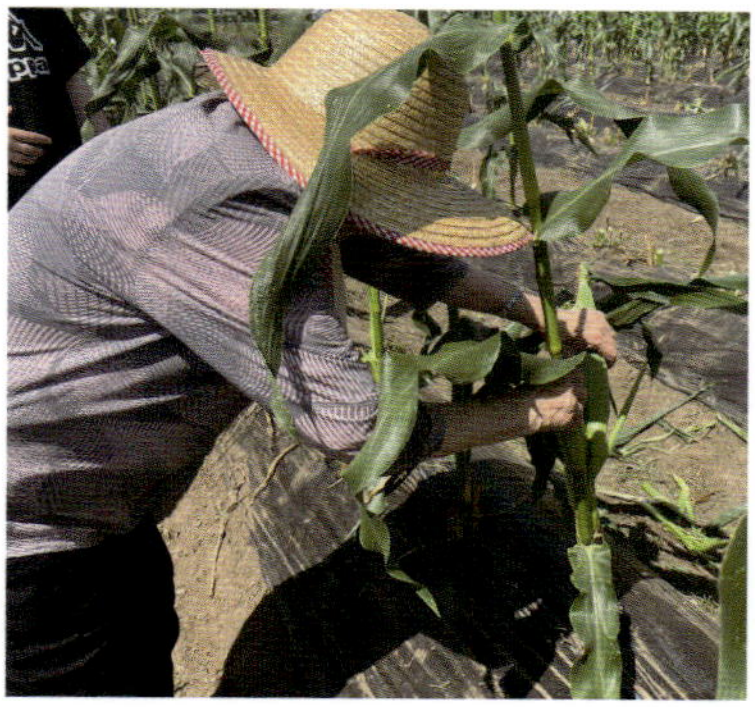
「愛の家グループホーム勝山野向」近くの畑でトウモロコシを収穫する利用者

利用者との向き合い方を変えることで介護の仕事の幅を広げることができます。目の前の利用者の目に見える困り事だけでなく、心の奥にある思いも拾い上げることで利用者と近づくことができます。

看取り介護から多くの学び

「愛の家グループホームさかほぎ」（岐阜県）　山田　由香

私は、両親が認知症になった場合を考え「認知症のことが知りたい」と思い、介護職を目指しました。介護や認知症について学び、介護福祉士の資格も取得し、現場での実践によって介護技術はもとより心のケアの大切さも学んできました。当社に入職し9年目となり、自分への挑戦として、これまで経験したことがない看取《みと》り介護について学びたいと、2022年に当グループホームへ転籍しました。

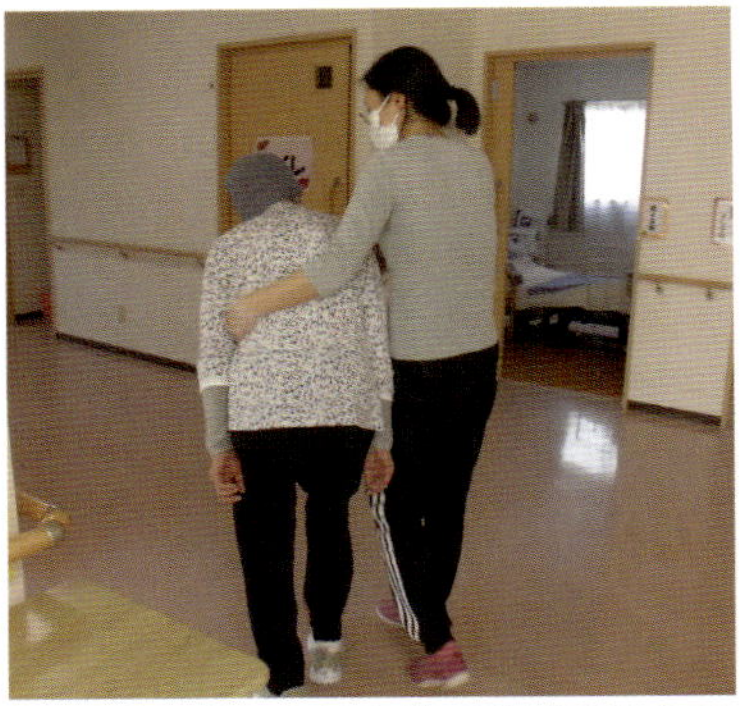
「愛の家グループホームさかほぎ」で利用者の介助をする山田由香さん

看取り介護で関わった利用者の佐々木久美さん（仮名）は、体のどこに触れても痛みの訴えがある方でした。車椅子には乗れていましたが、介助をするたびに強い痛みがあるため痛みのないケアをしようとしましたが、これまで学んだ介護技術は活用できませんでした。声をかけ、話を聞き、背中をさすることしかできない自分のふがいなさを感じ、佐々木さんの役に立てたのかと考える日々でした。

しかし、家族からは「愛の家で最期を迎えられて本当に良かった。皆さんと一緒にいられて安心していたと思います。最期までありがとう」とお礼の言葉をもらいました。その後は看取り介護の機会があるたびに、多くのことを利用者から学んでいます。こまめに利用者の部屋を訪ねて不安を感じさせない関わりをし、医療と連携して利用者が苦しまないよう痛みを取り除く処置をお願いしています。最期の時間を大切にしてもらいたいと家族への配慮も忘れません。

人生の最期に近づいたとき、慣れた場所で気心知れた職員に看取ってもらいたいと考える利用者や家族はいます。治療はできなくても環境設定や本人、家族への配慮を忘れないことで、本人と家族のかけがえのない最後の時間をつくり出すことができます。

利用者の24時間を把握する

「愛の家グループホーム川口東領家」（埼玉県）副ホーム長　田中 真紀

年齢を重ねてから新しい仕事に就き変化していくことは、勇気と強い気持ちが必要なことだと思います。私たちの事業所には、40代から介護の道に進んだ稲葉和美さんという職員がいます。稲葉さんは認知症だった父親を介護した経験から介護の勉強を始め「一人一人に寄り添ったケアをしたい」という思いから当グループホームに入職しました。

入職当初は利用者本人の思いに向き合いたいという思いが強いがゆえに、目の前の利用者の言動に合わせて対応することに一所懸命になっていました。稲葉さんの利用者に向き合う姿勢はすばらしいものでしたが、時に上手くいかず行き詰まってしまうこともあり、悩んでいるようでした。より広い視野を持てば、支援者としてさらにステップアップできるのではないかと考えました。

それまで日中のみの勤務でしたが、稲葉さんと相談し、夜間の勤務も担当してもらうことになりました。今までは日中の利用者の様子だけを見ていましたが、夜間の勤務を担当することで、就寝するまでの様子、夜間の睡眠の状態、起床時の様子について身をもって知ることができました。利用者それぞれの24時間の生活の流れを理解することで、目の前の利用者の言動に注目した支援だけではなく、1日を通して快適に過ごすためにはどんな支援が良いかと幅広い視点で考えることができるようになりました。利用者の捉え方や対応が柔軟になり、余裕が生まれ、明るく仕事に向き合うようになりました。稲葉さんの成長は、彼女自身だけでなく、周囲の人々にも影響を与えています。

利用者の生活は24時間365日続いていますが、一人一人の介護者が関わる時間はその中のほんの一部でしかありません。利用者の生活全体を理解することで利用者が真に必要としている支援が見えてきます。

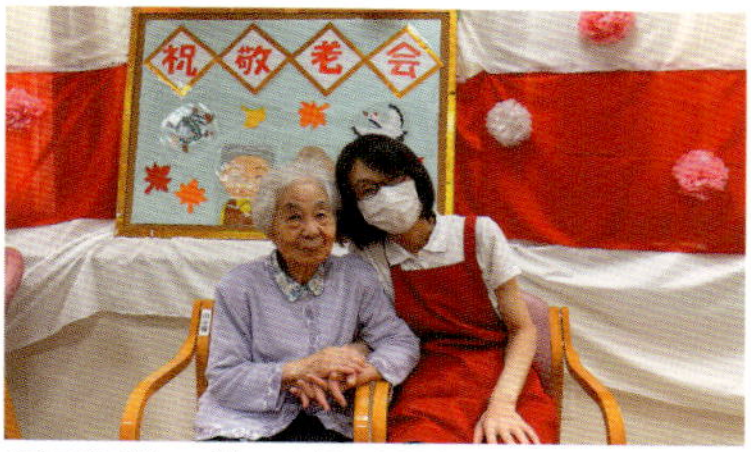

「愛の家グループホーム川口東領家」の敬老会にて利用者と関わる稲葉和美さん（右）

傾聴から相手の思いを理解

「愛の家グループホーム関倉知」（岐阜県）　足立　さつき

　認知症の母を引き取り半年、対応に行き詰まっていました。きちょうめんにきびきびと動いていた母のイメージが強く、落ち着きがなく私の見守りなしでは生活できない目の前の母を受け入れられなかったのです。母の今の状態を分かりたい、認知症について学び介護のスキルを身につけたいと、介護職員初任者研修（介護の基礎的な資格）を受講しました。落ち着かない母がいるため仕事を続けられるのかという心配を抱えながら、実践でも学びたいと思い、当ホームに入職しました。

　入職当初から、先輩職員の利用者への対応に感心し、学ぶことが多くありました。先輩職員が否定することなく話を聞き、納得できるまで説明することで、こだわりが強くて同じことを言い続けていた利用者が落ち着いていきました。そこから利用者への対応はもちろん、自分の母への対応も見直すようにしました。

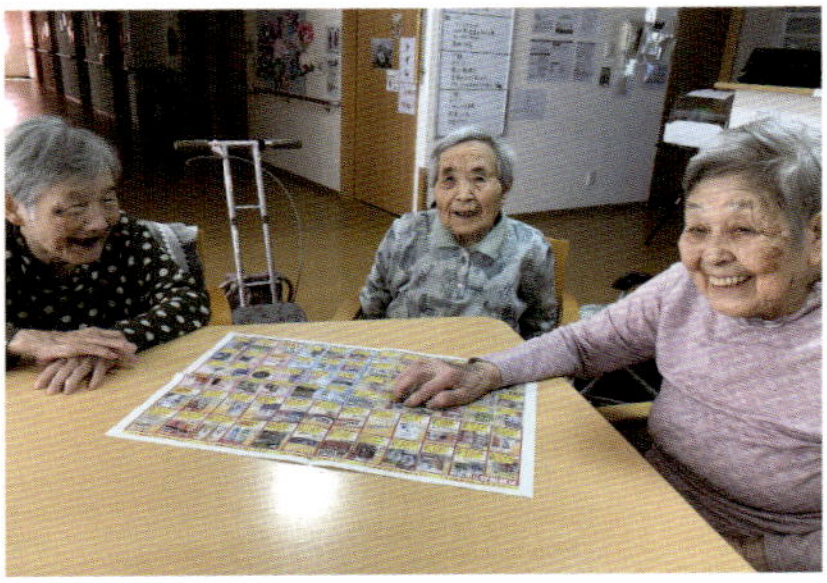

「愛の家グループホーム関倉知」で会話を楽しむ利用者

　いつも怒ってばかりいる利用者に対して話を聞き「なぜ怒っているのか？」「何かやりたいことがあるのか？」と聞いていくようにしました。すると「立ってトイレが使いたいんだ」という気持ちを聞くことができました。なんとかその気持ちに応えられないかと先輩職員に相談し、まずは立っておしゃべりするところから開始しました。その後は廊下でスクワットをしたり、歩行器を使って歩いたりできる日が少しずつ増え、怒ることも減っていきました。事業所で学んだことを母にも実践しました。母は通いの介護サービスで仲間ができて、生活リズムが整って落ち着くようになりました。

　否定をせず最後まで相手の話を聞く。傾聴には話し手の心を軽くする効果があり、精神的な安らぎにつながります。事業所の利用者だけでなく自宅の家族に対しても傾聴を行うことで、相手の思いを理解し生活につなげることができました。

利用者それぞれの個性を知る

「愛の家グループホーム甲府朝気」（山梨県）　里吉　祐輝

私は他業界に勤めていましたが、介護業界へ興味を持ち8年前に入社しました。高齢の利用者とどのような話をすればよいか、どのような態度で話せば受け入れてもらえるかなど、利用者とのコミュニケーションに不安を抱えながら介護現場での仕事に携わっていました。

先輩職員が関わる姿を見て、利用者のことを知ることが自分には不足していると感じました。そして利用者との日々の関わりの中で得た言葉や他の職員から得た情報をメモに書き留めるようにしました。歌が好きな利用者が多く、利用者の好きな歌の歌詞を覚え、歌えるように練習をしました。将棋好きの利用者と対局しようと一から学び、一緒に将棋を指せるようになりました。利用者の特徴や好きな話題を知り、話をすると、自分も利用者も自然と笑顔があふれ、会話が弾みます。会話をすることが楽しいと感じるようになり、自分から積極的に関わることができるようになりました。好きな食べ物や食べたいものなどを聞いたことがその方のケアにつながることもあり、日々の会話での言葉のヒントを取りこぼさないようにしています。そして利用者のささいな様子や変化を職員間で伝え合うことで、職員間の良好な関係づくりや統一したケアにもつながっていると感じています。

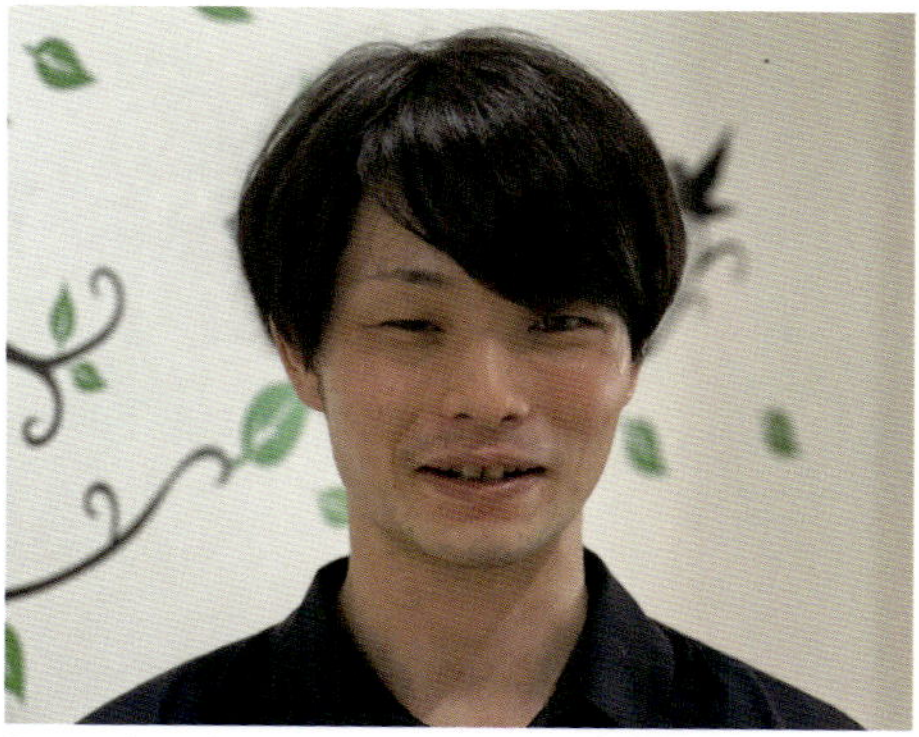

「愛の家グループホーム甲府朝気」職員の里吉祐輝さん

事業所の中で自分らしく生活してもらうためには、その方がどんなことに興味を持ち、どんなことをしたいと考えているかを知る必要があります。今回は利用者のことを知り、興味のある情報を知ることでコミュニケーションの機会を増やすことができました。またその情報を職員間で共有することで職員間の連携やより良いケアの提供につなげることができました。

「今したいこと」優先するケア

「愛の家グループホームとこなめ」（愛知県）ホーム長　富永　義弘

中村アイ子さん（仮名）は、当グループホームで初めて介護の仕事に就きました。前職の経験から、洗濯物の片づけや掃除など、利用者と関わること以外で「1日でやらなければいけないこと」を優先していました。利用者とどう関わったらよいのかよく分からないまま、まずは仕事に慣れるため「自分はやらなければいけないことを覚える」と必死でした。

仕事を始めてしばらくたち、中村さんの考え方が変わる出来事がありました。利用者の一人が急変し、あすどうなるか分からない看《み》取りの状態になり、昨日まででき ていたことができなくなったのです。中村さんはその時、利用者が「昨日できていたことが急にできなくなる」ことがあることに気付き、したいことを「今」できるように支援することが大切だと考えるようになりました。

それから利用者との関わりを見直し「今しかできないこと」を優先して関わるようにしました。看取りの人には、こまめに部屋を訪室し、最期まで関わる機会を絶やさないようにしました。他の利用者が「散歩したい」と言った時に出かけることができるように自分の仕事の優先順位を考え、その思いに応えるようになりました。仕事にも慣れ、しなければいけないことは、早めに終わらすように心がけ、今まで以上に利用者と関わる時間を増やすことができるようにしました。

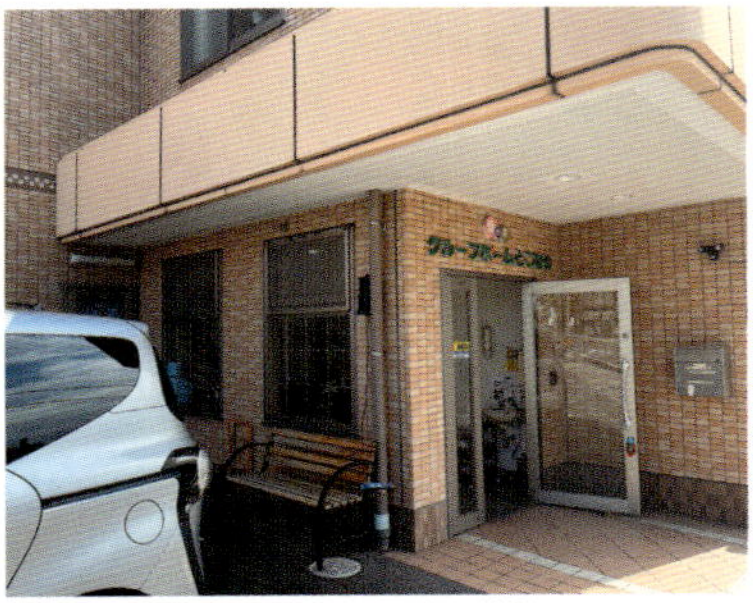

「愛の家グループホームとこなめ」の外観

高齢者の全身状態は絶妙なバランスで保たれており、少しの変化で急激に悪化します。昨日できていたことがあすにはできなくなる、ということが日常的に起こるため、利用者が後悔しない最期を迎えることができるよう「今」したいことを支援する姿勢が重要です。中村さんは今回の経験からそのことを学び、日々のケアに対する姿勢が変わりました。

利用者目線で考える介護を

「愛の家グループホーム越谷」（埼玉県）ホーム長　後藤 祐一

28歳の高柳大輝さん（仮名）は、社会貢献ができて多くの人に感謝される介護の仕事に魅力を感じ、入職しました。自宅で介護の手伝いをした経験はありましたが、大学で専門的に学んでいたわけではないため、介護の仕事を一から学び始めました。

業務をなかなか覚えられず、いざとなると焦ってしまうのか、何度も同じことを注意されていました。利用者の状態に合わせた対応が難しく、個々に合わせた会話もできず、利用者とのコミュニケーションにも苦労していました。作業も利用者への介護も全体を見てやるべきことを考えるということが難しいようで、自分の課題を理解できていませんでした。高柳さんの課題を解決するため、当時リーダーであった私は、高柳さんと「交換ノート」を始めました。

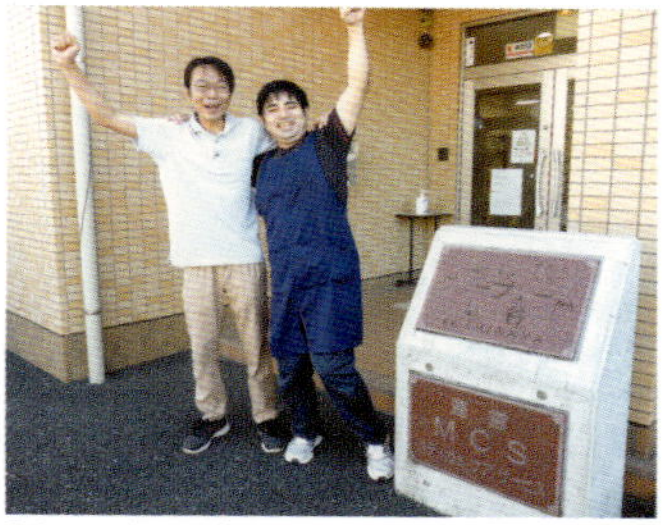
「愛の家グループホーム越谷」前でポーズを取る後藤祐一ホーム長（左）と高柳大輝さん

ノートの開始時には、高柳さんの主観的な視点でしか書かれておらず、利用者目線での記述になっていませんでした。そのため、私は利用者目線で説明したり、利用者の生活歴などその方の全体を理解し、事業所での生活を支えていくことが大切だと指導しました。その後、介護についての知識もしっかりと学んで介護福祉士の免許も取得し、自信を持って業務を行うようになりました。利用者の生活歴にも注目して、個別性を大切にした生活支援もできるようになっていきました。今、高柳さんは軽快なコミュニケーションで利用者に笑いを届け、生き生きと仕事をし、当グループホームにおいてなくてはならない存在になっています。

介護職は利用者の心身の状態や生活歴などを知り、その方に合わせた介護を行います。介護職の思いだけで介護をすると、利用者に受け入れてもらえないことがあります。高柳さんは自分の不足している部分を先輩職員との対話から理解し、利用者に寄り添った介護を行えるようになりました。

利用者の思いをくみ取る

「愛の家グループホーム東浦和大間木」（埼玉県）　井上 利恵

私は、人と接しながら専門的で長く続けられる仕事をしたいと考えて介護の道に進みました。介護の研修を受け、一緒に生活をつくり上げることができるグループホームに興味を持ち、当グループホームに入職しました。

入職当初は1日の仕事の流れが分からず、目の前の仕事を片付けることに夢中になっていました。利用者への対応でも、食事介助で口を開けてもらえず食事が進まなかったり、洗髪時も目を閉じてもらえなかったりしました。先輩職員からは、短文で分かりやすい声掛けをすることや表情や声のトーンからも利用者の気持ちが分かるため、気持ちに寄り添いケアを行うことを学びました。夜勤に入るようになり、1日の仕事の流れが分かり、午前中にやるべき仕事や夜間に準備しておくべき仕事なども分かり、仕事をスムーズに行えるようになっていきました。

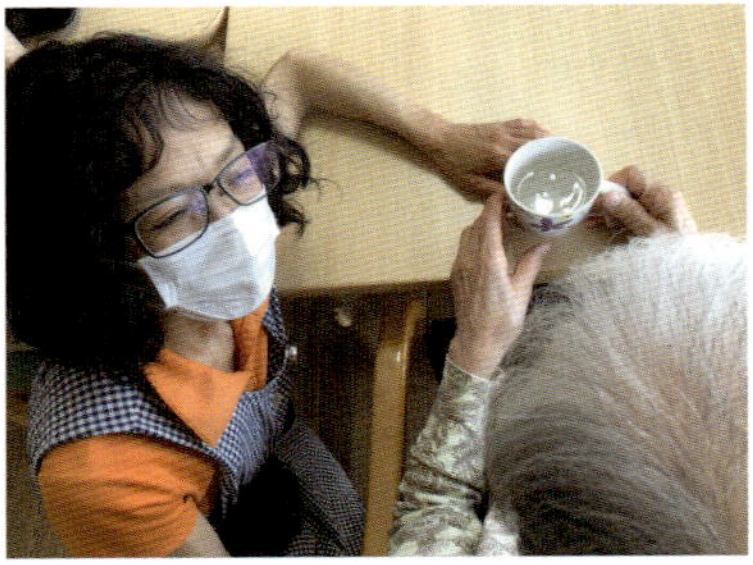
「愛の家グループホーム東浦和大間木」で利用者と会話をする井上利恵さん

ミキサー食（嚥下《えんげ》力が低下した方に常食をミキサーにかける食事）の方にもどんなメニューでどんな食材が入っているのかを説明すると、大きな口を開けてくれるようになりました。シャワーをかける時もお湯をかける前にどこからお湯をかけるのかなど語りかけ、表情を見ながら進めると、笑顔が見られるようになりました。徐々に「はぁ」という言葉でも受け入れている「はぁ」と、受け入れたくない「はぁ」が理解できるようになり、会話にならなくてもその人の思いは存在し、くみ取る側の寄り添う気持ちで理解が深まることが分かりました。

介助をする前に心の準備ができるような声掛けを、相手に伝わるようにすることで、介助はスムーズに進められます。今回、動作をすることに不安を覚えないように声掛けをし、利用者の思いをくみ取ることが、スムーズな介助につながりました。

歌をきっかけに築く絆

「愛の家グループホーム上尾原市」（埼玉県）副ホーム長　秋山 友紀江

私は17年前に当グループホームに事務職員として入職しました。これまで介護の経験もなく、介護という仕事には漠然と〝つらい仕事〟〝大変な仕事〟という印象を持っていました。この仕事を始めて利用者の方々との出会いから介護の仕事の面白さややりがいを感じるようになり、事務兼介護職員として働くようになり、今では事業所の責任者を務めています。

初めは事務の仕事が主でしたが、利用者の散歩には他の職員と共に同行することもありました。自ら話しかけるのは得意でなかったため、利用者と何を話せばよいのかなど、関わり方について悩んでいました。そんな時、ある利用者がいつも楽しそうに歌を歌っている姿を見て「歌を会話のきっかけにできるかもしれない」と思い、利用者の方々が好きな歌謡曲を見よう見まねで覚えました。散歩に出かけた際に覚えたての歌謡曲を口ずさむと「あれ！　あなたよく知ってるね！」「ここの歌詞が違うよ！」などと利用者との会話が弾みました。その会話をきっかけに、歌詞の意味や情景、その時代にどんな生活をしていたのかなどを教えてもらうようになりました。

利用者が歩んできた人生やそこで感じた思いなどを聞き、その人自身を知ることで「介護が必要な認知症の人」ではなく、一人一人と向き合うようになりました。その後、介護についても勉強して資格を取得し、介護職員になりました。今では、自分の関わりによって、利用者を笑顔にする仕事にやりがいと誇りを持っています。

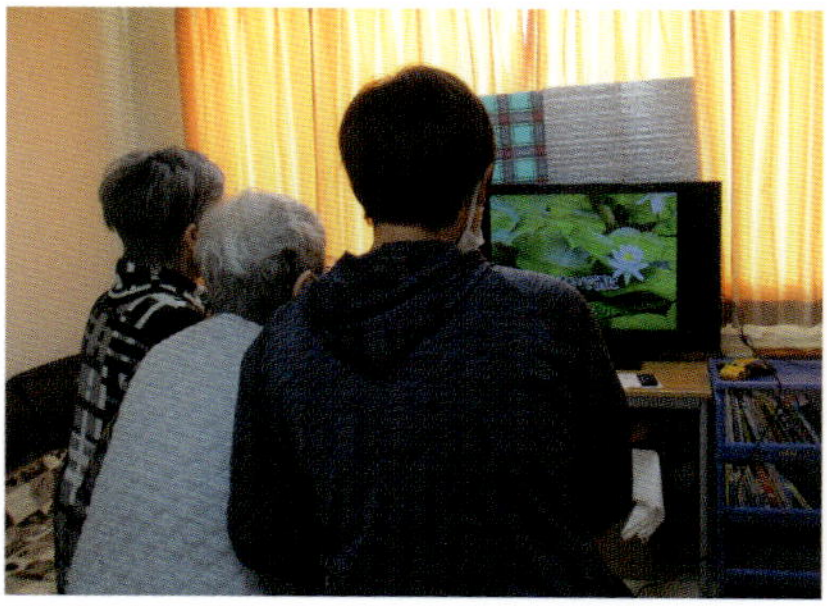
「愛の家グループホーム上尾原市」で利用者とともにカラオケを楽しむ秋山友紀江副ホーム長たち

「認知症」というと、その症状や行動に注目してしまうことが多いですが、認知症とともにある「その人自身」を尊重し、理解し、一人の人間としての関係性を築くことが支援の第一歩であると言えます。

コロナ禍を乗り切り ケアに自信

「愛の家グループホーム国府」（三重県）副ホーム長 岡井 勝恵

森本由梨さん（仮名）は、母と姉が看護師をしている影響もあって「自分も医療や介護の現場で人を支える仕事がしたい」と、大学で社会福祉を学びました。実際の介護の現場を知ろうと当グループホームへ入職しました。

森本さんは、おとなしく控えめな性格で、職員からの質問には答えるものの、自ら質問をすることは苦手でした。特に利用者と関わると表情は硬く、同じ話を繰り返す方には何を話していいか困っていました。「仕事を辞めてしまうのではないか」と職員は心配し、利用者に合わせた関わり方やきっかけのつくり方などを伝え、一緒に利用者と関わりました。うまくできたこと、良かったところを一つ一つ森本さんに伝えていくと、仕事に自信を持つようになっていきました。

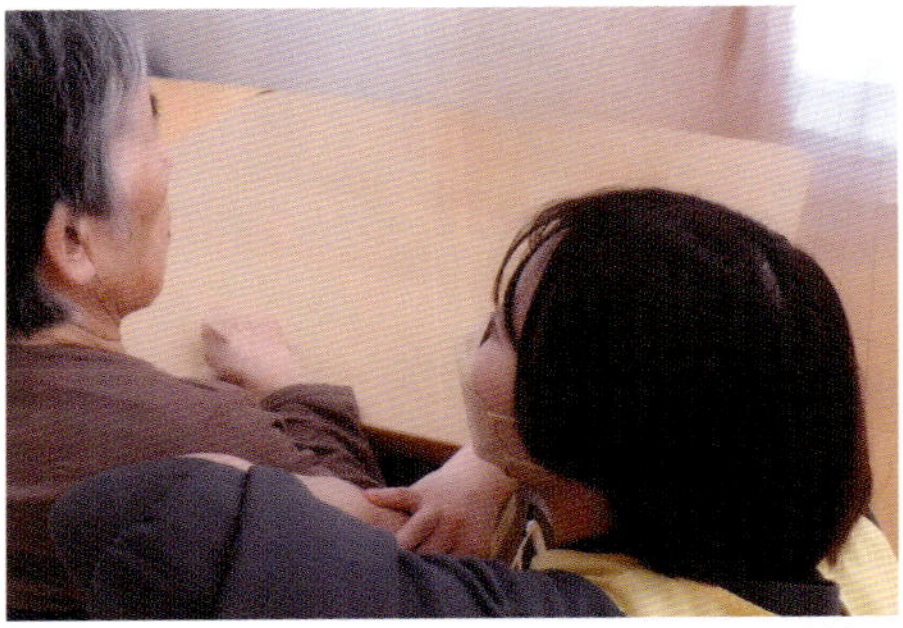
「愛の家グループホーム国府」で利用者と関わる森本由梨さん（右）

森本さんが入職して3カ月後、事業所で新型コロナウイルスの集団感染が発生しました。他の職員と一緒に感染予防対策をしながらケアを行うことで、感染を拡大させず利用者を守ることができました。大変な状況を乗り切ってさらに自信を持つようになり、利用者や職員との関わり方に変化が見られました。利用者のその時々の様子に合わせて会話ができて、職員には介助方法などを質問し、表情豊かに誰とでも笑顔で接するようになりました。利用者から自分の孫やひ孫のように話しかけられる森本さんは、事業所に欠かすことのできない職員となりました。

介護職は利用者一人一人に合った支援をし、話す言葉だけでなく、表情や声の調子、しぐさなどからも気持ちを受け取ります。思いを引き出して、大切にしてくれるからこそ、距離も縮まり、利用者は安心して過ごすことができます。

利用者の思い尊重 車椅子使う

「愛の家グループホームおがせ」（岐阜県） 髙橋 佳大

私は、介護業界で働き出して10年以上になります。利用者の能力は日常生活の中で使わないと低下するため、できることは自分で行ってもらうべきだと考えていました。また、利用者の能力を維持・向上するための支援をすることが介護職の務めだと考えていました。

　70歳の坂井弘幸さん（仮名）は歩行が可能でしたが、車椅子に座ることを好み、車椅子を使い移動することもありました。坂井さんは自分の思いをうまく伝えることができないため、職員は坂井さんがなぜ車椅子を使いたがるのかを理解できませんでした。私も、歩くことができる坂井さんは車椅子を使用するべきではないと考えていました。

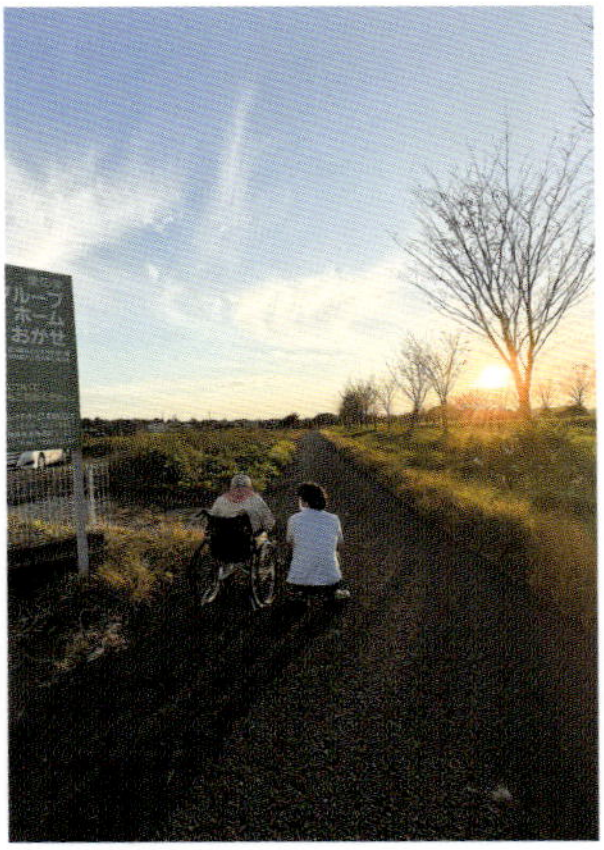
「愛の家グループホームおがせ」前で夕日を眺める坂井弘幸さん（左）と髙橋佳大さん

フットサポート（車椅子に付属している足を載せる台）に足を引っかける様子も見られたため、車椅子を使用しないこととしました。

　しかし、坂井さんの生活場面から車椅子を排除すると怒る場面が増え、落ち着かなくなりました。坂井さんの様子を職員で話し合い、意見を出し合いました。「外出時の様子から乗り物全般に興味があるのではないか？」とか「車椅子では危険なく思い通りに動けるが、歩行だと声を掛けられたり、職員が付き添ったりと煩わしいのでは？」などの意見が出ました。身体能力を維持しながら坂井さんの思いにも寄り添いたいと考え、歩行と車椅子を併用することで変化を見ることになりました。坂井さんは車椅子を使うことで怒る場面が減り、穏やかに過ごす時間が増えていきました。

　介護には正解はありません。一人一人の状態や想いに合った介護を提供することが大切です。今回、介護者としての思いだけでは坂井さんに寄り添う介護にならないということを知り、坂井さんの思いを大切にすることで利用者本位の支援につながりました。

利用者の意欲引き出す介護

「愛の家グループホーム春日部一ノ割」（埼玉県）　主山　晃

テレビなどで介護のニュースを目にすることが多く、自分ごとに思えていました。そして、両親の介護が必要になったときに有用な知識や技術を取得できるのではと考え、介護業界に就職を決めました。私は介護に対しての知識は全くなく「介護者がやってあげる」のが介護だと考えていました。

入職当初、利用者とどのように関わればよいのか分かりませんでした。先輩職員は利用者に合わせ、関わり方を変えているようでした。認知症になっても自宅で行っていた洗濯物の畳み方や食事の手伝いなど生活動作は続けられることが多いため、その人に合った活動をしてもらっていました。しかし私が作業をお願いすると、渋々行っている様子も見られました。

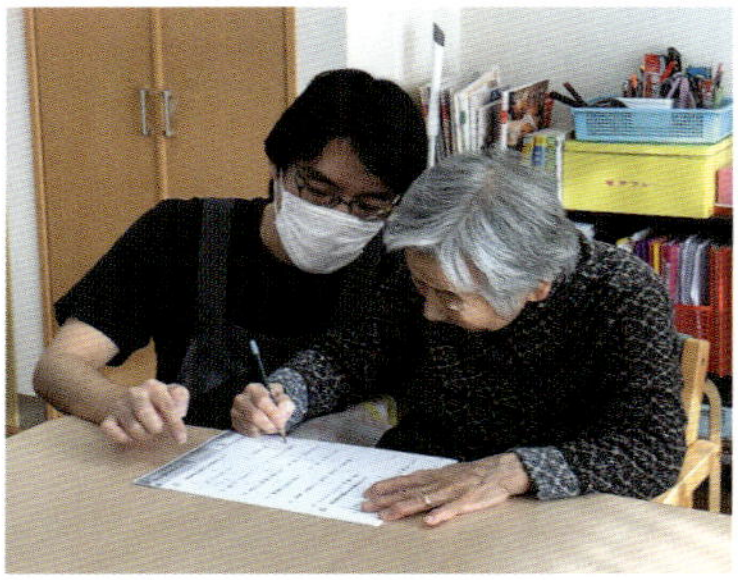

「愛の家グループホーム春日部一ノ割」で利用者に寄り添う主山晃さん（左）

そのため、自分から動く環境をつくりたいと考え、先輩職員と同様に利用者の特徴や性格に合わせた声掛けや環境づくりを心がけました。積極的に動いてくれる利用者であれば、視界に入るように洗濯物を畳んでいると、何も言わなくても「洗濯物いっぱいあって大変だねー。私がやるよ」と手伝ってくれます。プライドが高い利用者には「畳み方はやっぱり○○さんが一番だからね」と言うと、うれしそうに行ってくれます。また、私が忙しく動いていると、見かねた利用者が率先して手伝ってくれることもあります。自ら積極的に動くため、利用者の体づくりにもなり、事業所内は活気であふれています。私の介護観も「生活を一緒につくる」に変わりました。

作業を能動的に行うか受動的に行うかで活動の価値が変わります。能動的な作業は、その人の意欲を引き出し、作業の価値を高めます。利用者に合った声掛けや環境をつくることで、活動意欲を引き出せることが分かり、私の介護観も変わりました。

自立支援ケアで事例発表

「愛の家グループホーム春日部豊春」（埼玉県）ホーム長　戸村 順一

当グループホームは2014年5月に開設されました。これまで他のグループホームと共同で取り組みを行ったり、地域包括支援センター（地域の相談窓口）から依頼されてイベントの手伝いを行うことはありましたが、事業所主体で地域に発信するようなイベントを行ったことはありませんでした。

23年8月、地域の方や市内の医療・介護従事者の方を対象にしたMCS版自立支援ケア（心身の状態を整えるケア）の講演と事例の報告会を開催しました。これを機に近隣の方々に当事業所の存在を知ってもらうこと、認知症を正しく理解してもらい、自分たちが行っているケアで認知症の症状を改善できるということを伝え、今後のケアの参考にしてほしいと考えました。

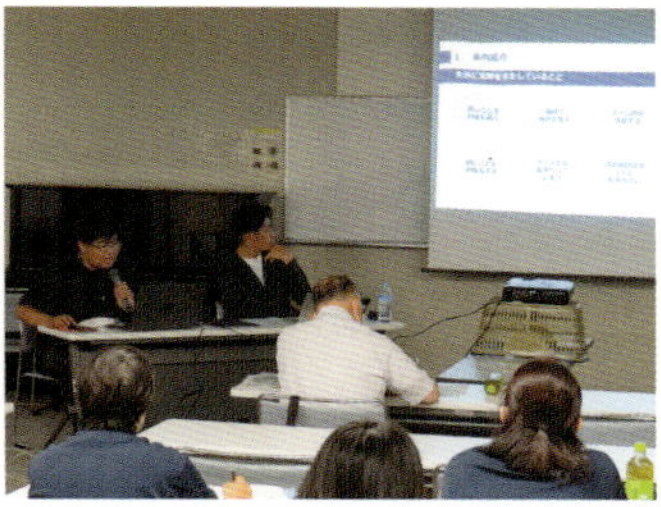
地域のイベントで事例報告を行う戸村順一ホーム長（奥左）

当日、ケアマネジャーや地域の介護施設の職員も含め30名程度が集まりました。終了後、「同様の会を自分の施設で行ってもらえないか」とか「MCS版自立支援ケアについてさらに知りたいから、詳しい資料をもらえないか」などの声がありました。地域の人々の中で「認知症を改善できる」ということに対しての興味が強いことが分かりました。来てくれた地域の方や医療・介護事業者とは〝顔が見える関係〟となり、新たなつながりができました。地域の人々の反響により、自分たちが日々行っているケアの価値を改めて職員が感じる機会になり、職員のケアへの意識も高まりつつあります。

認知症の方を対象とするグループホームで日々行っているケアは、認知症の症状を緩和するヒントが詰まっています。認知症ケアについて発信することにより、グループホームの専門性を示し、地域とのつながりを生み出すことができました。また地域の方からの反響は、職員のやりがいにもつながりました。今後も積極的に地域に発信していきます。

ヒヤリハット報告、事故防止

「愛の家グループホーム西東京中町」（東京都）副ホーム長　磯部　祐貴

　私は今年8月に当グループホームのホーム長として着任しました。新しい事業所では、まず利用者のことを知るのが大切なので、職員からの聞き取りと、自分で利用者の細かい様子を見ることで確認しました。長年この事業所にいる職員には当たり前に見える利用者の行動が、自分には危ないと見受けられることがありました。職員の共通認識になってしまい、問題が起こる前のヒヤリハット（「ヒヤリ」とすることや「ハッと」すること）と捉えていないこともあり、ヒヤリハット報告（事故を未然に防ぐための報告書）の提出が少ないことが分かりました。

　一人で歩くことができていても靴のかかとを踏んでいたら、転倒のリスクが上がるためヒヤリハットに当たることを伝えました。いつも一定の時間になると玄関近くに行く利用者に対して「いつもそこにいるから大丈夫」と考えているようでしたが、一人で外出する可能性があることも伝えました。

　ヒヤリハットの定義を確認し、ヒヤリハット報告を出すことが重大事故を抑えることにつながることを理解してもらうよう働きかけました。職員は、少しずつヒヤリハットを報告してくれるようになり、問題が起こった時でも、しっかりとその現場の状況を観察し、なぜ起こったのか、その時の利用者の気持ちまで考え、対策をとることができるようになってきました。今ではひどくむせたとき以外でもむせが起こると、なぜむせが起きているか原因を捉え、対策を考えることができるようになっています。

　介護現場では重大事故につながらないための対策や同じ問題を起こさないための対策を立てる必要があります。利用者の動きをいつも通りと捉えることなく細かく観察することで小さな変化を捉え、対策を早めに行うことができるようになりました。

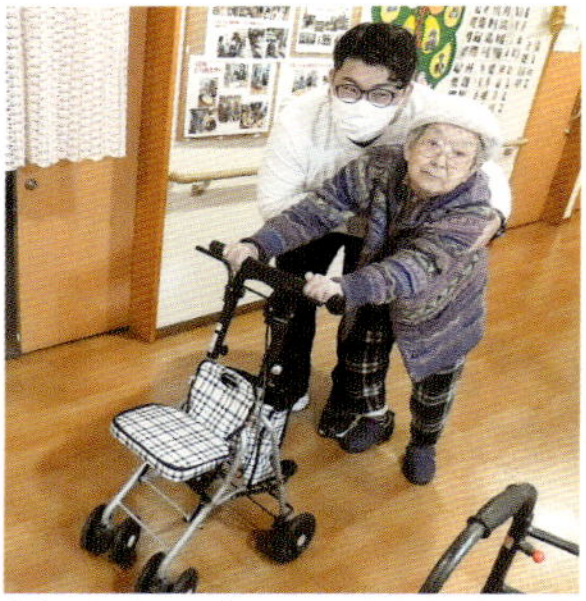

「愛の家グループホーム西東京中町」で利用者の歩行介助をする磯部祐貴副ホーム長（奥）

気付きを生かし〝うどん大会〟

「愛の家グループホーム桶川」（埼玉県）ホーム長　西山 健一

私は当グループホームに最近着任したばかりで、各職員の特徴を把握しきれていませんでした。ある日、利用者の吉田和子さん（仮名）が日光浴をしながら「うまいうどんでも食べたいなぁ」と話すのを聞いていました。

後日、職員の中島優太さん（仮名）が「ホーム長、うどん食べましょう！」と突然、私の所へ来たのです。「なんでうどんなんだ？」と聞くと「この間、吉田さんと話していたじゃないですか！」と話すのです。何気ない会話の中で私と吉田さんが話していたことをどこかで聞いていたようです。中島さんは日頃から真面目な仕事ぶりでしたが、口数は多くなく、にぎやかなことに積極的ではない印象を持っていました。私は他愛もない小さな会話でも気付きを持っていることに感激し、中島さんに「おいしいうどんを食べる計画」の実行をお願いしました。このうわさは瞬く間に事業所内に広がり、中島さんの担当フロアのみの計画だったのが、全フロアでの開催となりました。

計画当日、中島さんは20人分を超える量の買い出しをし、ゆでたての麺に、揚げたてのかき揚げ天ぷらをのせ、吉田さんの望み通りのうどんを提供しました。どのフロアでも利用者は大喜び。いつも以上に食事が進む方も多く、普段はスプーンなのに箸でうどんを食べようとする方もいて、とてもうれしい結果になりました。この様子を家族に伝えたり、事業所のホームページに載せると、中島さんは照れくさそうにしていましたが、これまで以上に利用者のケアや支援に意欲的に取り組んでくれています。

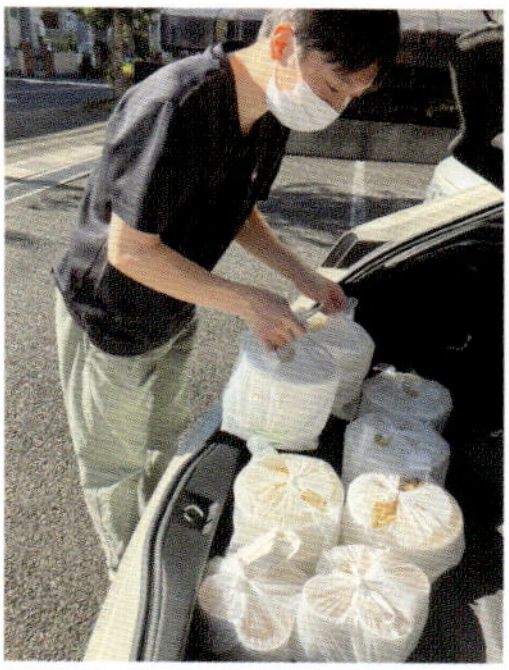
利用者と食べるうどんを買ってきた「愛の家グループホーム桶川」の中島優太さん

利用者との関わりの中で、ささいな会話から利用者のかなえたい思いを聞くことがあります。介護職はそのわずかな情報を見逃さず、気付きを持ちながら利用者に関わることが大切です。

利用者のペースに寄り添う

「愛の家グループホーム三芳竹間沢」（埼玉県）　榊原 圭佑

私は就職活動中に「認知症を超える」という企業ブランドメッセージが印象に残り、当グループホームへ入職しました。認知症はいろいろなことが分からなくなるというイメージしかありませんでした。入職して実際に利用者と関わると、思っていたより症状の重い方が多く、対応に困ることがありました。利用者と気軽に話すことができず、打ち解けることも難しいと感じていました。

利用者の山下芳子さん（仮名）は入浴を嫌がり、特に男性職員は対応に困っていました。先輩職員から山下さんが「お風呂」という言葉への拒否感が強いことを聞いたため、その言葉は使わないようにしました。入浴する行為の中でも①立ち上がって浴室まで向かう②服を脱ぐ③浴室に入る④シャワーをかける―と嫌がるポイントがいくつもあることが分かりました。その中でも①と②がスムーズにいけば、入浴につながりました。

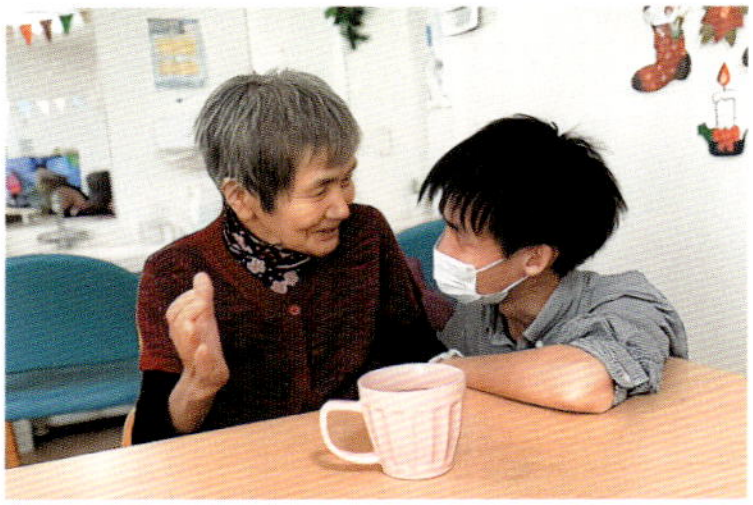

「愛の家グループホーム三芳竹間沢」で利用者の山下芳子さんと会話をする榊原圭佑さん（右）

入浴を案内する時「さぁ行きましょう」と軽く誘い、立ち上がれば、浴室前で「入浴ですよ」と伝えると脱衣室に入室してくれました。服を脱ぐ時も慎重な感じでなく、会話を大切にし笑ってもらうように介助することで、浴室へ入室してくれました。これを継続すると山下さんが入浴を嫌がる回数は減りました。半年の勤務の中で、認知症の症状は一人一人異なるため、対応も一人一人異なることが分かり、その方に最適なケアを考えるようになっています。利用者との関係づくりとして、自分から会話のきっかけを提供し、笑い合えるようになれば、ケアの受け入れにつながると感じています。

認知症の方は感情的な記憶が行動に影響を及ぼすことがあります。介護職は使う言葉を選び、動きにつながる声掛けをし、利用者のペースに寄り添った援助をすることで動作に結び付くことがあります。

知識を広げて現場で実践

「愛の家グループホーム吹田」（大阪府）副ホーム長　小山　雄亮

私は介護職歴18年です。介護職として働き出した頃は認知症について多少は知っていたものの、ケアと知識を結びつけることはできませんでした。介助時に利用者に話が伝わらなかったり、受け入れられないことがあると悩むことがありました。先輩職員から知識を得ることが大切と言われましたが、なかなか自分から動くことができていませんでした。

自分が変わるきっかけは、認知症介護実践者研修（認知症を専門として深く学べる研修）でした。認知症に関する知識を学び、目の前の利用者の感じている世界を考えるようになり、その方に合わせた対応をすることで、利用者の受け入れが良くなりました。認知症の症状が悪化した状態で声を掛けても対応が難しいので、普段からの観察と対応により症状の悪化を防ぐことが大切だと分かりました。不穏な状態のときに症状を緩和するために抗認知症薬が処方されても、不穏時には薬を飲んでもらえないため、薬には頼ることができないことも分かりました。

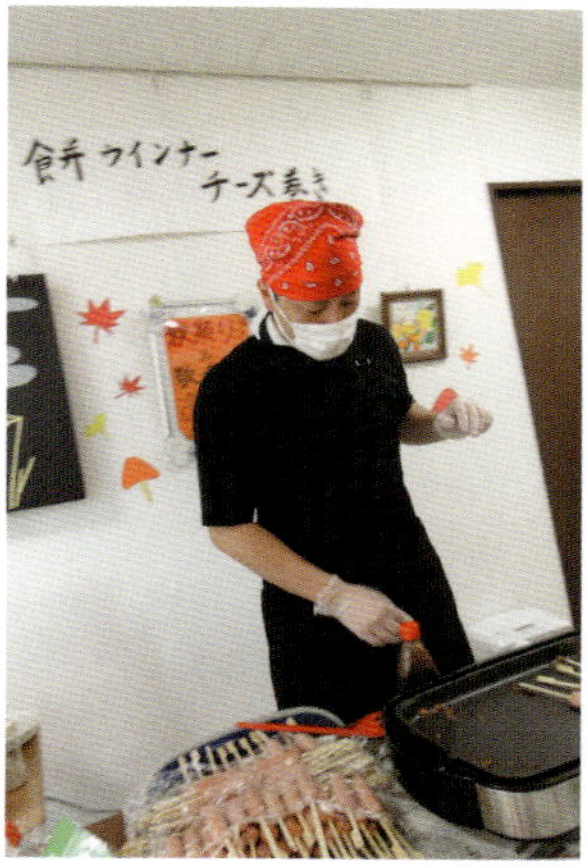

秋祭りでウインナーを焼く副ホーム長の小山雄亮副ホーム長

知識を基に現場で実践して自分の経験が広がり、利用者に合わせたケアを選択することで状態改善にもつなげられています。現在、認知症介護実践者研修の指導者として、事業所外でも若手の介護職員を指導するようになり、学ぶことや人に教えることが仕事へのモチベーションを維持することにつながっています。

介護は利用者ごと、状態ごとに合わせたケアをする必要があるので正解がないと言われます。私は学んで得た多くの知識の中からその時に合ったケアを選択し提供できるようになりました。知識を実践で使い、利用者の困りごとの改善に手応えを感じることで、学ぶことにつながり、さらに介護職としての幅を広げられました。

利用者ごとのコミュニケーション

「愛の家グループホーム京都円町」（京都府）ホーム長　東大嶺　友久

津田薫子さんは人の役に立つ仕事をしたいという思いがあり、３年前に当グループホームに入職しました。看護学校を卒業して病院で看護助手として働いていた経験があり、仕事を覚えるのが早く、常に向上心を持ってケアに当たっていました。

津田さんは入職当初、利用者との関わり方に悩んでいました。病院での患者への対応とは違い、グループホームでのケアは生活の支援のため、より近い距離で一人一人の利用者に関わっており、どんな時も利用者を尊重し、思いを傾聴《けいちょう》、受容《じゅよう》することを強く心がけていました。それが空回りしているのか、うまくいかないことも多くありました。

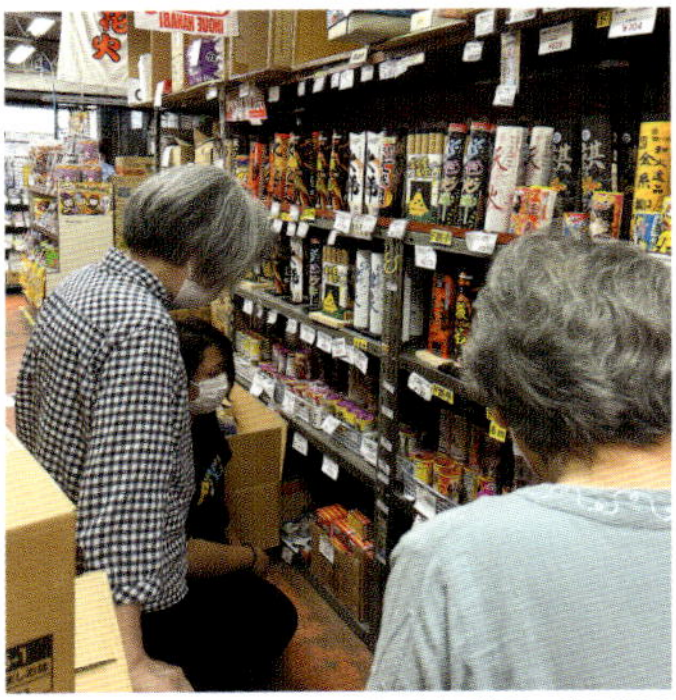
花火大会の買い出しをする利用者と職員の津田薫子さん

ある夜、利用者が「あんたなんか、べーやで！　べー！」と津田さんに思いをぶつけてきました。津田さんはいつもだったら傾聴し、受容するといった対応をしますが、この時はその利用者との普段の関係性や性格を考えて、一歩踏み込んだコミュニケーションにチャレンジしました。津田さんは「そんなこと言ったら私もべーやで！」と返しました。するとその利用者は思わず笑い出し、「私はあんたがそう返してくれるのが好き！」「あんたとこうやって話しているのが本当に楽しい」と言ってくれました。この出来事があってから、津田さんは傾聴と受容を大事にしつつも対応はより柔らかくなり、笑顔が増え、対応の引き出しが豊かなものになりました。

私たちは毎日の生活の中で、思いを聞いてもらいたい時、共に笑い合いたい時、ため込んだ思いをぶつけたいと思う時があります。毎日の生活を支える介護者は、その人が何を求めているのかを日々の観察から想像して考え、対応することで、一人一人が安心して生活できることにつながります。

職員の能力見極め　介護に生かす

「愛の家グループホーム倉敷黒崎」（岡山県）副ホーム長　前田　信樹

西条知子さん（仮名）は、以前から調理関係の仕事をしていたため、当グループホームにも調理職として採用されました。毎日、調理に専念しており、利用者との関わりはあいさつ程度でした。

入職当初より西条さんは、手際よく物事をこなし、明るく会話をしてくれていましたが、介護は未経験なため、利用者の介護にはあまり積極的ではありませんでした。

一緒に利用者と話をする機会をつくったり、散歩に行ってもらうように声掛けなどをしていくと、少しずつ利用者と関わる頻度が増えていきました。利用者の話をよく聞いてくれるため、利用者の方から寄ってくるようになり、利用者との関わりは増えています。自ら利用者を誘って洗濯物を干したり、散歩に行ったりしてくれるようにもなりました。

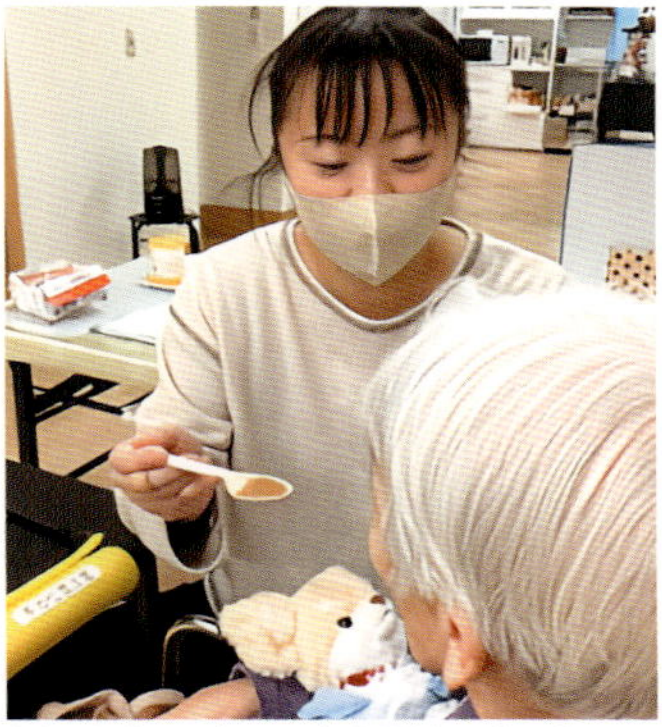
「愛の家グループホーム倉敷黒崎」で利用者のケアをする西条知子さん

そのような様子から、私は西条さんのコミュニケーション能力を介護に生かしてもらいたいと考え、介護メインで働いてもらえないかとお願いしました。介護未経験の不安はありましたが「やってみます」と了承してくれました。本社研修や事業所研修で介護の知識や技術を学ぶ場を提供し、西条さんの不安を解消したいと考えました。また一緒に現場に入り、実践的に学ぶ機会もつくるようにしています。西条さんは知識や技術を吸収し、少しずつ業務にも慣れていきました。介助量が多い利用者の介護をするときなどは不安そうですが、積極的に業務を行い、利用者や同僚との信頼関係もできつつあります。

介護職に必要な能力の一つにコミュニケーション能力があります。コミュニケーション能力の中でも特に聞く力が求められます。西条さんの聞く力に目を向けることで、介護職としての能力にもつなげることができました。

より良いケア 自ら考え磨く

「愛の家グループホーム川越大塚新町」（埼玉県）副ホーム長 藤巻 朋恵

大野開さんは大学で社会福祉を学んでおり、さまざまな側面から社会に貢献していきたいという思いを持っていました。その中で祖母が認知症グループホームに入居していたことをきっかけに認知症ケアに興味を持ち、当グループホームに入職しました。

認知症の方が入居するグループホームといっても、利用者の状態はさまざまで、認知機能の低下があっても身体的な活動ができる方もいれば、認知症の症状に加えて病気を抱えている方、身体的介助を多く必要とする方もいます。認知症ケアでは、認知症の症状に配慮した対応だけでなく、その他の病気への理解や身体的介助技術などの知識や技術が求められます。

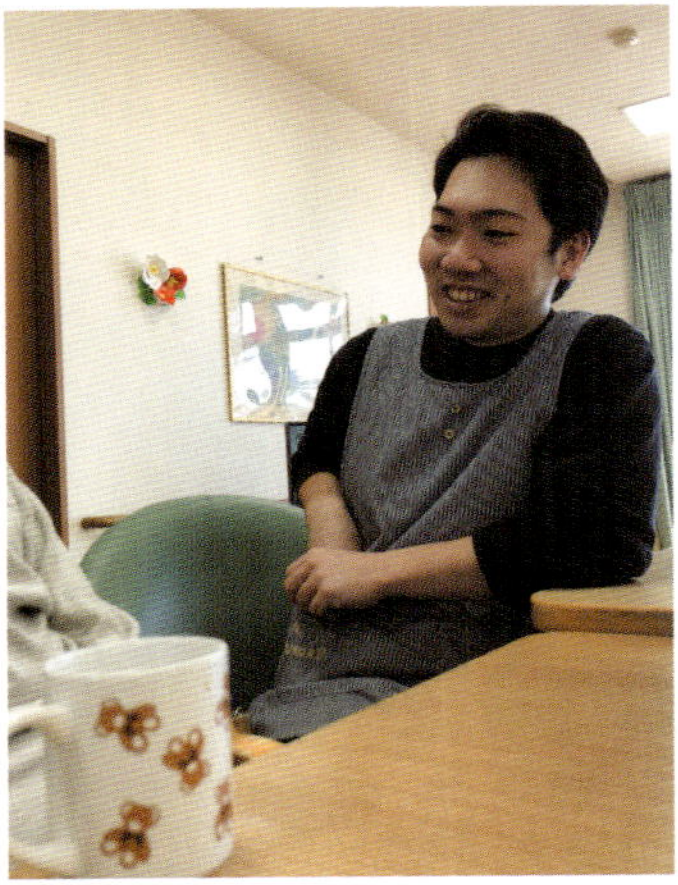
「愛の家グループホーム川越大塚新町」で利用者と対話する大野開さん

大野さんは、大学で学んでいないことも多く、知らないことへの怖さも感じているようでした。また、自身の体格が良いことで利用者に怖い印象を与えないようにと配慮するあまり、声が小さくて利用者に届いていませんでした。声を大きく出すよう助言すると、内容が伝わるようになり、そこから相手に合わせた口調・表情などコミュニケーションを自ら考え工夫して、安心感のある関わり方を磨いていきました。分からないことや不安をそのままにせず、私や先輩社員に確認・相談をすることで、利用者への細かな変化にも気付きを持つようになりました。少しずつ自信がついてきて、自然体で利用者に関われるようになり、表情も明るくなりました。

利用者の様子をさまざまな角度から観察し、今何をすべきか考えて最善のケアを選択し、それに対して利用者がどのような反応があったのか評価することでより良いケアにつながり、個人としても、チームとしても成長することができます。

「祖母と同じ」相手を深く知る

「愛の家グループホーム山形前田町」（山形県）副ホーム長　情野　徹

新卒で入職した佐野宏太さん（仮名）は、3世代で暮らしています。祖母や祖母の友人との会話が好きで、暮らしや文化を聞き、地元を探求することを楽しんでいます。高齢者が増えた状況の中、高齢者と関わる知識があれば介護の仕事もできるのではと思い、当グループホームに入職しました。

認知症の方との関わりは初めてでしたが「食事をしても忘れる」「夜に眠れず歩き回る」などの症状は知っていました。「高齢者との会話もできるからうまく関われるだろう」と思っていたようです。いざ実際に関わってみると、利用者が記憶障害で次の瞬間には忘れる場面を目の当たりにし、戸惑っていました。利用者に「物がなくなった」と言われるなど、想像以上のことが起きて不安となり、それが表情に現れる場面もありました。

不安を解消するために先輩職員に相談し、利用者との関わり方を学びました。佐野さんは出勤時、利用者一人一人にあいさつを欠かさず、コミュニケーションを取る時間を増やしました。祖母と同じように利用者にも生い立ちや生活していた場所の景色、仕事の話などを聞き、それぞれがさまざまな経験をしてきたことを知りました。佐野さんは「会社の研修や認知症を学ぶこと、利用者を知ることで認知症へのイメージは変わった。自分たちと何も変わらずできることもたくさんある。介護の仕事への自信もついてきた」と話します。利用者への関わりも積極的になりました。

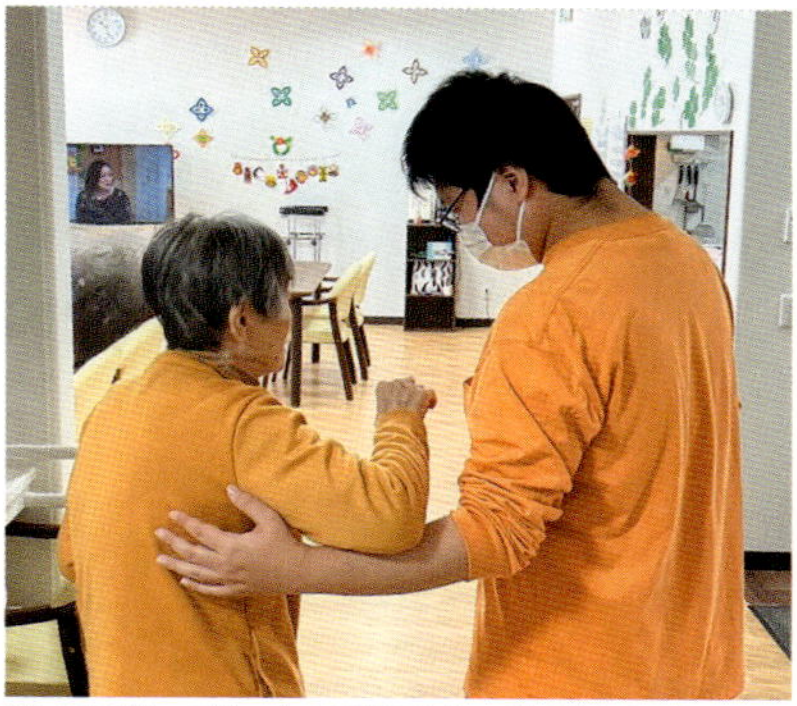

「愛の家グループホーム山形前田町」で利用者と会話をする佐野宏太さん（右）

疾患名や症状に目を向けるのではなく、利用者との関わりを通して「認知症」を正しく理解する。また、相手のことをより深く知ろうとすることで介護職としての成長につながります。

できることに着目、機能向上

「愛の家グループホーム川越山田」（埼玉県）　岡　由美子

私は、グループホームは介助量の少なく自立度が高い人が、家事や活動を共に行いながら生活する施設だと思っていました。そのため、介助量が多い人は医療的な設備の整った施設や病院の方が適しているのではないかと考えていました。

当事業所に入居している佐々木たま子さん（仮名）は脳梗塞になり、４カ月入院しました。退院時、右上下肢は弛緩《しかん》性麻痺《まひ》（筋肉が緩み力が入らない状態）が残り、寝たきりに近い状態でした。言語障害により「うん」「やだ」という簡単な返答しかできず、意思疎通も難しいと考えていました。しかし佐々木さんと関わる中で「肩に手をまわしてください」と言うと肩に手をかける様子から、話す内容は理解していることが分かりました。またほかの利用者と家事に取り組んでいると自ら手を延ばし、左手のみで手伝ってくれました。そのような姿から私は「不自由だからできないだろう」「グループホームでの生活は困難だろう」との考えを改め「佐々木さんができることは行ってもらい、できるようになってもらおう」と考えるようになりました。

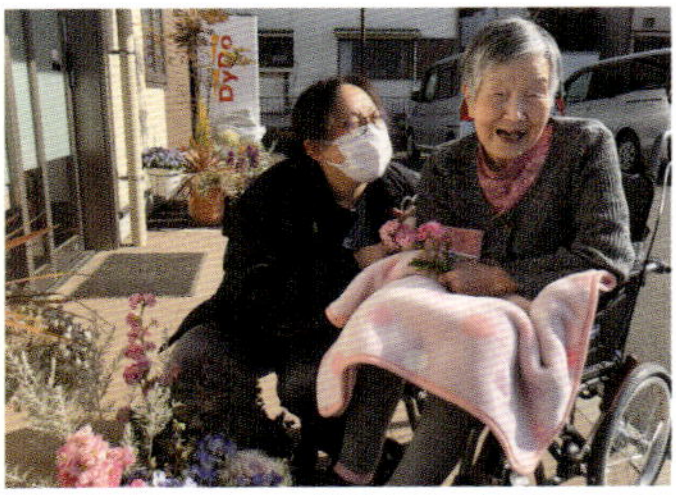
「愛の家グループホーム川越山田」玄関前にて会話を楽しむ佐々木たま子さん（右）と岡由美子さん

その後は、発語機会を増やすため頻繁に話しかけ、本人が話す時は、粘り強く聞き取るようにしました。また体を使う機会を増やすため、車椅子に座る時間を増やしていき、花を花瓶に挿す、洗濯物を畳む、食器を拭くなど、できることを一緒に行うようにしました。今では簡単な単語は聞き取れるようになり、ベッドで過ごす時間は減り、日常生活をほかの利用者と同様に送れるようになっています。

年齢や障害によりできないことが増えていくとできないことに目を向けがちです。しかし日常生活の中でできることに目を向け、できることを行ってもらえるように援助することで、機能の維持や向上につながります。

「振り返り」でケアを改善

「愛の家グループホームさいたま八王子」（埼玉県）　ホーム長　菅野 三枝子

職員の高橋美羽さん（仮名）は介護初任者研修（介護職の基礎知識や技術を習得する研修）を受講したことをきっかけに当グループホームに入職しました。利用者へのケアには戸惑いがあり、言われたことは行うものの、率先してケアを行うことは苦手なようでした。

当事業所に10年以上入居していた佐々木三郎さん（仮名）は90歳を過ぎ、食事量が減り、栄養補助食品のみで栄養を取るようになりました。そのような生活が約３年続き、徐々に状態が悪化し、車椅子に移るのも大変になりました。ベッド上で佐々木さんに合わせた更衣、排泄《はいせつ》、食事などの介助を行いました。高橋さんは、身体的に重度な佐々木さんのケアが苦手なようでした。しかし関わりをつづけることで、次第にできるようになっていきました。

佐々木さんが亡くなった時、職員全員でケアの振り返りをしました。高橋さんは「利用者が悔いることのない生活を最期まで送ってもらいたい。私も悔いのないケアを行っていきたい」と語りました。その後、高橋さんは、自ら利用者に関わろうとする場面も増え、利用者の意向を聞き、その人に必要なケアを提供できるようになっています。また、良い介護をするためには知識も必要と考え、介護福祉士の国家試験の準備も始めました。

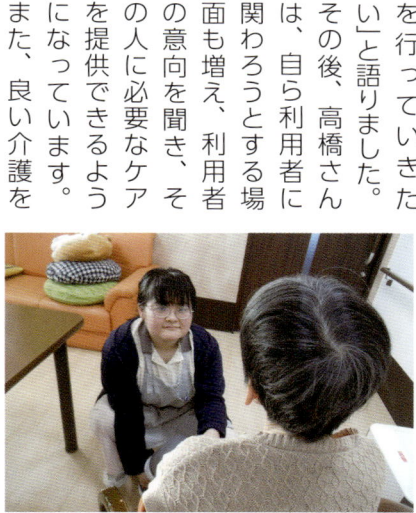

利用者の足部のケアをする高橋美羽さん

介護や医療の専門職は、利用者の逝去までが仕事ではありません。逝去後には、利用者の生活の経過や関わりなどを振り返る話し合いを行います。この話し合いの目的は行ったケアを振り返り、今後のケアの質を高めることです。忙しい日々の業務の中で行ったケアを振り返ることは難しいですが、ケアの振り返りを関係者で行い、「思い」「できたこと」「できなかったこと」「課題」を話すことで次につながります。

「低活動」は身体と心に悪影響

認知症戦略部　髙橋 綾

今回は「低活動」について解説します。

「低活動」とは、その人に適した活動時間より減少している状態という意味です。低活動と聞くと、動くことが減って筋力が低下するなどの身体面の変化をイメージすると思いますが、実は精神面にも大きな影響がみられます。

低活動の状態では、視覚や聴覚など、周囲から入る刺激が少なくなることに加えて、身体を動かさないことで脳の働く機会が減ります。その状態が長く続くと脳の働きが低下し「何かやる気がでない」という精神面の変化がみられるようになります。その状態をそのままにしておくと、**身体の衰えと精神状態の悪化が急速に進み、寝たきりの状態となります。**

「低活動」の対策には、生活習慣を知っている自分自身が気付く必要がありますが、認知症の人は記憶障害などの影響から生活習慣の変化に気付きにくく「今日は調子が悪いからできない」と答えることが多いです。しかし、周囲の人が「最近、動いていないから動きましょう」と伝えても「そんなことない、なぜそんなことを言われなきゃいけないのか」と返されることが多いです。

そのため、周囲の人が「低活動」になっていることに気付いた時は、**本人が気持ちよく「動こう」と思うきっかけや「私がしないと」という状況をつくる工夫が必要です。**そのきっかけや状況をつくるには「好きな食べ物」「好きな活動」「好きな場所」など、その人を深く知ることが必要です。

本人が気持ちよく動けているかどうか、もしくはそのきっかけが効果的なものであるかのサインは、その活動中に「笑顔」かどうか、その話題に触れた時に、いつもより発する言葉が多いかで判断するといいかもしれません。

認知症の症状と低活動

Point 認知症の人に効果的な活動やきっかけを提供できているサイン

下記のポイントについて、普段との違いを確認する

① 表情	② 発する言葉
・笑顔 ・楽しそう	・いつもより多い

「あの日」を経験し「今」がある

「愛の家グループホーム岐南」（岐阜県）　ホーム長　稲田 舞

私たちの事業所には、新人の時の経験を糧に大きく成長した、職員の酒井楓さん（仮名）がいます。酒井さんは「祖母に介護が必要になった時に役立ちたい」という思いから当グループホームに入職しました。

酒井さんは、介護は未経験でしたが勉強熱心で、利用者にも積極的に関わっていました。しかし、利用者の気分や体調は日によって変わるため、時にうまくいかず悩んでしまい体調を崩すこともありました。

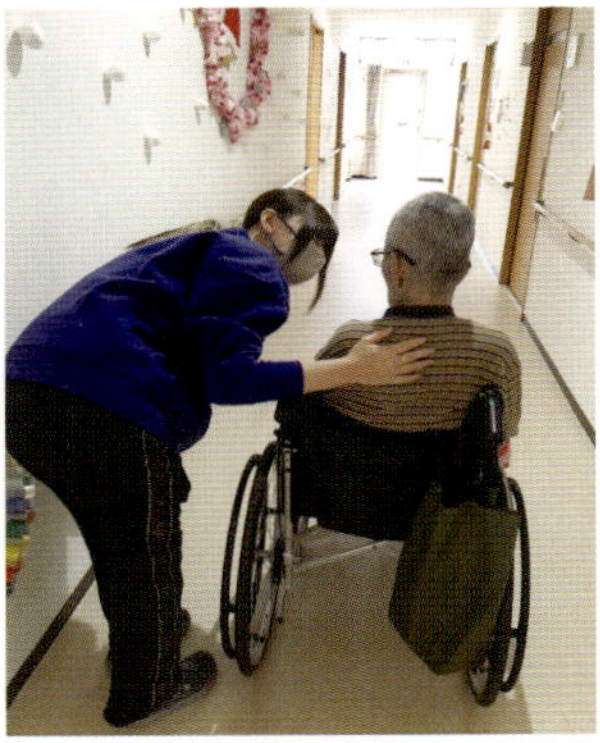

利用者と談笑する酒井楓さん

入職から半年ほどがたち、酒井さんに夜間の勤務を担当してもらうことになりました。ある日の夜、利用者が高熱を出しました。酒井さんは夜間の体調不良という初めて遭遇する状況かつ、日中と違ってフロアに自分しか職員がいない状況に戸惑ってしまいました。その時、他フロアの職員が駆けつけて一緒に対応してくれました。しばらくして状態が落ち着いた利用者が、心配そうに付き添う酒井さんに「大丈夫だよ」とほほ笑んでくれました。

酒井さんは「このままではいけない」と思い、より知識をつけたいと思いました。何気なく交わす会話や触れた肌の感触、行動を注意深く観察するだけでなく血圧などの数値と見比べたり、応急処置の研修会にも参加するようになりました。次第に利用者の状態を適切に判断できるようになり、対応に余裕が生まれ、自信もついてきました。数年が経過した今では、酒井さんは他の事業所からも頼りにされる存在になっています。

高齢者は、体調の変化を認識しにくくなったり、変調をうまく伝えることができずに時間が経過することで、症状が悪化してしまうことがあります。日々のコミュニケーションの中で表情や言動を観察し「いつもと違う」と感じ取り、血圧などのバイタルサインと照らし合わせて体調の変化に気付くことで、適切な支援ができます。

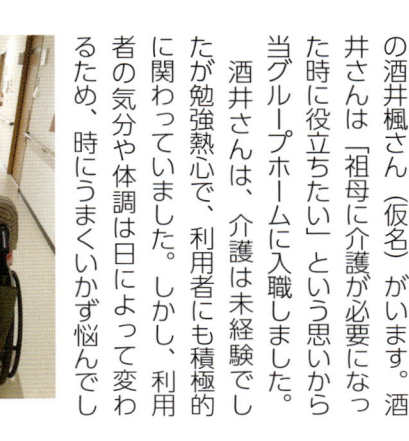

「思い」引き出す魅力的な仕事

「愛の家グループホーム柏の葉」（千葉県）　鈴木　仁香

私は高校卒業後、さまざまな仕事を経験しましたが、どの仕事も長く続きませんでした。「自分に向いている仕事は何だろう」と考えている中で、介護職をしている妹から「介護の仕事はやりがいがある。お姉ちゃんは向いているかも」と言われました。祖母や祖母の友人との思い出もあり、高齢者と関わってみようと思い、新規開設の当グループホームに入職しました。

介護の仕事は「きつい・汚い・危険」のイメージで、インターネット上で介護職に対する心ない書き込みも目にしました。いざ始めると「こんなに楽しい仕事なのになぜいろいろ言われるのだろう」と思うと同時に、「人に相対する仕事の中で一番難しい」とも感じました。認知症の方が何かを伝えようとしてくれても分からない場合や、私が「分かった」と思っても実際は異なることもあります。相手の表情を見て、ジェスチャーを交えながら関わり、何を伝えようとしてくれているのか、思考を巡らせる必要がありました。

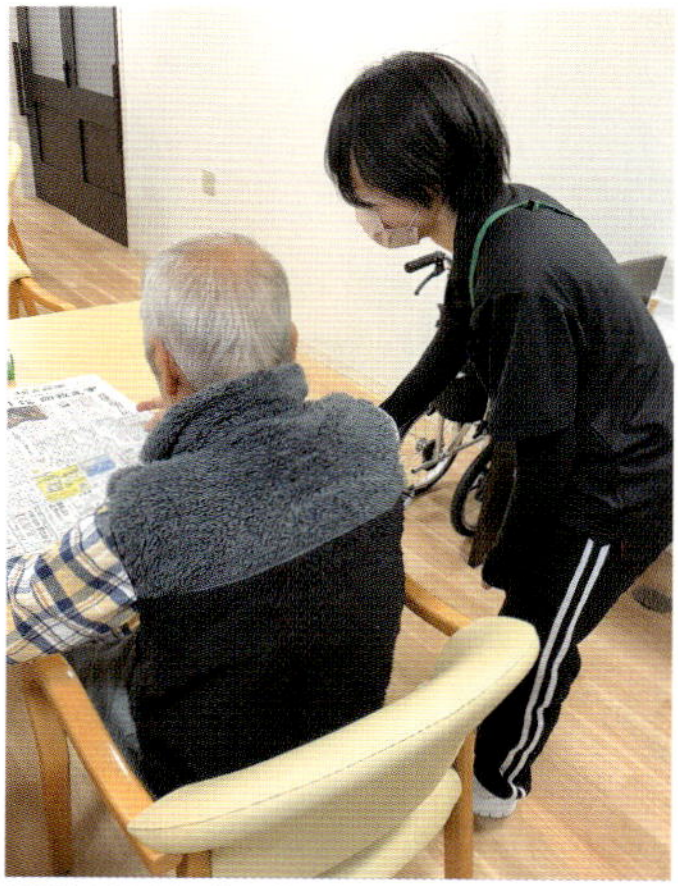
新聞を見ながら利用者と話をする鈴木仁香さん（右）

本で調べたり、介護職の経験者に聞いたり、関わり方を考えたりすることで徐々にコミュニケーションが取れるようになりました。介護職になって数カ月ですが「介護は自分に向いている仕事」と思っています。利用者に「ありがとう」と言えて、反対に「ありがとう」と言われたら「自分はここにいていいんだ。利用者と一緒にいていいんだ」と思えるからです。この仕事を長く続けて、天職と思えるようにしていきたいです。

認知症の方は自分の思いを伝えることが難しい場面もあります。介護職は利用者の表情や言葉などからさまざまな手法を用い、相手の気持ちや思いを引き出し、安心して過ごせる支援をすることが大切です。

中国出身の王さん、丁寧なケア

「愛の家グループホーム松戸上本郷」（千葉県）ホーム長　鈴木 亮

　当事業所には、王春麗さん（仮名）という職員がいます。王さんは中国出身で、日本で生活を始めて25年ほどです。介護の仕事の経験はありませんでしたが、とても勉強熱心で、日々一生懸命にケアに当たっています。

　王さんの入職前、私たち職員は、王さんは日本に長く住んでいて会話は可能だが、利用者の中には口が開きにくい方やうまく発声ができない方もおり、アクセントの違いなどを聞き取ることが難しくコミュニケーションが大変ではないかと心配でした。

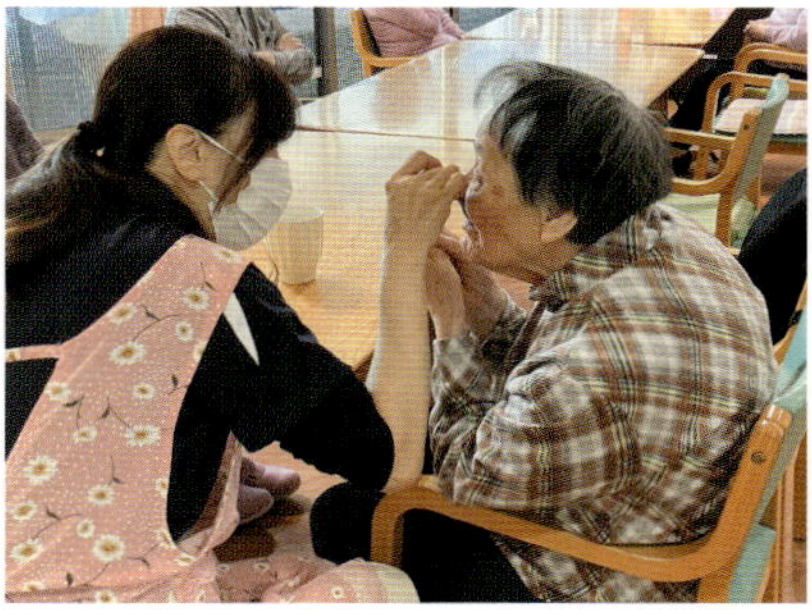

「愛の家グループホーム松戸上本郷」のリビングで利用者のケアに当たる王春麗さん（左）

また、私たちの事業所では王さんが初めての外国からの職員となるため、言語や文化・習慣の違いや、職員との連携について心配がありました。

　しかし、その心配は全く不要でした。王さんが入職し、先輩職員と一緒にケアに入ると、王さんはとても丁寧に利用者の話を聞き、声を掛ける際にも相手の意をくみながら目線を合わせてゆっくりと話すので、利用者にもきちんと伝わりました。時折、戸惑う姿が見られることもあり、他の職員が心配して声を掛けると、王さんは「全部が勉強です」と、前向きに捉えて利用者に向き合おうとしていました。他の職員は、王さんの丁寧さや熱心な姿を見て感心し、初心を思い出しています。

　認知症の方とのコミュニケーションは「話を聞く」ことが大切です。記憶障害により言葉や単語が出にくいこともあるため、相手の状況に合わせ、目線を合わせます。話を聞く姿勢や返答の仕方で、利用者が「言いたいことが伝わった」と感じてもらうことができれば、次の言葉が自然と出てくるようになります。丁寧な日々のコミュニケーションの積み重ねは、利用者とだけでなく職員同士の信頼関係をも築くことができます。

利用者の背景を知り関係築く

「愛の家グループホーム船橋坪井東」（千葉県）ホーム長　寺本　勇也

多田久志さん（仮名）は別の仕事をしていましたが、介護に興味があり、当グループホームに入職しました。しかし高齢者との関わり方が分からず、自分からコミュニケーションを取ることが苦手そうでした。

職員間で話している時に「多田さんは業務内容を覚えて業務には慣れてきているが、コミュニケーションが苦手そうだ」という意見がありました。そのため、私は多田さんと面談を行い、全入居者の情報やケア内容を確認してみました。すると、事業所での生活の様子は理解しているものの、入居前の生活歴についてあまり気に留めていませんでした。そこで話のきっかけづくりのためにいかに生活歴が大切かを説明しました。

その後、多田さんは利用者との会話の場面で利用者の出身地の話になった時、住所を聞き、インターネットで検索し、現在と過去のその場所の写真を印刷して見せました。利用者は現在の様子を見て変化に驚き、以前の写真には懐かしがりました。また、周りにいた他の利用者も会話に入り、昔の話などに花が咲きました。これ以降、

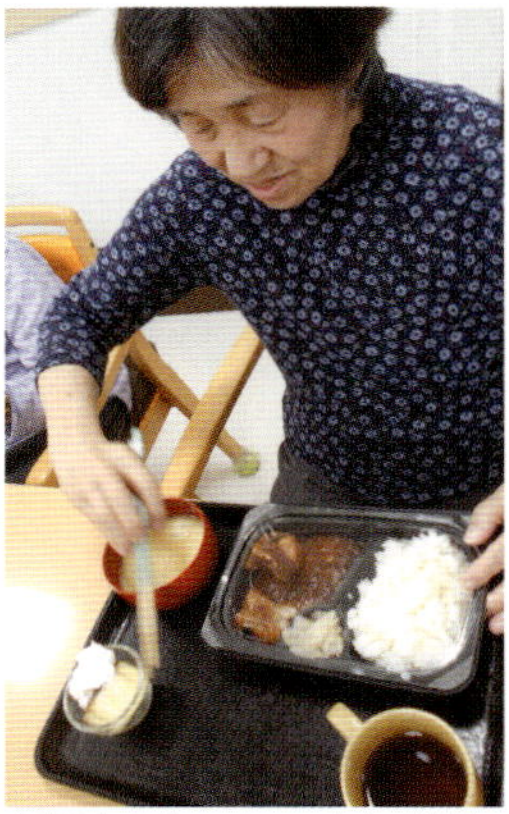

食事のレクリエーションとして出前でとった唐揚げとハンバーグをうれしそうに食べる利用者

多田さんはコミュニケーションを引き出すきっかけを自分から見つけるようになりました。最近では利用者の「食べたい」気持ちをかなえたいと相談に来ました。利用者それぞれ食べたいものが違うからどうしたらかなえられるかを考え、出前をとることになりました。自分たちが選んだものを食べることができ、利用者はとても喜んでいました。

コミュニケーションのきっかけをつくるためには、相手のことを知る必要があります。相手の背景、好きなことを知り、コミュニケーションを深めることが人間関係の構築、その人に合った援助にもつながり、多田さんのケアも変わりました。

利用者の可能性 見いだすケア

「愛の家グループホーム習志野奏の杜」（千葉県）　ホーム長　森田 豊

新卒入社の星崎さやかさん（仮名）は「認知症になっても当たり前の生活を過ごす」というフレーズに感銘を受け、当事業所の運営会社メディカル・ケア・サービスへの入社を決めました。介護未経験のため、指導者が星崎さんについてケアを開始しましたが、やってあげるのが介護者の仕事だと考えている様子でした。

当事業所では、家事や掃除などの生活動作は利用者と一緒に行います。星崎さんは、キッチンで利用者と共に包丁を使って作業するとけがをさせてしまうのでは、と不安に思っているようでした。しかし先輩職員につき、ケアを行っていく中で、利用者と生活動作を行うことの不安は減っていきました。男性利用者と炒め物をしている時、その方が何気なく炒め物の味見をして「うん、うん」とうなずく様子を見て、きっと家でも料理をしていたのだと思いました。また女性利用者に食材を切ってもらうと星崎さんよりも手際が良かったのです。家事動作を一緒に行うことの不安は払拭《ふっしょく》されていきました。

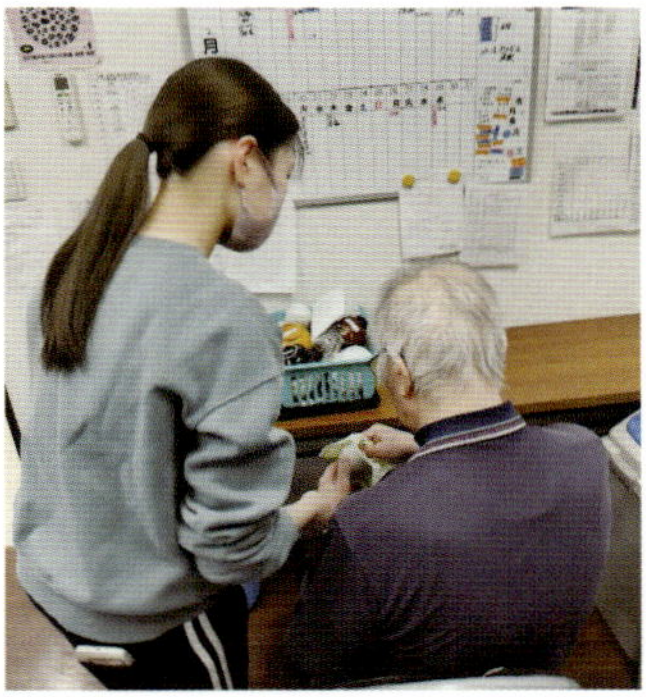
「愛の家グループホーム習志野奏の杜」で食器拭きを利用者と共に行う星崎さやかさん

また、部屋に閉じこもりがちな女性利用者が生活の輪に入る機会をつくりたいと考え、一緒に食器拭きをするようにしました。続けていくうちに日課となり自ら食器拭きを行い、居室にこもることはなくなりました。これらの経験により星崎さんは「できることややりたいことを職員が援助しながら行うことで、利用者の可能性を広げることができるし、利用者ができることは利用者と一緒にやっていこう！」という考えになりました。

介護施設に入居する前の生活で行っていた動作は認知症になっても継続できることがあります。その人らしい生活を続ける中でヒントになることがあります。

利用者が自ら動けるケアを

「愛の家グループホーム千葉園生」（千葉県）エリアマネージャー　新田　勇士

私は「誰かの役に立つ仕事をしたい」という気持ちで介護職の道を選びました。介護度が高い方が入居している特別養護老人ホームで働いている時は、利用者に対し介助をすることが多く「ありがとう」という感謝の言葉にやりがいを感じていました。

グループホームで働き出すと、利用者の自立度の高さと元気な様子に驚き、介助にかける時間が少ないことに驚きました。利用者は掃除、洗濯、食事準備など生活動作については長年行っているので、私がやるよりも上手に行ってくれました。気付けば私の方から「ありがとう」と伝える機会が増えていました。掃除や洗濯などの生活動作に積極的でない利用者にも「いつもきれいにしてくれて助かるので、またお願いしてもいいですか？」「ちょっと代わってもらえますか？」などと声掛けをすると利用者は率先して行ってくれました。家族との面会時に利用者が「私に何でもやらせるのよ」と話すと、家族はうれしそうに「家ではほとんど家事ができないと思っていたけど、グループホームに入って昔の母が戻ったみたいです」と私に言いました。「利用者ができることを行ってもらう」。これは、本人の能力を維持できるとともに、その行為に対し「ありがとう」と言われることで達成感にもつながります。これは自立支援の介護を考える上で重要で、私の介護観も変わっていきました。

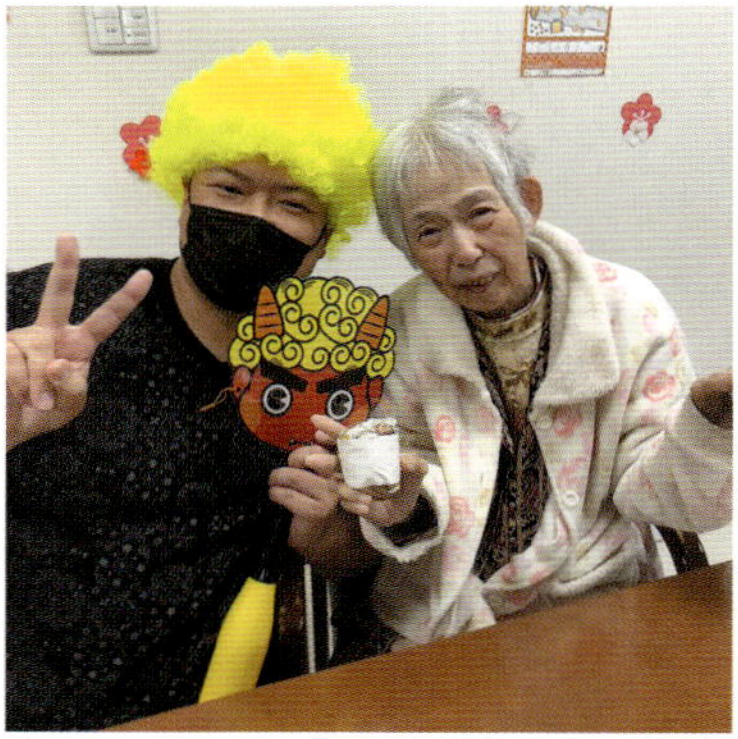
節分で鬼にふんする新田勇士エリアマネージャー（左）と利用者

入居している方の介護度によって必要になる支援が異なります。比較的動ける方が多いグループホームでは、利用者が行えるようなことを自分で行いたくなるような支援が大切です。自分でできることを行い続けることが、介護施設に入居後も自分らしく生活することにつながります。

外出によって笑顔を引き出す

「愛の家グループホーム姫路下手野」（兵庫県）ホーム長　草薙　翼

私は上京して介護施設で働いていましたが、地元の関西で働きたいという思いから、兵庫県に新しく事業所が開設することを知り、14年前に当社に介護職員として入職しました。

以前の施設では、介護を提供する側と介護を受ける側の線引きを明確に考えており、目の前の仕事に対応することに集中していました。しかし、利用者と共に生活しながら支援をするグループホームという環境を目の当たりにし、仕事に対する認識が大きく変わりました。一緒に散歩をしたり、協力して食事を作ったり、一緒に出かけたりと、共同生活をしながら生活そのものを支援していくことにやりがいを感じました。

利用者に行きたい場所を聞き、喫茶店やファミリーレストラン、水族館、動物園へ一緒に出かけるなど、「やりたいこと」をかなえられることに喜びを感じました。また、口数が少ない方でも、見慣れた場所をドライブすると普段はしない思い出を話すなど、外出することで事業所の中では見られない懐かしそうな表情や笑顔を引き出せることにも喜びを感じます。

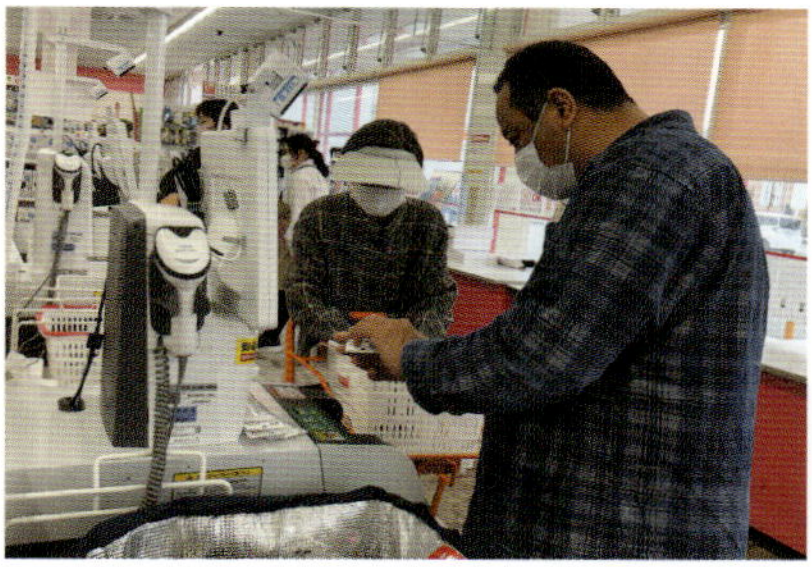
スーパーマーケットに買い物に出かけた利用者（左）と草薙翼ホーム長（右）

入職から8年で事業所責任者を任されました。そして昨年、責任者として当事業所に移ってきました。当事業所は２０２０年3月の開設直後に新型コロナウイルス禍で、外出を控えざるを得ず、外出支援から足が遠のいている状態でした。利用者と共に生活しながら、利用者の思い出の場所や、行きたいところへ行くことをかなえる、そんな支援を再開します。

介護は単なる世話ではなく、個々の生活を支える専門的な役割を果たしています。利用者のしたいという気持ちを引き出すこと、したいことをかなえること、活力をもって生活できるように生活全般を支えています。

現場リーダー選出、ケアを改善

「愛の家グループホーム箕面稲」（大阪府）　ホーム長　清藤　徹也

私は利用者が役割を持ち生き生き過ごす事業所にしたいと思いつつも、職員不足に悩まされて、安全に過ごしてもらうためのケアで精いっぱいの状況でした。自分だけで利用者のケアに変化を加えることに限界を感じていました。

その状況を変えるため、職員から現場をまとめるリーダーを選出しようと思いました。今の職員をまとめることができるのは、優しくて物腰の柔らかい鈴木美智子さんが適任であると考え、リーダーに任命しました。鈴木さんからは「自分に務まるか」という不安も聞かれましたが「あなたに合ったリーダー像がある」と、リーダー像がどのようなものなのか助言をしました。また、鈴木さんがリーダーとなったことで職員の声が鈴木さんに集まるようになりました。私は鈴木さんと多く会話することで現場の状況を迅速に把握し、鈴木さんに任せることと、自分がやらなければいけないことを整理し、利用者へのケアを見直していきました。

リーダーとなった当初の鈴木さんは不安な様子で、何事も事前にホーム長の私に相談してから実行していました。しかし、経験を積む中で、「ここは私がしなければいけないところだ」と自発的になっていきました。状況を良くするために職員に働きかけるようになりました。鈴木さんの働きかけもあり、利用者は家事や余暇など、自分がしたいことの実現に近づいています。

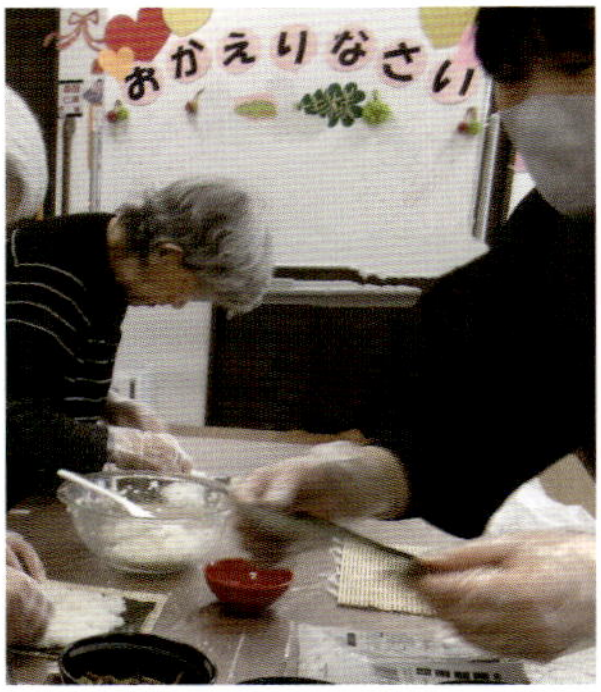

「愛の家グループホーム箕面稲」で手巻きずしを作る利用者ら

高齢者の心身機能は絶妙なバランスで保たれており、少しの変化が生活に影響します。そのため本人に合った生活のスタイルを見極め、それを継続する必要があります。しかし、関わる職員も多く、新しいことや統一した関わりを実践するためには、職員を束ねるリーダーが必要となります。今回のようにリーダーの存在が利用者へのケアを変化させることにつながります。

「挑戦」と「発見」介護の魅力

「愛の家グループホーム香芝」（奈良県）　佐藤　晴紀

私は大学卒業後、祖母の介護をきっかけに介護に関する資格を取得し、介護施設での実習に臨みました。通いや泊まり、さまざまな介護サービスを経験しましたが、その中で家庭的な雰囲気で居心地が良かった認知症グループホームで働くことにしました。

当事業所に就職して働き始めたばかりの頃は「介護は誰かのお世話をしてあげる仕事」という意識しかありませんでしたが、ある出来事が私の介護に対する考え方を変えました。ある日、リビングで利用者の服を畳んでいると、知らないうちにある入居者が服を畳んでいました。しかも、私が行うよりも衣類の端と端がきれいにそろえられ、丁寧に畳まれていました。

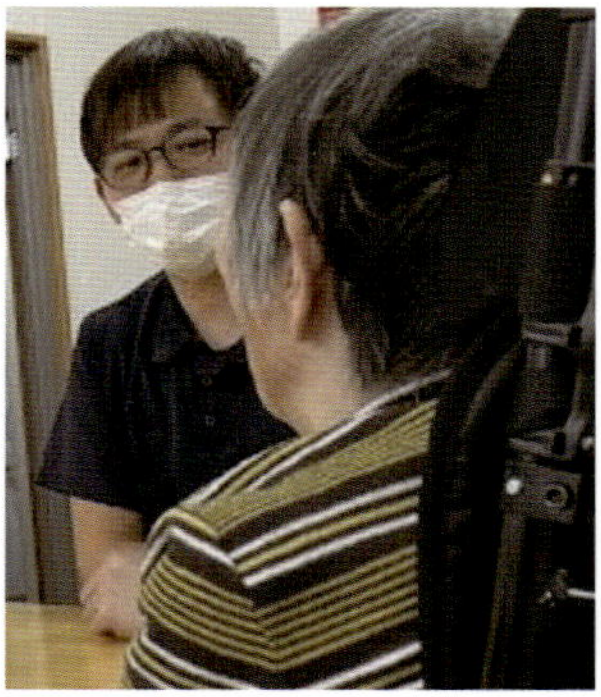
「愛の家グループホーム香芝」で利用者の様子を観察する佐藤晴紀さん

私はその様子を見て「目の前にいる人は介護を受ける人ではなく、自分たちと変わらない人」という当たり前のことに気付き、自分が利用者に対して先入観を持って関わっていたことを知りました。

それからは何かする際には「もしかしたら利用者もできるかもしれない」と考え、利用者の行動をよく観察するようにしました。「ここでつまずいて、動作ができなくなっている」とポイントを絞った支援を行うことで利用者はもともと行っていた料理などの家事仕事は上手にできることも分かりました。「楽しい」と思いながら、利用者の生活が豊かになることを続け、もう13年になります。日々、挑戦と発見、これが介護の仕事の魅力だと多くの人に伝えたいです。

認知症の人は脳の障害の影響で、手順が分からなくなったり、注意散漫になったりと、体に不自由さがなくても活動ができないことがあります。しかし、行動の開始や、つまずいている過程について支援し、集中できる環境を整えれば、実行できることが多いです。

利用者本位のケアを実践

「愛の家グループホーム周南須々万」（山口県）ホーム長　金子　歩

　田丸友紀恵さん（仮名）は友人の誘いで介護の仕事に興味を持ち、当グループホームへ入職しました。以前に働いていた事務の仕事では、正確かつスピーディーにスケジュール通り行うことが求められていました。

　事務仕事の進め方が身についているためか、1日の業務内容を時間通り進めることに気を取られ、利用者の状態や表情にまで目を向けられていないようでした。日々の業務でも、ため息が出たり、イライラしている様子が見られました。声掛けも「汚れているからトイレに行きましょう」と業務的になっていました。

　私は、田丸さんにこまめに声を掛け、うまくいかなかった場面で「どんな声掛けやどんなケアを行ったのか？」「利用者がどのような状態でどんな思いだったか？」などを聞きながら、認知症や介助方法についても説明していきました。

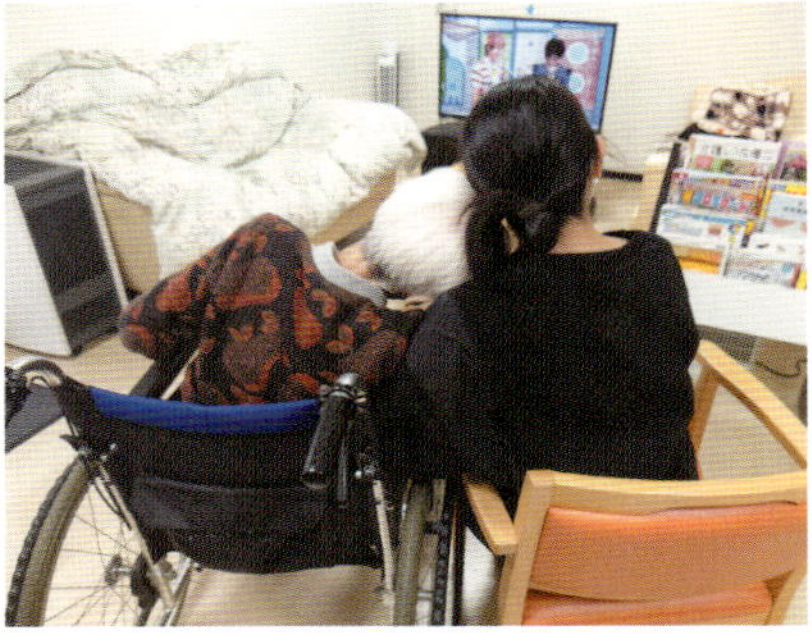

「愛の家グループホーム周南須々万」で仲良くテレビを見る田丸友紀恵さんと利用者（右）

　利用者の須藤さん（仮名）は他の職員の介助は受け入れるものの、田丸さんの介助には大声を出して嫌がりました。田丸さんは須藤さんの対応に苦戦しましたが、私や他の職員のアドバイスによって介助方法を考えるようになりました。須藤さんの表情を確認しながら業務の順番を変えたり、声掛けで「お手伝いしましょうか？」と提案したりすることで、須藤さんは次第に田丸さんを拒否することがなくなりました。そして田丸さんは業務中心ではなく、利用者一人一人の気持ちを第一に考え、その時に合わせた対応をするようになっています。

　介護の仕事は援助する側の主観や都合で行われるものでなく、利用者本人が選択し決定するものです。利用者一人一人のその時の状態に合ったケアを行わないと、介護拒否につながることがあります。

利用者の気持ちに寄り添う

「愛の家グループホームいけうら」（大阪府）　今井 涼

私は「人の役に立つ仕事がしたい」と考え、11年前に当グループホームに入職しました。介護の仕事は初めてだったものの、学生時代に看護学校で学んでいたこともあったため、「自分でもできるだろう」と自信を持っていました。

今までの人生で認知症の方と関わる機会がなかったため、利用者が何度も同じことを聞く様子や、「家に帰る」などと言って落ち着かなくなる様子に初めて触れ、なぜそのような行動につながるのかが分かりませんでした。利用者に対してどのようにすればいいのか分からず、先輩職員の介助方法や声の掛け方を見よう見まねでやっていました。先輩職員と同じように対応しているつもりでも、利用者からは思うような反応が返ってこず、うまくいかないことが続きました。利用者に合わせた臨機応変な対応が必要と言われてもできず、もどかしい思いをしました。

そのような中で自分の行動を振り返ると「自分がどう対応するか」ということを考えていて「利用者は何を望んでいるのか、利用者のために自分は何ができるのか」とは考えていなかったと気付きました。「利用者の気持ちに寄り添い、希望や思いをくみ取り、それを実現できるようにお手伝いをすること」こそが私たちがすべきことだと分かり、今ではリーダー職を任されています。認知症になってもそれぞれが「できること」を見つけ、生活の中で自分の持つ力を発揮しながら、より豊かに暮らせるように支援しています。

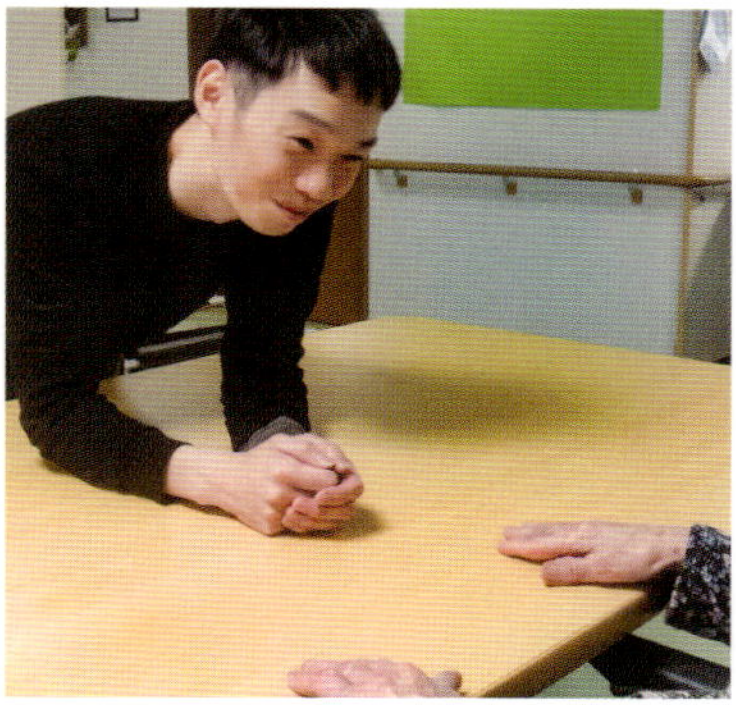
「愛の家グループホームいけうら」で利用者と関わる今井涼さん

認知機能の低下により、自分の思考や感情を適切に表現することが難しくなることがあります。周囲の人がその人の背景や価値観などを知って思いに寄り添うことが、本人のやりがいにもつながります。

相手の反応受け取りケア

「愛の家グループホーム堺浜寺」（大阪府）　渡辺　久美子

私は、子育てなどもあって仕事を辞めていましたが、介護の仕事をもう一度したいと思い、自宅近くで開設した当グループホームに入職しました。利用者を尊重し、親切、丁寧なサービスを提供できるような職場で働きたいと思っていました。

初めは一人一人の利用者に合わせた対応をするのが大変で、意思をくみ取れない方もおり、どう対応したらいいのかと迷うこともありました。その中で「自分だったらどう関わってほしいか」ということを常に大切にし、自分の関わりとそれに対する利用者の反応から考えて行動するようにしました。

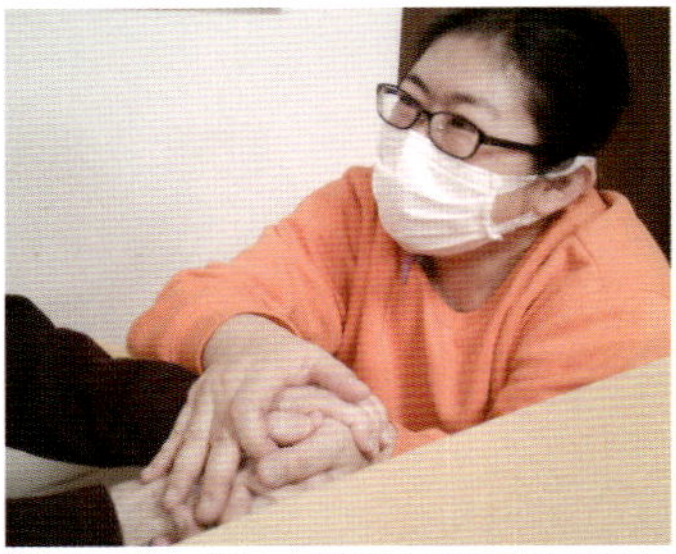
「愛の家グループホーム堺浜寺」で利用者と対話をする渡辺久美子さん

会話をする中で、相手の反応や表情をよく観察し、混乱や不安を感じているようであれば、会話の方向性を変えて安心感を与えられるようにしました。相手の理解しやすい話題や言葉を選んだり、相手の興味に合わせて話すなど、相手の反応を受け取りながら、コミュニケーションを取るようにしました。利用者との関わりを積み重ねていくことで、利用者をより深く理解し、一人一人に寄り添った対応ができるようになりました。また、職員間での対応のばらつきによって利用者に混乱を与えている場合には、チームとして統一したケアを行えるよう提案も行いました。6年前からリーダー職を任されました。それぞれの気付きを持ち寄り、仲間と協力し、相談し合いながら、より良いコミュニケーションや関わりができるように努めています。

介護職はコミュニケーションにおいて、利用者の反応や状況を考慮し、最良の選択をすることが求められます。チームでケアを行う中で相談や意見交換を通じて情報を共有し、さまざまな視点から考えることが重要です。その後、チームとして行動を起こし、その結果を振り返ることで、より効果的なアプローチを見つけることができます。

利用者を守るヒーローになる

「愛の家グループホーム花立２番館」（熊本県）　三根　楓子

私は就職活動中にどんな仕事ならやりがいを持ってできるのか考えるようになりました。その頃、主人公が最高のヒーローを目指して成長するアニメを見て「私もヒーローになれたら」と思いました。直接、人助けができる仕事はやりがいがあると思い、介護の仕事に興味を持ち、介護未経験で入職しました。

実際に利用者と関わってみると、率先して洗濯物を畳んだり、職員の名前を憶えているなど見た目には認知症とは分からない利用者が、数分前に食べたことを忘れ、分からないことで困っている場面に触れました。それで、知識をつけて早く役に立ちたいと思いました。

入職から４カ月、元気だった利用者が突然、体調を崩して亡くなりました。急に人の死に直面し、つらくて耐えられず、仕事を続ける自信がなくなりました。気持ちが落ち込んでいる中、事業所で新型コロナウイルスの集団感染が発生し、多くの問題と向き合わざるを得ない状況になりました。「利用者が亡くなったら」と不安でしたが、皆が笑顔で過ごす日々を取り戻すため気持ちを切り替え、感染を免れた職員と共に危機を乗り越えることができました。二つの経験から、つらく悲しい状況下でも、限られた時間の中で、利用者が最期まで笑顔で過ごしてもらうために自分には何ができるか、覚悟を持って仕事に向き合えるようになりました。入職から1年半、利用者からのうれしい言葉や笑顔が私のモチベーションです。さらに知識や技術を身につけるべく勉強し、経験値を増やして〝最高のヒーロー〟になることを目指していきます。

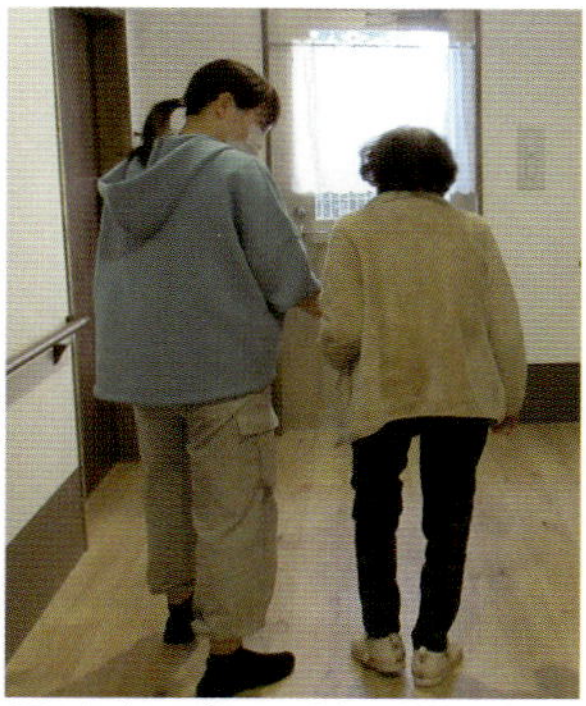
「愛の家グループホーム花立２番館」の廊下を歩きながら利用者と談笑する三根楓子さん（左）

介護職は利用者の人生という物語のエピローグに関わっています。介護が必要になっても認知症になっても最期まで豊かに生活できるよう、一瞬一瞬を大切に支援しています。

楽しくケア、事業所を明るく

「愛の家グループホームたるい」（岐阜県） 副ホーム長 棚瀬 啓一郎

ベトナム出身のドーティ・ゴックさんは介護の仕事をしていましたが、自身が思い描いていた仕事ができていませんでした。「利用者ともっと話をする時間がほしい」「利用者と楽しいことを一緒にしたい」などと悩んでいたところ、当グループホームの求人を見つけ、自分がしたいことができるのではないかと考えて入職しました。

入職時からホーム長や他の職員に「利用者とたくさん話をしたい」と思いを伝えていたことや、ドーティさんの丁寧で礼節のある振る舞いや言葉遣いが、利用者にも職員にも良い影響をもたらすと考え、その機会を多くつくりました。しかし当初は、習っていた日本語の標準語とは違う方言などに戸惑い、思ったように利用者と会話ができませんでした。それでも周りの職員は「ドーティさんができることを自由にしていいよ」と伝え、見守りました。周囲の支えもあり、方言や漢字など自身が分からないことを「利用者に教えてもらう」というドーティさんなりにできる関わり方で利用者との会話を広げるようになりました。

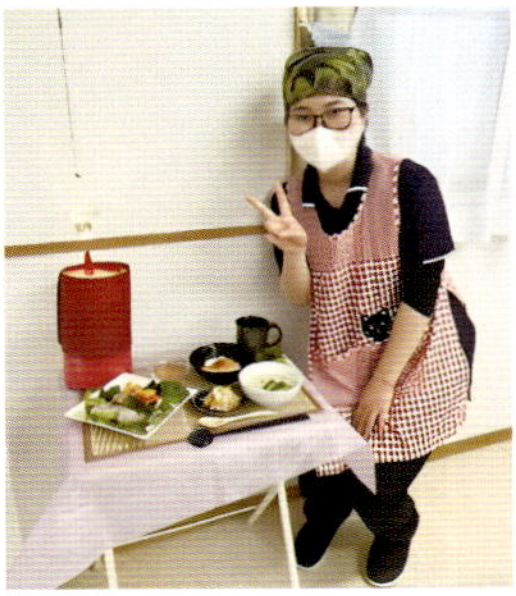

「愛の家グループホームたるい」で楽しそうに働くドーティ・ゴックさん

また、利用者の作品製作を手伝うといった関わりをしながら、利用者の笑顔を引き出すこともできるようになりました。そして何より利用者が喜んでくれる様子をみて、ドーティさんが楽しそうに仕事をするようになりました。自身の得意な部分だけでなく苦手な部分についても利用者との日々の関わりに生かしている様子は他の職員にも良い影響を与えています。ドーティさんはよく「ここにいる人たちはみんな優しくて、いいところだ」と楽しそうに話してくれます。

認知症の症状は環境に大きく左右され、働く職員の表情や雰囲気は利用者に影響を与えます。そのため利用者だけでなく職員が過ごしやすい雰囲気をつくることも大切です。普段からそれを実践できている事業所であるためドーティさんが自分の良さを発揮できました。

利用者に寄り添い　共に生活

「愛の家グループホーム武蔵ケ丘」（熊本県）　髙橋　斗希

私は、母が福祉関係の仕事をしていたことや祖母の介護をする姿見ていたこともあり、介護の仕事に興味を持ちました。「人のためになりたい」という気持ちを持ちながら、介護や福祉を学ぶ学校に進学後、近所にある規模の大きい介護施設に入職しました。ここでは限られた時間で多くの人に入浴してもらうなど、作業的に仕事をする日々が続き、気付けば8年がたっていました。そんな時、近所で小規模の介護施設がオープンすることを母から聞き、当グループホームに転職しました。

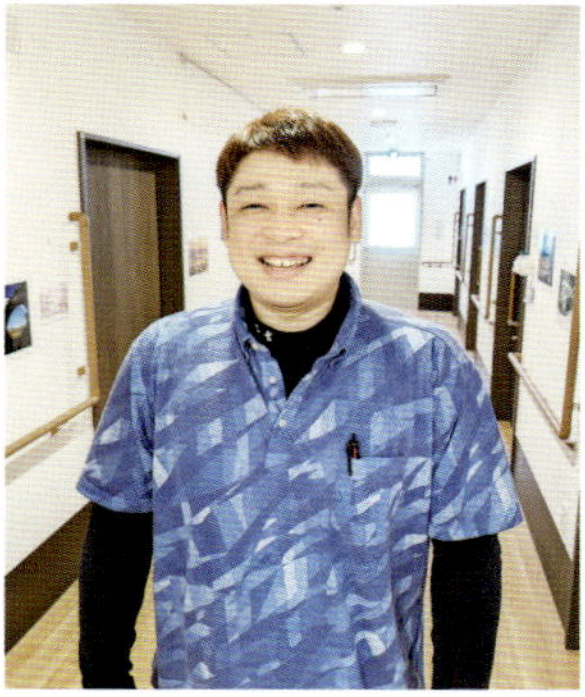
「愛の家グループホーム武蔵ケ丘」で楽しそうに働く髙橋斗希さん

作業的だった前職では「本当に目の前の人の役に立てているのか」と疑問を持っていました。しかし月日がたち、自分が家庭を持つ中で、いつしか「家族を養うためにする仕事」に変わっていました。それでも「人のためになると実感できる介護の仕事を実践したい」という思いは片隅にありました。

転職したからには、今度こそという思いでした。小規模の介護施設で少人数の利用者へのケアが自分に合っていたのか「楽しい」と感じることの連続でした。家庭的な雰囲気で調理や掃除などを利用者と行うことで「一緒に生活している」と思えました。ホーム長は「利用者の生活に自分たちがどれだけ寄り添えるか」と思いを話してくれます。ホーム長に共感し、その後もこの思いを大切にしてきました。今では自分が他の職員に教える立場になっています。この気持ちを忘れずに今後も利用者の生活に寄り添っていきたいと考えています。

認知症グループホームは家庭的な雰囲気で、利用者と職員が共に生活する空間です。利用者が少人数であるため、大規模な介護施設と比べて、調理や掃除などの生活動作で利用者それぞれの長所を発揮しやすい特徴があります。

先輩からのアドバイスで成長

「愛の家グループホーム秦野鶴巻」（神奈川県）副ホーム長　守屋 美香

　新卒で入社した小平麻央さん（仮名）は「人と関わる仕事がしたい」と介護業界を希望しました。しかし利用者と深く関わろうとせず、業務を淡々とこなしていました。また「落ち着かない人」「怒りっぽい人」と利用者のイメージを自分でつくるところがあり、苦手な利用者には自分から関わっていこうとしない場面もありました。

　利用者への対応の場面で、先輩職員が声掛けするとうまくいくのに、小平さんが声掛けすると、経験の浅さだけでなく、自ら積極的に関わろうとしないためにうまくいかないことがありました。小平さんに利用者についてよく知り、利用者に合ったケアを知ってほしいと考え、担当フロアの職員全員で利用者の対応について話し合うことにしました。

　利用者が落ち着いた時、落ち着かない時の声掛けや介助の仕方など、職員間でのやり方の違いを共有しました。小平さんが知らない利用者の情報も多く、利用者を知ることでコミュニケーションが潤滑になり、ケアにつなげられることを理解してもらいました。その後、小平さんは自分のことを知ってもらうことから始め、利用者のことも知るために自ら話しかけるようになりました。時には動画などを使い、話のきっかけをつくるなど、工夫をしながら会話をする姿が見られるようになりました。そして今では苦手と思っていた利用者にも自ら話しかけ、先輩職員にケアのことを聞くなど、他の職員の意見を取り入れて困りごとを解決できるようになっています。

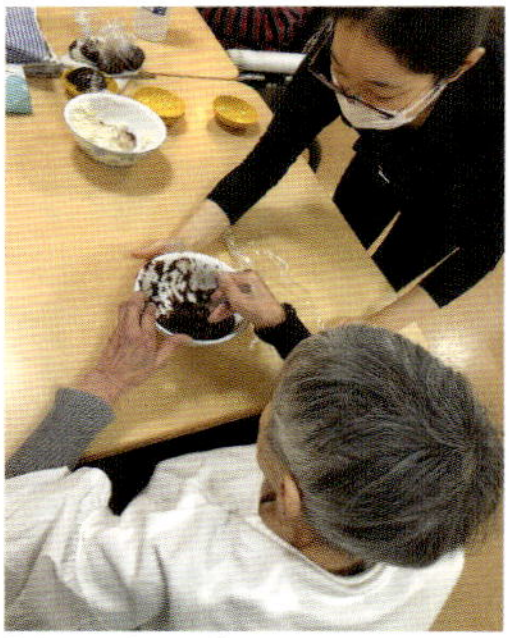
「愛の家グループホーム秦野鶴巻」でおやつのおはぎ作りをする小平麻央さん（奥）と利用者

　医療や介護の現場では、一人一人の利用者の状態が違うため、机上で学ぶことだけではうまくいかないことが多くあります。自分の経験をプラスすることでうまく進むこともありますが、今回のように、より多くの利用者と関わってきた現場の先輩の経験やアドバイスが有効になることがあります。

将棋で打ち解けて　ケア改善

「愛の家グループホーム足立堀之内」（東京都）　ホーム長　岩村　映子

佐藤圭太さん（仮名）は近隣に住む祖父母と共に実家で暮らしています。小さい頃から介護を身近に感じ、介護の仕事に携わりたいと考え、新卒で当グループホームへ入職しました。

入職するとさまざまな症状の利用者がいて、その方に合わせて介護することの大切さを知りました。当事業所には新卒泣かせの男性利用者が数名います。若い職員には厳しい言葉で接することが多く、夜勤時は特にそれが目立ちました。夜勤の巡視時、声を掛けて入室するものの「勝手に入ってくるんじゃない！」と怒られることがありました。「責任者に連絡しろ！」と言い張り、ホーム長と連絡が取れるまで収まらないこともありました。うまく対処できるか、特に夜勤に入るときは心配しつつ勤務することが続きました。先輩職員からのアドバイスを聞き、表情を観察したり、声掛けを工夫していきました。

それらの男性利用者で共通していたのが、将棋が大好きでいつも将棋の相手を探しているということでした。「退屈だ！」「将棋の相手がいない！」という言葉もよく聞かれていました。佐藤さんは将棋ができることもあり、ホーム長から「将棋をコミュニケーションの手段として使ってみたら？」と、アドバイスをしました。佐藤さんは将棋の相手を買って出るようになり、接する時間も増えたことで、その方の気持ちに合わせた対応や喜んでくれる状況をつくることができるようになりました。現在はどの方とも自信を持ってコミュニケーションできるようになっています。

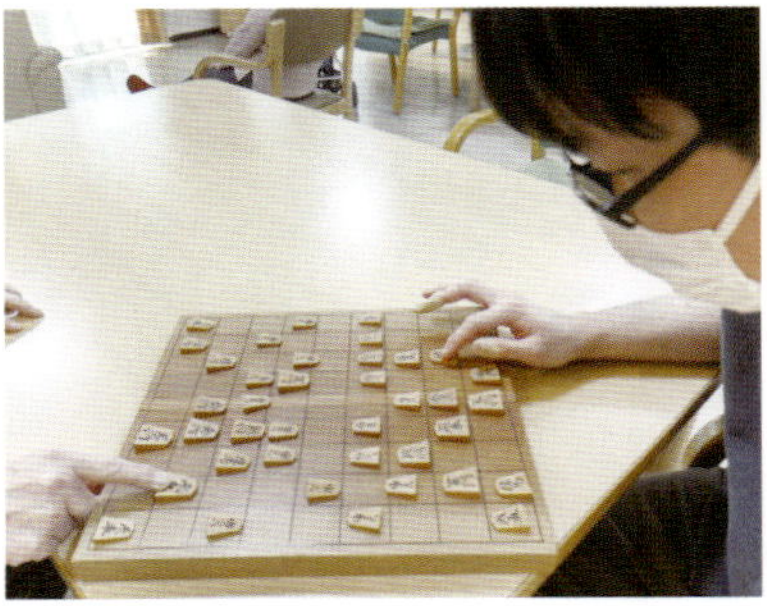

「愛の家グループホーム足立堀之内」で利用者と将棋を指す佐藤圭太さん

長年続けてきた趣味の継続は生活に張りを与えます。今回の事業所の生活においても、趣味を活動につなげることでコミュニケーションの機会が生まれ、人間関係の構築につながりました。

ボタン留めてもらい通じ合う心

「愛の家グループホーム足立加平」（東京都）　中田　昌幸

私は、東京都の介護人材確保対策のチラシを見て興味を持ち、職場体験で当グループホームを訪れました。認知症の方に会うことすら初めてでしたが、利用者が笑いながら昔のことを思い出して話す様子を見て、介護の仕事をしてみようと思い、入職しました。

実際に働くと、利用者の思いを受け止める難しさを思い知りましたが、目の前の利用者に誠実に向き合いました。利用者の山村耕三さん（仮名）は、大工だったことを何度も話してくれました。会話のやりとりは円滑ではないものの、仕事に誇りを持っていた山村さんとの会話は楽しいものでした。

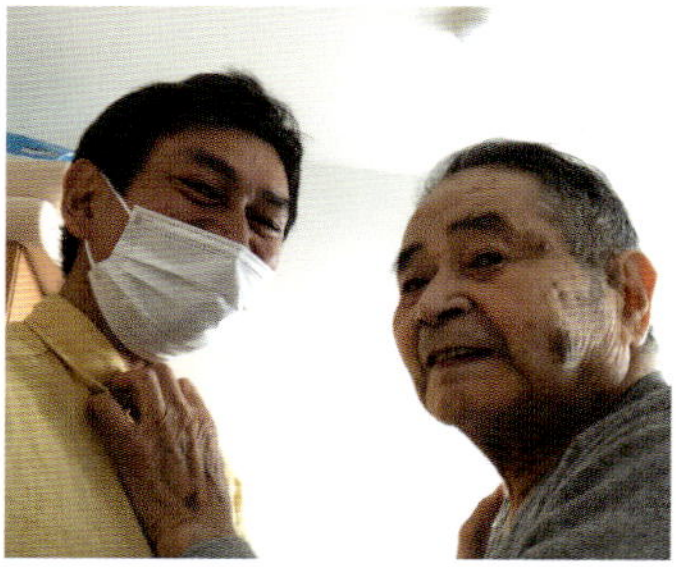

山村耕三さん（右）にボタンを留めてもらう中田昌幸さん

数年後、山村さんは脳梗塞《のうこうそく》を発症し、言葉をかけても以前のように言葉が返せなくなりました。交流を諦めていましたが、ベッドから立ち上がる介助をした時、山村さんが私のシャツの1番上のボタンを笑顔で留めてくれたのです。また、病院帰りの車内で信号が青に変わると「ゴーだ！」と言葉を発しました。本来の山村さんの姿が垣間見え、私はさらに山村さんの言葉や思いを引き出したいと思いました。「いただきます」などのカードを見て一緒に声を出し、昔の写真を見て会話をしました。山村さんはカードを見て言葉を発したり、写真を見てうなずいたりしてくれます。職員も「さらに話してもらいたい、本来の山村さんを引き出したい」と関わっています。私は山村さんにボタンを留めてもらえたからこそ、思いが通じ合う喜びを感じました。その人の中の「その人」はいなくなることはないと思います。これからもその人らしく過ごせる支援をしていきたいです。

病気やできないことに目を向けてしまいがちですが、利用者の思いの表出や「したい」と思えることが自然と実現できる関わりによって、その人自身を取り戻すことにつながります。

介護の仕事、人間的にも成長

「愛の家グループホーム練馬西大泉」（東京都）　ホーム長　池谷　雄樹

私は、生活全般に関わる仕事としての介護職に興味を持ち、介護の業界に入りました。さまざまな介護現場を経験した後、資格を取得し、高齢者に介護サービスを手配するケアマネジャーとして働きました。その後「アットホームな中で、その方の最期まで生活を共にできるところで働きたい」と当グループホームに入職しました。

入職当初、不安な気持ちが強い利用者と接する時、会話をしていても実は職員の一方通行となっていることがありました。職員のペースでケアを進めると、何かしらの理由で職員の言葉が耳に入りにくい状態になり、利用者が落ち着かなくなることがありました。そこで利用者の表情や言葉を見極め、早めに対処するようにしました。

「自分の思いを伝えられない利用者の気持ちに寄り添いたい」「利用者が最期まで穏やかに過ごせるようにしたい」と強く思うようになりました。

利用者が看取《みと》りの時期に入り、家族も当事業所で最期まで看てほしいと希望した時は、職員と共に万全の準備の下、看取りケアを行います。利用者の思いに寄り添い、家族と連絡を密に取り、いつでも来訪でき、宿泊もできるように環境を整えます。最期を一緒に迎えた後、家族から深い感謝を受けますが、毎回十分なケアとは何なのかを考える機会になり、介護の奥深さを感じています。

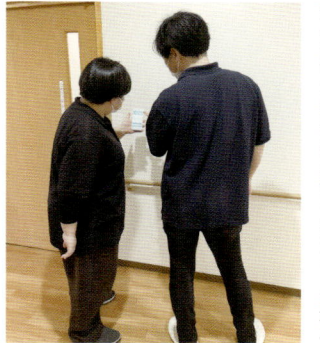

「愛の家グループホーム練馬西大泉」で職員と利用者の状態確認をする池谷雄樹さん

また、若い職員が看取りを経験することで人との向き合い方や介護の仕事への思いを変え、成長していく姿を見ます。事業所をまとめる立場としても、この仕事にさらなる価値を感じるようになっています。

介護現場では、病態や症状の違う利用者やその家族ら多くの方と関わり、その方に合わせた対応を行います。現場でのさまざまな経験は、介護技術の学びとなるだけでなく、相手を理解するために動くことから人間としての幅も広がります。

介護仕事通じ人間的に成長

「愛の家グループホーム横浜瀬谷」（神奈川県）　副ホーム長　杉本 大

当事業所では毎年、新卒の職員が入職します。ケアをする利用者はそれまで関わりの少ない高齢者で、しかも認知症を抱えています。また、同僚になる職員の多くは自分の親世代です。利用者だけでなく同僚の職員との関係づくりなど、多くの不安を抱きながら勤務が始まります。

新卒で入職した笹原紀子さん（仮名）は内気で自分から利用者と関わることを苦手とし、認知症の方とどのように関わればいいいかも悩んでいました。また小柄なため、体が大きく介助量が多い方の介助をする時にはうまくいかないようでした。

自分から相談することも難しいようなので、困っている時は私の方から介助技術を指導し、介護をする前の準備がいかに大切かを伝えていきました。「どんなことをするかが分かるように声掛けをしてから行動をすること」「ベッドから車椅子へ介助する時は、ベッドの高さを合わせるような準備が必要なこと」などを伝えました。笹原さんは教えられたことをしっかりと日々のケアの中で実践していきました。ある日、笹原さんがうれしそうに「奇跡がおきました！あんなに難しかった移乗介助が自分だけでできたんです！」と報告に来てくれました。今では困ったことは自ら先輩に相談できるようになり、自分の考えを述べ、ケアに少しずつ自信を持てるようになっています。介護技術を学ぶことにも意欲的で、会社の昇級試験へ向けての勉強も始めています。

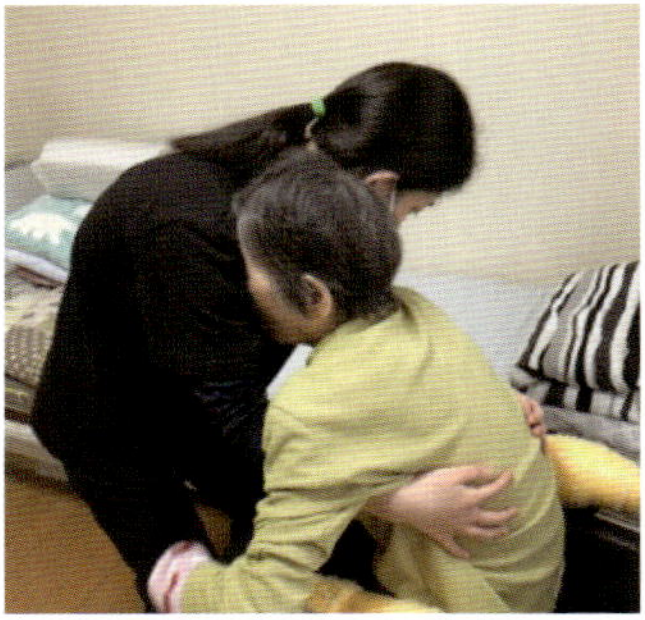

「愛の家グループホーム横浜瀬谷」で利用者の移乗介助をする笹原紀子さん

成功体験により自分の能力や可能性を実感し、新しい挑戦にも積極的に取り組めるようになります。また、困難を乗り越える力や問題を自分で解決できる能力も養えます。このような積み重ねは、自己肯定感や仕事への意欲にもつながります。

その人らしさ引き出す支援

「愛の家グループホーム高津野川」（神奈川県）　ホーム長　藤原　竜治

大川尚悟さんは体の弱い祖母と一緒に暮らしていたことをきっかけに介護の仕事に興味を持ちました。介護の仕事の中でも少人数でアットホームな環境での認知症ケアに引かれ、当グループホームに入職しました。

入職当初は緊張した様子でしたが、徐々に指導役の先輩職員とも打ち解けて、順調に仕事を覚えていきました。ある日、利用者の山本和江さん（仮名）が体調を崩し、状態が急に変わってしまいました。山本さんはそれまで日常生活の動作はほとんど自身でできていましたが、食事を自分で取れなくなったり、会話もままならない状態となってしまいました。介助されることに抵抗感もあるようで、興奮した様子で大きな声を上げることもあり、今までの山本さんの様子との違いに職員は戸惑っていました。

大川さんは戸惑いながらも山本さんの変化を受け止め、本来の良いところや今できることを引き出すために支援を行いました。食事の介助の場面では、すべて介助するのではなく、時間がかかっても山本さんにスプーンを持ってもらい、本人の動き出しに合わせながら自分で食べてもらうことを大切にしました。おやつ作りのイベントを大川さんが企画した際には、山本さんが興味が持てるように声を掛け、一緒におやつ作りをしました。大川さんは利用者をよく見て、利用者一人一人にとって何が必要かを受け止めてケア実践をしており、今ではチームの中で成功事例の共有やケアの提案もしてくれるようになっています。

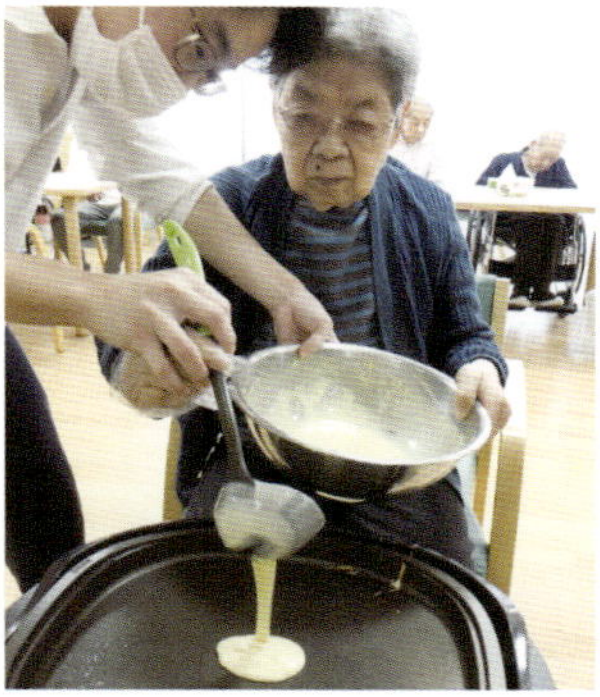
「愛の家グループホーム高津野川」イベントでおやつを一緒に作る大川尚悟さんと利用者の山本和江さん

本来の本人の姿と病気による影響を切り分けて考えることは重要です。体調や病気などによって影響を受けている複雑な状態でも、その人の個性や人格、過去の経験は変わりません。その人の尊厳や人格を尊重して、今できること・今したいことを支援していくことが大切です。

成功体験積み重ね、ケア技術向上

「愛の家グループホーム大垣」（岐阜県）ホーム長　髙橋　良介

佐野淳太さん（仮名）は、飲食店や工場で働いていましたが、姉が福祉関係の仕事に従事していた影響で、介護職に興味を持ちました。福祉のイベントがきっかけとなり、当グループホームに入職しました。

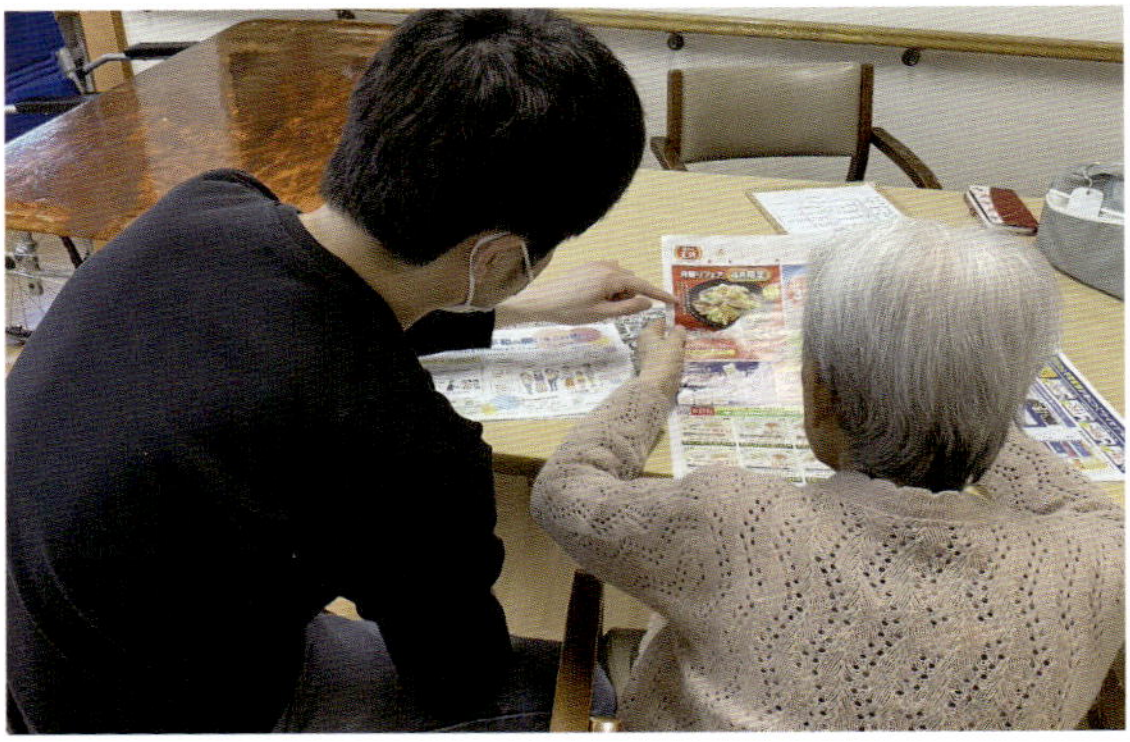

「愛の家グループホーム大垣」で新聞広告を見ながら利用者と談笑する佐野淳太さん

佐野さんはもともと優しい性格のため、自分の意見や気持ちを表に出して相手に伝えることが苦手なようで、ケアに関して他の職員に提案することは少なかったです。利用者への関わりについても、他の職員から伝えられた内容以外は少なかったですが、利用者を思いやる優しい声掛けができる職員でした。

そこで他の職員が、佐野さんの技術や知識を向上させるよう「なぜこのように関わるのか」など、介護の専門的な内容を教えた上で、利用者の状態変化や改善具合について説明しました。佐野さんは、自身の関わりによって利用者が元気になるという成功体験を積み重ね、仕事への自信をつけました。仕事に対する姿勢も次第に変化し、周囲に気が付いたことを伝えるなど、自ら進んで行動するようになりました。介護福祉士の資格も取得し、さらに介護の知識を身に着けています。常に利用者を第一に考えて動くことで、祖父母と孫のような関係性をつくれています。

介護をする中で、状態が日々更新されるため一見、変化がないように思えます。しかし、介護職としての知識を更新していくことで、今回の佐野さんのように利用者のささいな変化にも気が付けるようになります。

その人らしく生きる手助け

「愛の家グループホーム川西東多田」（兵庫県）　大田 利久

私は栄養を専門に学んでおり、栄養士として働くことを考えていましたが、就職活動の中で介護の仕事を知りました。介護は食事や排泄《はいせつ》など身体的なケアのイメージがありましたが、コミュニケーションや対話を通じて、利用者の笑顔を引き出せることを知りました。自分の関わりに対して反応が返ってくることに面白さを感じ、当グループホームに入職しました。

それまで認知症の方と関わる機会がなかったため「急に興奮する」「話が通じない」などの印象がありました。しかし、実際に働いてみると、その人に合った手助けをすることで、認知症になってもその人らしく生活できるということが分かりました。私自身も利用者に笑顔を届けられるこの仕事に喜びを感じました。

入職してから半年後に、新しく利用者が入居しました。入居の時点から関わることは初めてだったため、意気込んでいました。その方は日中にウトウトとし、夜になると眠れずに落ち着かなくなるという状態でした。また、私が介助すると受け入れてくれなかったり、私の夜勤の日には落ち着かないこともありました。なぜ自分のときだけと悩むこともありましたが、諦めずに関わりを続けました。先輩職員と相談し、生活にメリハリをつけ、日中をリビングで過ごして他の利用者と関わる中で、自然に「活動したい」と思えるよう支援しました。その結果、昼間に起きて、夜は眠れるようになり、生活に活気を取り戻すことができました。

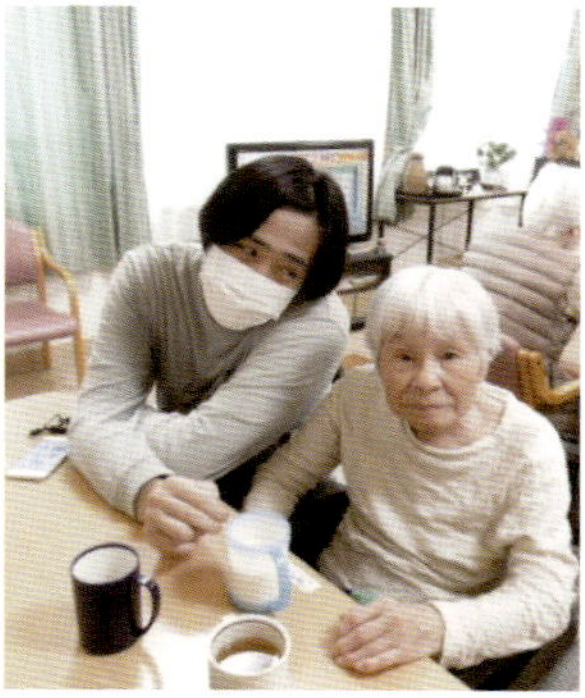

「愛の家グループホーム川西東多田」で利用者と過ごす大田利久さん

介護が必要な人や介護の仕事について知る機会がないことから、ネガティブな印象だけを持ってしまうことがあります。介護が必要になっても、その人らしさを取り戻して生活していることを伝えることにより、その印象を変えることにつながります。

表情で和やかな雰囲気つくる

「愛の家グループホーム茅ケ崎平和町」（神奈川県）　副ホーム長　佐々木　誠

棚橋勇人さん（仮名）は経験のない介護の世界に入り3年が過ぎようとしています。介護職としての仕事にも慣れ、利用者との関係性もできてきましたが、特定の利用者への対応で「大丈夫かな？」と思う場面がありました。

利用者から「トイレに行きたい」「早く食事が食べたい」とさまざまな要求が出てくる場面を苦手にしていました。食事を心待ちにして大きい声で「ご飯はまだ？」などと要求する利用者に対しても苦手意識を持っているようでした。食事前、利用者に対して顔がこわばり、話しやすい環境をつくれていませんでした。棚橋さんの顔を見て「あの人怖い」という利用者の発言を聞き、棚橋さんと面談を行いました。

棚橋さんは、苦手意識のある利用者はいるようでしたが、自分の態度に問題があるとは思っていませんでした。自分の動きや態度を振り返ってもらうため、私が食事の時間に介助をする姿を見てもらいました。棚橋さんにどう感じたかを聞くと、自分が介助する時より利用者が和やかで笑顔が多いと答えました。さらに食事前の状況を想像して鏡に映る自分の顔を見てもらうと「怖いですね…」とつぶやきました。何度かの面談を繰り返していくと、慌ただしい食事前でも表情が柔らかくなり、自分から話しかけ、和やかな雰囲気をつくろうとするようになりました。そして先輩や同僚に確認することも多くなり、以前より前向きに働けるようになっています。

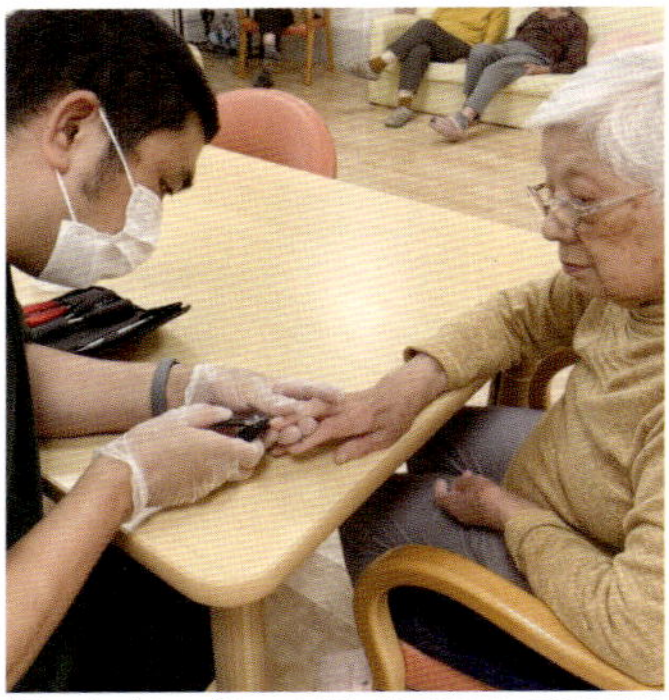

「愛の家グループホーム茅ケ崎平和町」で利用者の爪を切る棚橋勇人さん

脳には相手の仕草や表情を自分の心の中に写し取る「ミラーニューロンシステム」があります。言語コミュニケーションが受け取りにくくなった認知症の方も非言語コミュニケーションをうまく使うことでプラスの循環をつくることができます。

利用者ごとの違いに合わせる

「愛の家グループホーム大田大森西」（東京都）　松本　萌子

就職活動の際、人と交流する仕事や人の役に立つ仕事がしたいと思い、介護の仕事に興味を持ちました。会社の介護理念や認知症に対して取り組んでいることを聞き「専門的に認知症や介護を学べる」と思い、入社しました。

認知症の方と関わることは初めてでしたが「本当に認知症なのか」と思うほど身の回りことを自分でできる方が多くいました。しかし、明るくハキハキと笑顔で話していた利用者が一転して「ここはどこ？」「今日は帰れる？」と不安な表情になり、同じ話を何度も繰り返している姿を目にしました。認知症の方は、職員の関わり方によっては混乱することに気付きました。業務には慣れてきても、利用者が不安な表情で落ち着かなかったり、気持ちが高ぶって怒ったりすると、経験のない中でどう声をかけたらよいのか、とても悩みました。

そこで先輩職員に利用者との関わり方のアドバイスをもらいました。「この方はゆっくり話すと伝えたいことを理解してもらえるよ」「長文で伝えると混乱してしまうので、単語の方が不安にならず伝わるよ」など、介護職の視点から利用者の様子を見て、専門的に関わっていることを知りました。自分も先輩職員と同じように関わることで、利用者とのコミュニケーションが円滑《えんかつ》になり、利用者と不安なく関われるようになりました。これからも利用者に笑顔で感謝の気持ちを伝え、介護福祉士の資格取得を目指しスキルアップをしていきたいです。

認知症の症状は一人一人異なります。介護職は日頃の生活の状況や関わりから、利用者ごとにコミュニケーションの状況を把握しています。どのように関わり、伝えるかを専門的に評価し、利用者に安心して過ごしてもらえるよう支援しています。

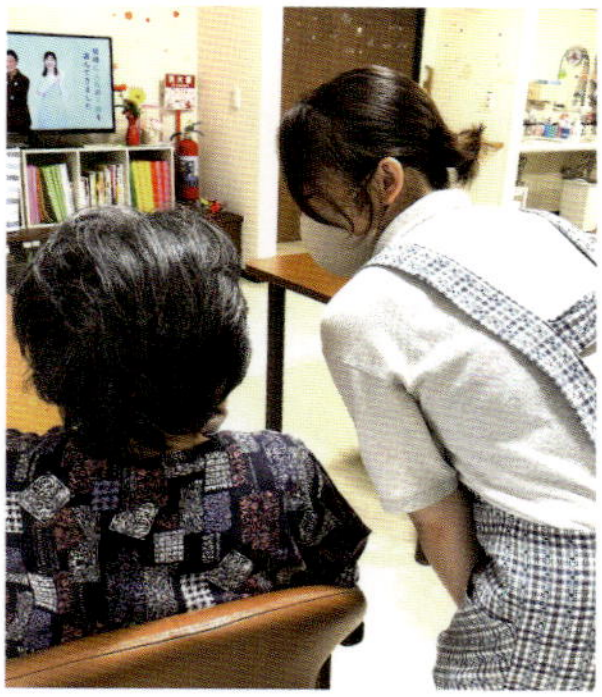

利用者と話す「愛の家グループホーム大田大森西」の松本萌子さん

職員間の連携をケアに生かす

「愛の家グループホーム南流山」（千葉県）　ホーム長　吉田　幸子

小林春樹さん（仮名）は当グループホームに入職し、9カ月で他の職員をまとめるリーダーになりました。いつもニコニコと前向きで働く様子が印象的でした。責任感が強く、他の職員のフォローをしていて、少しずつ負担が増えていったようです。徐々に勤務中の表情は固くなり、口数も減っていきました。

私は、小林さんの様子を心配して面談を行い、思いを聞きました。小林さんは「仕事の問題ではなく、私的な問題なので大丈夫です。頑張ります」と言うばかりでした。しかし状態は改善されず、私は「リーダーから外した方が小林さんの負担が軽くなるのでは」と考えるようになりました。

そんな矢先、小林さんから「仕事を辞めたい」と相談があり、当事業所には必要な存在でしたが、本人の意思が固く退職となりました。しかしその後、小林さんから「職場に戻りたい」と連絡をもらいました。他の介護現場で働いたものの当事業所の職員間の連携の良さがケアに生きていたことが分かったとのことでした。小林さんの仕事への熱意を感じ、一から頑張ってもらうことにしました。

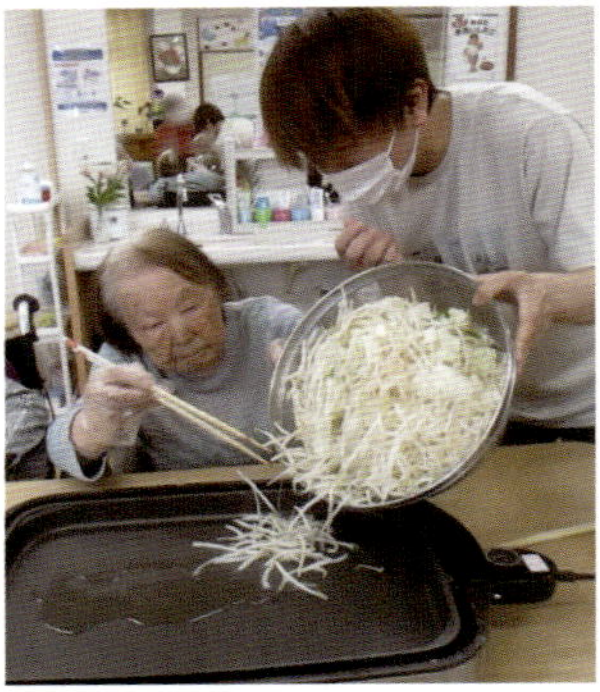
「愛の家グループホーム南流山」で焼きそば作りをする利用者と小林春樹さん（右）

私は、小林さんの様子を確認しながらプラスの声掛けをしつつ見守りました。リーダーではなく一般職員としての再入職でしたが、業務優先でなく、今まで以上に利用者のことを考え、一人一人に合わせたケアを提案をしてくれるようになっていきました。以前のようにどんな時も笑顔を絶やさず、率先して仕事を行い、現在は介護福祉士の資格取得に向けてまい進しています。

介護現場では、複数の職員で利用者の生活の支援をしているため、チームワークが大切です。コミュニケーションが少なかったり、同じ目的を持ってケアができなかったりすると、利用者の状態改善にはつながりません。

野球を通じて明るく元気に

「愛の家グループホーム館山亀ヶ原弐番館」（千葉県）　牛坂　功星

私は幼いころから、介護士として働く父の姿に憧れを抱き、自分も介護士として働き始めました。当グループホームには2年前に入職しました。それまで他の施設で働いていましたが、まだ経験が浅く、利用者との関わり方や対応に不安がありました。

父に不安を相談すると、「自分自身を磨く」ことを助言されました。利用者の視点に立ってどうあるべきか、利用者に楽しい・うれしいと感じてもらうために自分に何ができるかと考えながら支援しました。

私が支援を担当する浜田ヤス子さん（仮名）は、一日中ベッドの上で過ごしており、昼夜が逆転した生活をしていました。私は閉じこもりがちな浜田さんに何かできることはないかと考えていました。浜田さんと話をする中で、野球が好きでプロ野球のあるチームを応援していることを知りました。私も野球が好きなこともあり、これをきっかけに交流を深めていきました。

テレビで野球中継をしている時にリビングに誘うと、喜んで来てくれるようになり、一緒に観戦をしました。好きな選手を一緒に応援したり、野球の話題で盛り上がったりする中で、今までは見られなかった浜田さんの表情を見ることができるようになりました。野球以外でも、職員や他の利用者と自然と会話するようになり、リビングで笑顔で過ごす時間が増えていきました。浜田さんの生活がより豊かに変わっていく様子を見て、私もうれしくなりました。興味や関心をきっかけに、その人の力を引き出せたことが、私にとって大切な経験となりました。

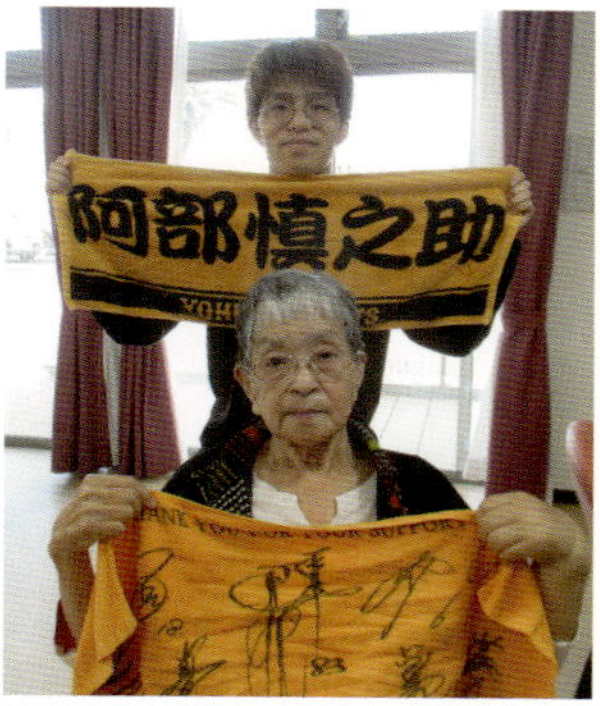

「愛の家グループホーム館山亀ヶ原弐番館」で、野球の応援をする浜田ヤス子さんと牛坂功星さん

興味のある活動に参加したり、その興味を他者と共有することで、生活の質の向上につながります。小さなきっかけを見逃さず、共に楽しむ時間を大切にすることにより、社会的な交流を促進するとともに、意欲の回復を図ることができます。

食事イベントで「気付き」得る

「愛の家グループホーム町田南成瀬」（東京都）ホーム長　塩嶋　真由美

私は、２０２２年に当グループホームに着任しました。職員は情報共有をこまめに行いながら利用者の体調管理を行い、利用者に寄り添うことを大切に、熱い思いを持ってケアに当たっていました。

一方、新型コロナウイルス禍のため活動制限をせざるを得ない状況にあり、それまでは当たり前だった利用者に主体的に力を発揮してもらう機会は減っているように感じていました。

そこで、22年12月より、利用者と昼食やデザートを作るイベントを毎月行うことを職員に提案しました。利用者に食べたいメニューを考えてもらい、調理にも参加してもらうようにしました。食べたいものを考えるという過程一つをとっても、この利用者はどんな聞き方をしたら答えられるか、日々の生活を見てこの利用者の好みは何か把握しているか、といった一人一人に合った関わりが必要となります。

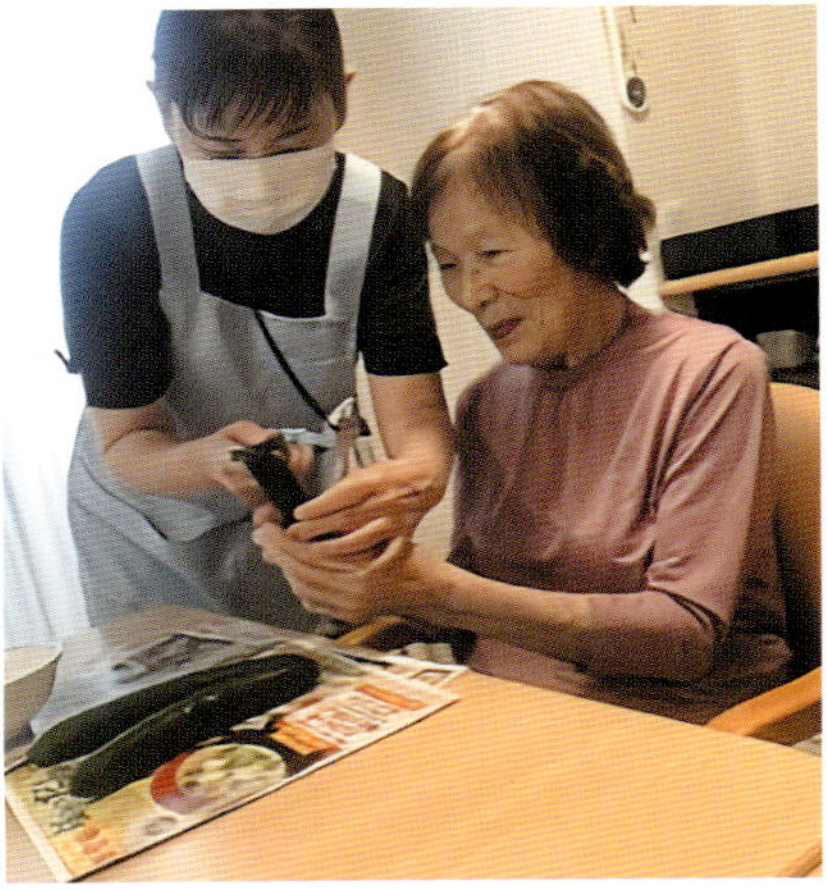
「愛の家グループホーム町田南成瀬」で昼食作りをする利用者と職員

初めは戸惑う職員もいましたが、利用者と協力しながら、お好み焼きや焼きそば、フルーツサンドなどと毎月、一緒に作って楽しむ経験をしていきました。いつもは言葉の少ない利用者が調理に参加してくれたり、普段とは違う姿が垣間見えたりして、職員たちは利用者の新たな一面に気付く機会となりました。職員も徐々に積極的に参加してくれるようになりました。利用者と喜びを共有できたことも、良い経験となっています。

主体性を持って活動する機会をつくることで、利用者の新たな一面や、普段は見られない能力や興味が見えることはよくあります。こうした気付きを普段のケアに生かすことで、利用者の可能性を広げることができます。

利用者の「できること」に着目

「愛の家グループホーム千葉小倉」（千葉県）エリアマネージャー　佐藤　ひろみ

　土屋奈緒子さんはもともと高齢者と関わることが好きで、大学の授業で介護に興味を持ちました。「人の役に立てる仕事がしたい」と思い、当グループホームに入職しました。

　土屋さんは明るくハキハキと話す一方、他の職員には緊張して業務などの質問をなかなかできないようでした。私は介護職がどのように利用者に関わればいいかを伝えました。また、利用者が自分の家族だったらどう関わるかを考えてほしいとも話しました。土屋さんは業務を覚えながら、伝えたことを一つ一つ丁寧に行い、なんと、入社2カ月ですべてのシフトで独り立ちできるようになりました。とはいえ、経験値としては浅いため、業務に追われている時、利用者とどう過ごしたらよいのか悩んでいる姿を見ました。

　私は、土屋さんも交え、利用者と一緒にかるたを行いました。すると、自ら動き出すことが少ない利用者も立ち上がって絵札を取り、そのまま立ち続けて参加しました。土屋さんは、日頃落ち着かない利用者もかるたに真剣な表情で集中できる姿を見て、とても驚いていました。このことから土屋さんは、認知症でも集中して取り組み、立ち続けるだけの体力があることなどを知り「認知症であってもできることがある」ということを理解しました。「介護の仕事は大変なことが多く、覚えることもたくさんありますが、利用者の話をよく聞いて仕事に取り組みたいです」と話しています。

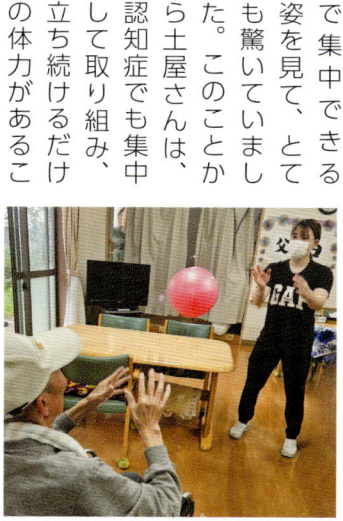

「愛の家グループホーム千葉小倉」で利用者とボールでの運動を行う土屋奈緒子さん（奥）

　介護職は利用者の「できないこと」ではなく、「できること」に着目することを日々の関わりの中で大切にしています。認知症の中核症状である記憶障害によって忘れてしまうことがあっても、楽しいことや好きなことへの意欲や情熱は持ち続けることができ、生活も豊かになります。

ベトナムの祖父母のように接する

「愛の家グループホーム市原能満」（千葉県）　ファム・ヴァン・ズイ

私はベトナムの大学より留学生として日本に来て、2021年から当グループホームで働き出しました。

介護の知識は全くないため、他の職員から学ぶことばかりでした。職員ごとに少しずつやり方が違うため、いろいろな人とコミュニケーションを取りながらその人の大事にしている部分を吸収していきました。夜勤では一人で勤務することになりますが、緊急時の対応についても、ホーム長をはじめ先輩職員がきめ細やかに対応してくれていたので、不安を抱えることなく行うことができました。

職員だけでなく利用者はみな自分より年上で経験豊富なため、日本の料理や文化などを学ぶこともありました。利用者の皆さんのことをベトナムにいる祖父母のように思って耳を傾け、手を貸すように支援しています。利用者の記憶の保持につながるようにとイベントを行い、毎日の日課の体操や散歩は必ず行うようにしています。利用者の誕生日会でお祝いをした時、喜ぶ顔を見たり、「ありがとう」という言葉をもらったりすると、とてもうれしくなります。介護の技術だけでなく、人との接し方や日本の文化・習慣などについて介護を通じ学び、自分の成長を感じています。先輩職員から学ぶことは多く、これからも介護の仕事を行い、今後は後輩の指導などもできればと考えています。

利用者とのよりよい人間関係を築くためには、コミュニケーションの回数を増やすことが必要です。それにより、接触機会も増え、相手を知ることができます。また、介護現場では「話し上手より聞き上手になれ」という言葉があります。利用者の声をしっかりと聞くことで、その人に合ったケアを提供することができます。

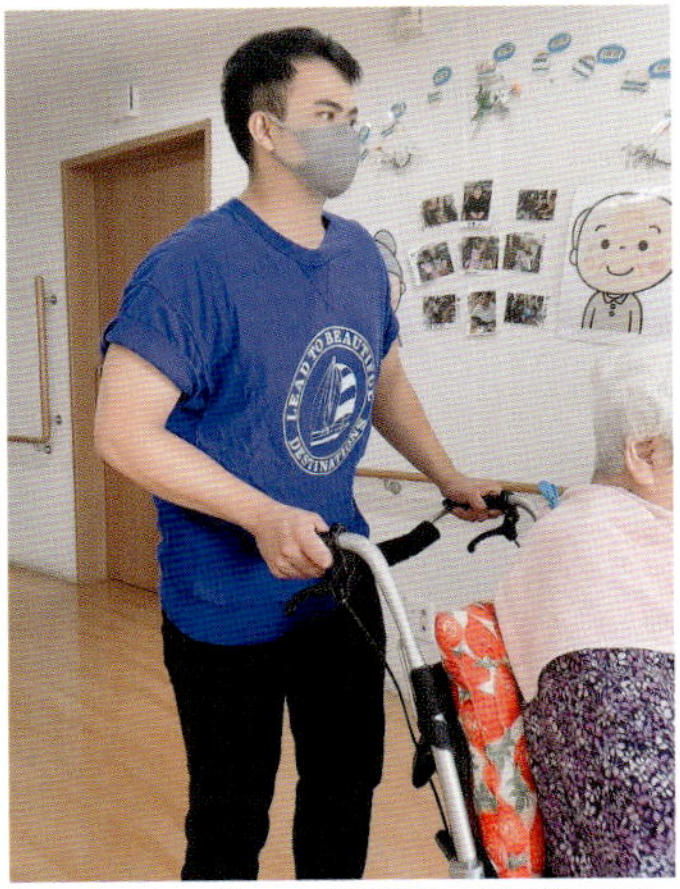

「愛の家グループホーム市原能満」で利用者の介助を行うファム・ヴァン・ズイさん

常に目配りして変化に対応

「愛の家グループホーム館山亀ヶ原」（千葉県）　仲島　美代子

明石愛美さんは２０２４年１月に当グループホームに入職しました。それまでは他の介護施設で調理スタッフとして働いていました。利用者と関わる介護の経験はありませんでしたが、新たなチャレンジとして介護職員として働き始めました。

明石さんに対して、「なぜこれを行う必要があるのか」など一つ一つの業務について、理由とともに説明するようにしました。明石さんはそのたびにメモを取るなど熱心で、前向きに仕事を覚えようとしていました。

そんな明石さんが困っていたのは、不安や混乱が見られる利用者への対応でした。険しい表情で落ち着かなくなる利用者にどのように接すればいいか分からず、戸惑っていました。明石さんは自ら周囲の職員に相談して対応を学び、進んで利用者に接するようになりました。経験を重ねることで、利用者はどんなことをきっかけに不安を感じるのか、どんな出来事によって混乱してしまうのか、またどのような対応や環境があれば不安を安心に変えることができるのかなど、利用者のことをよく観察しながらケアに当たるようになりました。

明石さんは常に利用者へ目配り、気配りをし、ささいな変化にも気付いてくれます。少しでも不安な様子を見せる利用者がいれば、自ら率先して声を掛け、安心できるような関わりをしてくれます。今では明石さんが出勤している日は、利用者が穏やかに過ごせています。

認知機能の低下により自分の置かれた状況を認識・理解できず、今何をすればいいか分からないことで混乱し、不安な気持ちになることがあります。そのような場面でも、穏やかに受け止め、相手に合わせた視線、声のトーン、表情で相手に向き合い対応することで、不安を安心に変えることができます。

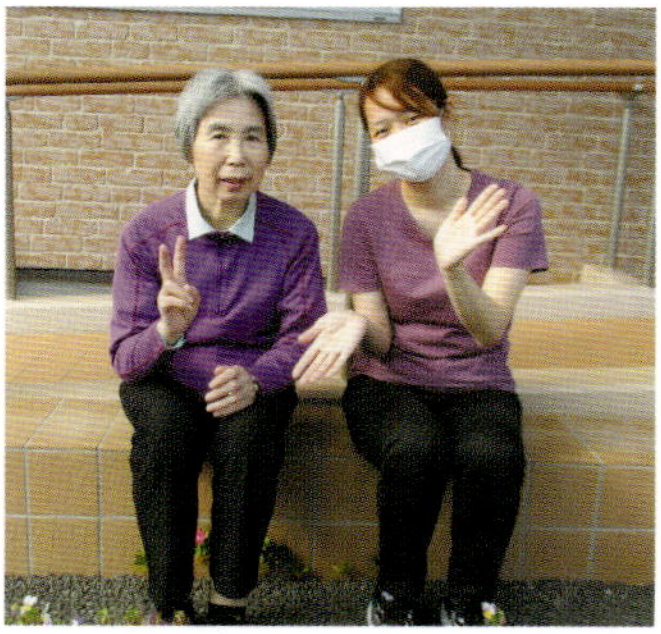

「愛の家グループホーム館山亀ヶ原」で寄り添う明石愛美さん（右）と利用者

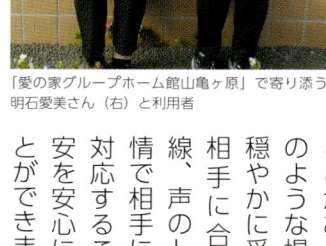

今求められていることに応える

「愛の家グループホーム市原五井西」（千葉県）　ロカ・マガル・アニタ

　私は母国のネパールを離れ、特定技能実習生として当グループホームに配属されました。私は介護の仕事を始める前は、力仕事が多い職業とのイメージを持っていました。また介護の仕事を始めることを友人に話したところ「介護は大変だよ」「体格が大きい人もいるから、もしかしたらあなたには厳しいかもしれない」と言われ、小柄な自分で務まるか、働き始める前に不安な気持ちでいっぱいになりました。

　実際に働き始めてからは、覚えることがたくさんあり、必死に仕事をしていましたが、親切に教えてくれる職員が多くて、想像していたよりも働きやすく、よい職場だと感じました。入職前から一番不安であった体格が大きい人の介助をする機会もありましたが、小柄な自分でもできる方法を教えてもらい、問題なく行うことができました。

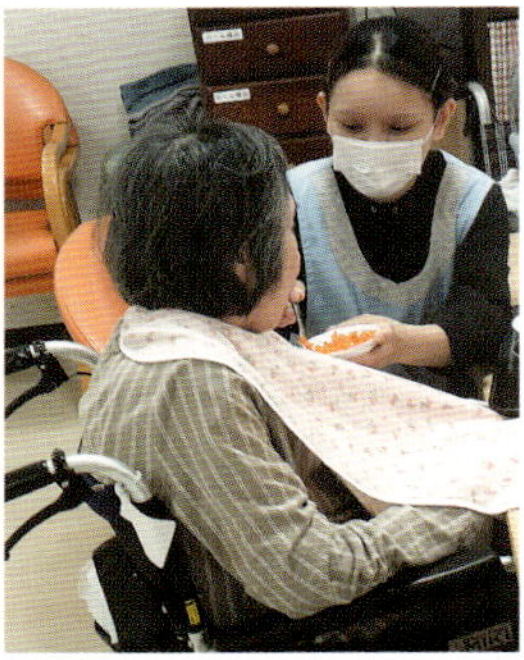

「愛の家グループホーム市原五井西」で利用者の介助をおこなうロカ・マガル・アニタさん（奥）

　もともとコミュニケーションが好きで、利用者と話す時間はとても楽しいです。認知症の人の中には、混乱し、会話が難しい人もいますが「今、なぜ、この状態なのか」をよく考え、目の前の人が「求めていること」に応えることで混乱が収まり、少しずつ会話ができるようになる人もいます。その変化にやりがいを感じています。

　うまくいかないこともありますが、どうしようか迷った時には一緒に悩み、考えてくれる仲間がいるため、今も意識高く仕事を続けることができています。もっと介護のことを学び、利用者によりよいケアを実践したいという思いから「介護福祉士」の国家資格の取得に向けた勉強を頑張っています。

　認知症の人は自分が求めていることを周囲に訴えることが難しく、それが満たされないことで行動・心理症状として表出されることがあります。相手が何を求めているかを考え、相手の思いに応える関わりが介護職には必要です。

第４章

地域とのかかわり

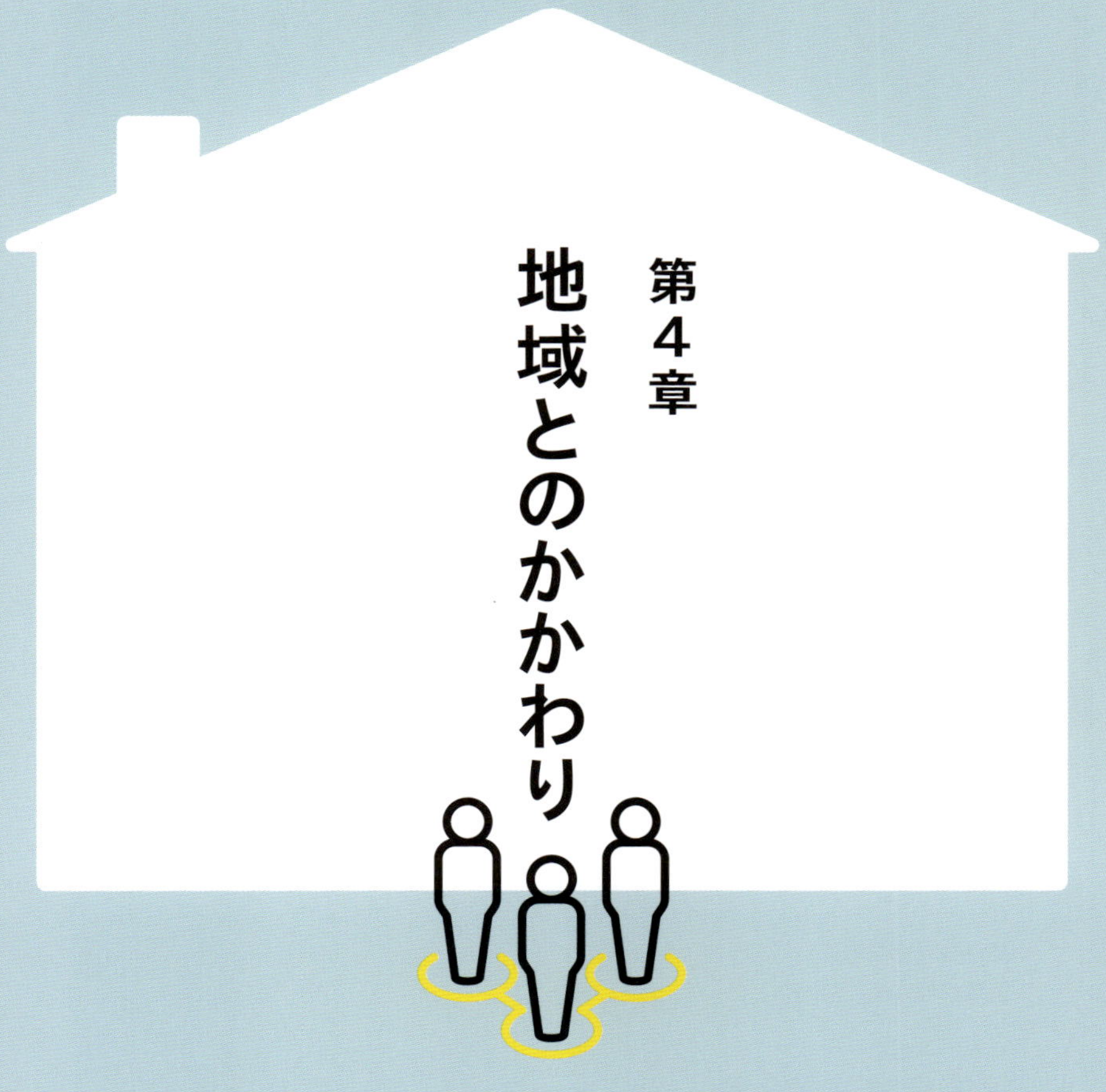

服薬後の変化、周りが注意を

認知症戦略部　髙橋 綾

認知症の方の気持ちや生活に変化があった際に、原因のヒントとなる「高齢者によくある体調不良」として、「薬剤」について解説します。

薬剤は病気を治すために使用しますが、その人に合っていないものを使用すると身体や精神状態に悪い影響を与えます。その原因が薬剤であることに気付かないと、現れた別の症状を治そうと新たに薬剤が増える、ということを繰り返します。

高齢者では薬剤が増えると薬の本来の効果を発揮しにくく、転倒や認知機能の低下などの悪い影響を及ぼす危険性が高まると報告されています。

また、取り込んだ薬剤の成分を体外に排出する機能が低下し、使用する薬剤が変わっていなくても、副作用が出現することもあります。薬剤が原因の体調不良は服薬してからの変化をよく知る自分自身が気付く必要がありますが、認知症の人は記憶障害などの影響から気付くことが難しいです。そのため、周囲の人が体調不良の原因が薬剤であることに気付き、医師や薬剤師に相談して服薬内容を見直してもらう必要があります。日々の過ごし方に変化がないのに症状が急に変化した場合、その前後で使用する薬剤が変更されていないか確認しましょう。

薬剤の悪影響が出ていないか確認するために、その薬剤の作用と副作用について知りましょう。薬局などでもらう紙面に記載してある内容以外の副作用がみられることがあるので、飲み始めた後に注意する症状について、医師や薬剤師に質問するとよいかもしれません。

また飲み始めた時期とその前後での生活の変化、薬剤が効く時間にみられる変化などを「いつから」「どの時間に」「どのように」「何が起きるか」を分かりやすくまとめ、医師や薬剤師に伝えるとよいでしょう。薬剤の中には、急に中止するとかえって状態を悪化させてしまうものがあるので、自分で判断せず主治医の指示に従って変更するようにしましょう。

認知症の症状と薬剤

Point 薬剤の服用後に悪影響が出ていないか確認する

1 注意する副作用

- 添付の文書を確認
- 医師や薬剤師に質問

2 服用前後の変化

- いつから
- どの時間に
- どのように
- 何が起きるか

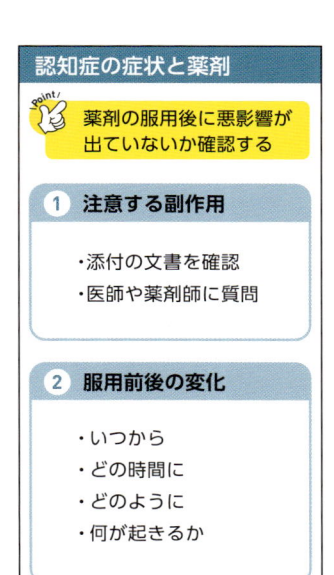

子どもたちと利用者の笑顔が広がる

「愛の家グループホームなかしべつ」（北海道）ホーム長　釜 亜矢

　認知症になってもその人らしく暮らし続けている利用者の姿を、地域の子どもたちにも知ってほしいという思いから地域交流活動を始めました。初めのうちは地域の児童館に花を届けたり、小学校にぞうきんを寄付するなど年に数回ほどの活動でしたが、現在は地域の小学生を対象とした平日・長期休み中の預かり支援を行っており、日常的に子どもたちとの交流を持っています。

　学校が終わると、子どもたちはグループホームにやって来ます。利用者も子どもたちに合わせるように居室からリビングに出てきます。子どもたちが下ろしたランドセルをきれいに並べたり、宿題をする様子をニコニコと眺めたり、それぞれの利用者が温かく見守っています。普段は騒がしいことが嫌いな利用者も、子どもたちには「騒ぐのが仕事みたいなもんだ」と、笑顔を見せています。

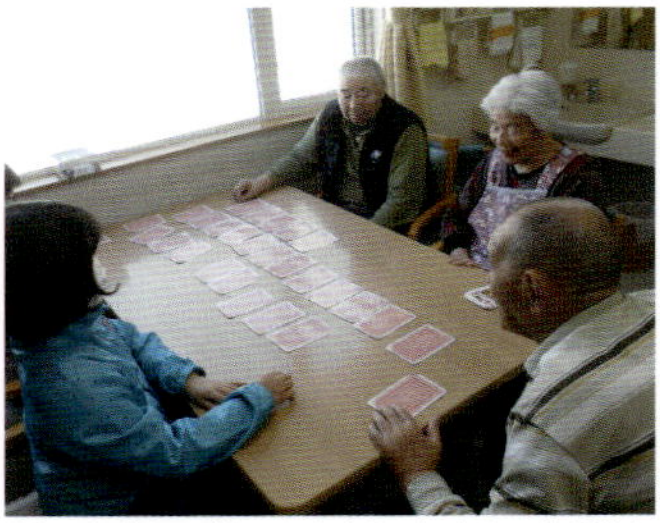
「愛の家グループホームなかしべつ」にて放課後に訪れた小学生と交流する利用者

　きっかけとなったのは、2019年8月の「夏休み交流会」。子どもたちをグループホームに招いて交流するイベントを開催しました。子どもたちの反響もあり、開催後に小学校長から夏休みだけでなく、平日にも子どもたちを預かってもらえないかと相談を受けました。学校や教育委員会、地域コーディネーターとも協議をし、放課後サポーター事業を実施することになりました。現在は小学4～6年生の5人が利用しています。この交流を通して認知症に対する偏見をなくし、「関わる人を笑顔にできる」という介護の魅力も伝えたいと思っています。実際に「僕、愛の家で働くんだ！」と話す子もいます。

　認知症の症状により生活に支障を来すことで、「介護を受ける人」とされ、自らの力を発揮する場面が奪われてしまうことがあります。しかし、必要なサポートがあることで誰かの役に立つということをもう一度取り戻すことができます。

夏祭りの菓子配りから地域の輪

「愛の家グループホーム浜松天竜」（静岡県）ホーム長　村井 賀代子

私が責任者として赴任した当初は、地域交流する機会は近隣の人にあいさつをする程度でした。当グループホームがある浜松市・天竜地区では、地域の人々が屋台（祭りのときに大人数で曳《ひ》いて動かす飾りの付いた巨大な台車）の移動に合わせて手踊りする夏祭りがあります。人が集まる場所などでは止まって手踊りをしてくれますが、当事業所の前では屋台は素通りしていくこともあり、地域との交流は十分とは言い難い状況でした。

利用者が住み慣れた地域を感じ、多くの人と交流できるようにという思いから「自治会に夏祭りの屋台を事業所前に止めてほしい」と頼みに行きました。利用者が地域の人と交流することで喜ぶこと、認知症があっても変わりなく生活できることを何回も説明し協議を重ねました。思いが伝わり、屋台が事業所前で止まるよう手配してもらえました。夏祭り当日、利用者に子どもと交流するきっかけとして、お菓子を配ってもらいました。子どもたちが喜ぶ姿を見て利用者も喜びました。その光景に地域の人々は「認知症になっても、できることはある。自分たちが関わることで喜んでくれる」と考えが変わったといいます。その後も継続することで、年々にぎやかになっていきました。現在では「今年も夏祭りのお菓子配り、お願いできますか」と依頼してくれます。お祭りで交流を深めたことがきっかけで、地域の方が利用者を交えた麻雀《マージャン》クラブを発足させたり、利用者が外で散歩をしているのを見かけた子どもたちから声をかけてくれるようになるなど「地域の人々と共に生きる」を実感しています。

認知症の方は、周囲の人の理解不足や誤った対応により、その人らしい生活を妨げられることがあります。関わる人が状態を正しく理解し、適切なサポートをすることで、その人らしい生活が実現できます。

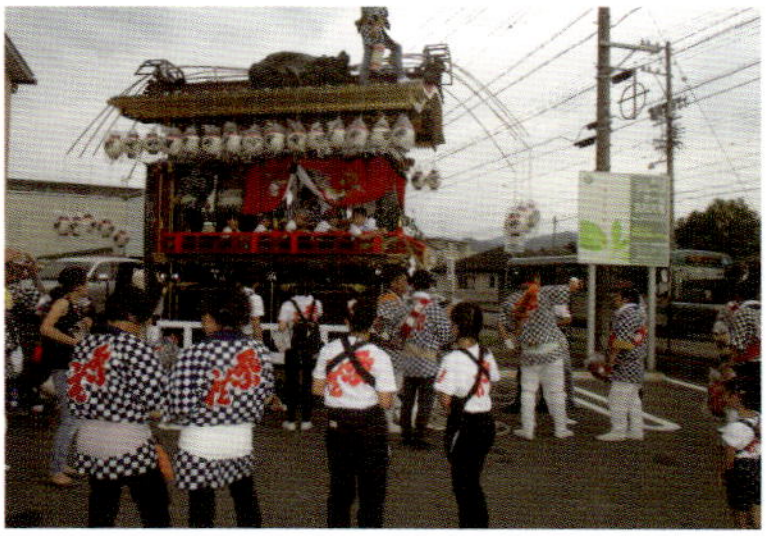

夏祭りの屋台で「愛の家グループホーム浜松天竜」を訪れた地域の人たち

畑で野菜栽培、住民と交流

「愛の家グループホーム甲府増坪」（山梨県）ホーム長　上野　浩成

新型コロナウイルス禍となった最初の1年は外出が全くできない状態で、地域の方との接触もなくなりました。活動は内向的なものになり、地域から孤立しているように感じていました。感染状況が落ち着いた後も、外に出ることをためらい、屋内での活動が多かったので、当グループホームの敷地内にある畑も手入れが行き届いていない状態でした。

利用者を屋外に連れ出し、地域とのつながりをもう一度取り戻すために、畑を耕し始めました。畑を耕している時に、近所の方と作物について話す機会があり、肥料の種類や量など野菜がよくできるためのノウハウを教えてもらうことができました。利用者と共に、ジャガイモ、キャベツ、レタス、トウモロコシ、ナス、キュウリなどを育てています。近所の方々から野菜を育てる知識を教えてもらう、収穫した野菜を近所の方々に還元する、などの交流を通し、地域とのつながりを深めつつあります。利用者が畑にいると、近隣の農家の方が声をかけてくれる頻度が上がり、利用者も「これ差し上げますよ」などと会話を楽しんでいます。野菜作りを宣伝ツールにし、地域にアピールすることも増え、職員も利用者と共に地域に出ていくことが増えています。自治会の方とも顔を合わせる機会も増え、関係性が良くなりました。ホームのイベント時には、テントやテーブルを借りることができています。

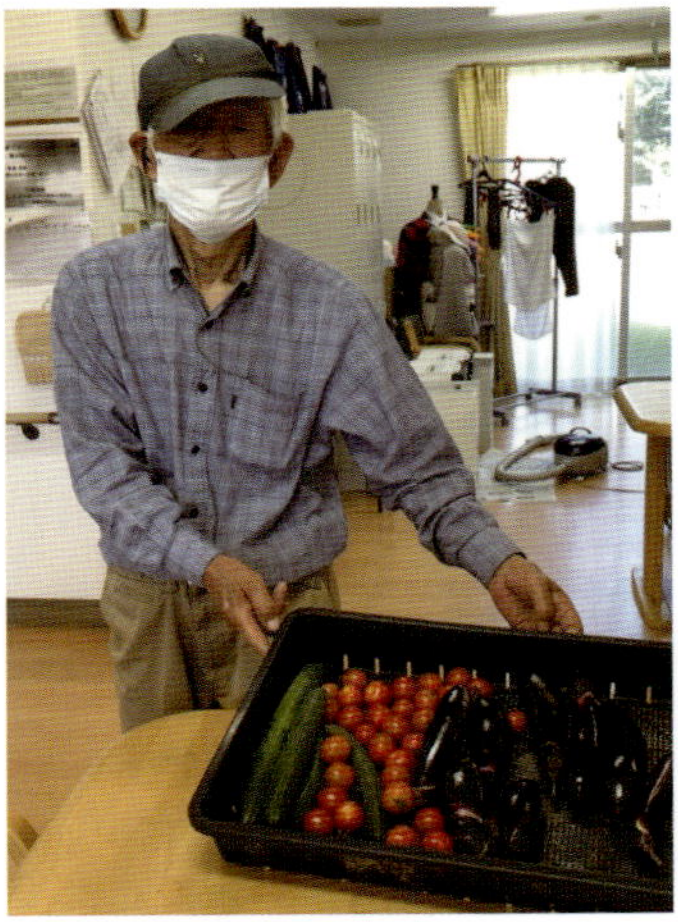
「愛の家グループホーム甲府増坪」で収穫した野菜を見せる利用者の佐々木次郎さん

活動することで、その活動に興味を持つ人たちとの交流が生まれます。今回、畑作業という活動をきっかけに、その内容に興味を持った人たちとの交流が生まれました。その輪が広がり、地域の方とのより良い関係が構築できてきています。

祭りに協力、地域が身近に

「愛の家グループホーム福島飯坂湯野」（福島県）　ホーム長　小林　ふさ子

「愛の家グループホーム飯坂湯野」は、湯けむり立ち上がる温泉街の中に位置しています。観光で遊びに来る方も多く、昔ながらのお祭りや運動会なども盛んな地域です。

当グループホームでは、地域との関わりを大事にしたいと思う一方、安全面の配慮からイベントに参加することができていませんでした。さらに新型コロナウイルスが追い打ちをかけて外出機会は減り、職員も「外＝危険」という意識になり、散歩に出かけることも減っていました。

秋のお祭りの山車（だし）の休憩所として「事業所の駐車場を貸してほしい」という依頼をきっかけに、地域とのつながりをつくりたいと思いました。お祭りで集まる人々のため、休憩用の飲み物を準備し利用者に振る舞ってもらいました。集まった子どもたちとも関わることができ、地域を身近に感じる機会になりました。お祭りに協力したことから、地域の方々の顔と名前が一致するようになりました。散歩途中で地域の方に会えば、あいさつする関係ができました。子どもたちは登下校時、手を振ってあいさつをしてくれるようにもなっています。

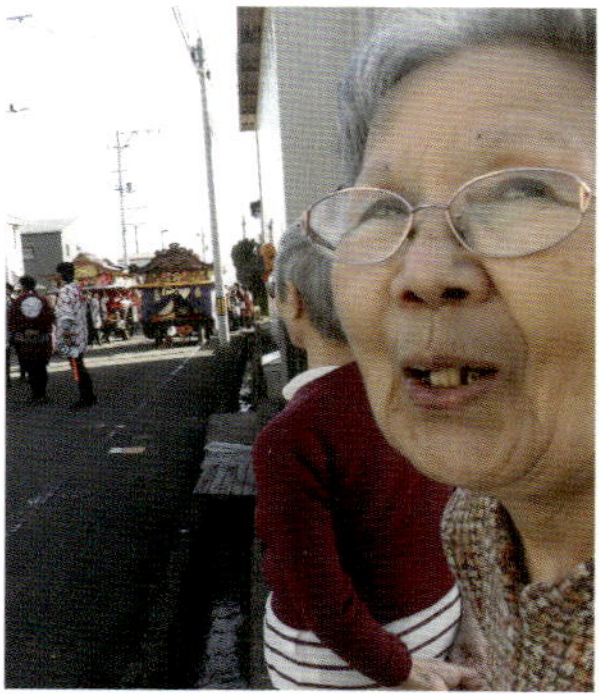
「愛の家グループホーム福島飯坂湯野前」にてお祭りを楽しむ利用者の市川静江さん（仮名）

地域の人々とコミュニケーションができるようになり、利用者は散歩をするのが楽しみになって、散歩の機会は増えています。また、大きな地震があった時も、地域の方が「皆さんご無事ですか？」と心配して声をかけてくれます。

グループホームのメリットは、最期まで住み慣れた地域で生活できることです。迷惑をかけることを恐れ、地域へ出ていくことをちゅうちょしていましたが、協力する機会を得て、地域とのつながりをつくることができました。つながりが深まることで声をかけ合う、助け合うという相互扶助の精神も生まれてきました。

利用者の保育園訪問で意識変化

「愛の家グループホーム三保松原」（静岡県）　ホーム長　臼井　陽一

15年前「地域の人々と交流する機会をつくる」という目的で、近隣の保育園のクリスマスイベントに、利用者とプレゼントを作って届けることを始めました。当時、介護職員であった私は「利用者が保育園に行くことで、保育園側に迷惑をかけないだろうか」と不安に思っていました。利用者の中には外出時など、新しい環境では混乱してしまう方もいたため、保育園に訪問した際にその症状が原因で落ち着かなくなってしまうのではないかと考えたからです。

しかし実際に訪問すると、ある利用者は涙を流しながら喜び、ある利用者は宝物を見るような優しいまなざしを園児に向けるなど、事業所では見られない素敵な表情をしていました。さらに園児は自分たちの祖父母のように関わってくれ、保育園の先生からは感謝の言葉をかけられるなど、訪問前には想定していなかったことばかりが起きました。その時、認知症の方を介護する私自身が、関わる利用者に対して誤解や偏見《へんけん》を持っていたことに気付き、利用者や地域のためにも「この活動を継続していこう」と決意しました。15年たった今では恒例行事となり、園児も利用者も楽しみながら交流を続けています。

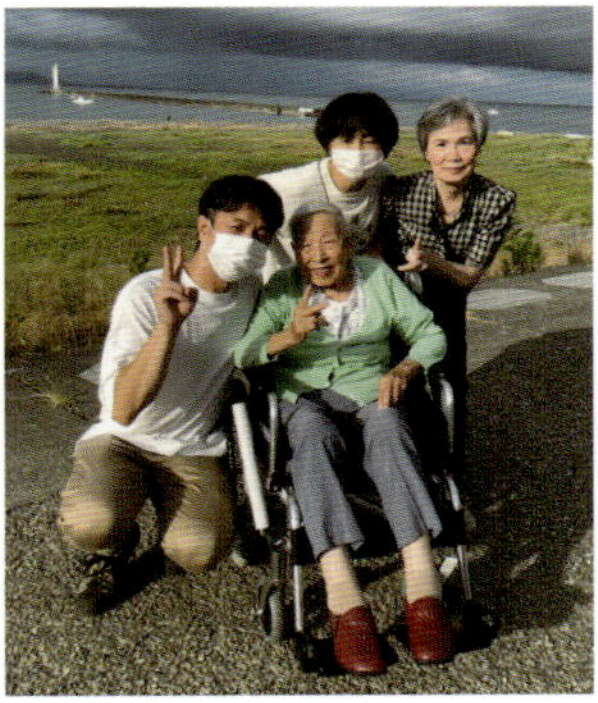
「愛の家グループホーム三保松原」近くの河川敷を訪れた臼井陽一ホーム長（左）と職員、利用者

社会の中で認知症の方への誤解や偏見は少なからずあり、適切な情報と理解が必要です。認知症の方への誤解や偏見を解消するには、まず実際に関わる介護職自身の認識が重要となります。日々の介護現場では利用者の「できないこと」への支援が多いため、どうしても利用者の「できること」への意識付けが難しい状況です。介護職にはそのような状況でも目の前の利用者の「できること」に着目し、住み慣れた地域で自分らしく暮らすための支援が求められています。

エコバッグ製作で地域とつながる

「愛の家グループホーム仙台岩切」（宮城県）　ホーム長　木村 卓史

私は地域とのつながりをつくるために地域の相談窓口（地域包括支援センター）と協働で取り組みをしてきました。取り組み内容は地域向けの認知症に関わる研修、利用者と地域住民が交流する機会をつくることなどです。しかし地域の人とのつながりはイベントの時だけで、継続した関わりを持つことに課題を感じていました。

その悩みを地域の相談窓口に話したところ、近隣のコンビニエンスストアのオーナーを紹介されました。そのオーナーから「古新聞を活用したエコバッグを作って店頭に置いてみないか」と提案を受け、打ち合わせをしました。利用者が製作する際に焦って失敗をしないよう、期日を設けず、利用者のペースでできることを条件として依頼を受けました。

製作に当たり利用者の得意なことや、心身の状態に応じて役割分担をしました。エコバッグの持ち手を作る人、組み立てる人、完成したものを届ける人と、それぞれができることで関わる機会を持てるようにしました。完成したエコバッグを、私が利用者と一緒に届けた際、オーナーから感謝の言葉をもらい、利用者もうれしそうな顔をしていました。実際に地域住民がエコバッグを使用している場面を見て、製作に関わった利用者と地域住民とのつながりを実感しました。事業所では今もエコバッグ作りを継続しています。

人には得意なこと・不得意なことがあることに加えて、心身の状態により、できること・できないことも異なります。認知症グループホームの介護職は共同で生活している人たちが役割を持って生活ができるよう、それぞれの状態に応じて関わっています。今回のように介護職は利用者ができないことを支援するだけでなく、できることを生かし、住み慣れた地域とのつながりを実感しながら過ごすことを支援しています。

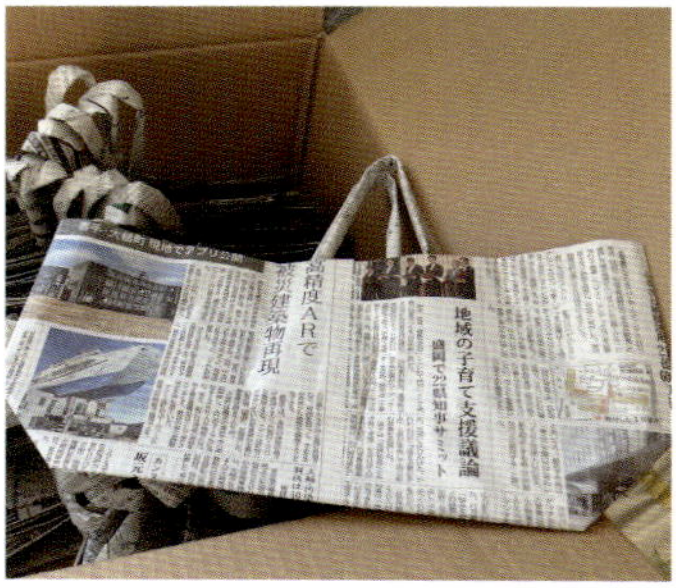

「愛の家グループホーム仙台岩切」で製作した新聞紙エコバッグ

地域交流を再開、事業所に活気

「愛の家グループホーム勝山荒土」（福井県）　副ホーム長　鳥山　佳紀

介護について興味を持ってもらいたいとの思いから毎年数名、中学生の職場体験を受け入れていました。しかし、新型コロナウイルスの感染拡大により、利用者の健康を守るため近隣へ出かけることがなくなり、家族との面会も制限しました。厳しい防疫体制が必要になり、地域との交流は全くなくなりました。

２０２２年に『14歳の挑戦』を受け入れてもらえませんか？」と中学校から依頼がありました。この依頼を受けることで、地域社会との交流を再開し、事業所の活気を取り戻したいと思いました。また、依然として防疫体制が続く「生の介護現場」を中学生に知ってもらいたいとも考えました。

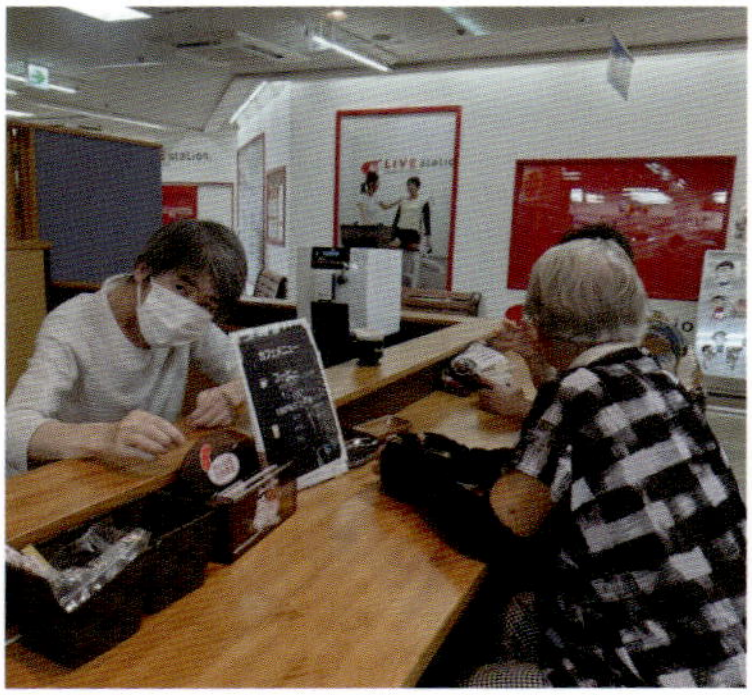

「愛の家グループホーム勝山荒土」でカフェ店員のボランティアを楽しむ利用者

利用者は3年ぶりに事業所外の人に会うということもあり、これまでにない笑顔を見せ、会話も弾みました。中学生は介護現場での防疫の大変さを感じ、職員へ感謝の気持ちを伝えていました。この時から職員は地域との交流、外への発信の必要性を強く感じるようになりました。その後は、利用者と共にカフェでの店員ボランティアや認知症サポーター活動でのマスコット作りなど地域活動へ参加する機会は増えています。参加時に旧友や教え子に再会でき、その後も連絡を取り合うようになった利用者もいます。職員、利用者ともに地域に貢献できる場、コミュニケーションがとれる場に積極的に出かけるようになっています。

今回、事業所外の方と関わることからコミュニケーション場面は広がっていきました。介護職員が利用者をサポートすることで新しい交流が始められます。利用者は自分たちが地域で活動できることを知り、コミュニケーションへの意欲も高まり、自ら交流を楽しめるようになりました。

地域住民と青空コンサート

「愛の家グループホーム長岡悠久」（新潟県）　副ホーム長　峰尾　浩子

当グループホームは町内行事が盛んな地域にあるため、利用者と一緒に町内のお祭りや作品展によく参加していました。町内の方と顔を合わせれば気軽にあいさつできる関係でしたが、新型コロナウイルス禍により、参加していた町内行事は中止となり、疎遠になっていました。

２０２２年12月、新潟県は記録的な大雪となり、交通網はまひし、職員総出で除雪しても間に合わない状態でした。町内の方が「除雪を手伝いましょうか?」と声をかけてくれました。すると事業所周囲の積雪も片付き、町内の方との関わりのありがたさを実感しました。

町内の方との関わりを増やしたいと思いながら数カ月が過ぎ、23年5月に防疫《ぼうえき》体制が緩和されたことから町内清掃に参加しました。町内の方々と会話をする中で、行事のボランティアを申し出てくれる方もいました。町内の方から提案があり、事業所の避難訓練に合わせて青空コンサートを行うことになりました。利用者とチラシを作り近隣に配布し、参加者へのプレゼントとして花と野菜の苗を用意しました。

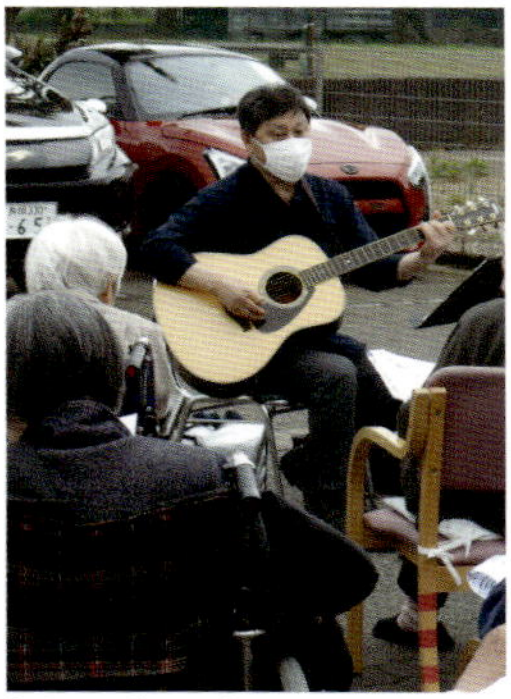
「愛の家グループホーム新潟悠久」で青空コンサートを楽しむ利用者

当日は駐車場に利用者全員が集合し、演奏を聞いたり歌を歌ったりと楽しみました。コロナ禍以降ほとんど外に出ることのなかった利用者も町内の方々から声をかけられ、うれしそうな様子でした。それ以後、町内の方々は野菜を分けてくれたり、庭木のせん定や草刈りなどを手伝ってくれるようになっています。

認知症グループホームでは認知症になっても地域の中で参加できる環境をつくります。途切れてしまった地域とのコミュニケーションを今回再開し、改めて関わりを深めることができました。関係性ができた地域の中で、利用者ができることを行い、地域の一員として生活していくことは利用者の生きがいにつながります。

交安ポスター製作で地域貢献

「愛の家グループホーム豊野」（長野県）　ホーム長　小口　寛子

新型コロナウイルスまん延以前は、通学路に立って小学生のあいさつ運動に参加したり、交通安全運動で交番前やスーパー前でチラシや手作りお守りを渡したりしていました。また地域住民を招待してクリスマス会などを催していましたが、コロナ禍となり地域交流はほとんどなくなってしまいました。

コロナが落ち着いてきた2023年5月、交番の方から「また交番との交流を再開しませんか？」と誘われました。コロナ前は「高齢者が発信した方が効果があるから」と言われ、高齢者向け交通安全やオレオレ詐欺防止のポスターを利用者が書いたり、折り紙で作ったくす玉を交番に届けたりしていました。久しぶりに利用者がポスターを作って交番に届けました。警察官と話をし、製作物について褒められると本当にうれしそうな様子でした。

その後も月に1、2回、この取り組みを続けています。交番の中や交番隣の掲示板に製作物が飾ってあったり、地域の方々から声をかけられたりすると利用者はとても良い表情になります。そのような利用者の姿は、職員のやりがいになります。交通安全運動への参加再開にも動いています。さらに、職員は利用者の希望を聞き、利用者とやりたいことや行きたい場所を提案してくれるようにもなっています。

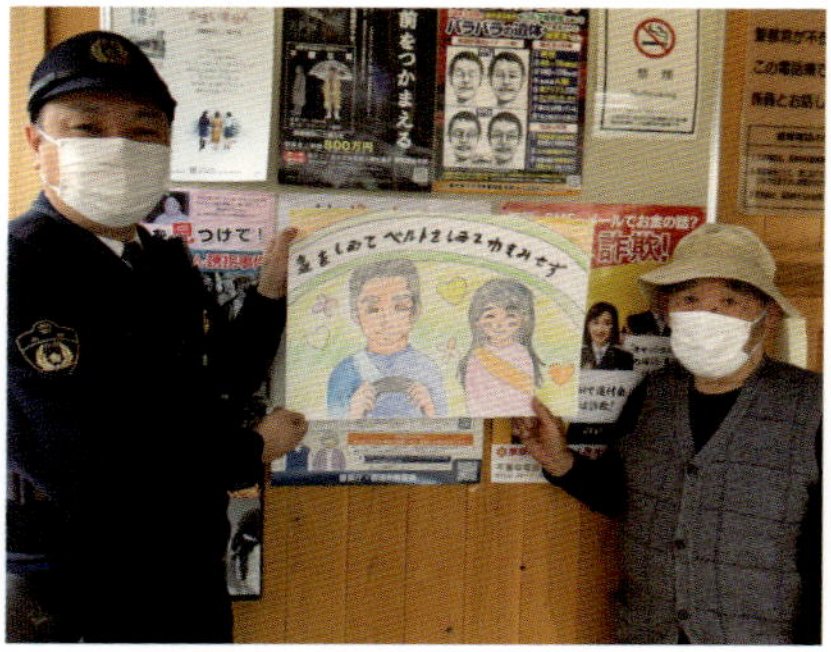
交番の警察官にポスターを渡す「愛の家グループホーム豊野」の利用者

地域を守る警察官から、高齢者向けポスターの製作を頼まれ、協力に感謝されることで利用者は喜びを感じました。また、製作したものが目につく場所に貼られ、地域へ発信されていることはやりがいにつながっています。利用者は自分たちが行っていることの意味や地域での役割を感じるようになりました。

園児が引き出す利用者の笑顔

「愛の家グループホーム二本松油井」（福島県）副ホーム長　熊谷 亮

当グループホームの向かいにはこども園があり、散歩に出かけると園庭で遊ぶ子どもたちの声が聞こえてきます。5年前にこども園が開設した際に、あいさつのため訪れて以来、こども園の園児との交流を行っています。

園児とは顔なじみの関係になっており、散歩で通りかかる際にはいつも言葉を交わしています。イベントに招待し合うなど、行き来しながら交流しています。ハロウィーンの時期には、仮装した園児たちが事業所を訪れ、利用者はお菓子を配ってもてなしています。正月や敬老の日には園児たちが手作りのプレゼントを持ってきてくれます。行事には保護者も引率で参加してくれることもあり、多世代の交流の場になっています。幼い子どもたちの姿に、利用者はとても優しい笑顔を見せています。普段は気難しい性格の利用者も、自然とニコニコとした表情になります。元教師の利用者や、孫の世話を熱心にしていた利用者も、園児たちとの交流を通して「昔ね…」と当時の思い出を懐かしそうに話すこともあります。

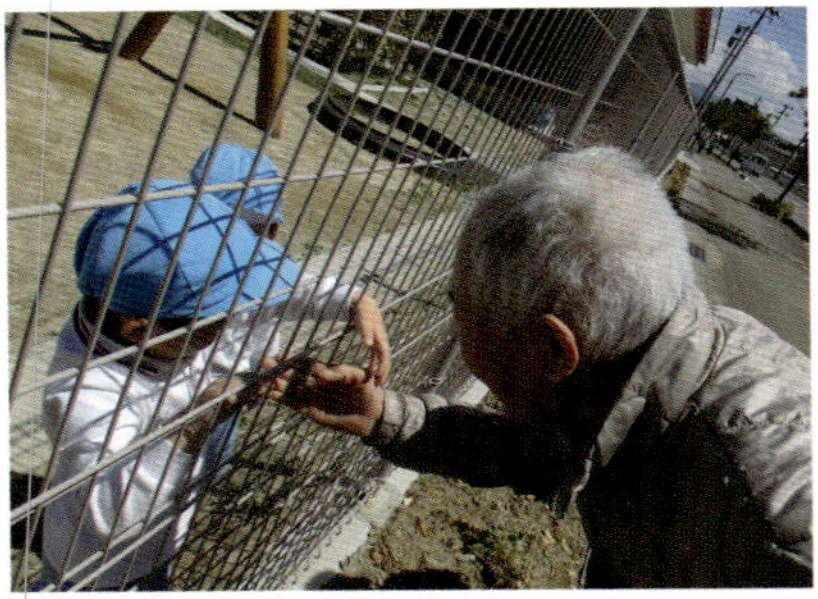

園児と交流する「愛の家グループホーム二本松油井」の利用者

そのほかにも、地域の相談窓口の協力で、こども園の交流室で認知症の本人やその家族、地域の人々が交流するイベントを開催しており、利用者とともに参加しています。

認知症高齢者と子どもとの交流は多くの意義を持っています。高齢者は子どもたちとの触れ合いから楽しみや喜びを感じることで、心の活性化や地域社会とのつながりを保つ機会にもなります。また過去を回想することで、精神的な安定にもつながります。子どもたちにとっても異世代を尊重したり、認知症高齢者への理解を培うことにつながります。これは認知症になっても安心して暮らせる社会をつくるための一歩となります。

ボランティア実践で心身整う

「愛の家グループホーム高岡美幸」（富山県）　副ホーム長　細川　佳英子

「誰かのためにできることはないか？　自分ができることをしていきたいんだ」と、当グループホームの利用者に言われました。これが、事業所の中だけでなく地域の中で利用者ができることはないかを考えるきっかけになりました。職員で話し合い「利用者と共に地域でのボランティアを行おう」ということになりました。

「地域の方々が会合や祭りなどで集まる公民館の駐車場の掃除と花壇の草むしりをするのはどうだろう」という意見が出ました。ボランティアという役割を果たすとともに、日を浴びて屋外で活動をすることで利用者の心身に良い影響があると考えました。公民館を管理されている方と相談し、職員と利用者でボランティアをすることになりました。

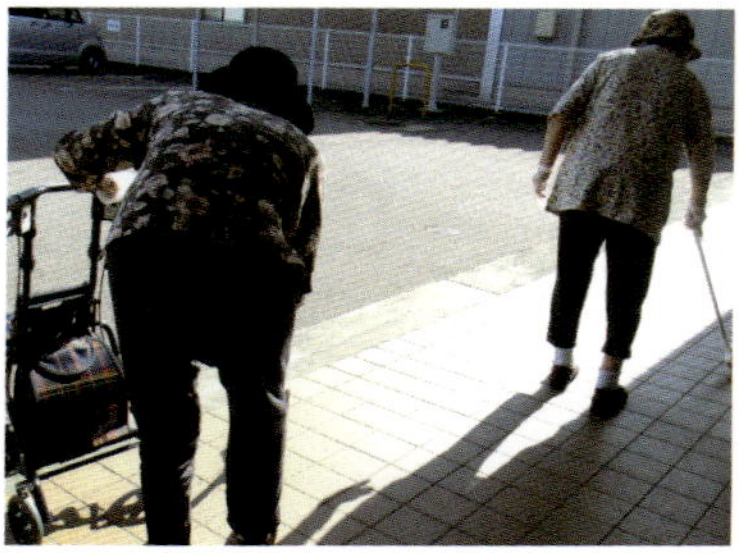

「愛の家グループホーム高岡美幸」近くの公民館の掃除をする利用者

　事業所から公民館に場所を変えることで話題が増え、利用者と会話を楽しみながら掃除を進めることができました。地域の方から「きれいにしてくださってありがとうございます」と声をかけられると、利用者はうれしそうに「よく家の前を掃除していたんだ。また明日も来よう」と言いました。また、終わった後でジュースを飲む時は、これまで見たことのないような表情で「いいことをした後のジュースはおいしい！」と満足そうでした。活動をした後は水分量も増え、体調が整うようでした。

その後、公民館で開かれる夏祭りにも参加させてもらい、地域の方と話す機会は増えていきました。地域の方が利用者を気にかけてくれて、少しずつ交流が広がっています。

　自分の役割を持って生活をすると、1日の生活リズムが整います。今回ボランティアを行うことで自分たちの存在意義を感じるだけでなく、利用者の生活リズムを整えることができ、体調の改善にもつながりました。

認知症の真実　地域に発信

「愛の家グループホーム各務原鵜沼朝日」（岐阜県）ホーム長　長縄　史寛

介護や認知症について知ってもらいたいと思い、VR《ブイアール》（仮想現実）を使った認知症体験や高校生の職場体験などを受け入れてきました。また近隣介護施設とも交流を続け、定期的に勉強会や症例検討などを行い、情報共有をしてきました。しかし新型コロナウイルスまん延により事業所外部の人との関わりはなくなり、外部との関わりに抵抗感を示す職員が増えていきました。

このままでは職員にも利用者にも良くないと考え、2022年秋から高校や近隣介護施設へ顔を出して、以前のような交流を再開する機会をうかがっていました。感染の防疫体制が厳しい場所も多く、訪問しても施設内や学校内には入れず、玄関前で対応されることもありました。昔から交流があった高校とは前向きな話ができ、職場体験の再開が決まりました。最大限の注意を払って高校生の職場体験を実施すると、利用者は久しぶりに事業所外の人と会話ができてうれしそうで、事業所内に活気があふれました。

また、事業所内では大声を発して落ち着かない利用者も、祭りなど外部の行事に行くと声を上げることはありませんでした。職員はこれらの利用者の状態を見て事業所外の方との交流の大切さを感じるようになり、外部との関わりへの抵抗感も少なくなっていきました。認知症の情報発信や、認知症の方や家族の方が交流できる場所をつくるため、近隣施設の職員と話し合い、認知症カフェ（認知症患者や家族、地元の人々などあらゆる人が集まり自由に交流する場所）を再開しました。

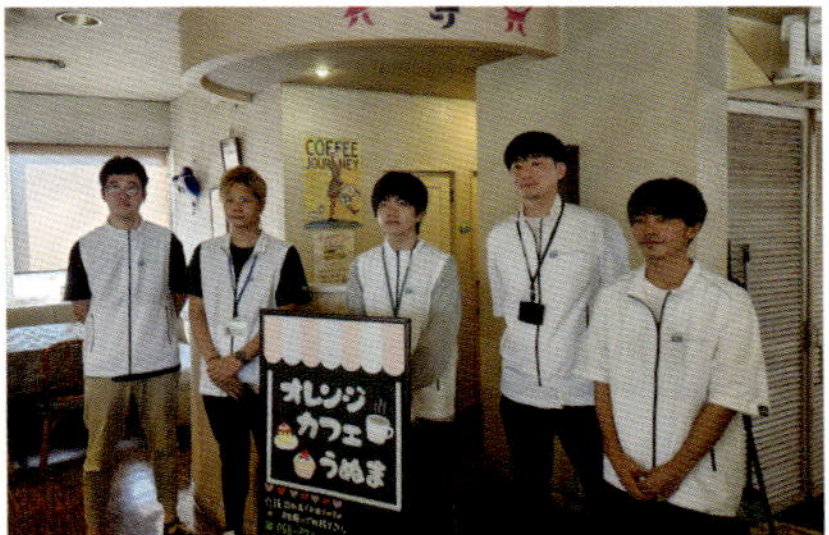

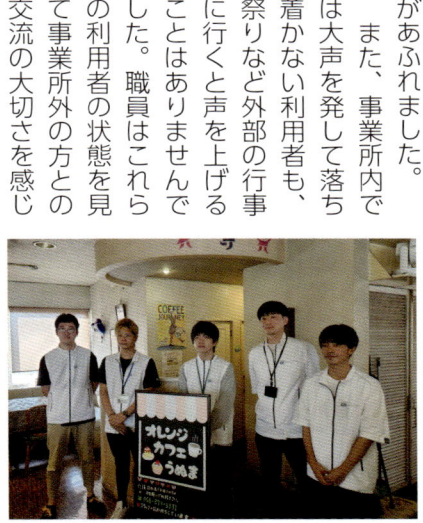

「愛の家グループホーム各務原鵜沼朝日」の近くでオレンジカフェを開催する介護職員

地域の人々に認知症を正しく理解してもらえるよう現場から発信し続けることで、認知症の真実を伝えられます。正しい情報が広まることで認知症の方やその家族が地域で生活しやすくなります。

園児との交流、一番の刺激

「愛の家グループホームさいたま土呂」（埼玉県）ホーム長　谷川　富美

7年前、当事業所から声を掛けたのがきっかけで、近隣の保育園との交流が始まりました。毎年2～3回、当事業所に年長組の12人ほどが遊びに来てくれていました。新型コロナウイルスがまん延して3年間は交流がなくなりましたが「もうそろそろ再開しませんか？」という保育園の誘いで、今年1月から再び交流をしています。

利用者は、久しぶりに園児たちと会えるのを楽しみにしていました。園児たちはこれまでと同様、保育園から約1キロ離れた当事業所まで歩いて訪問。練習してきた歌やダンスを発表してくれました。3月には、以前のように卒園の会を開きました。利用者たちは歌の練習を積み、卒園の会の当日は見事な歌声を披露し、お祝いのプレゼントも渡しました。恒例の「大きくなったら何になりたい？」の質問に、園児たちは生き生きと答え、その様子を見た利用者たちの表情も生き生きとしていました。

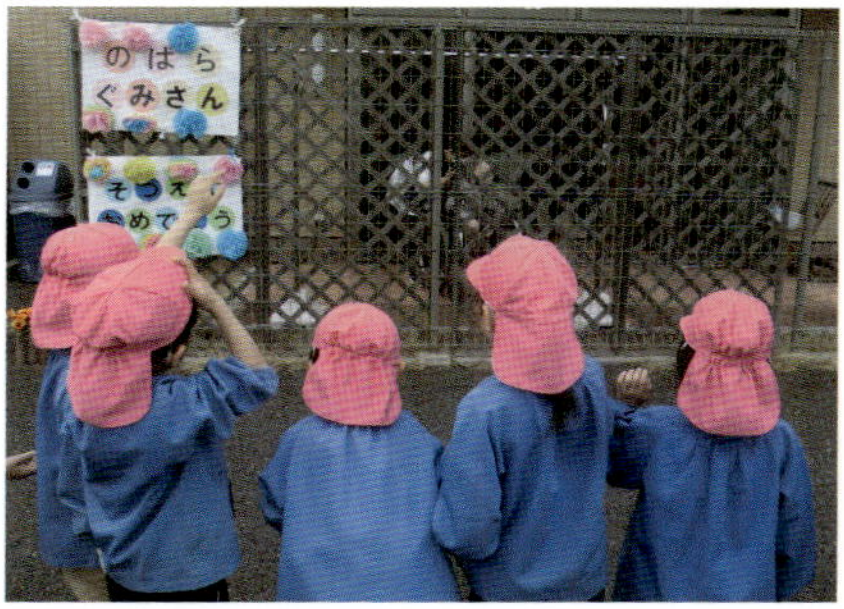

卒園の会で「愛の家グループホームさいたま土呂」を訪れた園児たち

職員はいつも、利用者みんなが楽しめるようにと知恵を絞ってレクリエーションを考えますが、残念ながら園児たちの訪問にはかないません。園児たちを見る時には目尻を下げて「かわいいねー」と言う姿。寡黙でほとんど反応のない利用者が、ぼそっと「楽しかったよ。ありがとう」と言う姿。これらの姿を見ると職員もこの交流の大切さを実感し、利用者が楽しめるように準備にも余念がなく、当日も大いに盛り上げます。

子どもと関わることは、高齢者に良い刺激を与えます。子どもと触れ合い、会話をすることで脳が活性化され、身体的・精神的な回復にもつながるとされています。利用者の笑顔のためにと継続してきた保育園との関わりが、利用者への良い刺激につながっています。

認知症カフェ参加で生き生き

「愛の家グループホーム北名古屋徳重」（愛知県）　ホーム長　木下　由希子

当事業所のある地域では、地域包括《ほうかつ》支援センター（地域の高齢者の相談窓口）を中心として複数の認知症カフェ（認知症患者や家族、地元の人々などあらゆる人が集まり自由に交流する場所）が開催されていますが、これまで参加したことはありませんでした。

利用者の長谷川大四郎さん（仮名）は身の回りのことは自立している方でしたが、職員が「何かしたいことがある？」と聞くと「自由になりたい」と繰り返し、事業所での生活に満足していない様子でした。長谷川さんが「前のようにいろいろな方と話をしたい」と言っていたこともあり、近隣住民との交流ができる認知症カフェに職員と共に参加しました。

そこでは、近隣に住む夫婦と仲良くなり次に会う予定を合わせたり、さまざまな人と交流を行い会話を楽しみました。長谷川さんの「楽しい、また行きたい」との希望により、定期的に認知症カフェに参加するようになりました。楽しそうに会話する長谷川さんを見て、職員は地域に出て交流することの大切さを感じるようになりました。今では他の利用者も希望し、認知症カフェへ参加しています。また同行する職員も事業所内では見られない利用者の姿を見ることで、利用者のことをさらに知ろうとするようになり、円滑なコミュニケーションにつなげています。

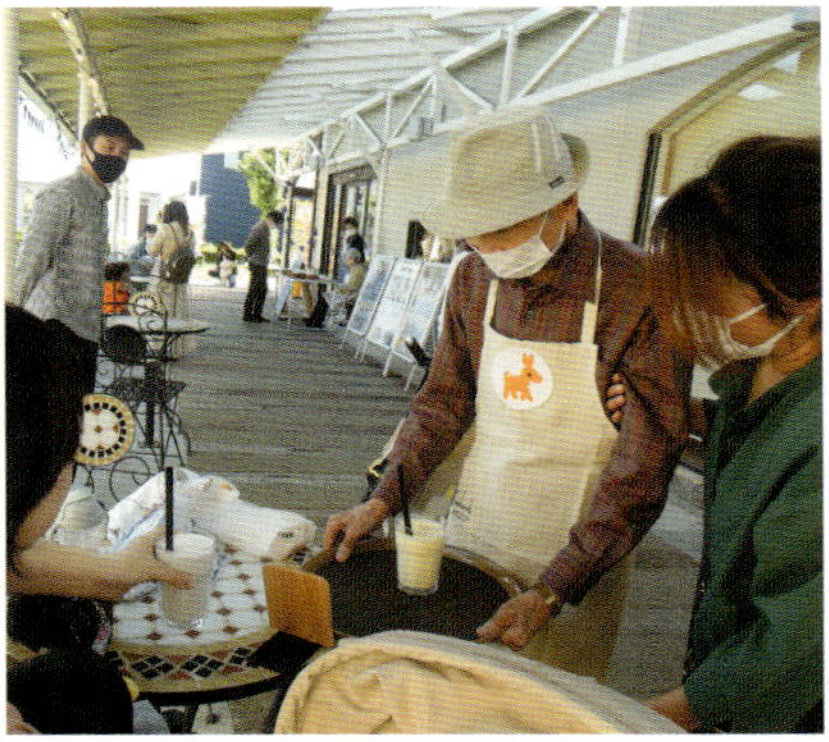

認知症カフェで店員をする長谷川大四郎さん（右から２人目）

地域にあるサークルや集まりに出席したり、近隣の方と何気ない会話を楽しむなど当たり前に行っていた関わりを失うと、生活の中で充実感を得られなくなることがあります。慣れた生活環境でのなじみの空間や交流は、その人らしさを引き出すために大切です。今回、長谷川さんは以前行っていたような地域との関わりを取り戻すことで事業所においても自分らしく生活できるようになりました。

入居後もなじみの美容室へ

「愛の家グループホーム大治北間島」（愛知県）ホーム長　杉本　雅子

78歳の下田幸子さん（仮名）は長男と２人で暮らし、なじみの美容室へ出かける以外は外出せず、閉じこもりの生活を送っていました。長男が仕事から帰るまで１人で自宅で過ごし、介護支援専門員（介護保険制度において介護が必要な方とその家族の相談に応じケアマネジメントを行う専門職）への連絡も多い状態でした。転倒で大けがをして、自宅での生活が難しくなり、当グループホームに入居となりました。

入居当初は落ち着かず、いろいろなことを訴えるので対応が難しかったです。以前、下田さんを担当していた介護支援専門員から状態を心配して頻繁に連絡があり、こちらからも相談をしました。下田さんは疲れやすく、歩行時にふらつくことがあったので、午前は散歩、午後は職員と一緒に洗い物やモップがけをして活動量を増やしました。落ち着きがない時は職員と買い物に出かけました。

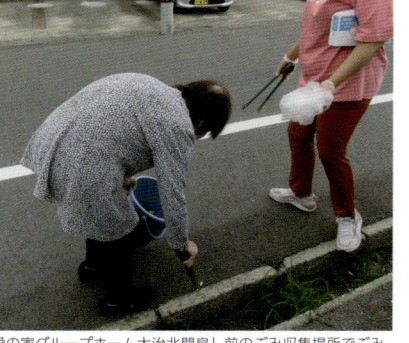

「愛の家グループホーム大治北間島」前のごみ収集場所でごみ拾いをする下田幸子さん

活動量が増えると訴えは減り、落ち着いて過ごす時間が増えました。体力がつき長男と週２回は外出し、その時間が長くなっています。なじみの美容室へ出かけることができるようになり、美容師とも良好な関係です。また、長男とも話をした上で、下田さんの状態に変化がある時は介護支援専門員に連絡を入れ、関わった多くの人で下田さんを支えています。

高齢者の閉じこもりは心身が虚弱な状態となり、不調のきっかけとなります。高齢者は長年暮らした地域での人とのつながりから自分の居場所を感じます。今回、下田さんの体調を整えるとともに、なじみの美容師との関係を維持することで、下田さんらしい生活を送ることができるようになりました。

認知症を学んだ児童と交流

「愛の家グループホーム草加谷塚」（埼玉県）　木下　敬太

２０１７年のオープン当時、当事業所と地域との関係は、利用者と散歩する時に出会う方にあいさつする程度で、地域を巻き込むような取り組みはできていませんでした。18年、隣接する小学校から「小学生に認知症サポーター養成講座を受けてもらい、受講後に利用者と交流する機会をつくりたい」という依頼がありました。当事業所の責任者は認知症サポーター養成講座に参加し、子どもたちに高齢者との接し方を指導し、その後に交流を開始しました。

初夏から秋にかけての４カ月、毎週金曜日に15名程度の児童と先生が、授業の一環として訪問することになりました。ゲームや手遊びなど利用者と小学生との触れ合いが始まりました。２年続いた交流は、新型コロナウイルスのまん延により中断しましたが、23年６月には再開できました。

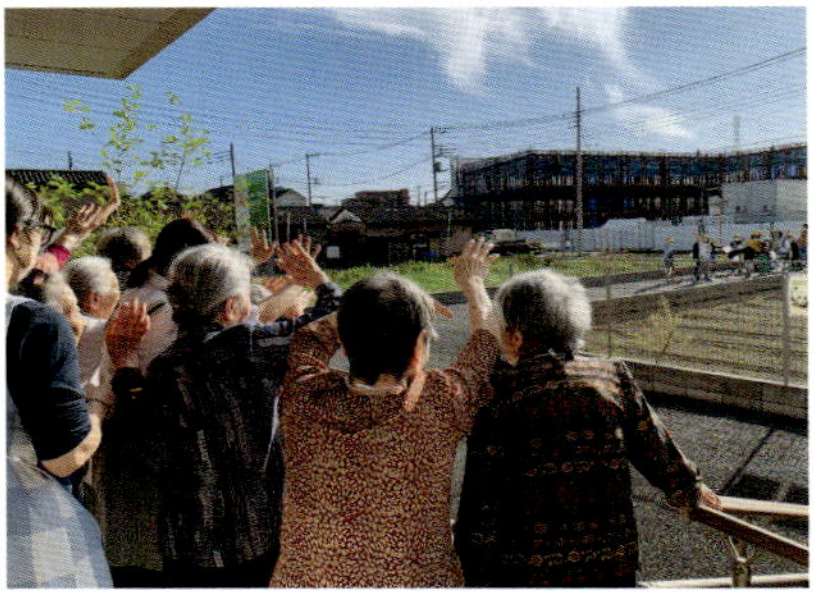

「愛の家グループホーム草加谷塚」から子どもたちに手を振る利用者

子どもたちが来ると事業所内は活気づき、いつもは立ち上がろうとしない利用者も自ら立ち上がり、自己紹介を始めます。曜日の感覚にも敏感になり、金曜日に子どもたちが来ることを覚えている利用者もいます。職員がゲームを考え、利用者が作成したステッカーやアクリルたわしを子どもたちにプレゼントしています。もらった子どもたちは笑顔になり、それを見た利用者や職員にも笑顔が広がります。また、認知症サポーター養成講座を受ける小学生に配布するキーホルダーのストラップ作りを草加市から依頼され、利用者はこれまでに１０００本程度を作成しています。

高齢者と子どもの世代間交流では、双方に思いやりの心や活力が育まれるというメリットがあります。このメリットだけでなく、利用者の役割を創出することや職員の積極性を引き出すことにもつながり、プラスの波及が見られました。

清掃や祭り　地域行事に参加

「愛の家グループホーム伊賀」（三重県）ホーム長　山田　寛

当グループホームは２０２３年4月に開設した新しい事業所です。開設直後に地域の病院や事業所から「どんな人が入居できますか?」と質問されました。「高齢者で認知症があり、介護が必要な方であれば、自分で身の回りのことができる方でも車椅子などの移動に介助が必要な方でも入居できます」と答えました。当事業所で生活される利用者の思いを実現するためには地域や社会とつながることが大切なため、地域や社会と一から関係をつくることに課題を感じました

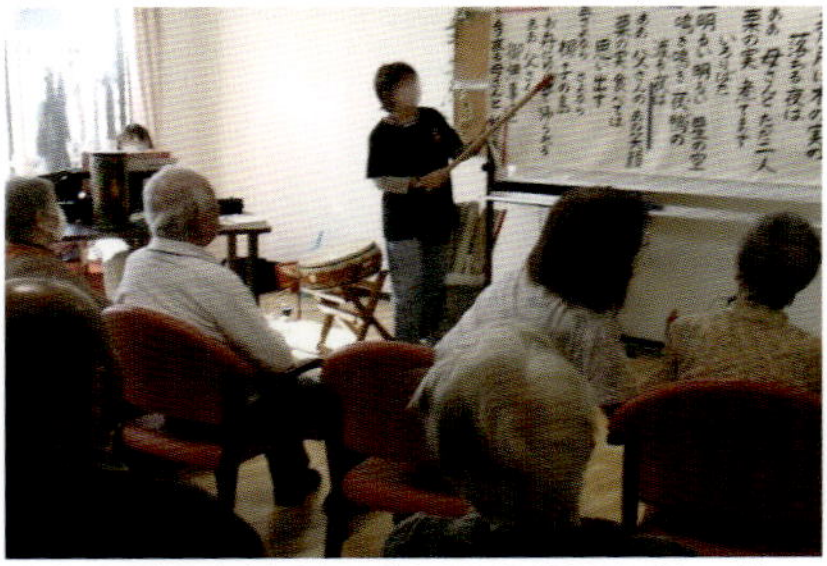

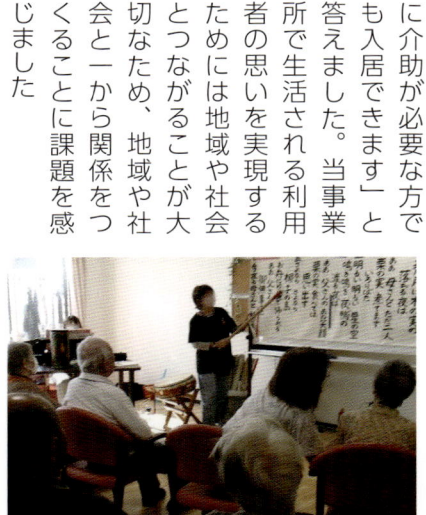

地域から音楽療法士を招いて歌を楽しむ「愛の家グループホーム伊賀」の利用者（画像を一部加工しています）

事業所が地域とつながるために自治会にも参加し、5月にはゴミ拾い活動に3名の利用者と職員が参加しました。8月下旬には事業所の主催で夏祭りを開催し、利用者と職員が一緒にぎょうざを作って参加者に振る舞いました。参加した近所の方からは「認知症でもこんなことができるのか」と驚きの声が上がりました。認知症であってもサポートがあればできることがたくさんあると伝わりました。

夏祭りの開催後は、地域のこども食堂や、高齢者向け体操への参加に声が掛かりました。地域の案内所としてポスター掲示の依頼もあり、地域の一員として存在できるようになってきています。また地域との関わりを通して事業所の中では見えなかった利用者の様子を知り、職員の関わり方も変化していきました。利用者が「したい」と思う活動を提案して、一緒に行うことで、利用者の良い反応や表情を見ることができることも分かりました。これらの経験を生かして、利用者の「したい」を支援するために地域や社会とつながることを大切にしています。認知症の診断があっても、本人がしたいことをすることで、活躍できる場面が伝わり、地域と関わりや社会とのつながりを続けていくことができます。

伝統の祭りを通じ地域参加

「愛の家グループホーム久喜本町」（埼玉県）ホーム長　寺尾　啓太

当グループホームは13年前の開設当初、利用者やその家族ら関係者に向けての発信は行っていたものの、地域に向けての活動を積極的に行っていませんでした。

所在地の埼玉県久喜市では、関東一といわれる提灯《ちょうちん》祭りが毎年7月に開催されます。240年以上の歴史のある地元の方にとってなじみのお祭りです。毎年、提灯の山車《だし》が曳《ひ》き回る様子を見に利用者と出かけていました。しかしここ数年、新型コロナウイルス禍によって中止・縮小が続いており、今年の提灯祭りは4年ぶりの全面再開となりました。

まちが盛り上がりを見せる中で、私たちも何か地域に向けてできることをしていきたいと思いました。真夏に開催されるため熱中症のリスクがあり、利用者も職員もこまめな水分補給や休憩などの対策が必要でした。そこで今年は、近くの商店街の店舗のスペースに地域の方が水分補給できるように飲み物を用意し、皆さんが休んでいただけるように準備しました。

当日は、地域の方々と迫力の山車を見るなど祭りを楽しみました。地元の知人と久しぶりに再会する利用者もおり、地域とのつながりを感じる機会になりました。また、熱中症対策を万全にしながらお祭りを楽しむ利用者の様子が全国放送のニュースで取り上げられました。近隣で声を掛けられることも増え、地域の中で生活を続ける利用者の様子をより広く認知してもらうことができました。

認知症が誰にとっても身近に感じられる時代です。地域の中で認知症になっても、介護を受けながら今までと変わらず慣れ親しんだ地域で暮らし続けられること、さらにそれを地域の中で発信していくことは、社会全体にとっての安心にもつながります。

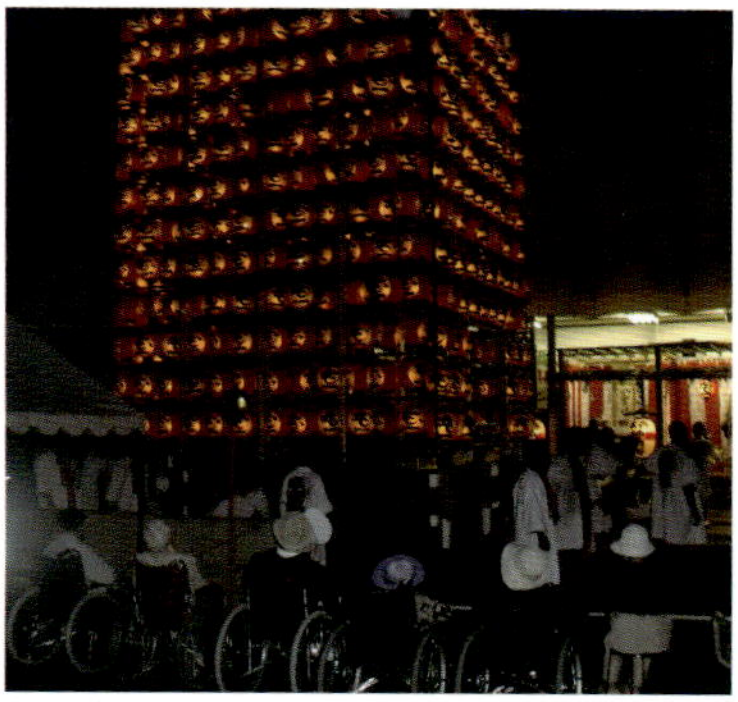

久喜提灯祭りに参加する「愛の家グループホーム久喜本町」の利用者

地域交流で深まる相互理解

「愛の家グループホーム越谷平方」（埼玉県）ホーム長　藤田　歩美

「こんにちは。最近、よく歩いているね！」。先日、利用者と事業所の近くを散歩していると、地域の民生委員の方がにこやかに声を掛けてくれました。私は、あいさつを返しながら感慨深い気持ちになりました。

2年前に私が着任した時、地域の方々にあいさつのため声を掛けると「あの建物は何をしている所か知らなかった」「どんな人がいるのか分からない」と言われることがありました。一方、事業所では新型コロナウイルス感染症が流行したことで利用者がほぼ外に出られず、屋内での活動が続いていました。

私は「地域になじめていない。これではいけない、地域の方に利用者や事業所をちゃんと知ってほしい」という思いが湧き上がってきました。

そこで職員と話し合い、まずは私が地域の会合などに参加したり、地域の他の介護事業所に訪問したりする機会を増やしました。事業所では遠足やお花見などを計画し、利用者を積極的に外へ連れ出して、地域の方が気軽に関わることのできるきっかけをつくりました。職員も知り合いの託児所や近くの小学校に声を掛けて子どもたちとの交流会を企画し、地域に知ってもらえるよう努めました。

最初はなかなか応じてもらえず、落ち込むこともありましたが、地域の方も徐々に受け入れてくれるようになりました。今では気軽に声を掛けてくれたり、利用者と地域の高齢者が一緒に参加する交流会も開催できています。利用者も気持ちが外に向くようになり「もっと出かけたい」とのリクエストが多く聞かれています。

事業所がいろいろな交流を続け、地域の方に認知症について実際に見てもらうことで、違いや同じ部分など、お互いの理解が深まっていきます。

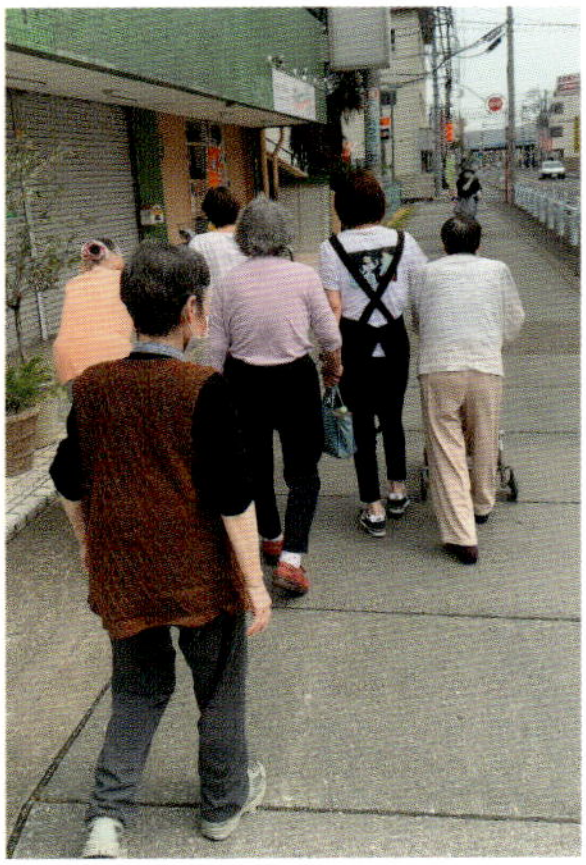

地域の交流会に向かう「愛の家グループホーム越谷平方」の利用者と職員

医療と介護連携、より良いケア

「愛の家グループホーム石狩花川」（北海道）ホーム長　一条 紀善

　新型コロナウイルス感染症が拡大し始めて約3年。当グループホームでは、元々あった地域との交流が途絶え、地域全体の閉鎖感が強くなってしまいました。また、協力体制のあった病院とも、利用者の受診や処方のみの関わりとなり、交流が限られていました。

　感染状況が落ち着いてきた今年、この病院に勤務する認知症が専門の看護師から話がありました。「同じ認知症を専門とする数名の看護師たちと話し合い、認知症の方を支えるために関わりを持ちたい」との内容でした。まず、この病院へ通院している利用者の支援や相談からスタートしました。病院を退院したばかりの利用者の様子を見てもらったり、通院時に利用者と同席して状況を伝えやすくしてもらったりしました。また、専門的な目線からの病状説明を職員が受けることもあり、ケア内容の相談会を通して医療と介護の連携が深まっていることを感じました。

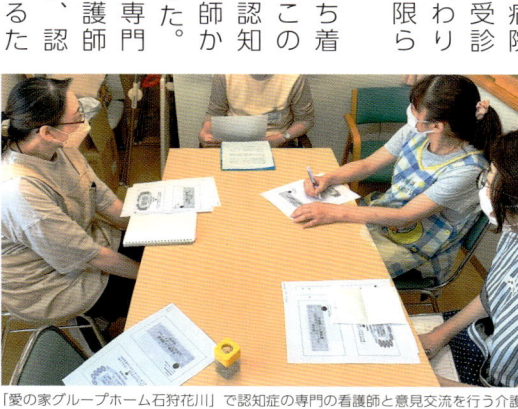

「愛の家グループホーム石狩花川」で認知症の専門の看護師と意見交流を行う介護職員たち

　このような取り組みを、石狩市の介護事業所同士の会合を通して他の事業所に発信しました。認知症になっても暮らしやすい地域となるようこの活動を継続しています。

　同じ利用者の同じ生活の場面・行動を見ても、それを見る専門職の専門性の違いによって読み取れる情報は異なります。一つの職種だけでは、偏った捉え方や考え方に陥りやすいので、利用者一人一人の生活を、さまざまな角度から検討することが必要です。今回のように介護職だけでなく他の職種を交えて取り組むことで、利用者にとってより良い生活の実現に近づきます。

音楽会や落語会で地域交流

「愛の家グループホーム本庄東台」（埼玉県）ホーム長　原田 和弥

当グループホームはコロナ禍の2021年4月に開設しました。認知症グループホームは地域との交流を期待されている施設でありながら取り組みが全くできない状態でした。利用者は事業所内での生活が中心で、外部との交流がなく、生活に刺激が少なくなりました。23年5月に新型コロナウイルスが第5類になったことを受けて、地域交流や外部の方を迎える検討を始めました。

ある職員から「知人がサックス演奏をしてくれる」という話があり、これはご縁だと思って演奏会の計画を立てました。利用者は生演奏の音や迫力に喜びました。翌日、利用者が「昨日の演奏はとても良かったね」と話してくれました。利用者に聴いた記憶が残るくらい刺激的な時間だったことが分かり、この演奏会をきっかけに次の計画も立てました。

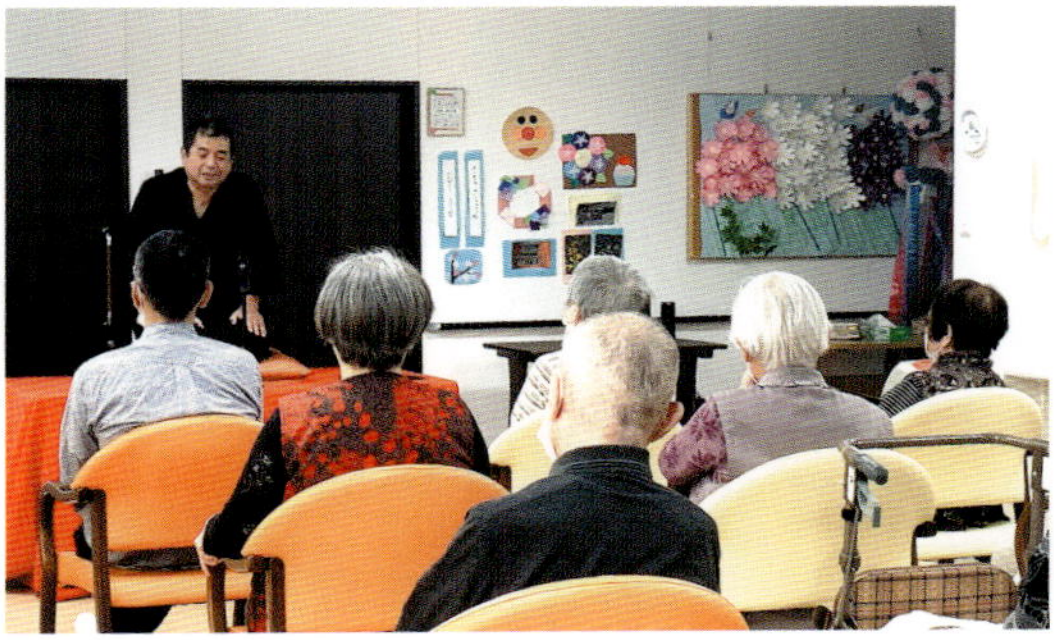

落語に聞き入る「愛の家グループホーム本庄東台」の利用者

サックス演奏をした方の知人に落語を演じる方がいて紹介してもらいました。

「落語のような長い話を集中して聞くのは難しいのでは」と思いましたが、利用者は真剣な表情で聞き入り、時には大笑いしていました。職員は利用者の知らない一面を見て、日頃の生活とは違うことを楽しんでほしいと思うようになりました。職員が発案した近隣の幼稚園との交流も予定しています。将来的には利用者が外へ出かけて活躍できる場をつくっていきます。

コロナ禍となった後、さまざまな楽しみが奪われました。認知症になったとしても分かることや楽しめることがたくさんあります。当たり前の継続は、屋内外の生活の両方があってこそです。地域交流は利用者、職員、地域住民の三者が支え合いながら暮らしていくことにつながります。

児童と交流、利用者に良い変化

「愛の家グループホーム鳩山」（埼玉県）ホーム長　銅直紀

私が当事業所へ異動した2023年2月、新型コロナウイルス禍で利用者は職員や家族以外と接する機会を失っていました。コロナ禍が落ち着くと、利用者が地域と関わり楽しみを持って生活してほしいと思い、地域包括支援センター（地域の相談窓口）へ相談しました。近隣の小学校の校長が高齢者福祉に力を入れていると聞きました。小学校を訪問すると「子どもたちに認知症や高齢者のことを知ってほしい」という校長の考えを聞き、利用者と児童が交流する準備が始まりました。

対象は小学5年生に決まり、認知症を正しく理解してもらうための「認知症の出前授業」を実施しました。児童たちは授業を楽しみながら真剣に聞き、認知症のことを正しく学ぶことができました。後日、実際に認知症の方にどう関わるとよいかを学ぶ「認知症サポーター養成講座」も受講した後、当事業所を訪問してくれました。

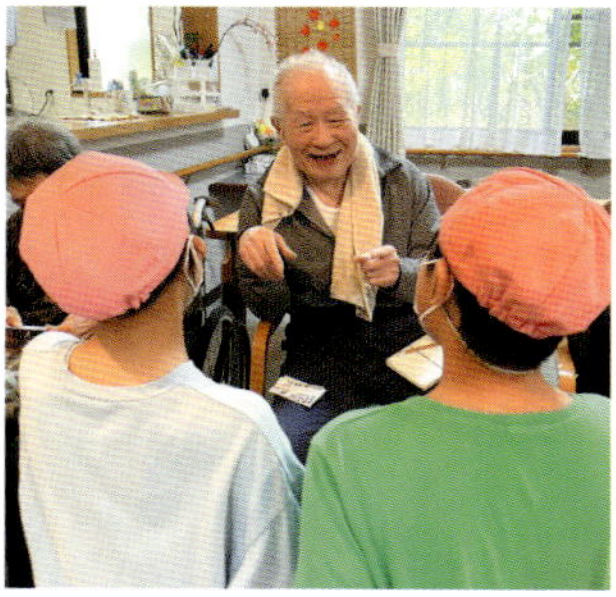

小学生と笑顔で交流する「愛の家グループホーム鳩山」の利用者

児童たちは利用者に楽しんでもらおうとぬり絵を持ってきたり「〇×ゲーム」をしたりしました。主体的に行動し、認知症の方とどう関わればよいかを楽しみながら知ることができたようです。利用者側は、一生懸命な児童の様子を見て涙を流したり、普段は部屋から出ない方もリビングに出てきたり、「子どもは嫌い」と言っていた方も児童たちと穏やかに話したりしました。職員は、普段見たことのない利用者の様子や表情を見ることができ、いろいろな人と関わることで行動や表情に変化があると、新たな気付きとなりました。

高齢になることで地域や社会と積み重ねてきたつながりを喪失することがあります。今回のように小学校をはじめとした地域や社会と利用者が関わることは、喪失してしまったつながりを再び得る機会となり、住み慣れた地域で認知症になっても生活を続けられるようになります。

「メダカフェ」が地域交流の軸に

「愛の家グループホーム三重川越町」（三重県）ホーム長　名和　清貴

当グループホームがある地域での交流は、入居している利用者と地区行事に参加したり、事業所の前を通る方にあいさつしたりする程度でした。利用者が住み慣れた地域で交流を持ちながら暮らすことができるように、今まで以上に事業所のことを知ってもらう必要があると考えました。

そこで、事業所に地域住民を招いて、認知症カフェ（認知症患者や家族、地元の人々などあらゆる人が集まり自由に交流する場所）を開催することにしました。どのようなイベントが良いか考えていましたが「自分の趣味を生かして利用者や地域の方々と交流ができたら」と思い、利用者と飼育したメダカやカブトムシを参加者にプレゼントすることにしました。

カフェ当日、事業所には子どもや大人、さまざまな人が訪れて利用者と楽しく過ごし、準備したプレゼントも喜んでくれました。それ以降、カフェをきっかけにつながった地域の方が作った野菜を事業所へ持ってきてくれるなど、交流が広がりました。現在もカフェ開催時にプレゼントできるよう事業所の軒先でメダカの飼育を続けています。利用者が屋外に出る理由になるほか、休憩中の職員が眺めて気分転換にもつながっています。開催する認知症カフェも、その特徴をふまえて「メダカフェ」と名付けました。今後は地域で開催されるイベントとコラボし、交流の輪がより広がるよう取り組む予定です。

一つの活動が日々の大切な習慣となり、それをきっかけとして生活の幅が広がることがあります。今回「メダカ」を飼うことをきっかけに、利用者の日々の外出理由となりました。またそれをきっかけに地域住民との交流へ広がりをみせています。

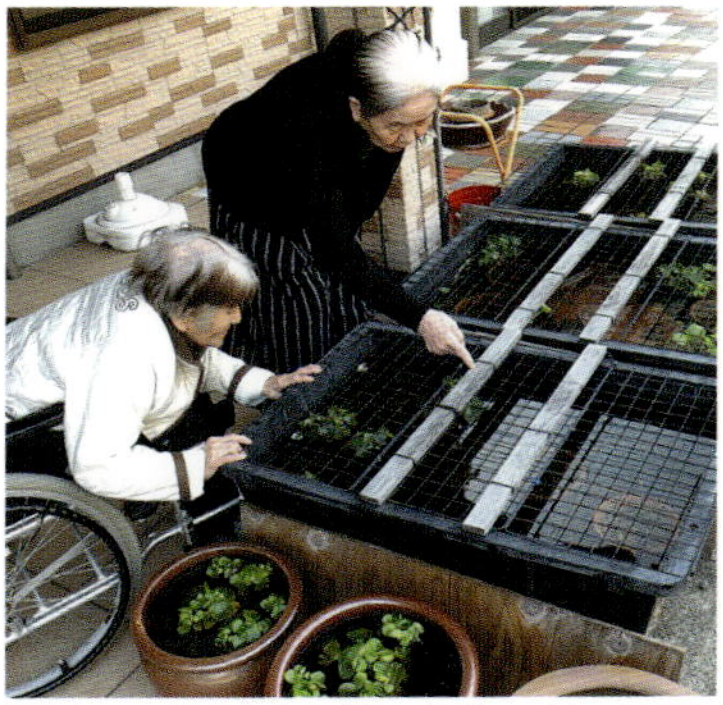

飼育中のメダカを眺める「愛の家グループホーム三重川越町」の利用者

利用者の積極性、職員に刺激

「愛の家グループホーム知立西町」（愛知県）副ホーム長　長谷川 三春

　新型コロナウイルスのまん延以降、入居の相談に来る本人や家族は、入居後は外出や外泊ができないと考えているようでした。また同時期に入職した職員においては、利用者と外出することも少なかったため、事業所外に利用者と出かけるという発想がないようでした。

　2023年春ごろに入居された桜井史幸さん（仮名）は、入居直前まで障害者施設でボランティア活動をしていました。桜井さんは事業所に入居してもボランティア活動を続けたいと希望し、家族も続けてほしいと考えていました。私たちは桜井さんらしい生活を送ってもらうため、活動を継続できるように協力することにしました。ボランティア活動先や活動を共にする仲間へ桜井さんの状態やその思いを伝え、ボランティア先まで職員が送り迎えを行い、緊急連絡先も伝え、理解を得ることができました。

　桜井さんがボランティア活動を行い、生き生きと生活する姿を見て、職員は事業所外での活動の大切さを感じたようです。それ以降は散歩に誘ったり、コンビニエンスストアに行ったりと利用者をできるだけ外に連れ出すようになっています。また知立市から委託され、当事業所で認知症カフェを実施しています。認知症の方々とその家族、相談員らが集まり、事業所の利用者、職員も加わって会話が弾みます。認知症サポーターであるオレンジメイトたちに認知症の方への関わり方について話をする機会ももらい、認知症について発信もしてきました。

　社会の中では認知症について知られていないことが多くあります。認知症に精通している職員だから伝えられることを発信していくことで、認知症のことを理解する人が増え、認知症の方が住みやすい地域がつくられます。

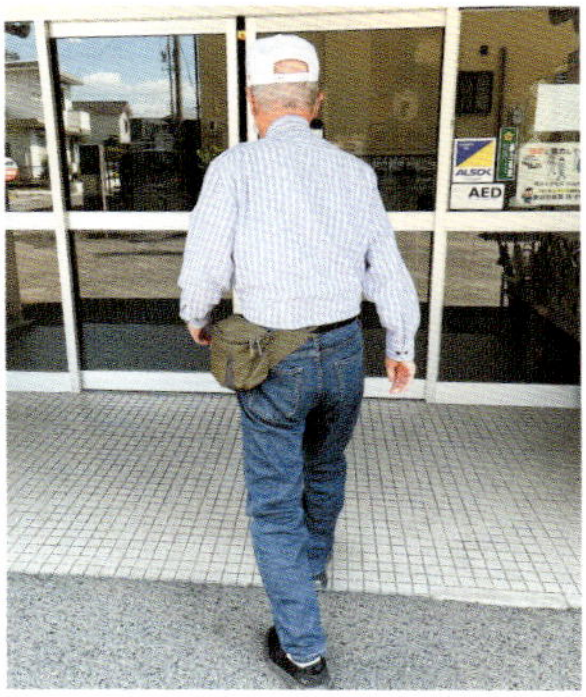

ボランティア先の障害者施設に向かわれる桜井史幸さん

外出機会増やし　地域とつながる

「愛の家グループホーム京都洛西」（京都府）副ホーム長　米澤　亜祐美

新型コロナウイルスのまん延により施設内での活動が中心となっていました。地域とのつながりはなく、隣にある介護施設とも全く接触がない状態でした。

私が当グループホームの責任者になった時、地域とのつながりを増やしたいと思い、隣の介護施設へあいさつに行きました。隣の介護施設の人々と顔を合わせる機会を増やしたいと考え、当事業所で企画したバーベキューやハロウィンパーティーに誘うと、職員と利用者が数名ずつ参加してくれました。より良い事業所を目指すため、同業種の方の意見を聞くことができればと考え、運営推進会議（サービスの質を確保するために利用者・家族・地域住民に開かれた会議）にも出席してもらえないかとお願いに行くと快諾してくれました。

隣の介護施設との接触機会が増え、職員、利用者も顔を見ればあいさつをする関係性ができてきました。すると今度は、隣の介護施設からも「施設で買い物レクリエーションを行うので参加しませんか？」と誘ってくれました。数名の利用者と家族が隣の介護施設を訪れ、衣服を一緒に選び、好きなものを買うことができたと喜んでいました。

少しずつ外に出ることも増え、近隣の学校で行われる太鼓の演奏や障害者施設での卓球バレー大会など毎月のように職員、利用者数名で地域の行事に出かけています。利用者は外出して事業所外の方と話す機会を楽しみにするようになり、その姿を見た職員は地域交流の大切さを感じて、率先して行事の引率をしてくれます。

介護施設に入居すると社会交流が難しくなると思いがちですが、職員の手を借りることで、地域との交流ができる場に行き、つながりを持つこともできます。地域に出て、事業所外の方と接触を持つことが刺激になり意欲的な生活につながります。

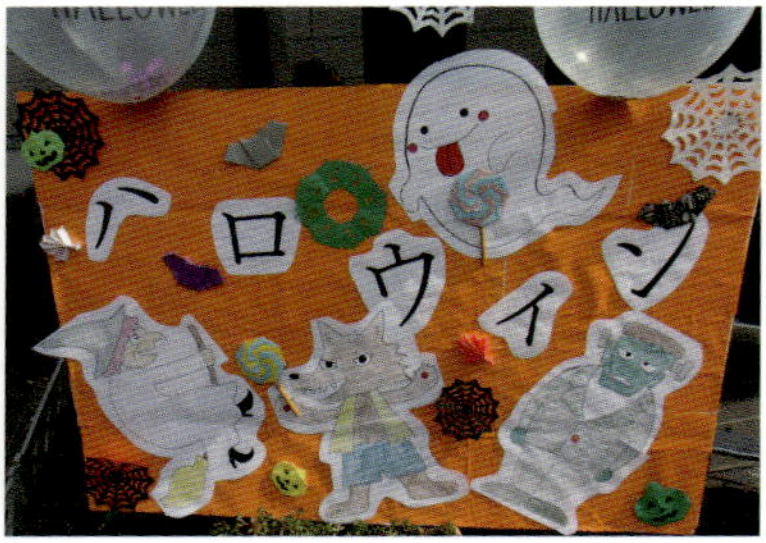

「愛の家グループホーム京都洛西」の利用者らで作成したハロウィンパーティのウエルカムボード

「ミニ縁日」企画、地域の一員に

「愛の家グループホーム京都南箱ノ井」（京都府）ホーム長　田中　將晴

当グループホームは、2023年3月に開設した新しい事業所です。私たちは地域の皆さんに事業所を知ってもらい、地域の一員として貢献するという強い思いがありました。地域の広報誌に「開設のお知らせ」の掲載をしたり、折り込み広告やチラシの配布などの広報活動を行いました。そのかいあって、一定数の問い合わせや見学がありました。

しかし、開設から2カ月が経過すると、問い合わせや見学が減り、しまいには全く来客がなくなってしまいました。私たちは「これではいけない、地域の皆さんに知ってもらいたい」と、意見を出し合いました。事業所を開放して、事業所内を見てもらうだけでは地域の方は入りづらいだけでなく、私たちの思いも伝わらないという意見が出ました。また、自分たちが地域に対して「開かれた場所」であることを示すことも必要だと思いました。

そこで地域の方々が気軽に訪れて利用者と交流ができるようなイベントの開催を計画しました。簡単なゲームや軽食を用意し、さまざまな年代の方が気軽に立ち寄れる「ミニ縁日」のようなイベントを継続的に行っていきました。当初は来場者が増えず、落ち込むこともありましたが、毎月1、2回の開催を継続すると、来場者が徐々に増えていきました。今では「次の開催日はいつ？」と気軽に声をかけてくれるだけでなく、地域の会合で「事業所の会議室を会場として貸してほしい」と頼まれたり、近所の子どもたちがイベント以外でも遊びに来てくれたりします。

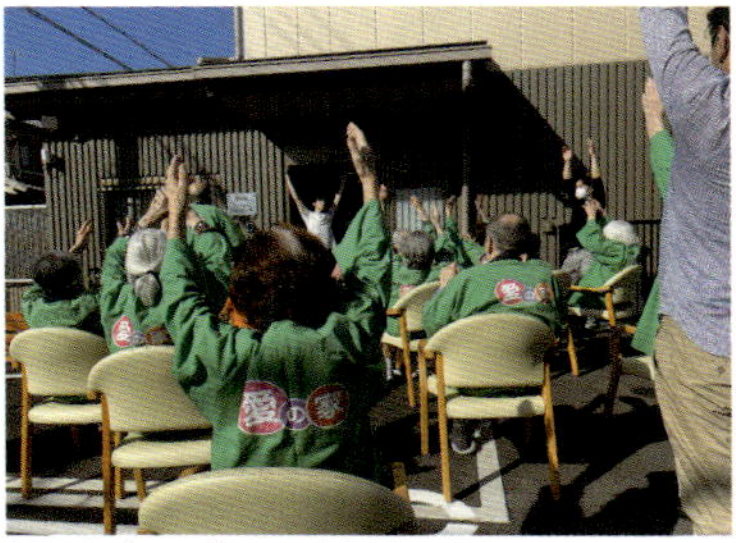
「愛の家グループホーム京都南箱ノ井」での屋外イベントで体操をする利用者

介護施設は施設内での生活が中心であるため、地域の方にとって「どんな場所なのか」が分かりにくいことがあります。事業所自らがイベントなどで発信していくことで、地域の皆さんに知ってもらい、理解が得られるきっかけになります。

趣味作品展示、地域とつながる

「愛の家グループホーム玉野」（岡山県）副ホーム長　岸本　宣人

セーターを編む方、絵を描く方、手先が器用で何でも作成する方、当グループホームに入居している利用者は多彩な趣味を持っている人が何人もおり、みなさん楽しんでいます。新型コロナウイルスのまん延により、地域の祭りや作品展なども開催されなくなり、利用者は作品を外に出す機会がなくなりました。

２０２３年秋、久しぶりに秋祭りが開催されることになり、作品展に出品することを目標に作品作りを行いました。利用者は「自分の作品が飾られるなんて恥ずかしいわ」と言いながら、楽しそうに作っていました。作品展のブース作りのために「愛の家グループホーム玉野」という掲示板をみんなで作成しました。その過程の写真もブースに一緒に飾りました。訪れる地域の人々にグループホームがどんな場所か、当事業所に入居している利用者がどんな生活を送っているかを知ってもらいたいと考えました。

当日は事業所の職員、利用者と共に見学に行き、事業所の出品だけでなく地域の人々の作品を見て楽しみました。出品した利用者たちは恥ずかしそうにしていましたが、作品に対する称賛の言葉をかけられるとうれしそうにしていました。作品展終了後、来年度に向けての作品作りはすでに始まっています。影響を受けた数名の利用者が「私も始めようかな」と取り組み始めました。職員も利用者の熱を感じ、取り組みに協力しています。利用者と買い物に出かけたり、外で作業をしていると多くの方が声を掛けてくれるようになっています。

自分が作成した物やしたことが人に認められると自信を取り戻し、やる気につながります。今回、作品を出品した利用者はもちろん周りの人々へのやる気にもつながりました。個々の趣味活動をきっかけに地域とのつながりが広がりました。

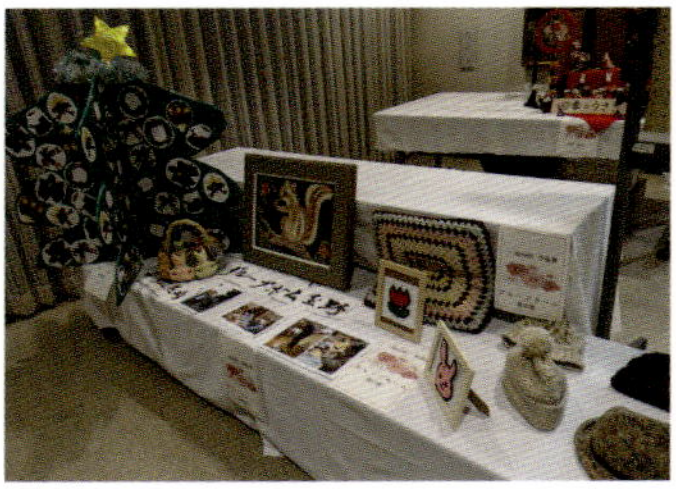

秋祭りの作品展に設けられた「愛の家グループホーム玉野」のブース

利用者が〝児童見守り隊〟で活躍

「愛の家グループホーム土佐蓮池」（高知県）ホーム長　宮﨑　貴大

「利用者の生活が地域や社会とのつながりを持てるよう地域と関わる機会をつくりたい」「事業所として地域に貢献していきたい」という思いを持っていました。その思いを地域の方に相談したところ、地域の小学校の登下校を見守る「蓮池パトロール隊」という活動を紹介してもらいました。

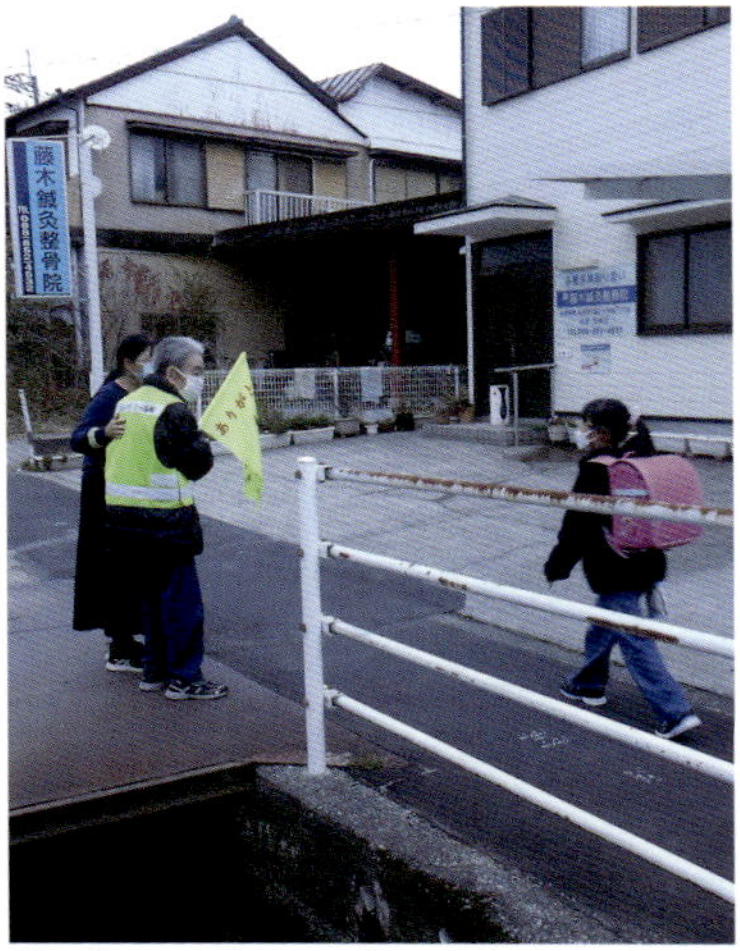

蓮池パトロール隊として小学生の下校を見守る利用者と職員

蓮池パトロール隊は毎月第3木曜日、小学生の登下校の見守り、あいさつをする活動です。利用者にとって孫やひ孫のような年齢の子どもたちとの関わりは楽しみとなり、生活に張り合いが出るのではないかと考え、職員と一緒に下校時の見守りを開始しました。下校時刻の午後3時前になると「蓮池パトロール隊」と書かれた蛍光色のベストを着用し、事業所近くの通学路に向かいます。利用者は下校途中の子どもたちを見守りながら「こんにちは」「気をつけて帰りよ」と笑顔で声を掛けています。子どもたちから「こんにちは」と元気よくあいさつしてくれると、利用者は優しい笑顔になります。子どもたちだけでなく、地域の方があいさつをしてくれることもあり、職員や家族以外の人とコミュニケーションを取る良い機会となっています。パトロール隊の活動をきっかけに、小学生との交流を行うようになり、小学校の焼き芋パーティーに利用者とともに招待してもらうこともありました。

病気や年齢を重ねることで社会参加する機会が減って、活動が少なくなることがあります。興味があることなどをきっかけに社会参加をすることで、地域とのつながりを取り戻すことができ、社会の一員として活躍、力を発揮できることにもつながります。

若者との交流会で生き生き

「愛の家グループホーム福富」（岐阜県）ホーム長　所　賢至

私たちの事業所では毎月、地域にある私立の中高一貫校の生徒との交流会を続けています。高校の生徒がボランティアを行うクラブ活動の一環で、当事業所にクリスマスカードを届けてくれたことがきっかけとなり、毎月7～8人の生徒が来てくれるようになりました。

初めは高校生だけでしたが、先生からの提案で中学生も交流会に参加することになりました。生徒たちは毎回2時間ほど、自分たちで考案したゲームやレクリエーションなどを行いながら利用者と一緒に楽しんでいます。私たち職員は、事前に参加する利用者の状態を確認して、必要時にはすぐに介助ができるように準備をします。さらに当日は利用者の体調を考慮して座席の配置をしたり、利用者も生徒も楽しみながら活動できるようサポートに回り、一緒に演出をしています。

交流会を始めたばかりの頃はどこかぎこちなく、利用者の中にはうまく参加できずに戸惑う姿もありました。そこで、職員が生徒と利用者の間に入って利用者が参加しやすい方法を伝えたり、生徒も大きな声ではっきりと話す、メッセージは読みやすいように大きく書くなどの工夫をしたこともあって、回を重ねるごとに双方の笑顔が増え、一緒に楽しめるようになりました。

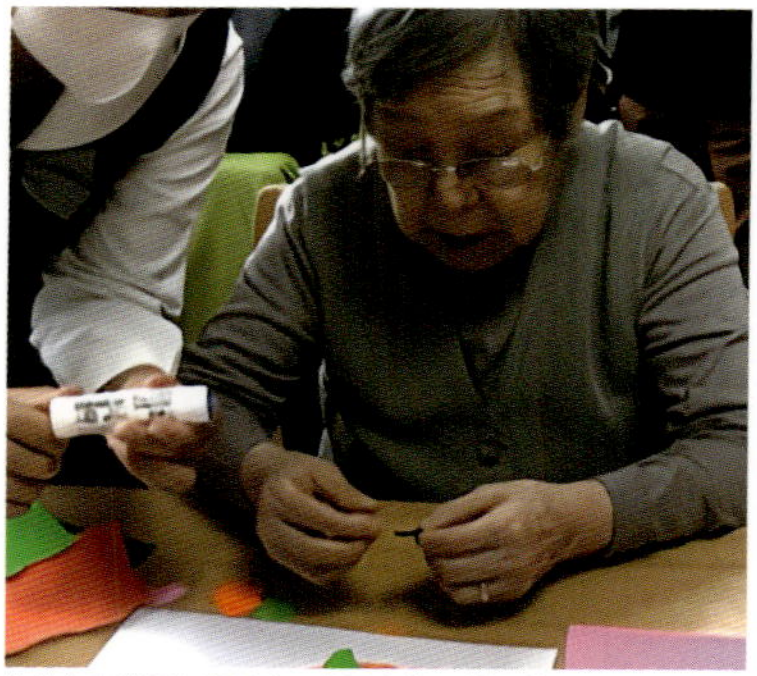

生徒と事業所に掲示する作品を作る利用者

今では利用者も職員も生徒との交流会を毎回楽しみにしており、これからも交流会を続けていきたいと考えています。

このような交流を通じて、普段は見られない高齢者の表情や行動が見られたり、若い世代が高齢者のイメージを変えるきっかけになったりします。お互いを知ることで、多様な世代が助け合いながら生活できる共生社会、地域づくりにもつながっていきます。

「ふれあい広場」で地域交流

「愛の家グループホーム東松戸」（千葉県）ホーム長　沖山　航也

私は学校卒業後に介護職となり、10年近く別のグループホームで働いた後、昨秋に当グループホームに入職しました。働いてきた中で少しずつ変化してきてはいるものの、まだまだ地域の方々とのコミュニケーションの機会をつくる難しさを感じていました。

入職してすぐ、社会福祉協議会の主催で行う地域のお祭り「ふれあい広場」のお知らせがファクスで送られてきました。近くの中学校で模擬店や農産物の直売、学生によるコンサートなどが開催されるということで、地域と関わりを持つ絶好のチャンスだと考えました。

当日、利用者たちは会場に向かう車中で「ここは昔○○だったのよ」「この学校まだあったのね」など盛り上がっていました。地域特産の野菜を見ながらその説明をしてくれる利用者。演歌クラブの方の着物を称賛し、うれしそうに一緒に写真を撮る利用者。和太鼓演奏をする子どもたちを見て涙を流す利用者。利用者それぞれが刺激を受け、いつも以上に自分の思いを口に出し感情を表す機会になりました。また、主催者や子どもたちの方から利用者に話しかけてくれるので、利用者は多くの方々と交流できました。地域の方の好意的な反応や、事業所内では見られない利用者の反応を見て、地域交流の大切さを改めて感じました。夏祭りには駐車場を開放して地域の方々との交流機会を増やそうと計画しています。

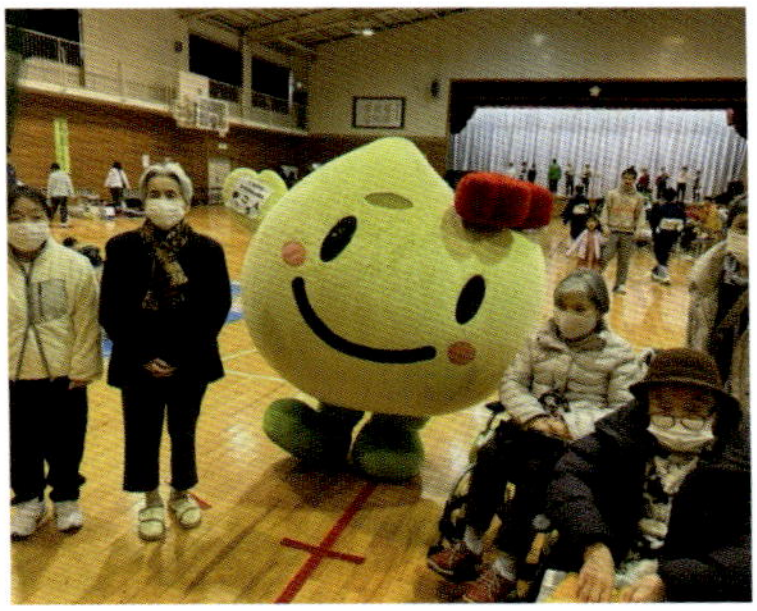

松戸市社会福祉協議会マスコットキャラクター「まっころん」と共にほほ笑む「愛の家グループホーム東松戸」の利用者

事業所内の活動だけでなく、住み慣れた地域の懐かしい場所、音楽やなじみ深いものなどに触れたりしながら、昔の経験や思い出を語り合うことで精神的な安定感が得られます。また、地域に出ることで多くの方とのコミュニケーション機会を得ることにもなり、脳の活性化にもつながります。

地域とつながり共生する事業所

「愛の家グループホームとうじょう」（兵庫県）ホーム長　割石 輝美絵

私は13年前に当事業所に着任しましたが、当時は地域とのつながりが薄く、地域住民にどんな場所なのか認知されておらず、グループホームがあることさえ知らない人もいました。

地域とのつながりを模索する中で、地域住民の生活や福祉について相談・支援を担当する民生委員と知り合うことができました。

「グループホームってどんなところ?」と興味を持って訪れてくれたため、利用者の暮らす様子を見てもらいながら説明しました。事業所運営について家族や地域の方と話し合う会議を月1回開催していることを伝えると、次の会議から近隣の住民を連れて参加してくれるようになりました。

町内会で行う夏祭りや毎週開かれる高齢者向け体操教室に誘ってもらい、利用者と一緒に参加すると、日常的に関わりを持ちながら交流を深めることができました。事業所の秋祭りを地域の方と共催すると、家族や地域住民合わせて300人以上が参加してくれました。毎年恒例のイベントとなり、利用者も地域の人も職員も一緒になって楽しんでいます。

このような交流を継続することで、利用者のサポートを地域の方が自然にしてくれるような関係を築くことができました。

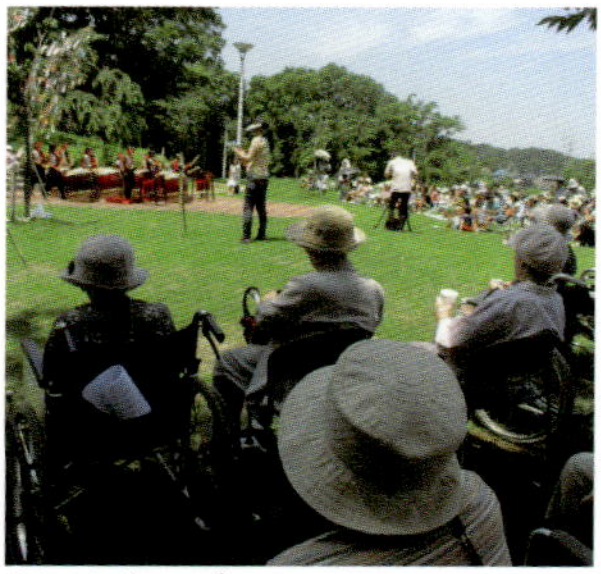
「愛の家グループホームとうじょう」と地域の子供会との交流会の様子

ほかにも認知症の方やその家族の集いの場となるような「認知症カフェ」などを開く活動も行っています。新型コロナウイルス禍では地域活動は一時中断せざるを得ませんでしたが、うれしいことに昨年から地域活動を再開でき、また交流ができています。

病気や加齢などにより社会生活の場面が少なくなってしまうことがあります。介護事業所が地域の中でつながりを持ちながら運営を行うことによって、認知症になっても地域の中でつながりを持ちながら生活を続けることができ、地域全体で「認知症共生社会」を実現する一助になります。

地域から愛されるホームに

「愛の家グループホーム船橋海神」（千葉県）ホーム長　寺本　勇也

利用者と地域との関わりといえば、近所のスーパーに買い物に行くことくらいしかない状態でした。新型コロナウイルスのまん延もあったため、職員はどのように地域と交流をすればよいのか分かりませんでした。

まず当事業所の存在を知ってもらいたいと考え、買い物に行く時、事業所のブランド名「愛の家」をデザインしたTシャツを着て行くようにしました。近隣の方と話す機会をつくりたい、さらに、顔が見える関係を求めて、事業所の駐車場で開く夏祭りに近隣の方々を招待することにしました。夏祭り開催のチラシを配ったこともあって、当日は120人ほどが集まり、利用者と家族、職員が総動員で、食べ物と飲み物を提供したり、射的・糸引きなどの店を出したりして、みんなで楽しむことができました。近隣の方々とはあいさつできる関係になり、防災訓練ではマンションのベランダから様子を見せてくれるなど、火災時の手伝いをお願いできる関係性ができてきています。

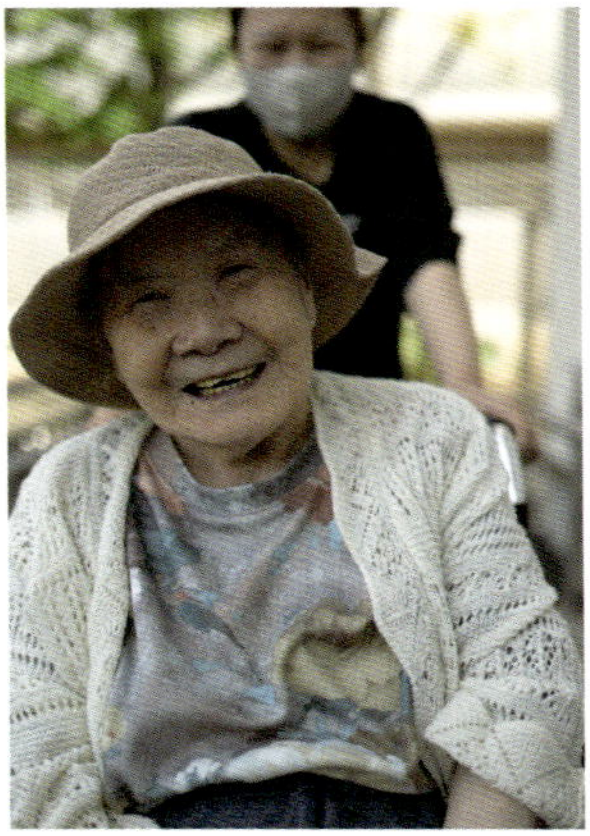

「愛の家グループホーム船橋海神」より散歩に出かける利用者と職員

また、職員の子どもが通っている保育園を含む二つの保育園と交流を始め、ハロウィーンやクリスマスには園児たちを施設に呼びました。イベントごとに事業所内を飾り、ハロウィーンでは利用者も仮装をして子どもたちと盛り上がり、クリスマスには、〝職員サンタ〟から子どもたちにプレゼントを渡し、子どもたちは事業所へのプレゼントを作ってきてくれました。利用者は子どもたちと交流する時はいつもとは違う笑顔を見せ「今度はいつくるのかしら？」と心待ちにしています。

介護施設を地域に開かれた場所にすることで、地域住民や子どもとの交流が生まれ、介護施設に暮らしても、住み慣れた地域との関わりを保ちながら、活気ある生活を継続することができます。

地域イベント参加で生き生き

「愛の家グループホーム川西見野」（兵庫県）ホーム長　前田 直樹

地域の有志が企画し、地域の方が集まるイベントが月1回開催されていました。事業所から歩いて行ける場所で、利用者と職員で毎回参加していました。しかし新型コロナウイルスの影響で中止になり、利用者が家族や職員以外の方と交流する場がなくなりました。

その後、感染状況も落ち着き、自治会主催で三世代交流イベントが開催されることになりました。三世代交流とは子どもと親、祖父母世代が交流する場で、数年ぶりの再開でした。飲み物、食べ物、ゲームのブースや、餅つき大会など、1日がかりです。「利用者が家族や職員以外の方と交流をして、生きがいや喜びを得られる機会になれば」とブースを出すことにしました。ブースは子どもが来てくれるようにお菓子を釣り上げるゲームにしました。お菓子の買い出しや道具の製作は利用者も一緒に行いました。利用者から「これは何のためにやるの?」と尋ねられるたびにイベントの説明をすると「子どもたちに楽しんでもらわないと!」と準備してくれました。

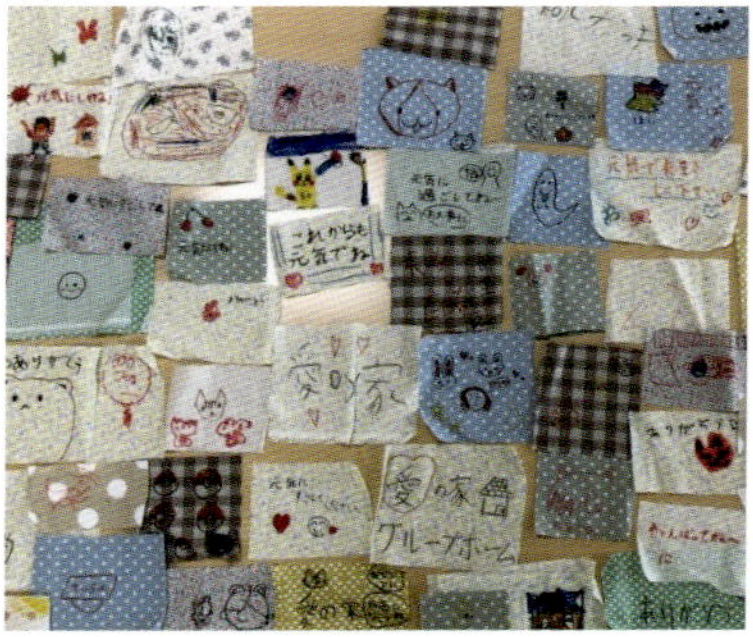
地域交流で子どもたちから届けられた作品

イベント当日、体調を確認し、環境の変化で混乱しないよう、安全にも配慮して利用者全員が参加できました。ブースの窓口は利用者が担い、子どもたちと接する様子は表情も話しぶりも普段以上に優しく、交流をとても楽しんでくれました。イベントへの参加を機に地域の催しに声を掛けられる機会が増えています。今後も地域と利用者が関わる機会を積極的に持ち続けていきたいです。

病気や疾患により普段と異なる場所に行くと体調を崩す利用者もいるため、介護職はささいな変化も見逃さないようにします。また介護職は、利用者が地域交流の場で活躍できるように、日々の関わりの中で一人一人の強みを引き出し、知っておくことも大切です。

祭りに模擬店出店、皆が活躍

「愛の家グループホーム国分寺本多」（東京都）　森　健治

新型コロナウイルスの影響で祭りなど催し物はすべて中止となり、地域交流の機会はなくなりました。2023年4月、3年ぶりに近くの商店会が主催する祭りの開催が決まり、当グループホームにも参加の誘いがありました。

久しぶりの催しのため「利用者・職員全員で参加する！」と掲げ、模擬店の出店を決めました。みんなで話し合い、利用者の提案でフランクフルトの店を出店することが決まりました。200本の売り上げを目標に準備を始めました。当日はフランクフルトを焼く利用者、会計の手伝いをする利用者、車椅子を押す利用者など、各自が役割を持って動いてくれました。また利用者家族も多く参加し、全員で祭りを楽しむことができました。大きな声で呼び込みをしてくれる利用者もおり、行列ができるほどの大盛況でした。

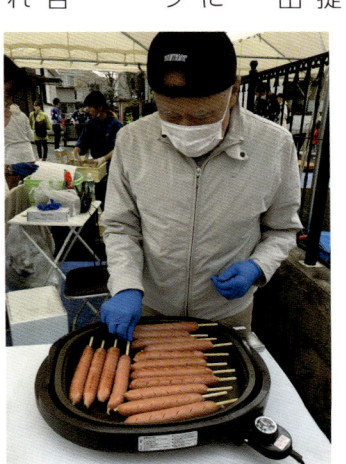

祭りの模擬店でフランクフルトを焼く「愛の家グループホーム国分寺本多」利用者

フランクフルトは午前中で売り切れてしまい、職員は近くのスーパーをはしごして買いに走りました。そして最終的には450本の売り上げとなりました。地域活動に参加したことで得た刺激は多く、利用者たちは買いに来てくれた子どもたちに、とびきりの笑顔で対応していました。また祭りを楽しんでいる利用者を見た家族からも喜びの声が聞かれました。今年も祭りに向けての準備をすでに開始しています。昨年を上回るフランクフルトの売り上げを目指すとともに、子どもが大好きな綿菓子の模擬店も出店する予定です。

地域活動の参加では、利用者の身体状態や症状が異なるため、全員参加は難しいことがあります。職員が利用者のできることを見極め、その人に合った役割を提供することや、利用者家族の協力を得ることで事業所全体で地域活動に取り組むことができました。

地域に開かれた事業所目指す

「愛の家グループホーム逗子沼間」（神奈川県）　ホーム長　大山　加代

当グループホームは２０１６年２月の設立時、地域から反対の声が多く、何度も住民向け説明会を行いました。「火事が起こったらどうするんだ」「利用者が出て行ってしまったらどうするんだ」などと、賛同を得られませんでした。その後も、地域住民から受け入れられていない状況でした。

そこで、地域の方との接触機会を増やそうと、地域の小学校や町内会の取り組みに参加し、近隣で行われる催し物に出席していきました。また、事業所でコーラスの合唱会や楽器の演奏会を開くときには、地域住民にも聴いてもらうため、町内の掲示板を使って発信しました。中でも地域住民が喜んで集まってくれたのが、食事レクリエーションでした。ある時はココナッツオイルを使用したホワイトカレー、ある時はギョーザを利用者や地域住民と一緒に作り、食事を楽しみました。

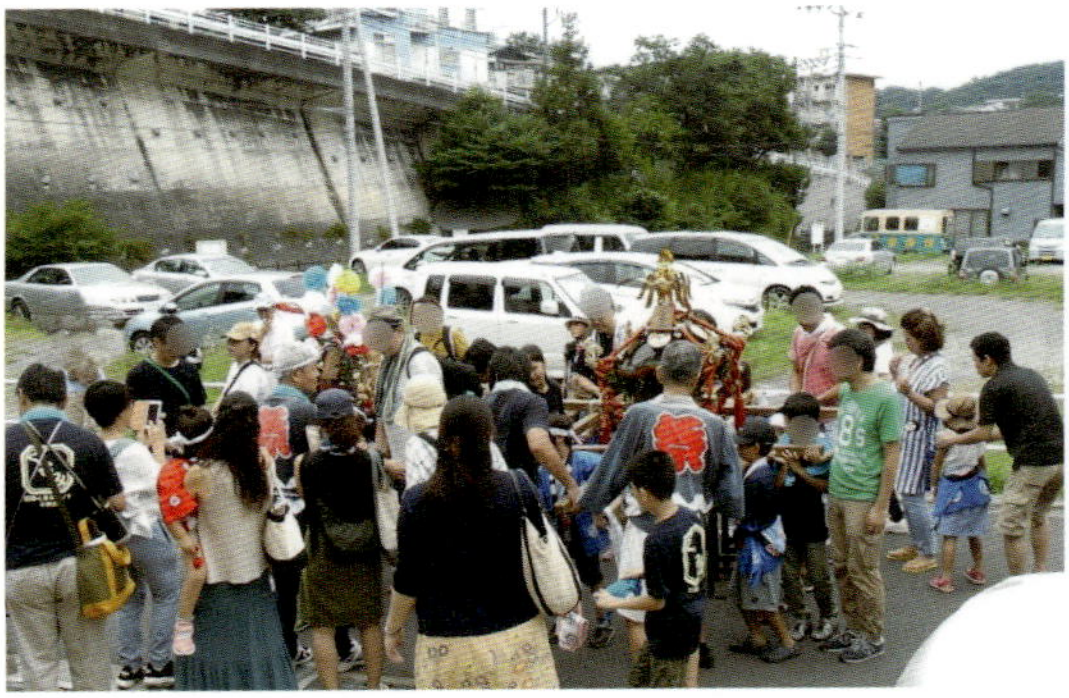
「愛の家グループホーム逗子沼間」の近隣で夏祭りに集まる利用者と地域住民
（画像を加工しています）

また、地域ではホタルのいる川を取り戻す活動のため、清掃に力を入れていました。川沿いはすぐ草が生えてくるので、職員が率先して草取りや掃除をしていると、地域住民はとても喜んでくれました。清掃中に「ありがとうございます。一緒に掃除してもいいですか？」と声を掛けてくれる地域住民も増えています。今ではほとんどの住民と声を掛け合える仲となり、散歩などに出かけやすい環境となりました。

事業所の利用者や介護者が地域へ出ていき、地域の人々との交流を深めたり、さまざまな人が介護施設に出入りすることで、利用者はもちろん地域住民にとっても暮らしやすい町になっていきます。

地域に溶け込んで生活

「愛の家グループホーム綾瀬小園」（神奈川県）　ホーム長　吉田　綾子

当グループホームでは、新型コロナウイルスの流行前から近隣の方との交流が盛んでした。小学校に今年入学した子どもたちは、赤ちゃんの頃から関わりがあり、利用者と散歩に出ると利用者の名前を呼んであいさつをしてくれる仲です。子どもたちが遊びに来ると、普段怒りっぽい方や落ち着かない方も自然と目尻が下がり笑顔になります。

新型コロナウイルスが流行した際、感染対策をしながら近隣の方との関わりを続けていきたいと思いました。近隣の方と関わることは利用者が地域に溶け込んだ生活ができ、家族や職員以外とのつながりで社会性を保てるため、感染対策を施しつつ継続しました。

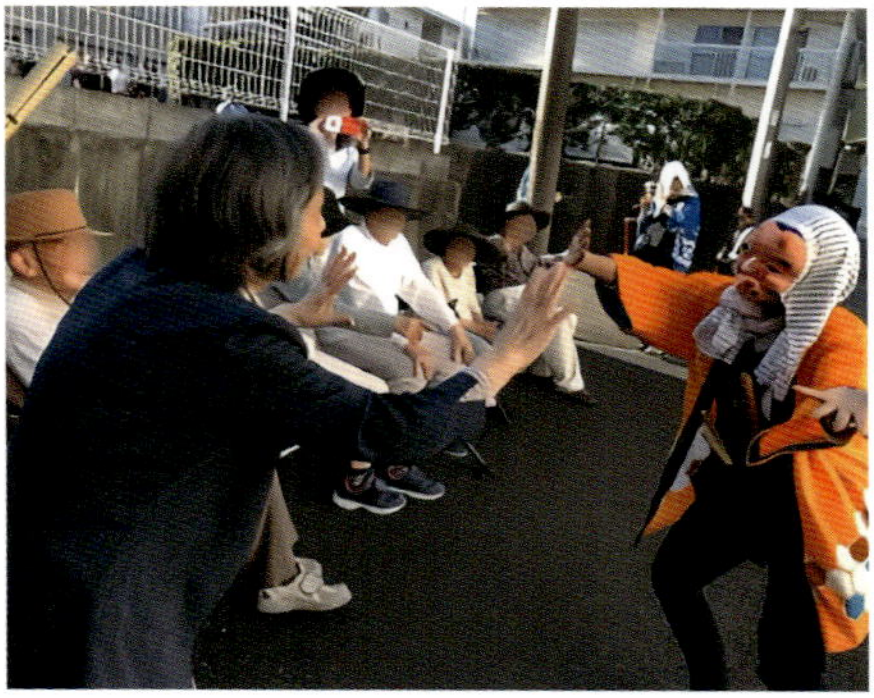

「愛の家グループホーム綾瀬小園」で地域のお祭りを楽しむ利用者
（画像を加工しています）

近隣の方も招いたバーベキューでは、当事業所の駐車場を使用して鉄板を数カ所に分けて設置し、同じ空間で楽しめるように工夫しました。夏には子どもたちが花火大会をするために事業所の駐車場を貸し、利用者も一緒に眺めて楽しみました。交流は近隣の方だけでなく、その方々の知人まで拡大しています。近隣の子どもたちがダンスや歌を習い始めたので「利用者に見てもらいたい」と声を掛けてくれました。子どもたちが歌とダンスを披露すると、利用者は成長を喜んでいました。これからも同じ地域で暮らす利用者と近隣の方とのつながりを大切にしていきたいです。

認知症グループホームの中だけでは「介護する人」「介護される人」の関係性になりやすいですが、地域の子どもたちと関わることで成長や変化に気付き、「近所のおじいちゃん、おばあちゃん」のような関係性を築き、社会性の回復につながります。

認知症カフェで社会理解

「愛の家グループホーム川崎蟹ケ谷」（神奈川県）ホーム長　宮城 京子

当事業所は２０２２年に開設しました。サービス付き高齢者向け住宅、学習塾、交流ホールなどを併設した複合施設の中にあります。この環境を生かし、地域との交流をできないかと考えていました。

地域には１人暮らしの高齢者も多く、認知症になっても自宅で生活を続けている方もいます。地域の方に貢献できることは何かを考え、認知症カフェを開くことにしました。認知症カフェとは認知症の人やそのご家族、介護・医療の専門職、地域の方など誰でも気軽に参加でき、安心して過ごせる集いの場所です。行政や地域の介護の相談窓口と協同で開催していま す。グループホームの利用者や職員、同施設内のサービス付き高齢者向け住宅の利用者、地域住民、介護・福祉の相談窓口の担当者、行政の担当者など毎回15人程度が参加してくれています。

毎月テーマを決めて勉強会を開催したり、ゆっくりと参加者同士で会話を楽しんだり、歌を歌ったり、折り紙などの好きな活動をして、それぞれが心地よい時間を過ごします。認知症やその支援について学ぶ認知症サポーター養成講座も開催し、受講した地域の方がボランティアとして認知症ケアの活動をしてくれています。地域でも当事業所の存在を認識してもらえるようになり、地域の子どもたちとのつながりも生まれました。散歩に出れば、地域の方が声を掛けてくれて、利用者も職員も安心して地域で暮らすことができています。

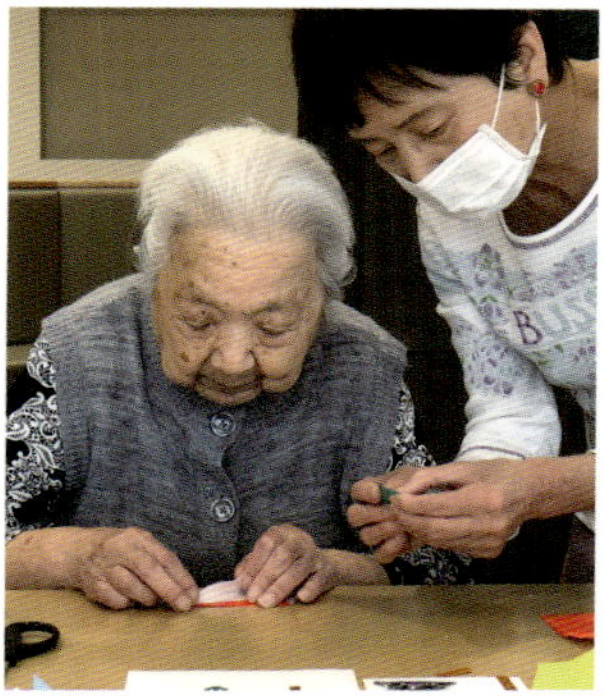

「愛の家グループホーム川崎蟹ケ谷」で折り紙を楽しむ利用者と認知症カフェの参加者

地域交流することで認知症や介護が必要な状態になっても社会とのつながりを維持し、地域の一員であることを感じながら生活することができます。また高齢者や認知症のある方々との交流を通じて、地域の人々は共感や理解を深め、包括的な地域社会を築く一助となります。

開設時から地域とつながり

「愛の家グループホーム甲斐長塚」（山梨県）ホーム長　中込 暢

当グループホームは2023年月に開設しました。職員の採用活動をするため近くにある公民館を借りたいと思い、自治会長にあいさつに行くと、使用を快く了承してくれました。自治会長は開設後の運営推進会議（利用者家族、地域住民の代表者らに対し、提供しているサービスの内容などを明らかにしサービスの質の確保をすることを目的とした対面での会議）には必ず出席してくれています。

自治会長は、自治会で活動しているグループの演芸発表会にも招待してくれました。当日は利用者5人と職員2人で訪問し、大正琴やオカリナ、フラダンスなどのグループの発表を楽しみました。艶《つや》やかな衣装で踊るフラダンスを利用者がとても喜んだので、事業所への訪問を頼んでみました。するとグループの方も「新型コロナウイルスまん延以前は病院や施設に慰問《いもん》していたが、最近は披露できる場所がなくて残念に思っていた」とのことで、二つ返事で了承してくれました。

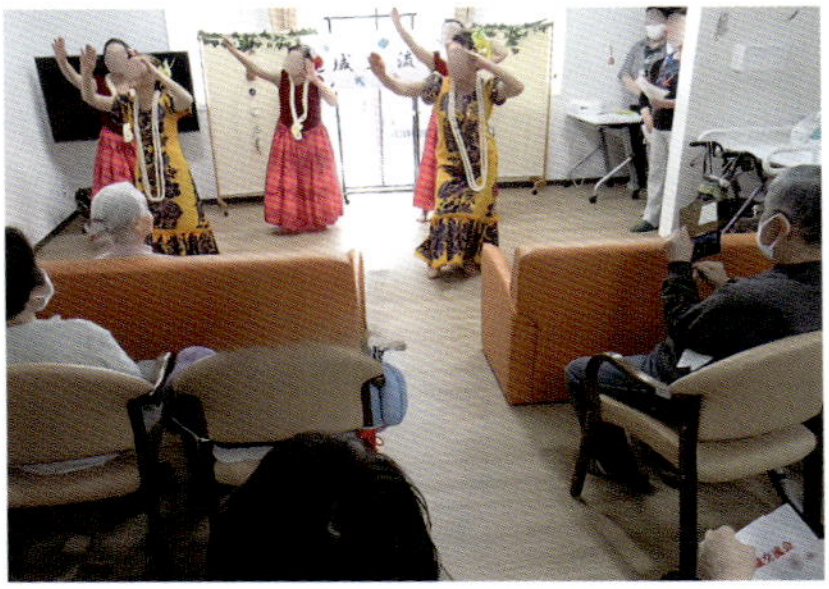

「愛の家グループホーム甲斐長塚」で訪問したフラダンスグループの演奏を楽しむ利用者たち（写真を一部加工しています）

当日は踊り手5人、語り手1人、ハーモニカ演奏者1人が来訪してくれました。利用者参加型のプログラムで、フラダンスの振り付けの意味を丁寧に解説しながら、利用者も一緒に踊るよう勧めてくれました。また、衣装替えの時はハーモニカで利用者になじみある童謡《どうよう》を演奏し、一緒に歌う機会もありました。地域の人々と触れ合い、会話をし、歌い、活気ある時間を過ごすことができ、利用者に良い表情が生まれました。

開設当初から地域の方々と触れ合うことで、職員が地域共生を意識でき、利用者にも活気が生まれます。また地域の方にも新しくできた事業所がどのような場所なのか理解を深めてもらえるという利点があります。

園児との交流であふれる活力

「愛の家グループホーム流山美原」（千葉県）　ホーム長　高橋　美千代

当グループホームでは、保育園との交流を続けていましたが、新型コロナウイルスまん延により交流が難しくなりました。2022年冬に「もうそろそろ交流を再開しませんか？」という保育園長からの連絡を機に交流が再開されました。

屋内で触れ合うことにはまだ抵抗があったので、クリスマスのプレゼント交換を屋外で、かつできる限り接触はせずに実施しました。園児に渡すプレゼントは「利用者みんなで作成できるものにしよう！」ということになり、壁飾りにしました。久しぶりの交流会、しかも園児に渡すプレゼントということもあり、利用者は積極的に作成してくれました。当日は園児7人と先生が事業所まで1キロほどの道のりを歩き、訪問してくれました。接近し過ぎないように配慮をして交流会を行いましたが、園児の元気な様子を見て、利用者たちはうれしそうにしていました。

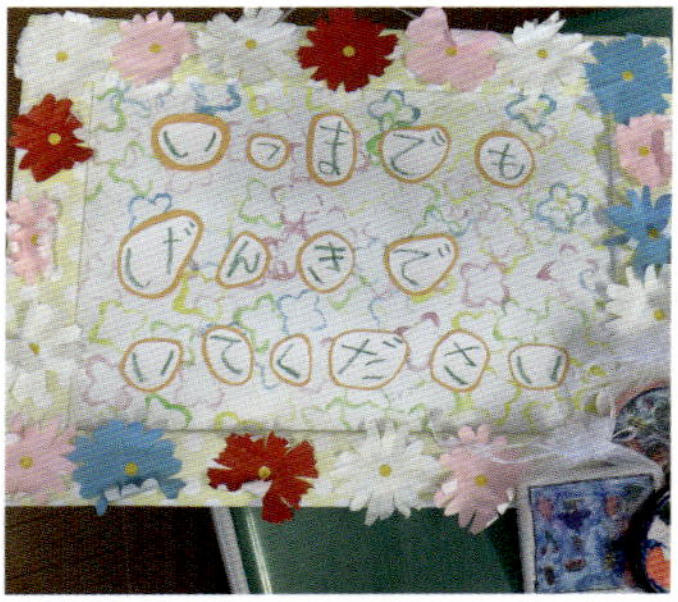
「愛の家グループホーム流山美原」と交流のある保育園児たちが作り、プレゼントしてくれた壁掛けとコースター

その後も同様な形で交流会を行ない、24年には久しぶりに従来通りの交流会が行われました。園児たちは元気よく訪問し、ダンスを披露してくれました。また、作成したコースターをプレゼントしてくれました。元気いっぱいに踊る子どもたちの姿を見て、利用者たちはいつもと違う笑顔を見せて喜び、涙を流す方もいました。事業所側からも園に帰ってから遊べるようなプレゼントを渡すと、園児たちは本当に喜んでくれました。利用者のいつもとは異なる表情を見て、職員たちはこの交流会を続けたいと言ってくれています。

地域活動などのイベントをするときは、プレゼント作成などの創作活動をするような準備の段階から利用者の気持ちが高まります。多くの方と時間を過ごし、コミュニケーション機会が増えることは、利用者の活力アップにつながります。

絶対に落とすことができない！認知症を取り巻くあらゆる社会環境を変革するために

メディカル・ケア・サービス株式会社
認知症戦略部　杉本　浩司

「認知症の方を正しく知ってもらうことができる！　絶対にやり遂げる！」

本書の元の企画である新聞連載が決まったときに決意したことです。

わたしは6年ほど、介護の専門誌で月1回の連載をしています。毎月4000文字以上を書き続けているのに締切が近づいてくるとアタフタするなど、テンパっています（笑）。書くことは好きですし、ネタもたくさんあるのに、いつまで経っても慣れないプレッシャーに毎回押しつぶされそうになります。そのプレッシャーの正体は「原稿が落ちる」こと。「原稿が落ちる」とは、作者の原稿が遅れて印刷に間に合わないことを言います。ネタはたくさんあるんです。しかし、読者が読みやすく、より学びになったと思ってもらおうと考えると、何度も書き直してしまうのです。結果、毎回校了（原稿やイラスト等の修正がなく印刷できる状態のこと）はギリギリです。原稿が落ちてしまったら迷惑をかけるのは出版社だけでなく、読者や関係者まで影響が及びます。それくらい原稿が落ちることに恐怖を抱いてきました。

そんなわたしのもとに本書の企画案がきました。本書は岐阜新聞に2023年7月31日から翌2024年6月24日までの約11か月間毎日連載されたものを再編集し、書籍化しました。岐阜新聞社と弊社で縁があり連載の運びとなったわけですが、執筆の担当部署はわたしが責任者をしている認知症戦略部となりました。いきなり冷や汗をかき、「1年近く、毎日連載するなんてことが現実的にできるのか?」と思いました。わたしは月1回の連載でヒーヒー言っているわけですから、とんでもない高い壁に感じました。連載期間で休刊日はわずか9日でそれ以外は毎日、新聞に掲載される連載です(紙面は月曜のみで、他の曜日はウェブ版での掲載)。弊社が運営する全国33都道府県310のグループホームの事業所責任者・スタッフと入居されているご利用者・そのご家族に協力いただきました。わたしの部署メンバーが1事業所1エピソードを毎回ヒアリングし、執筆します。出来上がった原稿をわたしが校閲・加筆修正をし、一度、事業所に戻して齟齬がないかの確認をする。その後、岐阜新聞社に入稿し、誤字脱字や文章の加筆修正を再度確認します。岐阜新聞社とのやり取りは何度も行うこともあり、印刷できる状態になると校了となります。この工程を実際にやってみると、1話ずつ1年近く毎日やることは自分が思っていたよりも遥かに高く、月に届くくらい高い壁でした(笑)。

一方で、この連載で「認知症」のこと、「介護」や「介護職」を新聞というメディアを使って正しく社会に毎日発信できることは魅力的であり、意義のあることと強く思いました。とは言え、不安いっぱいではありましたが連載がスタートしました。実際に何度も原稿が落ちそうになることがあり、わたしたちは「今回はさすがに間に合わない!」「もう無理だ!」と声に出すこともありました。岐阜新聞社、関係者の理解・協力もあり、なんとか最終回まで一度も原稿を落とすことなく完走することができました。連載が終了した今はただただホッとしています。

この連載でもう1つどうしても落とせないものがありました。それは全国の事業所や入居されているご利用者とご家族に協力いただいたエピソードを「事実に忠実にかつ読者の皆さまにわかりやすく伝える」ということです。これがこの企画の肝ですので、ヒアリングで情報を細かに確認し、執筆や校閲の際も情報の洩れや誇張や誤解される表現がないかを徹底的にチェックしました。また、連載企画が立ちあがったときに、連載終了後には書籍化の検討もあったため、書籍化した際に、いかに読み手のニーズに沿えるかを考えました。グループホームは小規模の介護施設ですが、関わっている人数は結構な数になります。ましてや生活の場ですので、毎日たくさんの出来事が起きます。ここで工夫したのは各事業所にエピソードを依頼するときに4つのテーマの中から選択してもらうようにしたことです。各事業所で自由にエピソードを選んでもらうとバラバラの内容となり、読み手からすると統一感がなく読みづらさがあると考えたからです。

4つのテーマは①入居者の変化 ②入居者と家族 ③スタッフの成長 ④地域とのかかわりとしました。この4つのテーマはそのまま本書の章立てとしました。テーマをわけることで、立場の違う読者の皆さまがご自身に必要な章だけを読むこともできます。読み直す時には、また立場が変わっているかもしれません。その時には印象が変わるかもしれません。読者の皆さまが立場によって読み方を上手く使っていただくのも面白いと思います。

認知症は誰でもなる可能性が高いです。本書を通じて、認知症の方と共に生きていく社会に何が必要かを自分事として考えるきっかけになっていると幸いです。また、「認知症」や「介護」が必要になっても、その人が自分らしく幸せに過ごすことができる場所があることもご理解いただけたのではないでしょうか。そして、その方一人一人の生活を共に本気で考え、パートナーとしていっしょに歩む介護職という専門家を知っていただけたのではないでしょうか。この素敵な専門家は弊社だけではなく、あなたの傍にも必ずいます。1人で考えずに、どうぞ気軽に話してみてください。わたしたちは共に考え、同じスピードで歩んでいきます。

最後に、書籍のもとになった岐阜新聞での1年近くの毎日の連載は岐阜新聞社の取締役の國本さん、部長の大成さんの献身的な協力とフォローがなければ、完走することはできませんでした。改めて感謝申し上げます。

大切なエピソードの協力をいただいたご利用者・ご家族・弊社の全国事業所の社員、全エピソードに真摯に向き合ってリアルを大事に執筆してくれた認知症戦略部のメンバー、鈴木亜弓さん、髙橋綾さん、六信志織さん、持田郁恵さんに感謝します。

2024年8月

幸せに過ごすための選択肢に

認知症戦略部　髙橋 綾

ここまで読んでくださって、読者の皆さまは「介護」や「認知症」について知ることができているのではないでしょうか。「認知症」の人と接することや「介護」は特別なことではなく、**目の前の人のことを知り、どのような言葉や関わりが相手にとって心地よいか、という人と人が接する上で当たり前に行っていること**です。

私たちが歳を重ねていくごとに、認知症は徐々に身近なものとなっていきます。本書を通して認知症が今まで以上に身近な存在となり、共に生きるために何が必要かを考えるきっかけとなっていると幸いです。

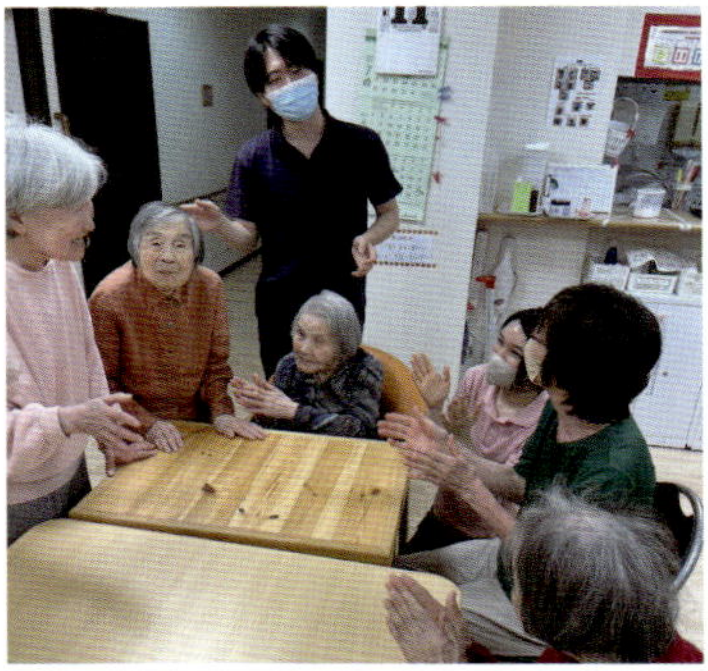

「愛の家グループホーム中野弥生町」で楽しく自分らしく過ごす利用者と職員

また、考えて悩んだ際には決してひとりで抱え込まないことをお薦めします。ひとりで抱え込むことで、関わることが嫌になり、今まで大切に感じていた人との関係性が崩れることがあります。

しかし、本書で紹介した通り、介護施設に入居することで認知症になる前と同じように自分らしく暮らすことができるようになる人がいます。その姿をみて、大切な関係に戻る人もいます。また、**「認知症」になっても、「介護」が必要になっても、自分らしく幸せに過ごすことができる環境**は自宅以外にもあります。皆さまが身近な人のことで困った時、皆さま自身とその人の幸せな生活を考えた時に選択肢として考えてもよいのではないでしょうか。そこには家族のように目の前の人を考えた関わりをする「認知症」や「介護」を熟知した「専門家」がいます。

本書で紹介した各事業所のエピソードはほんの一部で、介護現場では日々、「認知症」や「介護」の可能性を感じる出来事があります。「認知症」や「介護」のことについて「もっと知りたい」と思った方、自分自身のことや身近な人のことで悩んだ方は、ぜひ、お近くの介護事業所や地域包括支援センター（地域の相談窓口）にご連絡ください。そこには、皆様の家族のこと、皆さま自身のことを親身に応えてくれる人がいます。

索引

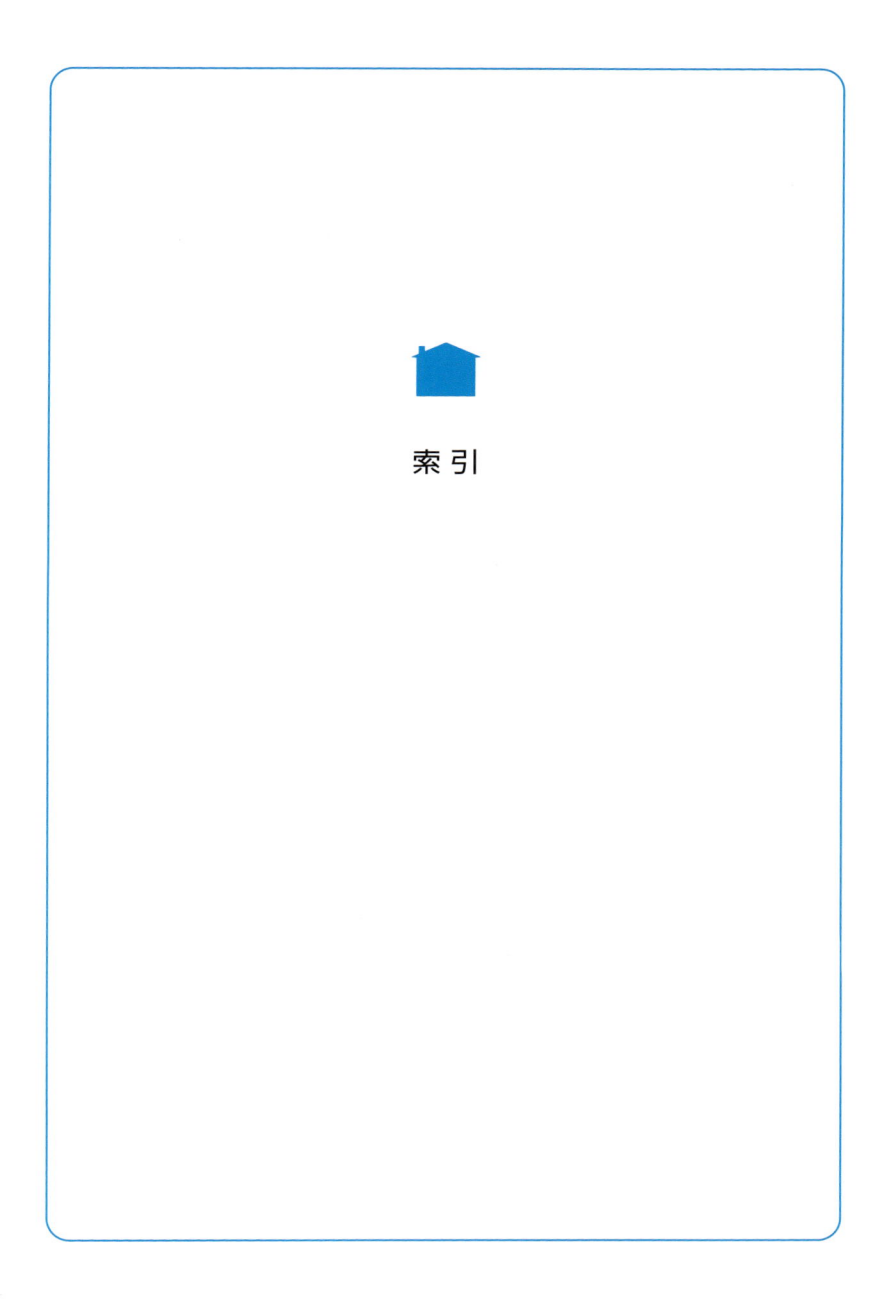

認知症予防の最前線!

40歳からの30の習慣で認知症を超えていく

認知症の発症リスクがわかる
認知症になりにくい人・なりやすい人の習慣

【内容】

認知症に関連した論文には身体面、生活習慣、既往歴、趣味や嗜好など様々な要因と認知症の関係が分析されている。そこには、認知予備能という本来備えられた人の機能が大きく影響し、認知症のなりにくさの一面が見えてくる。多くの認知症患者を診察した認知症専門医の著者がその傾向を解説し、今日からできる認知症対策を教える。

著:長田乾(横浜総合病院臨床研究センター長・横浜市認知症疾患医療センター長)／定価:1,540円(税込)／判型:A5判／頁数:96頁／
ISBN 978-4-05-802052-4

内容をスマホでCHECK!

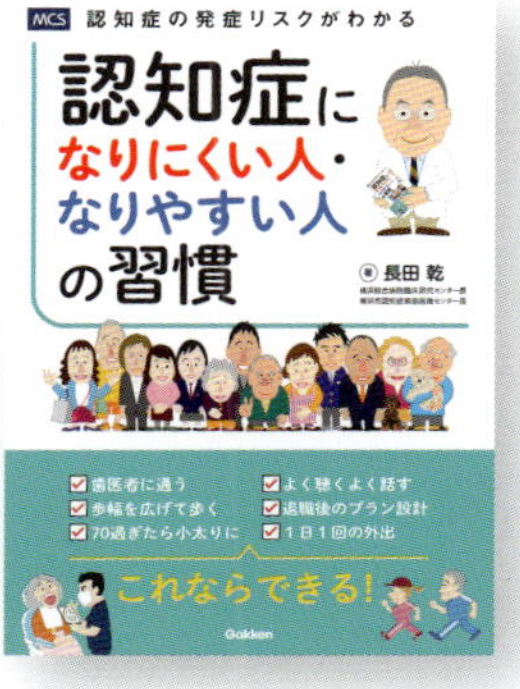

イラスト&マンガで楽しく知識が身につく!

高齢者にかかわるときの入門書!

イラストでわかる
高齢者のからだ図鑑

【内容】

高齢者施設や病院勤務を経験した現役理学療法士が、加齢による高齢者のからだの変化や病気、こころのケアについて「からだの仕組み」「からだの機能」の視点からイラストでわかりやすく解説。病院や施設、自宅でのあるあるマンガも必見。

著:kei／長島佳歩　監修:稲川利光(令和健康科学大学教授)
定価:1,980円(税込)／A5判／頁数:184頁／
ISBN 978-4-05-802205-4

内容をスマホでCHECK!

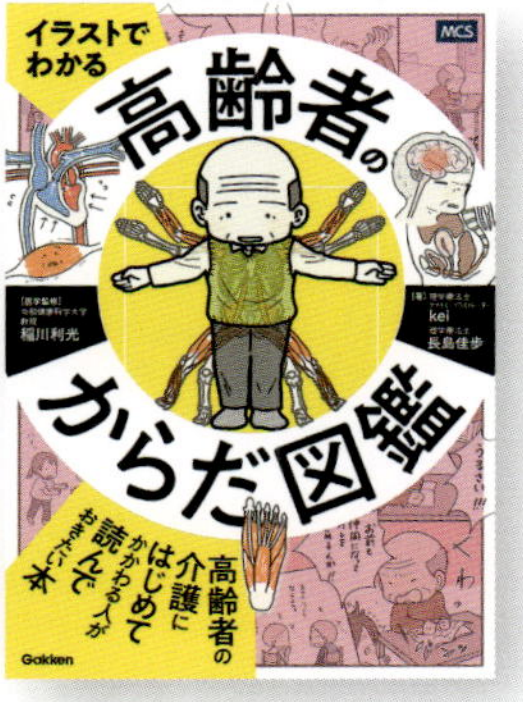

肉や魚をずっと美味しく食べるための
1回5秒の簡単トレーニング

ノドトレ　いつまでも美味しく食べたい人の ムセと肺炎知らずのノドの筋トレ5秒メソッド

【内容】

臨床の現場で発話と嚥下の問題に取り組んできた第一人者である著者が開発した、ノドの機能回復と誤嚥性肺炎予防のためのトレーニング法「ノドトレ」。平均寿命と健康寿命の差は約10年。いまから10年後にも最高に美味しい肉と魚を食べ、寝たきりの10年を過ごさないためにエビデンスに基づいた「ノドトレ5秒メソッド」でノドを鍛える。

著:西尾正輝(新潟医療福祉大学・大学院教授)
定価:1,430円(税込)／判型:A5判／頁数:144頁／
ISBN 978-4-05-801903-0

内容をスマホでCHECK!

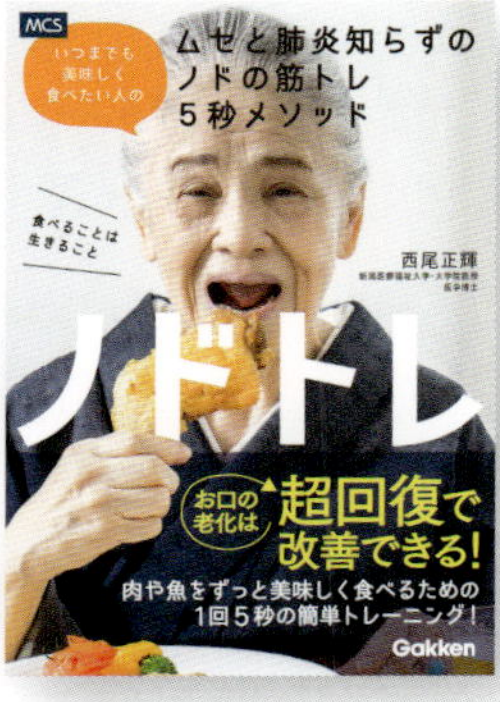

その介護のお悩み、相手を動かすコミュニケーション術の
ナッジ理論でスルっと解決

介護のことになるとなぜ親子はすれ違うのか
ナッジでわかる親の本心

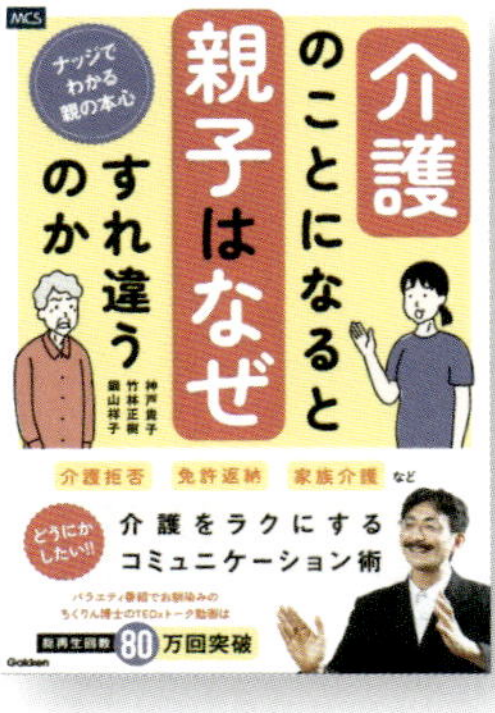

【内容】
「相手に寄り添う介護が大切」、「相手の話を傾聴して、相手のありのままを受け入れる」と言われるが、正論で説得しても相手はその通りの行動をするとは限らず、自分に都合よく解釈を歪めてしまう習性＝認知バイアスが働きがちである。「ついそうしたくなる心理をくすぐる＝ナッジ」を用いて望ましい行動につなげていくことができる。

内容をスマホでCHECK!

著：神戸貴子（看護師・起業家）・竹林正樹（行動経済学者）・鍋山祥子（福祉社会学者）／定価：1,650円（税込）／判型：A5判／頁数：176頁／ISBN 978-4058022436

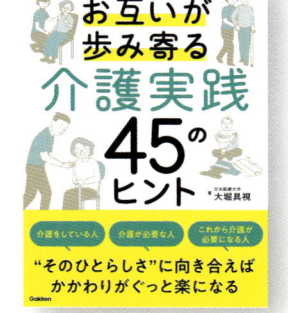

介護の観察力やコミュニケーションスキルを言語化
明日からの介護につよくなる!

「自分ごと」で捉えると「かかわり」がうまくいく
お互いが歩み寄る介護実践45のヒント

【内容】
月間750万PVの医療・介護情報サイト「健達ねっと」から珠玉の人気連載を書籍化。介護が必要な方の本当の思いや深いところに存在する行動の理由を探るには表に現れている行動の観察やコミュニケーションを工夫することでその答えが見えてくることが多い。介護する際の心構え、介護される人がついつい自ら動いてしまうような声かけ・テクニックを45のヒントにまとめた。

内容をスマホでCHECK!

著：大堀具視（日本医療大学保健医療学部教授）
定価：1,540円（税込）／判型：A5判／頁数：128頁／
ISBN 978-4-05-802054-8

高齢者ケアに自信が持てる!
Q&Aで理解しやすい

介護・ケアワークの
「なぜ?何?」クエスチョン

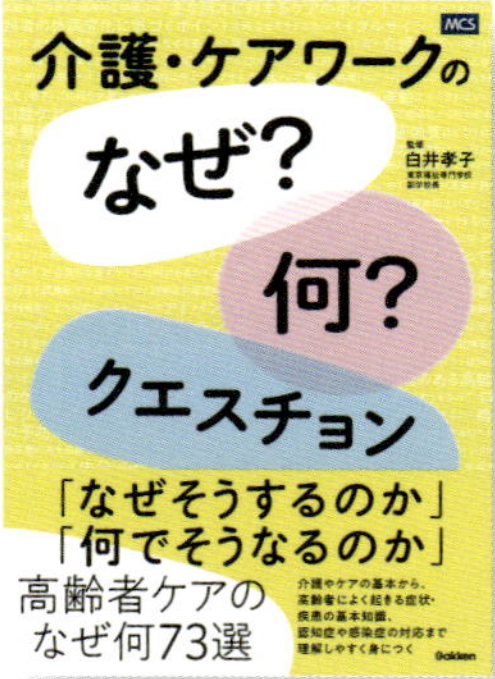

【内容】
自信をもって高齢者ケアを実施するには、手順を暗記する・覚えるだけではなくなぜそうするのか、何でそうなるのかという根拠の知識と理解が重要である。介護技術の基本から高齢者によく起きる症状・疾患の医学系知識のエビデンスがQ&A形式・豊富なイラストや図表で理解しやすく身につく。

内容をスマホでCHECK!

監修：白井孝子（東京福祉専門学校副学校長）
定価：1,760円（税込）／判型：A5判／頁数：160頁／
ISBN　978-4-05-801935-1

災害時に自分や家族、周りの人の
心と身体を護る方法が満載!

大事な人を護る災害対策
地震・台風時に動けるガイド

【内容】
監修者は阪神淡路大震災の被災者として、地下鉄サリン事件は現場ナースとして救護にあたり、東北大震災ではレスキューナースとして現地に赴く。多くの災害に対してきた医療職であり、また防災の重要性を伝える第一人者が護りたい人がいるあなたへ送るメッセージ。いつでも起こりうる地震と台風、これらに対して護る立場で何ができるかを紐解く。

監修:辻直美(国際災害レスキューナース)
定価:1,540円(税込)/判型:B5判/頁数:96頁/
ISBN 978-4-05-801983-2

内容を
スマホで
CHECK!

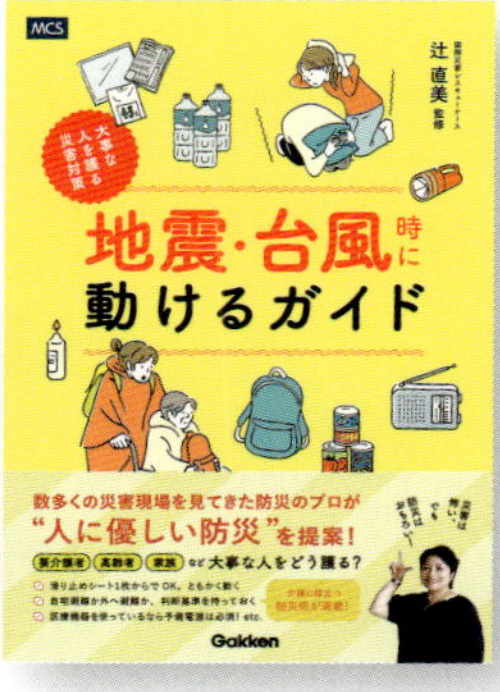

親子で話しにくいお金の話を
そっと側に置いておくだけで解決してしまう本

相続・遺言・介護の悩み解決
終活大全

【内容】
親子の間では、ぶっちゃけ切り出しにくいお金の話。とくに相続や終末期医療についてはなおさら。そんな親子がともに「縁起の悪い話」ができるようになり、親子にとって「後悔の残る最期」を少しでも減らしたい。医療と法律の連携を長年進めてきた司法書士による親子の世代間お金問題解決法を教える。

編著:福村雄一(司法書士　東大阪プロジェクト代表)
定価:1,650円(税込)/判型:四六判/頁数:224頁/
ISBN:978-4-05-802244-3

内容を
スマホで
CHECK!

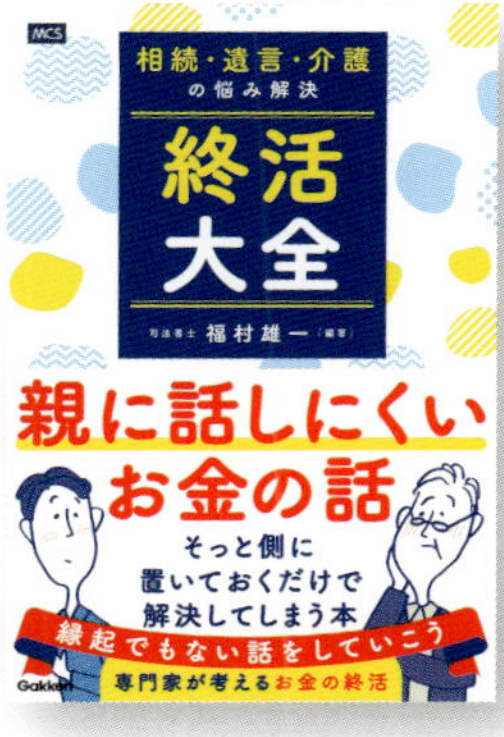

薬の正しい止め方
賢い手放し方がわかる

かかりつけ薬剤師と進める
50歳からの上手な薬の終《しま》い方

【内容】
高血圧、高脂血症、肥満など健康診断のたびに増えていく薬の数。一度始めたら一生やめられないの?これ以上増えたらどうする?という不安を抱える人は多い。ポリファーマシー(多剤併用)は薬の相互作用による薬害を引き起こし医療費の上昇を招く社会問題を招く。薬の問題に悩む人に向けて薬の本当の役割を知り、薬を選んでいく方法を教える。

著:中原保裕(薬学博士・臨床薬理学者)
定価:1,540円(税込)/判型:四六判/頁数:176頁/
ISBN 978-4-05-802181-1

内容を
スマホで
CHECK!

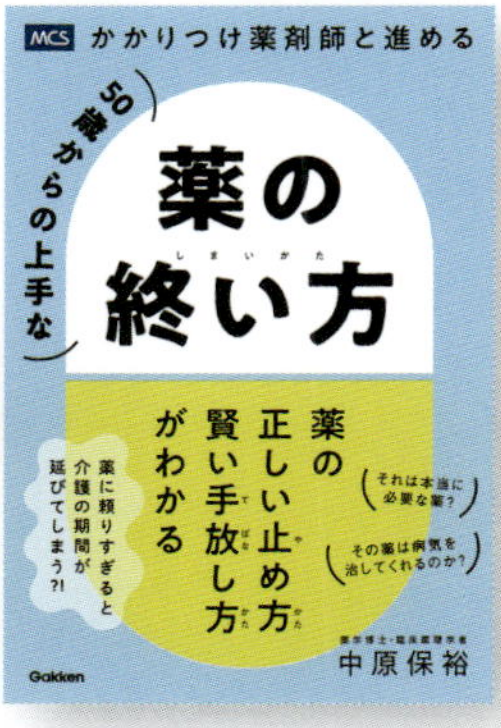

※本書は岐阜新聞に2023年7月31日から2024年6月24日まで毎日連載されたものを再編集したものです。
※本書に掲載されている入居者や家族、スタッフの写真は、同意を得たうえで撮影・使用しています。

2万人以上が暮らした
日本一の認知症グループホームの365日

2024年11月12日 第1刷発行

編　者　メディカル・ケア・サービス
発行人　山本教雄
編集人　向井直人
発行所　メディカル・ケア・サービス株式会社
〒330-6029 埼玉県さいたま市中央区新都心11-2
ランド・アクシス・タワー29階
発行発売　株式会社Gakken
〒141-8416 東京都品川区西五反田2-11-8
印刷所　共同印刷株式会社

この本に関する各種お問い合わせ
- 本の内容については、下記サイトのお問い合わせフォームよりお願いします。
https://www.mcsg.co.jp/contact/
- 在庫については　Tel 03-6431-1250（販売部）
- 不良品（落丁、乱丁）については　Tel 0570-000577
学研業務センター　〒354-0045 埼玉県入間郡三芳町上富279-1
- 上記以外のお問い合わせは　Tel 0570-056-710（学研グループ総合案内）

本書に記載されている内容は、出版時の最新情報に基づくとともに、臨床例をもとに正確かつ普遍化すべく、著者、編者、監修者、編集委員ならびに出版社それぞれが最善の努力をしております。しかし、本書の記載内容によりトラブルや損害、不測の事故等が生じた場合、著者、編者、監修者、編集委員ならびに出版社は、その責を負いかねます。

また、本書に記載されている医薬品や機器等の使用にあたっては、常に最新の各々の添付文書（電子添文）や取扱説明書を参照のうえ、適応や使用方法等をご確認ください。

メディカル・ケア・サービス株式会社